Naturgemäßes Volksheilbuch

Berthold Withalm

Naturgemäßes Volksheilbuch

Homöopathie & altbewährte Kräuterrezepte

Weltbild

Besuchen Sie uns im Internet:
www.weltbild.de

Genehmigte Lizenzausgabe im Aufrag
der A&M Andreas & Dr. Müller
Verlagsbuchhandel Ges.m.b.H., Sterneckstraße 231-33,
A-5020 Salzburg

Umschlaggestaltung: Studio Höpfner Thoma, München-Gräfelfing
Umschlagmotive: Prof. E. W. Ricek (Lungenkraut und Faulbaum),
Mauritius (Fläschchen)
Gesamtherstellung: GGP Media GmbH,
Karl-Marx-Straße 24, 07381 Pößneck
Printed in Germany
ISBN 3-8289-2027-6

2007 2006 2005 2004
Die letzte Jahreszahl gibt die aktuelle Lizenzausgabe an.

Inhaltsverzeichnis

Vorwort ... 11

I. Wie lebe ich richtig? ... 15

Reinlichkeit ist das höchste Gebot ... 15
Gute Luft ist unsere „Hauptnahrung“ ... 16
Mäßigkeit in Speise und Trank! ... 19
Bewegung tut not! ... 22

II. Die vier großen Naturheilmittel (Feuer, Erde, Luft und Wasser) ... 24

Geheimnisse um uns ... 24
Die liebe, böse Sonne ... 25
Erdstrahlen ... 25
Die Luft hat's in sich ... 28
Und selbst die Erde ... 28
Das Sonnenbad ... 29
Das vernünftige Sonnenbad ... 30
Künstliche Lichtbestrahlung ... 31
Heilkraft der Luftveränderung ... 32
Wasser ist das Beste! Wasserkuren in der Weltgeschichte ... 34
Die richtige Anwendung des Wickels ... 37
Der kalte Wickel ... 38
Der Wadenwickel ... 39
Der warme und heiße Wickel ... 40
Waschungen und Güsse ... 41
Tau- und Wassertreten ... 44
Die Heilkraft der Bäder ... 44
Das Überwärmungsbad ... 46
Das kalte Sitzreibebad ... 49
Das Wechselbad ... 51
Das kalte Bad ... 52
Das warme Bad mit Zusätzen ... 53
Dampfbäder ... 56
Der Lehm, ein großes Heilmittel ... 59
Der Sand ... 63

III. Des Herrgotts Apotheke ... 66

Das Sammeln der Heilkräuter ... 69

Vom Trocknen und Aufbewahren der Heilkräuter 71
Verschiedene Zubereitungen und Verwendungen der Heilkräuter 72

Unsere wichtigsten und besten Heilkräuter 75

Alant (Inula helenium, Radix Enulae) 76
Arnika, Wolferleih (Arnica montana, Flos und Radix Arnicae 76
Augentrost (Euphrasia officinalis, Herba Euphrasie) .. 80
Baldrian (Valeriana officinalis, Radix Valerianae) 80
Bärentraube (Arctostaphylos uva ursi, Folium Uvae Ursi) 81
Beinwell (Symphytum officinale, Radix Consolidae oder Radix Symphyti) 81
Berberitze (Berberis vulgaris, Cortex und Radix Berberidis vulgaris, auch Fructus Berberidis) 82
Bibernelle (Pimpinella major und Pimpinella saxifraga) 83
Blutwurz (Potentilla tormentilla, Radix Tormentillae) 83
Bockshornklee (Trigonella foenum graecum, Semen Foenugraeci pulvis) 84
Brennessel (Urtica urens, Herba und Radix Urticae) .. 84
Eibisch (Althaea officinalis, Folium und Radix Althaeae) 85
Eichenrinde (Quercus Robur, Cortex Quercus sciss.) .. 85
Gelber Enzian (Gentiana lutea, Radix Gentianae) 86
Erdbeere (Fragaria vesca, Folium Fragariae) 87
Ehrenpreis (Veronica officinalis, Herba Veronicae) 88
Farnkraut (Wurmfarn) (Aspidium filix mas., Radix Filicis maris) 89
Faulbaum (Frangula alnus Miller, Cortex Frangulae) .. 90
Fenchel (Foeniculum vulgare, Fructus Foeniculi) 90
Gartenraute (Ruta graveolens, Herba Rutae hortensis) 90
Goldrute (Solidago virgaurea, Herba Solidaginis) 92
Hagebutte (Rosa canina, Fructus Cynosbati sine seminibus) 92
Hirtentäschchen (Capsella bursa pastoris, Herba Bursae pastoris) 92
Holunder (Sambucus nigra, Flos, Fructus und Radix sambuci) 93
Huflattich (Tussilago farfara, Folium Tussilaginis) 94
Isländisches Moos (Cetraria islandica, Lichen islandicus) 95

Johanniskraut (Hypericum perforatum, Herba Hyperici) 96
Kamille (Matricaria chamomilla, Flos Chamomillae vulgaris) 97
Lindenblüten (Tilia grandifolia, Flos Tiliae) 99
Löwenzahn (Taraxacum officinale, Herba, Radix Teraxaci) 99
Lungenkraut (Pulmonaria officinalis, Herba Pulmonariae) 100
Mädesüß (Spiraea ulmaria, Herba Spireae ulmariae) .. 100
Malve (Malva silvestris, Folium Malvae silvestris) 101
Melisse (Melissa officinalis, Folium Melissae) 101
Minze, Pfeffer- und Wasserminze (Mentha piperita, Folium Menthae piperitae) 102
Mistel (Viscum album, Herba Visci albi) 102
Porst, Sumpfporst (Ledum palustre, Herba Ledi palustris) 104
Ringelblume (Calendula officinalis, Flos Calundulae sine calycibus) 104
Rosmarin (Rosmarinus officinalis, Folium Rosmarini) 105
Salbei (Salvia officinalis, Folium Salviae) 106
Schachtelhalm (Zinnkraut, Equisetum arvense, Herba Equiseti) 106
Schafgarbe (Achillea millefolium, Herba Alchemillae vulgaris) 107
Schlüsselblume (Primula officinalis, Flos Primulae sine calycibus) 107
Sonnentau (Drosera rotundifolia, Herba Droserae) 108
Spitzwegerich (Plantago lanceolata, Herba Plantaginis) 109
Stiefmütterchen (Viola tricolor, Herba Violae tricoloris) 109
Taubnessel (Lamium album, Flos Lamii albi) 109
Tausendgüldenkraut (Erythraea centaurium, Herba Centaurii) 110
Thymian (Thymus vulgaris, Folium Thymi) 111
Wacholder (Juniperus communis, Fructus und Lignum Juniperi) 111
Wegtritt (Polygonium aviculare, Herba Polygonii) 112
Weide (Salix alba, Cortex Salicis) 113
Wermut (Artemisia absinthum, Herba Absinthii) 113
Wiesengeißbart (Spiraea ulmaria, Herba Spiraeae ulmariae) 114
Wiesenknopf (Sanguisorba off., Flos und Radix Sanguisorbae) 114

Zum Abschluß 115
Auch Tiere können helfen 115

IV. Die große Volksheilmethode: Homöopathie 120

A. Was ist Krankheit? 131

B. Fieber 133

C. Neugeborenen-Periode 137
1. Geburtsgeschwulst 138
2. Kephalhaematom 138
3. Schlüsselbeinbruch 138
4. Schiefhals 139
5. Hüftluxation 139
6. Nabel (Nabelgranulom, Nabelblutung) 140
7. Genitale 140
8. Brustdrüsenschwellung 141
9. Tränengangverstopfung 141
10. „Warnungen“ (Bauchlage, Flaschendesinfektion) 141
11. Säuglingsernährung (Stillen, Brustdrüsenentzündung) 143
12. Künstliche Ernährung 144
13. Rachitis 145
14. Fluor-(bzw. Zahn-)prophylaxe 147

D. Infektionskrankheiten 149
1. Scharlach 151
2. Masern 153
3. Röteln (Ringelröteln) 156
4. Drei-Tage-Fieber 157
5. Windpocken (Schafblattern) 157
6. Keuchhusten 158
7. Mumps 159
8. Diphtherie 160
9. Grippe 163
10. AIDS 165
11. Weitere Infektionskrankheiten 165
12. Impfungen 171

E. Die Organerkrankungen 173
1. Herzleiden 174
2. Erkrankungen der Atmungsorgane 181
Schnupfen 183
Kehlkopfkatarrh (Pseudocroup) 184

Katarrhe der Luftröhre und Bronchien 185
Katarrhalische Lungenentzündung
(Broncho-Pneumonie) 186
Chronische Bronchitis 187
Asthma 188
Spastische Bronchitis der Kinder 190
3. Erkrankungen der Verdauungsorgane 192
Akuter Magen-Darm-Katarrh 194
Magenneurose 197
Magen- und Zwölffingerdarm-Geschwür 197
Stuhlverstopfung 199
Erkrankungen der Leber 202
4. Erkrankungen der Harnorgane 204
Blasen- und Harnröhrenkatarrh 206
Bettnässen der Kinder 207
Nierenentzündung 209
5. Hautkrankheiten 213
6. Erkrankungen der Nerven, des Gehirns
und Rückenmarks 218
Kopfschmerz 225
7. Erkrankungen der Geschlechtsorgane 229
Hygiene und Krankheiten der Frau 232

F. Konstitutionskrankheiten 239
1. Die Krebskrankheit 241
2. Rheuma, – infektiös – und Gicht 246
3. Die Tuberkulose 251
4. Die Neurosen 255
5. Die Streuinfektion (Fokalinfektion) 258
6. Erkrankungen der Schilddrüse 265
7. Die Fettsucht 271
8. Die Aderverkalkung, der Herzinfarkt,
der Schlaganfall 273
9. Die Steinkrankheiten 277
10. Anämie 285
11. Die Zuckerkrankheit (oder Zuckerharnruhr) .. 288

1. Anhang: Ein praktisches Rezeptbuch zur naturheilkundlichen Selbstbehandlung vieler Leiden (alphabetisch geordnet) 293

2. Anhang:

I. Kräuter-Einreibetinktur 405

II. Einige allgemeine Gesundregeln, die der Vernünftige beachtet 405
III. Präparateverzeichnis 407
IV. Viel benutzte Heilpflanzen 411
Sachverzeichnis 443

Vorwort

In keinem Zeitabschnitt der letzten 100 Jahre, in denen die sogenannte Überzivilisation die Herrschaft über die Menschheit angetreten hat, ist der Ruf nach naturgemäßer Lebensweise lauter gewesen als gerade in der Gegenwart. Das hat seinen guten Grund. War nämlich der Mensch vor seiner „Hochentwicklung“ geistig noch ein Bestandteil der Natur, der sich wie ein Rädchen in das große Getriebe des kosmischen Geschehens einfügte, steht er gegenwärtig kraft seines faustischen Dranges bereits außerhalb der Welt und leidet nun daran, nicht mehr Glied der kosmischen Gemeinschaft zu sein. Sozusagen von außen her, versucht er nun – wie ein Forschungsreisender – in die Natur wieder einzudringen und ihre Geheimnisse zu enträtseln. Aber sie widersetzt sich diesem Streben und hat als Antwort darauf der Menschheit schwere Leiden aufgebürdet – in erster Linie den Krebs, aber auch das große Heer der Verbrauchskrankheiten, wie zum Beispiel die Arteriosklerose, das frühzeitige Erlöschen der Sexualfunktion, die heute so viel besprochene Managerkrankheit und vieles andere.

Das Bestreben, die Erkenntnisse einer glücklicheren und naturverbundenen Zeit wieder zu nutzen und die Schäden unseres heutigen naturfremden Lebens mit den Mitteln der gütigen Mutter Natur zu heilen, ist in einer Zeit, die die „Segnungen“ der Zivilisation zur Genüge ausgekostet hat, mehr als begreiflich. Dabei versucht keiner, etwa die menschliche Entwicklung zurückzudrehen oder sogar zu verneinen. Nur über sie hinauswachsen wollen jene, die die Zeichen der Zeit erkannt haben.

Der Aufklärung ist unglaublich viel Wissensgut zum Opfer gefallen. Was die Alten in der Heilkunde erarbeitet, ist aber zum Glück noch in zahllosen Büchern erhalten geblieben, die in den öffentlichen oder privaten Bibliotheken verstauben. Den modernen Menschen fehlt leider die Begabung, ihre Sprache zu verstehen, die einer fernen Zeit angepaßt ist. So könnte sich – um nur ein Beispiel anzuführen – kaum ein moderner Wissenschaftler mit der in den alten Schriften auftauchenden Lehre von den vier Elementen einverstanden erklären, die – schon von den alten Griechen geprägt – sämtliche Naturerscheinungen und auch den Menschen den vier Elementarreichen einordnen: dem Feuer, der Erde, der Luft und dem Wasser. Nur ein harmonisches Zusammenwirken aller dieser vier Elemente gewährt aber Gesundheit, das Überwiegen eines oder mehrerer und die Schwäche anderer bedingt Disharmonie und damit Krankheit. Selbst die vier Temperamente unterliegen bekanntlich dieser Einteilung: das cholerisch-feurige, zu Zornausbrüchen neigende, dem Element Feuer, das phlegmatisch-gleichgültige dem Element Wasser, das melancholisch-traurige der Erde und das sanguinisch-bewegliche, zum Leichtsinn und zur Flatterhaftigkeit neigende, dem Element Luft.

Diese Gesamteinteilung des Lebens, seine Auswirkung auf Gesundheit und Krankheit, auf Charakter und Naturgeschehen, ist der modernen Wissenschaft verlorengegangen. So mangelt ihr bei allen großartigen Leistungen die Unterordnung unter eine tragende, naturnahe Idee. Zwar meinte die Wissenschaft im 19. und beginnenden 20. Jahrhundert, diese im Materialismus gefunden zu haben. Inzwischen aber wurde die Grenze der materialistisch erkennbaren Naturerscheinungen schon überschritten, weshalb die Naturwissenschaft, wozu auch die Medizin zählt, nach einer neuen Idee Umschau halten muß, will sie nicht mit dem Materialismus untergehen.

Ein Zweig der Naturwissenschaft, durch 200 Jahre verlästert und von offizieller Seite verhöhnt, hat aber die Grunderkenntnisse der Alten bewahrt: die Naturheilkunde. Auf den ersten Blick scheint sie oft widersprechende Elemente in sich aufgenommen zu haben, erst bei genauerer Prüfung stellt sich heraus, daß sie alle einer höheren Ordnung entspringen. Auch die in die offizielle Medizin übernommenen Teile der Naturheilkunde gehören dazu, sie ergänzen die Erkenntnisse der Alten.

Im vorliegenden Werke finden sich nun die wichtigsten Teile der Naturheilkunde wie die Homöopathie, Pflanzenheilkunde, Wasser- und Klimabehandlung sowie die vernünftige Ernährung zu einem geschlossenen Ganzen vereinigt. Volkstümlich gehalten, verhilft es jung und alt, Mann und Frau zu einer neuen Lebensführung und Krankheitsbekämpfung, aber auch dem Arzt gibt es wichtigste Anregungen. Da sämtliche Hinweise praktischer Natur sind, kann an Hand dieses Buches jeder Laie für seine Gesundheit sorgen und im Krankheitsfalle naturgemäße Mittel anwenden. Das umfangreiche und alphabetisch geordnete Krankheitsregister am Schluß des Buches wird ihm das Suchen erleichtern.

Der Witwe des in Bayern und Österreich sehr bekannten Heilpraktikers Berthold Withalm, Frau Maria Withalm, ist es zu danken, daß sie seinerzeit die zahlreichen vereinzelten Aufzeichnungen ihres dahingeschiedenen Gatten zu einem für alle verständlichen Buche zusammengefaßt hat. Jahrzehntelange Erfahrung an Krankenbetten und liebevollste Naturbeobachtung sprechen aus den Blättern, die zum Wohle der Menschheit der Öffentlichkeit übergeben werden.

Die bisher erschienenen 12 Auflagen des VOLKSHEILBUCHES sind – mit Ausnahme von mehreren Ergänzungen und Änderungen ab der 12. Auflage – unverändert geblieben. Nunmehr ergab sich die Notwendigkeit, das große Werk, bei all seiner vorausschauenden Aktualität und dem bedeutenden Wissen von Berthold Withalm, auf den letzten Stand der Naturheilkunde, Homöopathie, Diätetik und Lebensordnung zu bringen.

Das zunehmende Interesse der Menschen an Naturheilverfahren, die steigende medizinische Bedeutung der Homöotherapie und die Zuwendung zur natürlichen Lebensweise hat die Aussagen des verstorbenen Verfassers in erstaunlicher Weise bestätigt. Zur Berücksichtigung der neuen medizinischen und naturwissenschaftlichen Erkenntnisse und nach dem Auftreten von Krankheiten, welche vor einigen Jahren noch kaum bekannt waren, war eine umfassende Neuerarbeitung und Ergänzung des VOLKSHEILBUCHES notwendig geworden.

Bei Wahrung des Erbes von Berthold Withalm und der Seele des Werkes hat der homöopathische Arzt und Facharzt der Kinderheilkunde MR Dr. med. Axel TIESENHAUSEN dankenswerterweise die Neubearbeitung und Erweiterung der nunmehr vorliegenden 13. Auflage übernommen. Für den Heilpflanzenteil und die Kräuterzusammenstellungen im Rezeptbuch hat der Heilpflanzenreferent im Österr. Kneippbund und Apotheker Prof. Mag. pharm. Otto MAERTENS seine langjährigen naturheilkundlichen Erfahrungen zur Verfügung gestellt.

Die neu aufgenommenen Kapitel über Kinderheilkunde wenden sich an die jungen Familien, während das ebenfalls neue Kapitel über die Krebskrankheit Menschen jeden Alters betreffen kann. Altüberlieferte und jüngste Erfahrungen zur Erhaltung der Gesundheit und Überwindung von Unpäßlichkeiten und leichten Erkrankungen richten sich an die Erwachsenen und auch an die alten Menschen. Dabei weist gerade der Arzt immer darauf hin, **den ärztlichen Rat keinesfalls zu versäumen!**

Möge das Werk weiterhin den Menschen dienen!

Leopold Stocker Verlag

I. Wie lebe ich richtig?

Reinlichkeit ist das höchste Gebot

Wenn man von der Reinlichkeit des Körpers spricht, so denkt jedermann nur an die Körperoberfläche. Gewiß ist die Haut eines unserer wichtigsten Organe, das besonders für die dauernde Ausscheidung von Abfallprodukten aus dem Stoffwechsel von größter Bedeutung ist. Aber die Reinigung der Haut allein durch Waschungen und Bäder genügt für die Gesunderhaltung des Körpers durchaus nicht. Wichtiger ist noch, daß der innere Leib, besonders aber die Atmungs- und Verdauungsorgane, rein erhalten bleiben, was durch entsprechende Atemübungen und Regelung der Nahrungszufuhr und Verdauungstätigkeit bewerkstelligt wird.

Es ist eine alte Erfahrungstatsache, daß diese Grundsätze, wenn sie konsequent befolgt werden, unseren Körper gesund erhalten. Leider werden diese natürlichen Voraussetzungen des täglichen Lebens von vielen Menschen nicht eingehalten. Schuld daran ist die heutige Lebensführung, der harte, aufreibende Existenzkampf, der uns kaum Zeit für die notwendigen Dinge des Alltags läßt und uns oft eine Nahrung aufzwingt, die in ihrer Zusammensetzung und Bereitung den Bedürfnissen unseres Körpers keineswegs entspricht.

So müssen wir versuchen, durch einfache, wirksame Maßnahmen einen Ausgleich zu finden, wobei wir von schwer schaffenden Menschen, bei denen die Minuten der Ruhe und Rast gezählt sind, nicht langwierige und zeitraubende Körperpflege verlangen.

Ein jeder wird jedoch am Morgen zu folgendem Zeit finden:

Gleich nach dem Aufstehen reibe man sich mit den Händen den ganzen Körper **trocken** tüchtig und fest ab. Die Bewegungen, die dabei gemacht werden müssen, sind gesund. Sie sind gleichzeitig ein Morgenturnen. Durch das Abreiben der Haut und durch die Bewegungen wird nicht nur die Blutzirkulation angeregt, sondern auch die Haut gründlich durchblutet, wodurch sie zu ihrer ausscheidenden Tätigkeit angeregt wird. Anschließend an diese Trockenabreibung mache man eine kurze Ganzwaschung, und zwar im Sommer mit kaltem und in den kühlen Jahreszeiten mit überwärmtem Wasser.

Reines Wasser ist das beste. Es ist nicht gut, sich täglich die Haut einzuseifen. Das wäre schon wieder ein Zuviel, und vor jedem Zuviel in der Körperpflege muß gewarnt werden. Durch das tägliche **Einseifen wird eine Schutzschicht der Haut zerstört,** deren der Körper bedarf. Nach der Abwaschung wird der Körper gründlich trockengerieben. Wer's hat, der reibe sich die Haut noch mit etwas Olivenöl oder einem Hautfunktionsöl ein.

Das Ganze beansprucht fünf bis zehn Minuten, eine Zeitspanne, die sich jeder zur Gesunderhaltung gönnen kann. Wer aber in einem Beruf steht, in dem man dauernd verbrauchte Luft oder gar giftige Gase einatmen muß oder der in anderer Weise durch Schmutz, Nässe und Hitze ungesund ist, und wer den ganzen Tag am Schreibtisch sitzt, der kann eine gründliche Körperpflege nicht entbehren.

Dazu gehört auch noch, daß man am Morgen für eine **ausreichende Leibesöffnung** Sorge trägt. Denn diese Reinigung von innen heraus ist noch wichtiger als die äußerliche. Ein altes Wort lautet: **Krankheit und Tod sitzen im Darm.** Und das trifft vielfach zu. Der gesunde Darm wird sich am Morgen sogleich nach dem Aufstehen ohne Zwang und ohne Beschwerden leicht entleeren. Wenn dies nicht der Fall ist, besteht **Darmträgheit,** und man wird sich beeilen müssen, diesen bedenklichen Zustand durch entsprechende Diät zu beheben. Auch **reichliches und ausleerendes Harnen** ist am Morgen notwendig. Ältere Männer können dabei Schwierigkeiten haben, und wenn solche eintreten, müssen sie durch Kuren, wie sie später angegeben sind, behoben werden.

Ist dies alles geschehen, dann gibt man dem Körper als erste **gesundbringende Nahrung gute, frische Luft.** Das kostet nur ein bis zwei Minuten.

Gute Luft ist unsere „Hauptnahrung"

Das weiß ein jeder: Gute, frische Luft ist unsere Hauptnahrung. Wir können eine Woche und länger ohne Essen, also ohne feste Nahrung, durch Tage auch ohne Wasser leben, aber nur eine ganz kurze Zeitspanne, nur minutenlang ohne Luft. Immerzu bedarf der Körper der Atmung, in der Ruhe und in der Arbeit, im Wachsein und im Schlaf. Wir beginnen unser Leben mit einem Atemzug und enden es mit einem letzten Verhauchen.

Die ununterbrochene Alltäglichkeit unserer Atmung wurde uns so zur Selbstverständlichkeit, daß wir sie kaum mehr beachten, uns nicht daran erinnern, daß wir in erster Linie durch die Atmung leben.

Allzu viele Menschen sind gezwungen, statt sauerstoffreicher

Luft dauernd schlechte, stickstoffreiche, staubhaltige und mit üblen Gasen durchsetzte Stuben- und Werkstättenluft einzuatmen. Die Folgen hievon müssen sein: Nervenschwäche, Blutstauungen, Störungen der Drüsentätigkeit und viele durch Störung des Stoffwechsels bedingte Leiden. Es ist mit der Reinlichkeit in unseren Werkstätten und Geschäftsräumen, aber auch in den Wohnungen noch sehr schlecht bestellt. Hat sich, insbesondere im Wohnungsbau, in den letzten Jahrzehnten vieles gebessert, haben auch soziale Organisationen immer wieder auf die Zuführung von Frischluft in die Werkstätten und Maschinenhallen hingewiesen, wo würde doch noch unendlich viel zu tun übrigbleiben, wollte man all diese Räume wirklich den natürlichen Forderungen des Körpers entsprechend einrichten.

Was aber aus vielen Gründen in den Betrieben noch nicht möglich ist, das müssen wir bemüht sein, wenigstens daheim aufzuholen.

Solange es die Außentemperatur, die Luftqualität und der Lärm erlauben, sollen in den Wohnungen die Fenster Tag und Nacht geöffnet sein. Es ist ganz unsinnig, sich vor frischer oder kühler Luft zu fürchten und anzunehmen, daß durch sie Katarrhe, Bronchitits usw. entstehen können. Die meisten Katarrhe (auch der einfache Schnupfen) entstehen durch Infektion, zu der aber eine gewisse Bereitschaft Voraussetzung ist. Wenn einer in einem Raum, in dem viele Menschen gedrängt beisammen sind, einen Schnupfen hat und sich so recht nach Herzenslust ausniest, daß es um ihn herum nur so sprüht, dann kann der Rücksichtslose alle die mit seinem Katarrh anstecken, die gerade in dieser Stunde zu einem Schnupfen neigen. Die Ansteckung geschieht durch die unendlich kleinen Tröpfchen, die wie ein Sprühregen sich überall hin verteilen.

Also man fürchte sich nicht vor frischer und kalter Luft. Dem Gesunden kann sie nicht schaden und den Kranken macht sie gesund. Bei Lungenentzündungen und Bronchialkatarrh legt man vielfach den Kranken, gut eingewickelt, ins Freie.

Um nun einen Ausgleich gegen die dauernde Einwirkung minderwertiger Luft zu haben, reinigt man die Atmungsorgane durch **wiederholte Atemübungen** gründlich durch. Damit beginnt man schon in der Frühe nach der Morgenreinigung, und man wiederholt sie tagsüber des öfteren, besonders aber, wenn man sich längere Zeit in schlecht gelüfteten Räumen aufhalten mußte.

Diese Atemübungen sind ganz einfach. Sie stören uns nicht in unserer Berufstätigkeit und nehmen uns keine Zeit weg. Sie können zu jeder Stunde und überall gepflegt werden. Ihre Voraussetzung ist nur gute, frische und reine Luft.

Und folgend sind sie zu machen:

Durch Pressen auf den Unterleib spannt man die Bauchmuskeln. Die Arme breitet man aus oder verschränkt sie nach rückwärts. Dann beginnt man langsam durch die Nase einzuatmen, indem man gleichzeitig die Brust von unten nach oben hebt. Es werden also zuerst die unteren Lungenteile mit Luft vollgesogen und dann erst die oberen. Ist das geschehen, dann hält man den Atem einige Sekunden an, lockert die Bauchmuskeln, drückt mit den Fäusten fest auf die Brust, spitzt die Lippen, als ob man pfeifen wollte, und bläst die Luft aus, daß es klingt, als ströme sie aus einem Fahrradventil. Auf diese Weise kann man fast die ganze eingeatmete Luft ausstoßen, besonders wenn man dabei den Oberkörper ganz einsinken läßt und fest mit den Händen auf die Brust drückt. Man wird staunen, wie man noch immer etwas Luft ausstoßen kann. Ist das geschehen, dann beginnt man wieder mit der Einatmung durch die Nase.

Das kann man einige Male wiederholen. Es ist nicht ratsam, am Anfang diese Atemübungen zu oft zu machen. **Drei bis vier Ein- und Ausatmungen genügen vollkommen.** Jedoch wiederholt man diese Übungen einige Male am Tage.

Schon nach einigen Tagen wird man eine wesentliche Erfrischung und Belebung aller Körperfunktionen feststellen. Man wird beschwingter und innerlich freier werden, die Blutzirkulation wird lebhafter werden, es wird sich richtiger Appetit einstellen, und vor allem wird man eine Beruhigung der in der heutigen Zeit so sehr beanspruchten Nerven bemerken.

Und gerade das möge der wichtigste Erfolg der regelmäßigen und stetig durchgeführten Atemübungen sein. So viele Schwächezustände, Müdigkeitserscheinungen und allgemeine Abgespanntheit haben ihre Ursachen nur in einem zerrütteten Nervensystem. Eine Fülle von Stoffwechsel- und organischen Krankheiten kann daraus entstehen, ja, alle Leiden werden durch geschwächte Nerven verschlechtert. Aber auch der ganze Gemütszustand leidet darunter. Je nach Anlage kommt es zu schweren Erregungszuständen oder zu Schwermut und Niedergeschlagenheit. Beide sind die Feinde eines geordneten Berufs- und Familienlebens und die Ursache von vielem Unglück und manchem schweren Schicksalsschlag, wodurch dann wiederum das ganze Seelenleben mit Bitternis und Last erfüllt wird.

Darum dem Körper reichlich und viel Sauerstoff zuführen, damit er die Schlacken und Ablagerungen verbrenne und ausscheide, die sich angesammelt haben, und damit auch das Nervensystem erneuere, verjünge und kräftige.

Mäßigkeit in Speise und Trank!

Der gesunde Körper bedarf keiner besonderen Diät. Seine ganze Diät heißt: **Mäßigkeit.** Und zwar Mäßigkeit ohne Fanatismus, das ist ohne Übertreibung.

Da hat es verschiedene Prediger für bestimmte Lebensformen gegeben, die in fanatischer Weise ihre Ansichten und Dogmen verkündeten und oft viele Anhänger fanden.

Dieses Kapitel soll das Bewußtsein für eine gesunde Ernährung wecken. Viele Menschen ernähren sich heute schon bewußt gesund – soweit dies überhaupt noch möglich ist. Und für die anderen Leute sollen hier Anregungen gegeben werden.

Die Ernährung soll nicht nur materielle Aufbaustoffe (Kohlehydrate, Fette, Eiweiß) liefern, sondern auch „Lebendiges", **„Lebenskräfte"** oder wie man sie auch nennen mag. Sie sind in allem, was lebt, also im ganzen Pflanzen-, Tierreich und natürlich auch im Menschen (Genaueres erfahren Sie später). Diese „Lebenskräfte" heißt es bis zur genußfertigen Speise zu erhalten, ebenso die Vitamine und die Spurenelemente.

Dies kann geschehen, indem man Rohkost zu sich nimmt oder zum Beispiel das Gemüse nur kurz dämpft und so weiter.

Die verschiedenen Konservierungsmethoden (Tiefkühlung, Eingemachtes, Konserven und in neuester Zeit auch die leichte Röntgenbestrahlung) schädigen mehr oder weniger diese „Lebenskräfte" und zerstören auch zum Teil die Vitamine, die deswegen gleich bei der Herstellung, z. B. von Konserven, durch künstliche Vitamine angereichert werden. Der menschliche Körper muß aber – damit die Vitamine in ihm wirksam werden können – diese durch aktive Arbeit in den Stand der natürlichen hinaufheben.

Das zweite ist, daß man ganz besonders auf die **Qualität** der Ernährung achten muß. In diesem Zusammenhang ist darauf hinzuweisen, daß Erzeugnisse von biologisch-dynamisch bzw. von organisch-biologisch wirtschaftenden Betrieben das „Demeter"-Gütesiegel des „Demeterbundes" bekommen.

Ebenso ist die weitere Verarbeitung, vor allem beim Getreide, für die Qualität wichtig. Vorzuziehen sind **Vollkornprodukte,** bei denen der Keimling und die Vitamin-Schicht erhalten sind, also keine weißen Mehle, denn diese sind ausgemahlen und praktisch tot! Dasselbe gilt für weißen Zucker. Man wähle daher besser Honig oder Rohrzucker (aus Zuckerrohr). Wenn auch die Kartoffel ein Hauptnahrungsmittel ist – und sie soll auch gar nicht verdammt werden –, so sind doch die an der Sonne herangereiften Getreidearten gesünder, weil es ganz feine Unterschiede in den Kohlehydraten zur unter der Erde wachsenden Kartoffel gibt. Die Vollkornmehle schwemmen nicht auf, und durch den Gehalt an Vitamin B wirken sie **konzentrierend** für Schüler.

Vegetarier essen ja bekanntlich kein Fleisch, trinken aber Milch und essen auch andere Milchprodukte. Das ist auch gerechtfertigt, weil die Milch – wenn sie auch ein tierisches Produkt ist – hauptsächlich „Lebenskräfte" besitzt, die der Pflanzenwelt näher stehen als dem Tierreich, und von tierisch-seelischen Kräften ist in der Milch nicht viel vorhanden. Außerdem ist die Zusammensetzung der Milch eine äußerst günstige für Alt und Jung. Milchunverträglichkeiten gibt es in unseren Breiten recht selten, nehmen aber, je weiter wir nach Osten (Japan) kommen, zu.

Butter ist noch immer der gesündeste Brotaufstrich. Dagegen sind gehärtete Pflanzenfette (manche Margarineformen) nicht so günstig. Bei den Ölen soll man **kaltgepreßte** Pflanzenöle bevorzugen. Tierische Fette sind zum Braten nicht so gesund.

Mit Eiern soll man sparsam sein, denn sie erhöhen den Cholesterinspiegel.

Wie so oft im Leben, so ist auch hier der goldene Mittelweg das Rechte und Gesunde!

Es ist gesund, reichlich Rohkost zu genießen, und es ist gut, wenig Fleisch und Wurst zu essen, aber auch mäßig Fisch. Der Tisch sei reichlich gedeckt mit Gemüse aller Art, das am besten mit wenig Wasser überbrüht oder nur kurz gedämpft wird. Es ist gut, mit ausländischen Gewürzen, aber auch mit Salz und Zucker zu sparen. Besonders der starke Salzgenuß wirkt auf den gesamten Stoffwechsel hemmend und schädigend. Bestimmte Leiden, z. B. der Harnsäureüberschuß (gichtische Erkrankungen), bleiben bei starkem Salzgenuß unheilbar. Andere Erkrankungen, wie solche der Nieren, verbieten den Salzgenuß überhaupt. Aber über die Diät bei den einzelnen Erkrankungen werden wir ja in den entsprechenden Abschnitten Genaues lesen.

Als Essig nimmt man nur reinen Obstessig, keinesfalls sogenannte Essigessenz.

Ein alter Grundsatz lautet, daß man zu essen aufhören soll, wenn es einem am besten schmeckt! Dann wird es einem auch am besten bekommen.

Zu Mittag esse man reichlich, am Abend leicht und bekömmlich und mindestens eine Stunde vor dem Zubettgehen.

Man esse und trinke nicht zur gleichen Zeit. Sieh das Tier mit seinem klugen Instinkt. Zuerst äst das Reh, und dann erst geht es zur Quelle. Wir sind nicht anders ein Teil der Natur und sollen ihren Gesetzen folgen: Also erst nach dem Essen trinken. So wird der Magen nicht beschwert und kann seiner Verdauungsarbeit ruhiger nachkommen.

Ja, das liebe Trinken überhaupt!

Mit dem Alkohol ist es wie mit allen Giften: **Kleine Mengen regen an, größere Mengen regen auf, und große Mengen zerstören!**

Das soll man sich merken, dann wird man keinem Siechtum anheimfallen.

Ein Glas Bier, ein Viertel Wein, ein Schnäpschen hat einem gesunden Menschen noch nie geschadet. Es gibt aber Kranke, denen jeder Tropfen alkoholischer Getränke schadet. Darüber finden wir Näheres in den Abschnitten über die Krankheiten.

Das gleiche gilt für Bohnenkaffee und russischen Tee. Mäßig genossen, sind sie nicht schädlich.

Es wird Ernährungsfanatiker geben, die über solche Ernährungstheorien empört sind. Aber ich bin der Meinung, **daß Fanatiker immer unrecht haben!** Im übrigen mögen sie es mit ihrer Ernährung halten, wie sie es für Recht finden und es verantworten können. Es muß ein jeder seine Ansicht vertreten können, und irgendein guter Kern ist überall vorhanden.

Wir aber wollen uns an die alte Erfahrung halten und den Weg einer gesunden Vernunft gehen. Und der wird nur beschritten, wenn wir mäßig sind in Speise und Trank.

Bewegung tut not!

Mit unserer Lebensweise sieht es aber leider nach wie vor nicht so günstig aus. Da gibt es eine Unzahl Menschen in Büros und Werkstätten, leider besonders viele Frauen und Mädchen, die sind von früh bis abends an ihren Sessel geschmiedet und verbringen den Tag meist in gekrümmter Haltung. Dazu sind die Fenster fest geschlossen, das Zimmer ist angefüllt mit Zigarettenrauch und der Ausdünstung der Menschen.

So etwas ist ein rechter Jammer! Und wer solches gesehen hat, der wundert sich nicht über die zahlreichen Krankheiten, die so ein Leben mit sich bringen muß. Bei den Frauen und Mädchen ist dies ununterbrochene Sitzen **Gift für den Gesamtstoffwechsel,** aber besonders für den Unterleib. Stauungen aller Art sind unvermeidlich! In ihrer Folge gibt es Katarrhe und Entzündungen.

Schlimm wirkt sich das viele Sitzen in der Zeit der **Schwangerschaft** aus, denn dann braucht die Frau reichlich Bewegung.

Bei den Männern führt das viele Sitzen zu **Blutstauungen der Pfortader,** wodurch neben den lästigen Hämorrhoiden Hemmungen im gesamten Stoffwechsel entstehen. Diese aber haben wieder Darmträgheit und schlechte Funktion der ausscheidenden Drüsen, so der Leber und Niere, zur Folge. Damit kann es eine ganze Menge Störungen und Krankheiten geben, die sich mit der Zeit nach den vorhandenen Veranlagungen auswirken. So sind Krebs, Zuckerkrankheit, Gicht und Tuberkulose zweifellos Anlagekrankheiten, die nur bei Menschen auftreten, die erbmäßig oder aus anderen Gründen hiezu empfänglich sind. Die eigentliche Auslösung dieser Leiden kann viele Ursachen haben, und eine hievon ist die allgemeine Hemmung des Stoffwechsels infolge ungenügender Bewegung. So ist es für Frauen und Männer, die zu sitzender Tätigkeit verurteilt sind, erforderlich, daß sie einen **reichlich genügenden Ausgleich schaffen.**

Die beste Bewegung ist das Gehen. Im Gehen wird der ganze Körper in die richtige Bewegung gebracht. Hiebei sind mäßige Anstrengungen, z. B. durch **Bergsteigen, besonders zuträglich.**

Auch **Turnen und Gymnastik sind gesund.** Sie müssen nur mit **Maß und Ziel** betrieben werden. Rekordsport ist etwas für die modernen Gladiatoren. Sie mögen ihr Vergnügen daran haben und die Masse ihre Sensationslust. Mit der Gesunderhaltung unseres Körpers haben diese schweren Überanstrengungen nichts zu tun. Mäßigkeit in allem: Das bleibt immer die Grundregel!

Richtiges und fröhliches Spazierengehen in der freien Natur, das ist das Rechte. Goethe hat ein deutsches Wort hiefür geprägt.

Er nennt es „lustwandeln". Und hat damit ganz wunderbar den rechten Ausdruck gefunden. Ja, diese gesunderhaltende Bewegung soll ein lustiges Wandeln durch Wald, Flur und Berge sein! Dann werden wir nicht nur den körperlichen, sondern auch den seelischen Ausgleich finden.

Halten wir uns an die Reinerhaltung unseres Leibes von außen und innen, an eine vernünftige und mäßige Kost, an sparsames Trinken und reichlich Bewegung, und wir werden damit den gesunden Körper gesund erhalten.

II. Die vier großen Naturheilmittel

(Feuer, Erde, Luft und Wasser)

Geheimnisse um uns

Es ist ein großer Fehler des Menschen, zu glauben, er stehe außerhalb der Natur. Es ist ihm wohl die ganze Natur mit all ihren Schätzen und Kräften zur Beherrschung als ein Lehen Gottes anvertraut, aber gerade deshalb steht der Mensch doch inmitten der Natur und ist mit jedem Teil seines Leibes ein Teil von ihr.

Nichts Irdisches kann geschehen, ohne daß es nicht aus der Natur stamme und von ihr die Kräfte hiezu erhielte. Der Mensch hat nur die Macht, diese Kräfte in bestimmte Formen zu wandeln und sie seinem Leben nutzbar zu machen. Vielfach aber tut es der Mensch zu seinem eigenen Verderben.

Nirgends ist der Mensch von den Kräften der Natur mehr abhängig als bei der Überwindung von Krankheiten, bei der Wiedergewinnung der Gesundheit, was man Heilung nennt.

Es gibt keine Heilung ohne die ursächliche Mitwirkung der Natur, und mögen alle Heilwissenschaften noch so sehr entwikkelt sein, es wird das Grundgesetz immer bleiben: **Der Arzt hilft, und die Natur heilt!**

Wie unsinnig ist es, nach diesem unwandelbaren Gesetz die Heilkräfte der Natur zu vernachlässigen, sie achtlos beiseite zu schieben und statt ihrer ausgeklügelte, künstliche Mittelchen anzuwenden, die letzten Endes doch wieder nur dann wirksam sein können, wenn die natürlichen Kräfte dies wollen. Da gibt es kein Schwindeln und Umgehen!

So gebieten uns Vernunft und Klugheit, die großen Heilmittel, die uns die Natur im überreichen Maße schenkt, voll auszuwerten und damit den kranken Menschen die sicherste Heilungsmöglichkeit zu gewähren.

Denn wir müssen wissen, daß auch die Krankheit ein Teil der Natur selbst ist. Da sind die Erreger der großen Epidemien, die Bazillen und Bakterien. Sie sind Lebewesen für sich, die ihre eigene Natur und Aufgabe haben: ein Feind der Menschen zu sein und ihnen Krankheit und Tod zu bringen. Da ist ein noch kleinerer Organismus, das Virus, wie wir es nennen. Auch dieses hat sein eigenes Leben und trägt auf seine Weise Krankheit in die Natur des Menschen. Da gibt es noch ganz unbekannte Kräfte, die aus der Unendlichkeit des Alls die Erde bestrahlen und die Menschen in der sonderbarsten Weise beeinflussen. Noch allzuwenig wissen wir von diesen geheimsten Dingen der Natur. Um so wichtiger ist es also, durch die Mittel der Natur den richtigen Ausgleich gegen alle diese Schädlichkeiten zu finden.

Die liebe, böse Sonne

Aber selbst die großen Heilkräfte, die uns die Natur gegen ihre krankmachenden Stoffe bietet, bergen in sich auch manche Gefahren. Da ist gleich die uns so liebe Sonne, unsere Licht- und Wärmespenderin, wie kann sie uns zur Feindin werden! Wie müssen wir ihre Strahlen vorsichtig und achtsam genießen!

Wir wissen von Sonnenstich, von Hitzschlag, ja selbst von Todesfällen, die das Sonnenlicht verschulden kann.

Sehr interessant sind die Forschungen des Ingenieurs **Mewes,** der nachwies, daß bei besonderer Vermehrung der Sonnenflecke auf der Erde schwere Naturkatastrophen und Epidemien entstehen. In dieser Vermehrung der Sonnenflecke besteht eine bestimmte Periodizität, eine gleichmäßige Folge. Zweifellos wird durch das Übermaß von Sonnenflecken das Licht in seiner Strahlwirkung verändert. Es ist auch möglich, daß sich uns noch unbekannte chemische Einflüsse geltend machen. Jedenfalls trägt dann das Sonnenlicht krankmachende Substanzen und Kräfte in sich, die das Aufflammen von Epidemien gestatten und den Menschen in seelischer Beziehung oft stark beeinflussen. Es sind unendlich viele Geheimnisse zwischen Himmel und Erde, die uns noch lange ungelöst umgeben werden!

Nach jüngsten Pressemeldungen soll das „Ozonloch über dem Nord- bzw. Südpol" lebenszerstörend sein, weil die Ozonschicht gewisse Teile des UV-Lichtes absorbiert und nun diese UV-Anteile ungefiltert durch das Ozonloch auf die Erde eindringen und vor allem die Haut schädigen. In letzter Zeit wird ja immer deutlicher vor zu langem Sonnenbaden gewarnt, da der Hautkrebs im Zunehmen ist.

Erdstrahlen

Erdstrahlen ist ein Sammelbegriff für Strahlungen, die bis an die Erdoberfläche dringen und von unterirdischen Wasseradern, Erdverwerfungen, Erzlagern und dem Curry-Kreuz, einem strahlenden unterirdischen Gitter, stammen. Diese Strahlen können bei dafür anfälligen Menschen – aber auch bei Tieren – Beschwerden bzw. Krankheiten hervorrufen. Die Folgen können beim Menschen von harmlosen Schlafstörungen bis zur Migräne oder zum tödlichen Tumor führen. Eine Kuh kann z. B. immer wieder verwerfen, wenn sie auf einem strahlengefährdeten Platz steht.

Es gibt nun sensible Menschen, die mit sogenannten „Wünschelruten" diese Strahlungen feststellen können. Die Radiästheten – wie die Wünschelrutengänger heißen – können nun die betroffenen Menschen beraten, wo sie z. B. ihren Schreibtischsessel oder ihr Bett hinstellen sollen, damit sie aus der gefährlichen Zone der Erdstrahlen herauskommen.

In jüngster Zeit haben sich auch Naturwissenschaften mit diesem Phänomen beschäftigt, nachdem es gelungen war, technisch feine Geräte herzustellen – geopathogene Störzonen-Meßgeräte –, mit denen man am Menschen selbst Messungen durchführen kann.

Es gibt nun wissenschaftlich gesicherte Arbeiten aus dem „Institut für angewandte Forschung und Produktmarketing", Wien, die von einem Team von Medizinern, Physikern, Biochemikern und Technikern durchgeführt und von Prof. Dr. rer. nat. Hugo Hubacek referiert wurden. Diese Arbeiten befassen sich mit geopathischen Störzonen – wie die Erdstrahlen wissenschaftlich genannt werden – und ihren Einfluß auf den Menschen und ihre meßbare Abschirmbarkeit.

Unter Erdstrahlen versteht man wissenschaftlich Anomalien von elektromagnetischen Feldern an der Oberfläche der Erde. Durch Starkstromleitungen, Radio- und Fernsehwellen, Radar und so weiter (alles ebenfalls elektromagnetische Wellen) werden die Erdstrahlen noch verstärkt.

Durch die Erdstrahlen werden Regel- und Steuermechanismus des Menschen – hauptsächlich das vegetative Nervensystem (d. h. die Lebensfunktionen bzw. der Ätherleib) – falsch „informiert". Das vegetative Nervensystem wirkt ja bis in alle Organe hinein, und so wird verständlich, daß infolge von Erdstrahlen die verschiedensten Organe erkranken, ja sogar auch das Immunsystem (also der Abwehrmechanismus des Menschen), das mit Hilfe von weißen Blutkörperchen die Immunstoffe (Antikörper) gegen Bakterien und Viren bildet, geschädigt werden kann.

Der menschliche Körper nimmt nun leider die schädlichen Erdstrahlen auf, die bei kürzerer, vorübergehender Wirkung zu

Kopfschmerzen, Müdigkeit, Schlaflosigkeit, Bluthochdruck etc. führen können.

Bei längerer Einwirkung ist eine **vegetative Dystonie** oder eine **Immunschwächung mit Therapieresistenz** möglich, d. h. die Behandlung greift nicht.

Die Folgen einer langfristigen – mehrjährigen – Einwirkung sind **irreversible Krankheiten,** das sind **chronische** oder **degenerative Krankheiten.**

Wasseradern reflektieren kosmische elektromagnetische Strahlen. Sie und die Erdstrahlen sind in Räumen und Häusern stärker wirksam als im Freien und werden noch durch Haushaltsgeräte, Radio- und Fernsehapparate, elektrische Leitungen usw. verstärkt. Federkerne in der Matratze und Wasserleitungen reflektieren die Strahlung der Störfelder und verschlimmern ebenfalls die Situation für den Menschen.

Besonders gefährdet sind Menschen nach einer Krankheit und nach Operationen. Störfelder setzen die Heilwirkung der Behandlung (vor allem auch der homöopathischen) herab. Bei Kindern kommt es zu Leistungsabfall in der Schule (Unkonzentriertheit).

Die oben genannte Gruppe von Wissenschaftlern hat auf Grund ihrer Befunde einen Katalog von Kriterien aufgestellt, die eine **Abschirmmatte** erfüllen muß:

1. Darf die Matte **keine metallischen Teile** (Netz, Folie, Gitter) zur Abschirmung der Mikrowellen (sind elektromagnetische Wellen von Millimeter- und Dezimeterwellenlänge) haben, da diese die Erdstrahlen reflektieren und damit verstärken würden.

2. **Keine Erdung,** damit keine Verbindung mit anderen geerdeten Geräten hergestellt wird.

3. **Keine Stromzufuhr** (auch nicht mit einer Batterie), damit keine zusätzlichen, schädlichen Felder aufgebaut werden.

4. Und schließlich muß die abschirmende Wirkung am Menschen reproduzierbar und meßbar sein. Der elektrische „Körperwiderstand" auf einer Störzone ist etwa 10mal so groß wie normal und kann mit Störzonenmeßgeräten leicht nachgewiesen werden, ebenso die abschirmende Wirkung einer Matte. Das heißt der elektrische Körperwiderstand muß annähernd normal werden.

Es wurde nun in Österreich eine Abschirmmatte entwickelt, die alle Forderungen erfüllt und die die erste staatlich geprüfte Matte ist.

Die Luft hat's in sich . . .

Das dritte große Naturheilmittel ist die Luft. Aber gibt es überhaupt vollkommen reine Luft? Was führt diese gasförmige Mischung alles Sonderbare und Gefährliche mit sich? Da sind die verschiedenen klimatischen Einflüsse, deren Träger die Luft ist. Und jedes Klima hat seine Sonderbarkeiten, die nicht nur gesundbringend, sondern auch krankmachend sein können.

Und selbst die Erde . . .

Und selbst sie, unsere gute Mutter „Erde", aus der wir geschaffen und geboren sind, birgt noch Tausende Geheimnisse, und wir müssen all unsere Erfahrungen sammeln, um ihre Kräfte richtig für unsere Gesundung anzuwenden.

Ich erinnere mich eines sehr tragischen Falles, den ich in einem Kurort am Adriatischen Meere miterlebte.

Das Bad war früher bei Österreichern sehr beliebt. Viele Menschen, besonders schwere Rheumatiker und skrofulöse Kinder, fanden Heilung.

Man gräbt dort die Kranken in den heißen Sand ein und läßt sie darin ein bis höchstens zwei Stunden liegen. Der Meeressand, der so fein ist, daß man mit freiem Auge die einzelnen Teilchen gar nicht mehr sehen kann, ist ungemein heilbringend und zieht die Krankheitsstoffe mächtig aus. Aber dieser Teil der Erde hat auch seine Gewalt.

Und so geschah folgendes: Ein kräftiger Kurgast in den besten Jahren grub sich in den Sand ein. Es war ein ausnehmend heißer Tag, und die Sonne durchglühte den Strand. Der Mann schlief in seinem Sandbad ein . . . und erwachte nicht mehr. Sand und Sonne hatten sein Herz zum Stillstand gebracht.

So können auch die natürlichsten Heilmittel zu Feinden der Menschen werden, wenn wir sie nicht mit Maß und Ziel verwerten und nicht erkennen, wo die Grenze der Heilwirkung ist und die Schädlichkeit beginnt.

Es gilt auch bei der Anwendung der vier großen Heilmittel der Natur jener Grundsatz der bewußten Mäßigung und der Vermeidung jeder Übertreibung.

Nur so können diese vier Heilmittel auch wirkliche Wunderheilungen bewirken und uns in kurzer Zeit Gesundung und neues Leben bringen.

Nach diesem Grundsatz wollen wir nun die rechte und vernünftige Anwendung der vier großen Heilmittel, Licht, Luft, Wasser und Erde, betrachten.

Das Sonnenbad

Da wollen wir vor allem einmal klar feststellen: **Wer darf nicht sonnenbaden?**

Und zum zweiten, wer darf es nur unter **ärztlicher** Kontrolle?

Nicht sonnenbaden dürfen Menschen, die mit den nachfolgenden Krankheiten behaftet sind:

Offene Lungentuberkulose
Arterienverkalkung
Gesteigerter Blutdruck (Hypertonie)
Schwere Nervenschwäche (Neurasthenie)
Schwere Kreislaufschwäche
Herzmuskelentartung
Akute Gelenksentzündung
Angina pectoris (Brustbräune, Herzkrämpfe)
Überfunktion der Schilddrüse (Hyperthyreose)
Epilepsie (Hinfallende Krankheit).

Alle diese Leiden schließen Sonnenbäder aus, denn die Menschen mit diesen Erkrankungen sind gegen Sonnenstrahlen, und zwar vor allem gegen die **infraroten** wie gegen die **ultravioletten** Strahlen, so hochgradig empfindlich, daß schwere Schädigungen entstehen können.

So kommt der Kranke mit offener Lungentuberkulose in die Gefahr eines Blutsturzes; jenen mit gesteigertem Blutdruck kann ein Gehirn- oder Herzschlag treffen; schwer Nervenschwache bekommen Schwächezustände, die sich bei Menschen mit einer Überfunktion der Schilddrüse sowie bei Menschen mit schwerer Kreislaufschwäche bis zu Ohnmachten steigern können; Herzmuskelkranke gefährden überhaupt ihr Leben, und Epileptiker und Kranke mit Angina pectoris müssen mit Anfällen während des Sonnenbades rechnen.

Jeder, der an diesen Krankheiten leidet, weiß, welch schwere Bürde ihm sein Schicksal ins Leben mitgegeben hat. Wenn er nun weiß, daß er kein Sonnenbad nehmen darf, dann tut es eben der Vernünftige nicht. Gegen persönliche Dummheit ist freilich kein Kräutl gewachsen, und wer dem wohlmeinenden Arzt nicht gehorcht, der muß die Folgen tragen.

Und wer darf nur unter **ärztlicher Kontrolle sonnenbaden?** Sehr einfach: **alle, die an irgendeinem Leiden erkrankt sind.** Das sei der Grundsatz. Wer sich irgendwie nicht ganz gesund fühlt oder wer weiß, daß er krank ist, daß das eine oder andere Organ nicht mehr ordentlich arbeitet, der soll, ehe er dauernd Sonnenbäder nimmt, seinen Arzt fragen, ob er es ohne Schaden tun kann. Es würde viel zu weit führen, würden nun alle Leiden aufgezählt werden, bei denen ein ärztlicher Rat einzuholen ist. Der Grundsatz als solcher soll für jedermann genügen. Dann kann keiner in Gefahr kommen, Schädigungen zu erleiden.

Das vernünftige Sonnenbad

Wer gesund ist, der soll die **Sonnenstrahlen in vernünftiger Weise** auf sich wirken lassen.

Ganz unvernünftig ist es, stundenlang insbesondere in der Nachmittagssonne zu braten. Unvernünftig ist, so lange unter den Strahlen der Sonne zu liegen, bis die Hautoberfläche verbrannt ist und die Oberschicht sich in Fetzen schält.

Vor allem soll ein Sonnenbad möglichst **nur vor zwölf Uhr** genommen werden. Denn die Sonnenstrahlen sind in ihrer Gesamtheit **vor der Mittagszeit** entschieden **heilkräftiger** als am Nachmittag. Zu diesen Stunden erfrischt ein vernünftig genommenes Sonnenbad, während das nachmittägige erschlafft. Man soll bei leerem Magen an der Sonne liegen, und dies nicht länger als eine Stunde. Man wechselt hiebei viermal die zu bestrahlende Körperhälfte. Es ist gut, auf der Erde selbst zu liegen. Dadurch wird zwischen Erdmagnetismus und Sonnenenergie der richtige Ausgleich getroffen, zwischen positiven und negativen Strahlen. Die Elemente der Sonne sind hoch positiv, die der Erde jedoch negativ. Die **richtige Polarität** im Körper zu erhalten ist immer wichtig.

Nach jedem Sonnenbad nimmt man eine **kalte Brause** oder **Abwaschung.** Auch das ist wichtig, um die durch das Sonnenbad hervorgerufene starke Durchblutung der Haut wieder auszugleichen.

Erwähnt sei noch, daß auch gesunde Frauen weder knapp vor noch während ihrer monatlichen Regelblutung sonnenbaden dürfen.

Da die schon vorhin erwähnten Ozonlöcher in der Ozonschicht über dem Nord- und Südpol weiter größer werden, enthält das sonst auch heilsame Sonnenlicht immer mehr schädliche UV-Anteile, die nicht nur jetzt viel schneller zum Sonnenbrand führen, sondern auch viel häufiger Hautkrebs erzeugen können. Es ist daher unbedingt notwendig, vor allem auch bei Kindern, Sonnenschutzcremes mit einem entsprechenden Lichtfaktor zu verwenden. Auch die Zeitdauer des Sonnenbades darf nicht zu lange sein.

Anderseits sind es eben die ultravioletten Strahlen, die der Körper so notwendig braucht, die uns aber gerade in den Städten fehlen. Denn sie werden auch von der Dunst- und Staubschicht abgehalten, auf die Erde herabzudringen. Je höher wir steigen, um so mehr ultraviolette Strahlen enthält das Sonnenlicht, und in der Gletscherregion sind sie so stark, daß selbst nach kurzen Bestrahlungen sogenannter Gletscherbrand die Haut entzündet. So notwendig die ultravioletten Strahlen für den Körper sind, so vorsichtig müssen sie angewendet werden.

(Sonnenbrand, Sonnenstich, siehe I. Anhang, Rezeptbuch Seite 394, 395)

Künstliche Lichtbestrahlung

In den letzten Jahrzehnten wurden viele Apparate zur künstlichen Lichtbestrahlung hergestellt. Manche sind wieder verschwunden, weil sie nicht das hielten, was sie versprachen, andere hielten mehr und wurden so weltberühmte und hochwertige Heilmittel: vor allem die **Hanausche Höhensonne.**

Sie ist eine nach der Erfindung des Arztes **Dr. Bach** konstruierte Quecksilber-Quarz-Lampe, deren Licht viele ultraviolette Strahlen enthält und noch stärker wirkt als die Gletschersonne. Man muß die Lampe genau nach den bestehenden Vorschriften gebrauchen. Dann aber ist die Hanausche Höhensonne ein Heilmittel bei Infektanfälligkeit und Abwehrschwäche.

Nach den gleichen bzw. ähnlichen Prinzipien werden heute die Solar- bzw. Sonnenliegen hergestellt und von Sonnenhungrigen verwendet, aber bitte genau nach Vorschrift und nicht übertreiben!

Man weiß, daß die Farben des Lichtes bestimmte Einflüsse haben. So wirkt das rote Licht anregend, oft sogar aufreizend, blaues Licht beruhigt und heilt Entzündungen, gelbes und besonders grünes Licht besänftigt die Nerven.

Nach diesen Grundsätzen wird man Farblicht als unterstützendes Heilmittel anwenden:

Rotes Licht, wenn es gilt, nicht entzündliche Krankheitsprozesse günstig zu beeinflussen.

Blaues Licht wurde bei Entzündungen und Schmerzen, so bei allen rheumatischen Erkrankungen und Nervenentzündungen, in Form der Behandlung mit der Blaulichtlampe in die moderne Therapie eingeführt, ebenso wie bei Nasennebenhöhlen- und Mittelohrentzündungen.

Grünes und gelbes Licht dient der allgemeinen Beruhigung. Man soll z. B. bei allen Infektionserkrankungen, vor allem bei Masern und Scharlach, die Fenster mit dunkelgelben Vorhängen abdecken. Freilich verkürzt dies nicht den Heilungsvorgang, aber es beruhigt die Kinder.

Der günstige Einfluß des **grünen Waldlichtes** auf nervenschwache und erregte Menschen ist bekannt. Hier wirkt auch die ozonreiche Luft mit.

Heilkraft der Luftveränderung

Wir haben schon davon gesprochen, daß die Luft unsere wichtigste Lebensgrundlage ist. So ist sie auch als Heilmittel im höchsten Maße wertvoll.

Viele Heilungsvorgänge entstehen in der Weise, daß man den erkrankten Körper veränderten Umweltbedingungen aussetzt. Mit anderen Worten: Man übt auf den Körper Reize aus, die ihn im erhöhten Maße dazu anregen, Krankheitsstoffe zur Ausscheidung zu bringen. Ob wir Bäder gebrauchen, einen Wickel machen oder den Körper bestrahlen, ob wir Arzneien nehmen oder eine Injektion erhalten, immer wird ein Reiz auf den Organismus ausgeübt. Der Grundsatz hiebei aber ist, daß der Reiz so abgestimmt sein soll, daß er gerade genügt, die Heilungskraft des Körpers zu stärken, ohne ihn in irgendeiner Weise zu schädigen.

Besonders mild und umstimmend wirkt die **Luftveränderung** als unendlich leichter Reiz, der mit jedem Atemzug seine Wirkung entfaltet.

Jedes chronische Leiden wird auf diese Weise günstig beeinflußt, und es handelt sich nur darum, in der Luftveränderung die richtige Wahl zu treffen.

Richtige Luftveränderung ist nur dann gegeben, wenn man sich von seinem ständigen Wohnort aus entweder in höhere oder in tiefere Lagen begibt, also von der Ebene etwa ins **Mittel-** oder **Hochgebirge** oder ans **Meer.** Luftveränderung ist es auch, wenn man aus der rauhen Gebirgsluft in milder Weingegend Aufenthalt nimmt. Oder wenn man aus den Tälern der Mittelalpen in die behäbige Getreidelandschaft nördlich der Alpen geht. Von der staubigen, dunstigen Großstadt aus ist jeder Aufenthalt in reiner Wald- und Wiesenlandschaft eine gesunde Luftveränderung.

Aber man wird richtig zu wählen haben:

Leute mit **hohem Blutdruck** dürfen **nicht ins Hochgebirge.** Die Höhengrenze liegt bei diesem Leiden um tausend Meter. Das gleiche gilt für Herzkranke und Frauen, die an einer Überfunktion der Schilddrüse leiden. Solche Kranke sollen auch in kein enges Tal gehen. Sie brauchen Weite um sich, da sie die Enge beängstigt.

Asthmakranke fühlen sich in einem **milden, natürlich-ozonreichen** und nicht trockenen Klima am wohlsten.

Lungenkranke gehören in die **würzige, sauerstoffreiche Höhenluft** an südlich gelegenen Hängen.

Bronchialkatarrhe heilen am schnellsten am **Meer.**

Nervenschwache werden am besten in ruhiger **Mittelgebirgslage** Erholung und Kräftigung finden, während **Rheumatiker** und **Gichtkranke trockenes** und **warmes** Klima benötigen.

Bei den Regelstörungen der Frauen und Mädchen bringt eine Luftveränderung oft hervorragende Heilerfolge, besonders dann, wenn sie mit einem Funktionsfehler der Schilddrüse im Zusammenhang stehen.

Blutarmut und Rachitis werden durch Luftveränderungen besonders günstig beeinflußt. Hier ist wiederum der **Aufenthalt am Meer** in erster Linie zu empfehlen, denn Jod in seinen feinsten Verdünnungen ist das ganz große Heilmittel bei diesen Erkrankungen. Man konnte etwa in **Grado an der Adria** Wunder an Heilungen sehen, so daß dort einige große Kinderheime eingerichtet wurden.

Selbstverständlich hat eine richtig gewählte Luftveränderung auch auf alle anderen Krankheiten infolge der allgemeinen Stärkung einen günstigen Einfluß.

Doch man sieht auch hier wieder, wie jede Heilbehandlung nur nach **individuellen Grundsätzen** ausgerichtet sein muß. Es gibt in der Heilkunde kein „Schema F“, wonach alles für alle tauglich ist. Es ist jeder Mensch ein Einzelwesen für sich, keiner gleicht vollkommen dem anderen, jeder hat seine Anlagen, seinen Charakter, sein Schicksal und so seine Individualität. Das muß man immer berücksichtigen und auch folgerichtig danach handeln.

Wasser ist das Beste! Wasserkuren in der Weltgeschichte

Die Römer schätzten schon die wundervollen Heilkräfte des Wassers. Sie richteten herrliche Bäder ein, und ihr Badekult, ihr verschwenderischer Luxus, wurden bis heute noch nicht wieder erreicht. Sie schwelgten in Bädern, ihr ganzes gesellschaftliches, politisches und kulturelles Leben spielte sich in den prunkvollen Badepalästen ab. Die großen Stürme der Völkerwanderungen haben diese hohe Kultur vollkommen zerstört.

Erst im späten **deutschen Mittelalter** finden wir wieder eine **hohe Badekultur.** Es gab damals keine Stadt, ja kein größeres Dorf ohne ein Badehaus, wo die Bürger auch zu Geschäften und Unterhaltung zusammenkamen. Diese Zeit, die ebenfalls eine große Wende im Geschick der Menschheit war, ist recht sonderlich gewesen. Sie schenkte uns die erhabensten Kulturwerte, unsere Dome der hingebenden himmelstürmenden Gotik, die gottesnahen Predigten unserer Mystiker, die herrlichen Gemälde der großen Meister. Es schien, als sei alles Leben dieser **lichterfrohen Zeit** nur der höheren Ehre Gottes dargegeben. Daneben blühten Handel und Wandel. In die jungen Städte zogen echter Reichtum und edelste Kultur ein. Mit diesem geistigen Aufstieg auf der einen Seite verband sich auf der anderen Seite das Aufkommen einer grundehrlichen, darum oft rohen und ungebundenen Sinnlichkeit in allen Genüssen des Daseins. Die Badestuben wurden so recht das Sinnbild dieser frohbewegten, speise- und trunkfreudigen Zeit. Das Hauptübel waren wegen des Übergenusses von Fleisch und Wein die **harnsaure Diathese** und die mit ihr verbundene **Gelenksgicht,** welche die Menschen in ihren Badestuben wieder los werden wollten. Da sie aber von ihrer Eß- und Trinklust nicht ließen, wird es ihnen kaum gelungen sein. Die Heilkraft des Wassers hatten aber auch schon die Menschen des Mittelalters erkannt. Später verlor sich die Badekultur wieder ganz. Das 17. und 18. Jahrhundert, das Zeitalter des Barock, hatten sehr wenig Reinlichkeitssinn. Bäder im alten oder neuen Sinn kannte man überhaupt nicht, und das Waschen war eine spärliche Gewohnheit. Vornehme Damen wuschen sich überhaupt nicht. Dafür ließen sie ihr Gesicht mit festbleibender Schminke überziehen und hüllten sich in eine Wolke von Puder ein. Sie trugen herrliche Kleider in Seide, Damast und Spitzen, sie ließen sich auf ihren Köpfen phantastische Haartürme bauen, aber die üblen Gerüche ihres Körpers konnten nur starke Parfums überdecken.

Kein Wunder, daß diese Menschen keine Widerstandskraft gegen hereinbrechende Epidemien hatten. Pest, Schwarze Blattern und Cholera hielten furchtbare Ernten!

Schließlich fanden sich doch Ärzte, die sich nicht nur an die Notwendigkeit gründlicher Reinigung, sondern auch an die Heilkraft des Wassers erinnerten. Der erste hieß **Johann Siegmund Hahn.** Er lebte von 1664 bis 1742 in Schlesien, und er brachte mit seinen beiden Söhnen die Anwendung des **kalten Wassers zur Heilbehandlung** in ein Lehrsystem, das bis heute Gültigkeit hat. Man kann **Dr. Hahn als den Klassiker der Kaltwasserkuren** bezeichnen. Zur praktischen Auswertung war es noch zu früh. Die barocken Menschen wollten von Schminke und Puder noch nicht lassen.

Erst ein Jahrhundert später meldete sich, ebenfalls im Schlesischen, ein einfacher Bauer zu Wort: **Vinzenz Prießnitz** (1790–1851). Er hatte von aller hohen gelehrten Wissenschaft keine Ahnung. Er wußte kaum die Krankheiten zu bezeichnen, wußte nichts von ihrer Entstehung oder von der inneren Beschaffenheit des Körpers. Ja sogar lesen und schreiben lernte er erst spät.

Aber er hatte den Arzt – wie man zu sagen pflegt – in den Fingerspitzen. In seiner Brust ruhte das unverbildete natürliche Gefühl für das, was zu seiner Zeit dem Menschen not tat.

Durch einen Zufall kam er zu seinen Erkenntnissen, aber sein guter Instinkt wußte den Zufall zu werten: Einer seiner Gäule wurde dämpfig, das ist eine Art Lungenentzündung. Prießnitz warf seinem Pferd, vielleicht um ihm die „inneren Hitzen", das Fieber, zu nehmen, ein nasses Tuch um den Leib und wickelte noch ein trockenes darüber. Das nasse kalte Tuch sollte die Hitzen ausziehen, das trockene aber wieder den Körper gegen Kälte von außen schützen. Ein so natürlicher Gedankengang, wie ihn nur ein Mensch, der zutiefst mit der Natur verbunden ist, ein Bauer, haben kann. Und siehe da: Der Gaul war in wenigen Tagen gesund.

Und wieder sagte sich der Naturmensch Prießnitz: Was einem Gaul geholfen hat, das muß dem Menschen beim „Lungendampf" auch helfen. Und er hatte alsbald Gelegenheit, seine Erkenntnis auszuprobieren. Lungenentzündung war zu dieser Zeit eine alltägliche Erscheinung. Aber geradeso wie heute die Mediziner oft eine übermäßige Geschäftigkeit bei Lungenentzündung entwickeln – man weiß Fälle, die vierzig und mehr Injektionen über sich ergehen lassen mußten –, so geschah es auch schon zur Zeit Prießnitz'. Nur waren damals die nicht minder unangenehmen Brechmittel, Aderlässe und Abführmittel so lange üblich, bis man nicht wußte, ob nun der Kranke an der Lungenentzündung oder an der Kur gestorben war. Nicht einmal Kaiser und Könige konnten sich solchen Gewaltakten entziehen, und den Deutschen Kaiser Leopold I. soll man auf solche Weise sänftlich umgebracht haben.

Davon wußte zwar Prießnitz nichts, aber er sah, wie seine Nachbarn an den Roßkuren von Aderlaß und Brechmitteln dahinstarben. Und da wollte er doch einmal **seine** „Roßkur" versuchen. Er tat es, genauso wie er es mit seinem Gaul getan hatte, und der Erfolg blieb ihm treu. Er konnte nicht ausbleiben, weil einfach das Natürlichste geschah, was geschehen konnte: **Durch den naßkalten Wickel wurde der Körper mächtig angeregt, seinen Wärmeüberschuß nach außen abzugeben. Gleichzeitig wurde durch den reichlich sich entwickelnden Schweiß eine Menge gefährlicher Giftstoffe aus dem Körper geschafft** und so dem Organismus die Möglichkeit gegeben, die Infektion zu überwinden.

Zuerst gab es natürlich Zeter- und Mordiogeschrei der Aderlaßanhänger, die versuchten, gegen Prießnitz einzuschreiten.

Aber dazu war es schon zu spät. Die Erfolge des heilkundigen Bauern hatten sich längst weit über seinen Heimatort **Lindewiese** herumgesprochen, und schon kamen die Kranken von nah und fern, um bei dem Bauerndoktor ihre Gesundheit wiederzufinden.

Besonders von Wien kamen die kranken Großstädter in hellen Scharen. Ärzte fanden sich ein, vernünftige, gute Ärzte, die auch bereit waren, von einem Bauer ein Stück Weisheit anzunehmen, wenn sie nur dem Wohle der Menschheit diente. Sie haben die Prießnitz-Kur in die rechte Form gebracht, und dies so gut, daß Lindewiese bis zum Jahre 1945 ein berühmter Kurort blieb.

Prießnitz hatte mit seiner Kaltwasserkur eine **richtige Revolution in der gesamten Heilkunde** hervorgerufen. Der Name des einfachen schlesischen Bauern wurde weltberühmt und zum **Begriff.** Sein Heilwickel heißt in aller Welt einfach **„Prießnitz"**, und jedermann weiß, was mit dem Worte gemeint ist. Ist es nicht wunderbar, daß ein ganz einfaches Menschenkind auserlesen war, so tief in das Wesen der höchsten Wissenschaft einzugreifen, daß sich die gelehrten Herren vor der Wahrheit und Richtigkeit seiner Erfahrung beugen mußten?

Denn schon zu Prießnitz' Zeiten wurde Wasserheilkur öffentlich und wissenschaftlich anerkannt und an den Universitäten hiefür Lehrstühle eingerichtet. Der bedeutendste Vertreter war der Universitätsprofessor **Dr. Wilhelm Winternitz** (1834–1917), der Schöpfer der bekannten Wasserheilanstalt **Kaltenleutgeben** bei Wien. Winternitz kam einmal mit einem Kübel Wasser und einem Leintuch in den Hörsaal und rief: „Mit dem hier, meine Hörer, werden Sie viele Krankheiten heilen, den Heilungsprozeß aber aller günstig beeinflussen!"

Viele Wasser-Doktoren kamen damals zu Wort und Ansehen, aber **einer** überragte doch alle in seiner wundervollen Natürlichkeit und Volksverbundenheit: **Sebastian Kneipp** (geb. 1821, gest. 1897).

Er erst hat die Kraft die Wassers zur Gänze erfaßt: nicht nur Wickel und Bäder, sondern auch **Brausen** und **Güsse,** nicht nur kalt, sondern auch warm! Und dazu noch alle Möglichkeiten, die die Natur sonst noch bietet: Luftbäder, Barfußlaufen über die taunasse Erde, Kräuterkuren, Einreibungen und Massage.

Das alles brachte Kneipp in ein einzigartiges großes Heilsystem, das so natürlich, einfach und . . . gottgefällig war, daß die Erfolge nicht ausbleiben konnten. Und dazu der Mensch selbst, dieser **vollkommene Arzt** Sebastian Kneipp: immer einfach, immer natürlich, immer ein Trost- und Hoffnungsspender! Wer in seine Nähe kam, war schon halb gesund!

Unzählbar sind die Kranken, die Hilfe bei ihm suchten, groß ist die Anzahl der Schüler und Nachahmer seiner Heilkunst, und in aller Welt wurden Heilanstalten eingerichtet, die seinen Namen trugen.

Der Prälat Sebastian Kneipp bleibt uns das Vorbild des **Priesterarztes,** wie wir uns nach den Lehrsätzen des Hippokrates und des Paracelsus recht, recht viele wünschen sollen.

Mit Kneipp wurde die Gesamtanwendung der Heilkraft des Wassers erst vollkommen gesichert. Immer noch besteht die falsche Vorstellung: „Kneipp – Kaltes Wasser"! Die vielen Wasseranwendungen sind größtenteils warm und nur selten, für kurze Zeitdauer die kalte Verwendung, um einen Reiz zu setzen.

Darum wollen wir nun seine verschiedenen Anwendungsformen, wie wir sie daheim leicht durchführen können, betrachten.

Wir wollen hiebei nur die wichtigsten Anwendungen in Erwägung ziehen, die man für die Krankenpflege im eigenen Heim kennen muß. Komplizierte Wasseranwendungen, die oft auch einer ärztlichen Kontrolle bedürfen, macht man kurmäßig am besten in den Heilanstalten für Naturheilverfahren, wie wir sie heute in vielen größeren Städten finden.

Das Wichtigste für daheim ist:

Die richtige Anwendung des Wickels

Zunächst gilt es, die Technik des Wickels zu kennen.

Man benötigt hiezu zwei Leintücher und ein wollenes Tuch. Die Tücher werden in der Breite des Rumpfes zusammengelegt, doch so, daß sie keine Falten bilden. Das Anlegen des Wickels geschieht im Bett. Der Kranke setzt sich auf, im Bett wird zuerst das wollene Tuch, dann das eine Leinentuch faltenlos übereinander ausgebreitet. Das zweite Leinentuch wird in ein bereitstehendes Wasser getaucht und leicht ausgewunden, so daß es gut feucht bleibt. Dann legt man es auch faltenlos auf die schon vorbereiteten Tücher. Nun legt sich der Kranke mit bloßem Rükken auf den Wickel. Jetzt wird jedes einzelne Tuch von rechts und links straff über die Brust zugezogen und das letzte, das wollene, mit großen Sicherheitsnadeln fixiert.

Das trockene Tuch muß das nasse um einige Zentimeter überragen, und ebenso soll das Wolltuch in solcher Breite gelegt werden, daß es breiter liegt als die beiden anderen Tücher.

Vor jedem Wickel soll die Blase und möglichst auch der Darm entleert werden, auch darf man nicht knapp vorher dem Kranken zu essen geben.

Das ganze Anlegen des Wickels muß schnell geschehen, jedoch nicht überhastet, denn es ist dabei darauf zu achten, daß die Tücher glatt und ohne Falten liegen.

Deshalb muß am Krankenbett alles gut vorbereitet sein, ehe man mit der eigentlichen Arbeit beginnt.

Ist der Wickel gut angelegt, dann deckt man den Kranken bis zum Hals fest zu. Arme und Hände müssen unbedingt mitzugedeckt sein und dürfen während der ganzen Wickelzeit nicht freigemacht werden.

Nun können wir **kalte, warme** oder **heiße** Wickel verwenden. Darin müssen wir gut unterscheiden.

Der kalte Wickel

Das Wasser darf nicht sehr kalt sein. Es soll abgestanden sein, und wenn es **sonnenbestrahlt** ist, ist dies besonders gut. Die Temperatur soll ca. 20 Grad, also Zimmertemperatur betragen.

Durch den kalten Wickel kommt es zu einer vermehrten Durchblutung der Haut, und die Tätigkeit der Lymphgefäße wird stark angeregt. Nach dem Anlegen des Wickels gibt der Körper stark Wärme ab. Dadurch entsteht die fieberableitende Wirkung des Wickels. Bald aber tritt ein Wärmeausgleich ein, insbesondere, wenn der Körper unter der Wirkung des Wickels zu dunsten anfängt und es schließlich zum Schweißausbruch kommt.

Dadurch erst werden die Krankheitsstoffe stark ausgeschieden, und kräftiger Schweiß während des Wickels ist ein günstiges Zeichen.

Den kalten Wickel werden wir bei ansonsten gesunden Menschen anwenden, die von einer akuten fiebrigen Krankheit betroffen wurden, also bei einer **katarrhalischen Lungenentzündung, bei Bronchialkatarrh, bei Grippe und Erkältungskrankheiten.** Bei Infektionskrankheiten, die mit Ausschlägen einhergehen, wie Masern und Scharlach, macht man im allgemeinen keinen Wickel. Im besonderen nur dann, wenn das Fieber anhaltend zu hoch ist.

Nun gibt es Menschen, die für nasse Kälte hochgradig empfindlich sind. Ihre Leiden und ihr Gemütszustand verschlechtern sich sofort, wenn sie nur in die Nähe von Wasser kommen oder bei regnerischem Wetter. Das sind die Menschen der sogenannten hydrogenoiden Konstitution, sie neigen auch sehr zur harnsauren Diathese, also zu Gicht und Rheumatismus. Bei diesen Kranken vermeidet man den kalten Wickel. Meist wird bei solchen sehr kälteempfindlichen Patienten nur die richtige Arzneibehandlung allein zweckentsprechend sein.

Der Wickel soll meist nicht länger als eine Stunde liegen bleiben. Nur wenn eine lange schweißtreibende Wirkung wünschenswert ist, dann kann er auch zwei Stunden und eventuell länger andauern. Mehr als zwei Wickel innerhalb eines Tages sollen nicht angelegt werden.

Sollten sich während des Wickels **Störungen im Kreislauf oder Herzen** zeigen, dann muß sofort unterbrochen werden.

Der Kranke darf während des Wickels **keinesfalls ein Kälteempfinden** haben. Im Gegenteil, es muß ihm wohlig warm, ja heiß sein. Wird dem Patienten nicht warm, so kann man zunächst durch Zuführung heißer Wärmflaschen versuchen, die nötige Erwärmung herbeizuführen. Gelingt es auch so nicht, dann muß der Wickel abgenommen werden.

Das Abnehmen des Wickels muß rasch erfolgen, und schnell wird der Kranke wieder zugedeckt. Er bleibt im Bett und dunstet nach. Hierauf wird gründlich abfrottiert.

Der Wadenwickel

Besonders beliebt bei Säuglingen und Kindern, die einen hochfieberhaften Infekt haben, ist der Wadenwickel. Diese Art von Wickel wird mehrmals je 10 Minuten hintereinander durchgeführt, um das hohe Fieber (39,5 Grad und darüber) herunterzudrücken.

Nach 4–5 Wiederholungen sinkt die Temperatur fast um 1 Grad Celsius.

Man legt eine Windel der Wade entsprechend zusammen, taucht den Teil für einen Umfang der Wade in kaltes Wasser (ca. 20 Grad), drückt aus und legt den nassen Teil um die Wade, darüber den trockenen, und zwar so, daß letzterer den nassen oben und unten um einige Zentimeter überragt.

Der Wadenwickel wird gleichzeitig an beiden Unterschenkeln durchgeführt. Man achte darauf, daß die Füßchen nicht unterkühlt werden, sonst muß man eine Pause einlegen.

Der warme und heiße Wickel

Während der kalte Wickel mehr bei den Erkrankungen der Atmungsorgane geeignet ist, paßt der warme Wickel besser für die leidenden Organe unterhalb des Zwerchfells, also für Erkrankungen des **Magens und Darmes, der Leber und Gallenblase, der Bauchspeicheldrüse, der Nieren und Blase und der Unterleibsorgane der Frauen.**

Entzündungen in den genannten Organen verlangen heißfeuchte Behandlung, auch dann, wenn sie mit Fieber verbunden sind.

Die Technik des Wickels ist die gleiche, nur muß man sich noch mehr beeilen, damit das feuchte Tuch ja heiß genug bleibt. Natürlich darf es nicht zu einer Verbrennung der Haut kommen.

Je nach dem Leiden wird man nun den Wickel entsprechend placieren: bei Leber- und Gallenblasenentzündung auf den rechten Oberbauch, bei Magen-Darm-Katarrh um die Mitte, bei Nierenleiden besonders um die Kreuzgegend, bei Unterleibsentzündungen um den Unterbauch. Im allgemeinen sollen die heißen Wickel länger liegenbleiben und zur Warmerhaltung mit Heizflaschen oder Wärmekissen unterstützt werden.

Die Heilung des **infektiösen Gelenksrheumatismus** wird durch **heiße Wickel** sehr gefördert, insofern er noch lokal in nur einzelnen Gelenken auftritt. Wir werden über diese heute sehr verbreitete Krankheit in dem entsprechenden Kapitel Näheres lesen.

Die Heilwirkung der heißen Wickel wird durch bestimmte Zusätze sehr erhöht.

Hier seien die wichtigsten genannt:

Ausziehend sind: Heublumen, Senfmehl, Bockshornkleesamen, gemahlen, Salz- und Lehmwasser.

Schmerzlindernd sind: Kamillen, Zinnkraut und Haferstroh.

Zusammenziehend ist: Eichenrinde.

Die Anwendung ist verschieden. Von den Teesorten kann man einen Absud kochen und taucht in diesen das Wickeltuch ein.

Oder man bereitet einen dicken Brei, streicht diesen in ein Tüchlein und legt das Ganze über. Damit erreicht man eine tiefere Wirkung, die zum Beispiel bei Haferstroh und Kamille schneller schmerzlindernd ist.

Hervorragend bewähren sich solche Umschläge bei sehr schmerzhaften Entzündungen und Koliken, wie bei solchen der Gallenblase, der Harnleiter und des Darmes.

Mit **Senfmehl** muß man etwas vorsichtiger umgehen, denn es kann eine zu **starke Hautreizung** hervorrufen, wenn man zuviel davon nimmt oder es zu lange wirken läßt. 3–4 Eßlöffel mischt man in einen Liter heißen Wassers, taucht darin das Umschlagtuch ein und läßt den Wickel aber nicht länger als 20–30 Minuten liegen. In dieser Zeit tritt meistens Brennen und Hautrötung ein, und damit sei des ausziehenden Reizes genug getan.

Vom **Salz** nimmt man 2 Eßlöffel auf einen Liter Wasser. Man kann es auch dem kalten Wickel beigeben, wenn man eine ausziehende Wirkung braucht, zum Beispiel bei Masern und Scharlach, wenn trotz hohen Fiebers der Hautausschlag nicht herauskommen will.

Ganz große Heilkraft besitzt der **Lehm,** der im Abschnitt „Erde“ eingehend gewürdigt wird. Für Lehmwasser braucht man ein paar Schöpflöffel voll Lehm auf 2 Liter Wasser. Er ist stark entzündungswidrig und hat sich vor allem bei **Venenentzündungen** bewährt.

Waschungen und Güsse

Der gesunde Körper bedarf regelmäßig der **Ganzwaschung,** um die Haut von ihren Abfallprodukten zu befreien, die Poren zu öffnen und dadurch die notwendige Ausscheidung zu erleichtern.

Diese Waschungen nimmt man im Sommer mit kühlem, in der kalten Jahreszeit mit warmem Wasser vor. Wichtig ist hiebei das Abfrottieren der Haut mit einem **rauhen grobgewebten Leintuch** oder noch besser mit einer **Hautbürste,** die so recht geeignet ist, die durch Talg, Fett und Schweißrückstände verstopften Poren wieder zu öffnen, um so der Haut die reichliche Atmung wiederzugeben. Solche Waschungen können jeden Tag geschehen. Nur darf einem dabei nicht frösteln. Im Gegenteil: Nach der Waschung muß angenehme Wärme empfunden werden. Ist das nicht der Fall, dann läßt man die kalten Waschungen ganz sein. Denn zuviel Wärmeentzug ist für den Körper nie gut.

Nach der Waschung reibt man die Haut gründlich trocken. Im feuchten Zustand soll man sich nicht anziehen. Wer **Olivenöl** oder ein **Hautfunktionsöl** hat, reibe sich damit ein. Das Einölen der Haut ist eines der wichtigsten Mittel zur Gesunderhaltung, und es wird darin bei uns noch viel zuwenig getan. Das römische Volk war wesentlich gesünder als wir. Eine Fülle Stoffwechselerkrankungen, die heute gang und gäbe sind, waren im alten Rom vollkommen unbekannt. Gewiß tragen Industrialisierung und Chemisierung mit dem nervenaufpeitschenden Leben eine große Schuld an der fortschreitenden Krankheitszunahme. Aber eben weil unsere Lebensbedinungen so ungünstig geworden sind, weil unsere Ernährung so minderwertig wurde, weil es dem Stadtmenschen fast unmöglich geworden ist, einigermaßen naturgemäß zu leben, sollte er alles daransetzen, um einen Ausgleich zu schaffen.

Die Römer hatten sicher einen guten Teil ihrer Gesundheit der systematischen Ölmassage der Haut zu verdanken. Und wir, die wir unter viel mehr Gefahren stehen, sollten darin wesentlich fleißiger sein.

Will man die Blutzirkulation in einem bestimmten Körperteil erhöhen, so muß dieser Teil einer Waschung unterzogen werden. Wie immer ist dabei das Zwerchfell die Grenze zwischen Ober- und Unterleib, zwischen Zirkulation, Atmungsorganen und Verdauungsorganen.

Bei **Rachen- und Luftröhrenkatarrhen**, bei **Bronchitis**, bei **Erkältungserkrankungen der Atmungsorgane**, bei **Herzstörungen** werden wir den Oberkörper kalt abwaschen. Wir werden aber dabei nicht auf das Trockenreiben bis zum Warmwerden vergessen und möglichst auch nicht auf die Ölmassage.

Den Unterleib werden wir bei **Pfortaderstauungen**, aber auch bei **Venenentzündungen**, **Beingeschwüren**, also einfach bei allen Stauungen in den Venen, abwaschen.

Solche Teilabwaschungen sind die mildeste Form, die gehemmte Zirkulation wieder anzuregen.

Ganz- und Teilwaschungen sollen nicht länger als 1–2 Minuten dauern. So kann dem Körper nicht mehr Wärme entzogen werden, als gut und gesund ist.

Wesentlich tiefer und durchgreifender wirken die **Güsse** auf die

Zirkulation. Daher sollen daheim nur einige wenige Güsse zur Anwendung kommen, während man die großen und sogenannten **Blitzgüsse** nur von geschultem Personal in Bädern oder Heilanstalten vornehmen läßt. Sie bedürfen auch der ärztlichen Kontrolle.

Daheim wollen wir uns auf die **Arm-, Knie- und Schenkelgüsse** beschränken.

Der Guß muß mit einer Brause geschehen, wie sie in Badezimmern angebracht ist, oder einfach mit einer **Gießkanne.** Die Technik ist ganz einfach: Man überbraust in der Dauer von höchstens einer Minute Arme, Schenkel oder Knie und reibt nachher die Gliedmaßen wieder gründlich warm.

Solche Güsse werden mit Vorteil zur **Anregung** der gesamten **Zirkulation** angewendet werden und zur Stärkung und Erfrischung der **überanstrengten Nerven.**

Bei beginnender **Aderverkalkung** und ihren Erscheinungen, wie Schwindel, Ohrensausen, Brustbeklemmungen, werden diese Güsse sehr zur Besserung beitragen.

Durch ihre ableitende Wirkung werden die Güsse auch das Krankheitsbild der venösen Stauungen günstig beeinflussen. Ebenso heilsam sind sie bei allgemeinen Zirkulationsstörungen und chronischen Schwächen der Gefäßnerven.

Bei akuten Entzündungen sind sie nur unter ärztlicher Anleitung zu machen. Bei Erkrankungen der Nieren, der Blase und der Frauenorgane sind sie bestimmt zu vermeiden.

Hingegen habe ich in einigen Fällen von **Migräne,** an der ja Frauen so oft leiden, sehr schöne Heilerfolge gesehen. Jedoch muß man nur ausdauernd sein und darf nicht glauben, daß man mit ein paar Güssen ein jahrelanges Leiden, das sogar oft ererbt ist, wegbringen kann.

Für akute fiebrige Erkrankungen sind Güsse nicht geeignet, wohl aber bei chronischen Stoffwechselstörungen aller Art. Es gibt Zucker, Wein, Süßigkeiten und sonstige gute Dinge in rauhen Mengen. Da haben sich wieder viele ihr Bäuchlein, ihre übermäßige Fettschicht, ihre Darmträgheit und damit ihre Stoffwechselstörungen angegessen.

Denen leisten die Güsse neben entsprechender Kur und Diät den rechten Dienst, der aber meist nur den Zweck hat, daß die Unbelehrbaren nach allen heilbringenden Anwendungen wieder feuchtfröhlich drauflos wirtschaften!

Die rechte Vernunft wird auch weiterhin nur bei wenigen einkehren. Die meisten zahlen mit Vorliebe doppelt: zuerst für übermäßig Speis und Trank und dann für die Kur.

Tau- und Wassertreten

Beides sind ausgezeichnete Hilfsmittel, um **Blutstauungen im Kopf oder in der Brust** zu beheben. Tau- und Wassertreten haben also eine ableitende Wirkung.

Das Tautreten ist nicht mehr als ein morgendliches Schreiten durch taunasses Gras. Es ist im hohen Maße erfrischend und nervenstärkend.

Das Tautreten darf ohne weiteres eine Viertelstunde währen, doch werden es kälteempfindliche Leute und solche mit Unterleibskatarrhen, besonders der Harn- und Frauenorgane, unterlassen müssen.

Wie nach allen Kaltwasseranwendungen muß man auch hier sich wieder gründlich trocken- und warmreiben.

Noch stärker und rascher leitet **Wassertreten** unangenehme **Blutstauungen** ab. Man besorgt es am besten in reinem Quell- oder Bachwasser, aber als Ersatz kann man auch ein Schaff mit Wasser benützen. Die längste Anwendungsdauer sind drei Minuten, während derer man heftig im Wasser umherstampft.

Gut ist, während des Tau- und Wassertretens tüchtig reine **Morgenluft in die Lungen** zu pumpen, so daß man durch reichlichen Sauerstoff auch von innen her die gesamte Zirkulation und Lebenskraft anregt.

Solch herrliche Morgengymnastik schenkt uns allemal einen frohbewegten Tag, an dem jede Arbeit leichter getan ist. Und gelingt uns dies, dann ist für die Harmonie unseres Lebens viel gewonnen. Denn die Arbeit soll uns keine Last, sondern eine **Freude** sein. Das aber ist nur möglich, wenn wir genügend Kraftreserven besitzen, die wir wiederum aus den Kraftströmen der Natur in uns aufspeichern müssen. Es gibt dazu manchen guten Weg, aber einer der besten ist doch der morgendliche Spaziergang mit nackten Füßen durch das taunasse Gras.

Und wer gut abgehärtet ist, der wagt gar im **Winter** ein kurzes Stapfen durch den **kalten Schnee.** Wir wissen ja von den Finnen, daß die es mit ihrer **„Sauna“** noch viel ärger treiben, indem sie vom Dampfbad heraus sich mit dem ganzen Körper im Schnee wälzen. Das tun sie schon seit vielen Jahrhunderten. Und die Finnen sind ein überaus gesundes Volk!

Die Heilkraft der Bäder

Noch viel reicher in ihrer Abwechslungsmöglichkeit als die Wikkel und Güsse sind die Bäder. Vielfach sind sie auch angenehmer und milder, anderseits aber tiefer wirkend und wesentlich kräftiger in den Heilungsvorgängen, die sie erzeugen. So sind wir, wie wir in diesem Abschnitt lesen können, imstande, durch Bäder natürliches Heilfieber hervorzurufen. Damit aber erreichen wir den stärksten Heilungsvorgang überhaupt, der möglich ist. Hippokrates, der große griechische Arzt, der Vater der Heilkunst überhaupt, hat den Ausspruch getan: Gebt mir ein Mittel, um Fieber zu erzeugen, und ich heile jede Krankheit.

Der Ausdruck „**jede** Krankheit" mag für die Zeit des Hippokrates – 400 Jahre vor Christi – schon gestimmt haben. Heute ist damit zuviel gesagt. Aber viele, sehr viele Krankheiten werden wir auch heute heilen, wenn es uns gelingt, natürliches Fieber zu erzeugen. Ich lege hiebei Wert auf die Betonung des Wortes **„natürliches"!** Nur dessen Heilkraft ist gesichert, ungefährlich und dauerhaft. Und alle drei Eigenschaften muß ein Heilungsvorgang haben.

Aber auch noch durch andere Möglichkeiten ist der Einfluß des Bades auf den menschlichen Körper ungemein groß. So hat die Haut nicht nur die Fähigkeit, Schadstoffe auszuscheiden, sondern ebenso die Fähigkeit, Stoffe aus der Umgebung aufzunehmen. Auf diese Weise kann man dem Körper auch Medikamente in Form von Badezusätzen zuführen.

Nebenbei sei erwähnt, daß wegen der großen Aufnahmefähigkeit der Haut auch schädliche Substanzen aus Salben und Einreibungen über die Haut aufgenommen werden können und dann im Körper womöglich Schaden anrichten.

Auch sind wir imstande, durch das Badewasser feinste **galvanische Ströme** hindurchzusenden, die ebenso von tiefster natürlicher Heilwirkung sein können wie die **Radiumemanationen,** die sich entweder im Wasser selbst befinden, wie in der Gasteiner Quelle, oder die wir aus Emanationsapparaten zusetzen können.

Die verschiedensten Anwendungsformen sind möglich: Vollbäder, die kalt, lauwarm, heiß oder ansteigend sind. Teilbäder einzelner Körperteile, wie der Arme, der Füße, des Unterleibes. Ungezählt sind die Badezusätze, die schon versucht wurden. Wir können hier nur die erfolgreichsten nennen: verschiedene Kräuter, Latschen und Fichten, Sole, Schwefel, Kohlensäure, Salz. Und schließlich sind noch die ausgezeichneten Wechselbäder zu nennen, die besonders anregend empfunden werden.

So wollen wir nun diese großen Naturheilmittel der Reihe nach eingehend betrachten und mit dem tiefst wirkenden Bad beginnen:

Das Überwärmungsbad

Voraussetzung hiefür ist eine allgemeine **kräftige Körperbeschaffenheit** und **Ordnung in den Zirkulationsorganen.** Es soll also kein Herzfehler vorliegen und keine Schwäche der Gefäßnerven. Denn das Überwärmungsbad hat eine unerhörte stoffwechselanregende und schweißtreibende Wirkung, die an die Widerstandskraft der Zirkulationsorgane bedeutende Anforderungen stellt. Wer diesen Anforderungen entspricht, kann mit dem Überwärmungsbad Heilerfolge erzielen, die ans Wunderbare grenzen. Leiden, die sich seit Jahren eingenistet haben, können dauernd geheilt werden.

Die innere Reinigungskraft des Körpers wird durch die Verbindung von Temperaturerhöhung und nachfolgendem Schweißausbruch so gesteigert, daß tiefsitzende Krankheitsstoffe und Stoffwechselgifte zur Ausscheidung gelangen. Zu diesen zählen ganz besonders die **überschüssige Harnsäure** und die giftigen **Stoffwechselprodukte** aus eitrigen Krankheitsherden.

Die Technik des Überwärmungsbades macht einige Mühe, und man benötigt auch eine Hilfsperson.

Zunächst kocht man einen kräftigen Absud von **Heublumen** und **Haferstroh,** und, wenn möglich, soll man auch **Schafgarben** hinzugeben. Ein etwa Fünflitertopf wird zur Hälfte mit den genannten Zusätzen angefüllt. Dann schüttet man den Topf mit Wasser voll und erhitzt bis zum Kochen und stellt hierauf ab.

Gleichzeitig hat man die Badewanne oder, wenn man keine solche besitzt, ein Badeschaff mit Wasser, das eine Temperatur von 36° C besitzt, halbvoll laufen lassen, zu dem man nun den Kräuterabsud schüttet. Es ist auch gut, in dem nun fertigen Badewasser eine **Handvoll rotes Steinsalz** (d. h. „Salzgemisch" aus der Apotheke), aufzulösen.

Nun wird der Kranke in das Bad gelegt und, indem er darin liegt, **wird langsam heißes Wasser zugegossen,** so daß die Temperatur des Wassers **langsam ansteigt,** bis sie etwa 40–42° C erreicht. Der Badende verhält sich im Bade **vollkommen ruhig. Das ist wichtig!** Er darf also nicht herumplantschen, mit den Füßen stapfen oder sich den Körper abreiben. Hingegen aber muß die Hilfsperson von Zeit zu Zeit, also alle 2–3 Minuten, den **Körper möglichst mit einer Hautbürste abmassieren.** Diese Massage geschieht natürlich unter dem Wasser! Sie ist sehr wichtig, da erst durch die Massage die richtige Blutverteilung erreicht und Blutstauungen vermieden werden.

Auf diese Weise dauert das Überwärmungsbad höchstens 20

Minuten. Länger im Wasser zu bleiben ist weder tunlich noch notwendig.

Während des Bades muß das Bett des Patienten vorbereitet werden. Es muß in einem gut gewärmten Zimmer stehen und selbst gut durchgewärmt sein. Im Bett breitet man einige Lagen Wolltücher aus, und zwar so, daß man sie nur beiderseits zuschlagen braucht, wenn man den Kranken ins Bett legt.

Sobald sich dieser aus dem Bad erhebt, wird er schnell in ein großes Tuch eingeschlagen und heißfeucht, wie er ist, ins Bett geschafft. Dort wird er fest eingewickelt und bis zum Hals hinauf tüchtig zugedeckt. An den Körperseiten und zu den Füßen kommen noch Wärmeflaschen oder heiße Ziegel.

Durch die hohe Temperatur des Badewassers kommt eine leichte **Fieberwelle** zustande, die aber mit dem Schweißausbruch, der im Bett erfolgt, sogleich wieder abebbt. Sie hat aber genügt, um die **Abwehrstoffe im Organismus** aufzurütteln und auf diese Weise den Körper zu befähigen, die Krankheitsstoffe zur Ausscheidung zu bringen.

Etwa eine Stunde läßt man den Patienten tüchtig schwitzen. Hiebei kann man die Stirne und das Gesicht mit einem kaltfeuchten Tuch bedecken. Nach dem Schwitzen deckt man den Kranken vorsichtig ab und frottiert den ganzen Körper mit aromatischem Essig (= „Acetum aromaticum" aus der Apotheke), Kölnischwasser oder verdünnter Arnikatinktur. Dann wechselt der Patient das Bett und bleibt liegen. Es wird am besten sein, wenn man das Überwärmungsbad am späten Nachmittag macht.

Die Ermüdung nach dem Bade ist beträchtlich, so daß der Kranke bald guten und tiefen Schlaf findet. Am Morgen ist er dann frisch und fühlt sich wesentlich erleichtert.

Die Hauptbehandlungsgebiete dieses Überwärmungsbades sind, wie erwähnt, die **harnsaure Diathese,** die **Fokalinfektion** und die **Neurodermitis.** Die erstere tritt auf, wenn sich infolge mangelhafter Tätigkeit der Haut, der Leber, der Nieren und der gesamten Stoffwechselorgane überhaupt, besonders aber infolge mangelhafter Sauerstoffzufuhr, übermäßig viel Harnsäure ansammelt. Die Erbanlage spielt hiebei eine sehr große Rolle. Freilich wird nicht die Krankheit als solche vererbt, sondern nur die Anlage hiezu. Unrichtige oder unvernünftige Lebensweise ist dann meist die Schuld, daß die Krankheitserscheinungen der harnsauren Diathese zur Auslösung kommen. Vor allem ist es eine übermäßig eiweißhaltige Kost, die dazu führt, also zuviel Fleisch, Eier, Hülsenfrüchte. Mangelnde Bewegung und die dadurch entstandenen Blutstauungen verstärken das Übel.

Wir sehen also, daß die harnsaure Diathese eine richtige Stoffwechselerkrankung ist, deren Folgen sein können: Entzündungen der Augen, chronische Katarrhe der Nebenhöhlen, Bronchitis, aber auch Lungenentzündung, chronische Erkrankungen der Leber und der Nieren, Blasenleiden, Verdauungsstörungen, selbstverständlich alle Formen von Rheuma und Gicht sowie Nervenentzündungen, aber auch andere Nervenleiden, wie Migräne und chronischer Kopfschmerz, dann Nieren- und Gallensteine, Hautkrankheiten aller Art und allgemeine Erschlaffungs- und Ermüdungszustände.

So also eine ganz schöne Liste. Man sieht daraus wohl, wie wichtig es ist, den Harnsäurestoffwechsel in unserem Körper in Ordnung zu halten.

Aber noch tiefergehend und gefährlicher ist die **Fokalinfektion,** ein Leiden, das heute weit verbreitet ist, weil wir infolge einer unrichtigen Ernährung und Lebensweise keine ausreichende innere Widerstandskraft gegen infektiöse Keime mehr haben.

Die Krankheitsherde sind des öfteren im Kopfe zu suchen. Aus **vereiterten Zähnen und Mandeln** (chronischer Angina), infolge von Eiterprozessen in der Nasen- und Stirnhöhle können die Eitererreger (meist Staphylokokken und Streptokokken) in die Blutbahn gelangen, was zwar selten ist, aber zu einer Sepsis (Blutvergiftung) oder Knochenmarkseiterung führen kann. Viel häufiger tritt aber der Fall ein, daß Ausscheidungsprodukte der Bakterien oder andere giftige Stoffe aus den Eiterherden in die Blutbahn gelangen und an einem anderen, weit entfernten Organ Schaden anrichten.

Gegen diese Krankheiten und alle anderen chronischen Leiden, so auch gegen Ekzeme, eventuell auch gegen Krebs, ist das Überwärmungsbad das richtige äußere Heilmittel, das in Verbindung mit einer vernünftigen salz- und fleischarmen Diät und den richtig gewählten Arzneien wirkliche Erfolge bringt. Man kann ohne Anstrengung und Gefahr **wöchentlich ein Überwärmungsbad** nehmen. Kräftige Naturen vertragen ohne weiteres auch 2 bis 3 Bäder.

Es gibt ein ähnliches auch recht unangenehmes Leiden, das wir als **chronische Grippe** bezeichnen können, nämlich die Folgeerscheinungen nach einer schlecht ausgeheilten akuten Grippe. Die krankmachenden Möglichkeiten sind auch hier zahlreich und betreffen viele Organe. Auch bei solch chronischer Grippe sei das Überwärmungsbad bestens empfohlen.

So sehen wir also, daß das Überwärmungsbad ein bewährtes Hilfsmittel ist zur Bekämpfung schwerer **chronischer** Erkrankungen und daß wir es überall dort anwenden können, wo es gilt, die Abwehrstoffe des Körpers mächtig aufzurütteln. Soweit der Körper noch **reaktionsfähig** ist, wird Heilung oder doch zumindest ausreichende Besserung zustande kommen. Und wer Überwärmungsbäder als vorbeugendes Heilmittel regelmäßig weiternimmt, der wird sich viele Schmerzen und Krankheiten, damit aber auch viel Geld ersparen.

Das kalte Sitzreibebad

Und nun wollen wir uns gleich mit dem Gegenteil des Überwärmungsbades beschäftigen, dem **Sitzreibebad.**

Erstens ist es, wie der Name schon sagt, nur ein Sitzbad. Zweitens wird ausschließlich nur **kaltes Wasser** verwendet, und drittens **reibt und massiert** sich der Badende selbst. Somit in allem das Gegenteil vom Überwärmungsbad und dennoch auch in einer Reihe von Erkrankungen von größtem Heilwert.

Die Technik des Sitzreibebades ist ganz einfach, und jeder kann es allein machen. Man benötigt nicht mehr als eine Sitzbadewanne oder ein Schaff.

Etwa handhoch wird frisches Wasser eingefüllt. Man setzt sich hinein, und im Sitzen reibt man sich nun mit beiden Händen recht fest und energisch alle Körperteile ab, die vom Wasser umspült sind. Nach dem Bad wird tüchtig abgetrocknet und warmgerieben. Man spürt dann bald die angenehme und kräftige Durchblutung des Unterleibes.

Man beginnt mit einer Minute und macht das Bad täglich um eine Minute länger, bis zu höchstens zehn Minuten. Dann vermindert man wieder täglich um eine Minute, bis man wieder beim Beginn angelangt ist. Demnach macht man das Sitzreibebad etwa durch drei Wochen hindurch. Das genügt. Nach einigen Monaten kann man ohne weiteres wieder von neuem beginnen.

So ein Sitzreibebad hat die stärkste ableitende Wirkung von allen Kaltwasseranwendungen. Die Verbindung der Wirkung des kalten Wassers mit der gleichzeitig festen Abreibung der wasserumspülten Körperteile bringt die Erhöhung der Gesamtwirkung hervor.

So werden wir an dieses hervorragende Sitzreibebad bei allen Krankheitserscheinungen denken, bei denen eine besondere **Ableitung von Blutstauungen** und damit eine Belebung des Gesamtstoffwechsels erforderlich ist.

Da haben wir zum Beispiel ein sehr lästiges Leiden der **venö-**

sen Blutstauung: Hämorrhoiden. Wenn sie so richtig jucken, brennen und bluten, dann machen sie uns sehr verdrießlich. Menschen, die dazu verurteilt sind, viel zu sitzen und noch dazu viel Ärger hinunterschlucken zu müssen, neigen besonders dazu. Bei Frauen werden unangenehme Hämorrhoiden nach schweren Entbindungen zu einem chronischen Übel.

Nun, Frauen und Männer können die üblen Knoten loswerden, wenn sie sich zum Sitzreibebad entschließen.

Die **Aderverkalkung** mit ihren vielen Folgeerscheinungen ist auch so recht ein Leiden, das sich durch systematische Sitzreibebäder sehr günstig beeinflussen läßt.

Ganz groß ist die Wirkung des Sitzreibebades bei der so unangenehmen **Darmträgheit,** die die Ursache vieler Leiden sein kann.

Es mag bequemer sein, irgendeines der vielen Abführmittel zu nehmen. Aber die Darmträgheit wird dadurch nicht geringer werden. Im Gegenteil: Durch alle Abführmittel wird der Darm zur Faulheit erzogen, die venösen Blutstauungen, die vielfach die Ursachen sind, werden in keiner Weise behoben. Aber auch andere Ursachen, wie nervöse Schwäche des Darmes, chronische Krampferscheinungen, organische Veränderungen, Erschlaffungen, Senkungen usw., können durch Abführmittel niemals behoben werden. Bei kurzen Störungen kann man ja das eine oder andere Mal zu Abführmitteln greifen, sie aber dauernd zu nehmen ist Unsinn.

Bei chronischer Darmträgheit kann nur eine ordentliche **arterielle Durchblutung** des gesamten Darmgebietes wieder Ordnung in den gehemmten Stoffwechsel bringen.

Und das kann weder durch Abführmittel, auch nicht durch Einläufe, sondern nur in Verbindung mit einer zweckentsprechenden Diät durch das **kalte Sitzreibebad** erreicht werden. Es mag etwas umständlicher sein, aber bei genügender Ausdauer muß es zum Erfolg führen, in der Voraussetzung, daß es sich nur um Darmträgheit, Erschlaffung oder nervöse Schwäche handelt und nicht etwa um einen Darmverschluß durch eine Geschwulst. Hier sind andere Heilmethoden erforderlich!

Auch Frauen sei das Sitzreibebad empfohlen. Nicht bei allen Frauenleiden, man wird da gut zu unterscheiden haben, und meist wird hier der Arzt entscheiden müssen. Doch bei reinen **Funktionsstörungen,** durch welche viele nervöse Erscheinungen auftreten, aber auch **chronische Kopfschmerzen und Migräne,** wird sich das Sitzreibebad hilfreich erweisen. Bei organischen Veränderungen aber frage man seinen Arzt. Daß man während der monatlichen Regel kein Sitzreibebad macht, ist selbstverständlich.

Dem an und für sich Gesunden wird das Sitzreibebad eine Erfrischung sein, die er, ist er einmal an sie gewöhnt, nicht mehr missen mag.

Das Wechselbad

Wieder in anderer Weise regt das Wechselbad an. Es löst nicht nur die Stauungen in den Venen auf, sondern es bringt auch die arterielle Durchblutung richtig in Fluß. Und beides ist bei den meisten Stoffwechselerkrankungen, vor allem, wenn sie erhöhten Blutdruck als Begleiterscheinung haben, sehr vorteilhaft und heilungsfördernd. Deshalb ist das Wechselbad ein Naturheilmittel bei **Aderverkalkung** und ihren **Folgeerscheinungen.**

In dem Zustand der heutigen Zivilisation mit ihren unzähligen Sünden in der Ernährung und Lebensweise eine fast unvermeidliche Krankheitserscheinung des beginnenden Alters. Der Beginn des Altwerdens ist sehr verschieden und richtet sich ganz nach der Lebensweise und den Erbanlagen. Es gibt Menschen, die mit vierzig Jahren schon alt sind, und andere, die es mit siebzig noch nicht sind. Bei den Männern spielt hiebei die natürliche Funktion der **Keimdrüsen** eine wichtige, ja ausschlaggebende Rolle.

Wohl sind wir in der Körperpflege gegenüber unseren Vorfahren sehr weit fortgeschritten. Unsere Kleidung ist einigermaßen vernünftig geworden, die körperliche Abhärtung wurde allgemein, vernünftiger Sport erhält die Menschen frisch, die Vorbeugung und Sicherheit gegenüber schweren Epidemien ist gegen ehedem außerordentlich. Das Durchschnittsalter des zivilisierten Menschen ist wesentlich höher, als es früher war.

Aber dafür werden unsere **Nerven** in unsagbarer Weise **mißbraucht.** Der immer wiederkehrende Wechsel der politischen Formen, die wiederholten wirtschaftlichen Zusammenbrüche, die furchtbaren Kriege mit all ihren Folgen, voll Grauen, Schrecken und Leid, und der immer mehr zunehmende Verkehr in den Städten, die Hast im täglichen Leben haben das Nerven- und Seelenleben der Menschen furchtbar zerrüttet. Geschädigte und kranke Nerven machen den Körper zweifellos frühzeitig für die Arterienverkalkung und andere Stoffwechselstörungen des Alters bereit.

Daher ist es notwendig, daß wir rechtzeitig dagegen einen

Ausgleich finden, um den hohen und oft gefährlichen Erfordernissen des täglichen Lebens entsprechen zu können.

Neben vernünftiger Diät und gesundem Sport sind Wasser und Luft die großen Vorbeugungsmittel gegen Aderverkalkung. Die Luft wird uns durch die Atemübungen den notwendigen Sauerstoff zuführen, und das Wasser mag uns als kurzes kaltes Vollbad und als Wechselbad in seiner wohltuenden Weise dienlich sein.

Die **Technik des Wechselbades** ist ganz einfach: Man benötigt vier Gefäße, und zwar zwei Kübel für die Füße und zwei Waschbecken für die Hände und Unterarme. In die Kübel kommt so viel Wasser hinein, daß die Füße bis zu den halben Waden damit bedeckt sind, in die Waschbecken so viel, daß man die Arme bis zu den Ellbogen eintauchen kann. In einen Kübel und in ein Waschbecken kommt heißes Wasser, in die anderen brunnenkaltes.

Man steckt nun **gleichzeitig Füße und Arme** in das heiße Wasser und läßt sie zwei Minuten darin. Dann wechselt man schnell in das kalte Wasser, in dem sie aber nur fünfzehn Sekunden verbleiben. Die verschiedenen Zeiten, also **langwarm** und **kurzkalt**, muß man sich gut merken, denn nur dadurch wird der Erfolg verbürgt. Diesen Wechsel kann man fünf- bis zehnmal wiederholen. Mit heißem Wasser fängt man an, mit kaltem Wasser hört man auf.

Das kalte Bad

Während es für das Wechselbad kaum eine Gegenanzeige gibt, so daß es jedermann ohne Schaden anwenden kann, gebietet das kalte Bad eine Reihe von Vorsichtsmaßnahmen und Vorschriften.

Zunächst: Kalte Vollbäder in frischem Brunn- oder Quellwasser sind eigentlich keine Heilbäder, sondern dienen allgemeiner Nervenkräftigung und der Abhärtung. Sie sollen nur von an und für sich kräftigeren Menschen genommen werden, die gegen Nässe und Kälte keine außergewöhnliche Empfindlichkeit haben und die nicht ständig frösteln und frieren.

Und zum zweiten: Ein **kaltes Vollbad** darf nicht länger dauern als höchstens **dreißig Sekunden**, also eine halbe Minute. Gemeint ist das **kalte Wannenbad**, nicht das Schwimmbad. Dieses hat erstens meist eine höhere Temperatur und zweitens macht man darin ja fleißig Bewegung.

Drittens: Nach einem solch kurzen kalten Vollbad macht man **schnell einige turnerische Bewegungen,** wie etwa ein paar tiefe

Kniebeugen und ein paarmal den Rumpf vorwärts- und rückwärtsschwingen. Dies kurze Turnen macht man noch im nassen Zustand. Dann trocknet man sich flüchtig ab und zieht sich schnell an, um gleich wieder in Bewegung zu kommen.

Auf diese Weise ist ein kaltes Vollbad ein Wundermittel der Kräftigung, Abhärtung und Vorbeugung gegen Trägheit des Stoffwechsels und damit ein Vorbeugungsmittel gegen Gicht, Rheuma, Aderverkalkung, Blutstauungen, Organverhärtungen, Steinbildung, Katarrhe und Nervenschwäche. Besonders aber ist dieses kurze Eintauchen des ganzen Körpers in quellkaltes Wasser eines der besten Mittel gegen **Schlaflosigkeit.** Da nimmt man das Bad am besten am Abend oder auch selbst in der Nacht. Heraus aus dem warmen Bett, hinein ins kalte Wasser und schon wieder zurück ins warme Bett. Das darf alles zusammen nicht länger dauern als eine halbe Minute. So wird es zum Heilbad! Und dies ist der Zweck und nicht etwa, daß sich jemand durch Übertreibung Schaden zufügt. Übertreibung aber ist schon, wenn jemand länger als eine halbe Minute im kalten Wasser bleibt. Denn dann wird bereits zu viel Wärme dem Körper entzogen, und dadurch tritt gerade die umgekehrte Wirkung als die gewünschte ein. Statt Kräftigung und Beruhigung Schwächung und Aufregung!

Hier sei auch ein oberstes Gebot der Kneippschen Wasseranwendungen erwähnt: Kaltes Wasser wird in jeder Form und bei allen Verordnungen nur **kurz** (30 Sekunden) verwendet und fast immer nur nach einer warmen oder gar heißen **längeren** Einwirkung. Die Meinung: „Kneipp-Wasserkur = Kälte" ist grundfalsch! Wärme mit Kälteschock = Heilwirkung!

Darum wie bei allen naturgemäßen Anwendungen: **Rechte Vernunft und Mäßigung!**

Das warme Bad mit Zusätzen

Das einfache warme Bad dient im allgemeinen zur Reinigung. Es wirkt freilich auch anregend auf den Stoffwechsel und die Drüsenfunktionen und dadurch, richtig angewandt, erfrischend und beruhigend. Auch dem einfachen Warmbad soll immer eine kühle Abbrausung folgen.

Zum Heilbad wird aber das Warmbad, wenn man ihm bestimmte heilkräftige Zusätze zumischt. Die können **schmerzstillende, eröffnende** und **zusammenziehende** Eigenschaften haben und müssen so dem jeweiligen Leiden entsprechende Anwendung finden.

Als bewährte Badezusätze sind uns bekannt: Heublumen, Haferstroh, Latschenextrakt, Fichtennadeln, Zinnkraut, Eichenrinde, Kamille, Walnußblätter, Kleie und Salz.

Heublumen. Sie sind Abfälle und Ablagerung, die wir unter dem Heustock finden. Sie bestehen aus den Blüten, Samen und Blättern der vielen Gräser und Blumen unserer Wiesen. Heublumen von Bergwiesen haben eine größere Heilkraft als die der Täler, und auch die der trockenen und sonnigen Wiesen sind besser. Sie enthalten viel ätherische Öle, die der eigentliche heilwirksame Bestandteil sind. Sie üben auf die Haut einen gelinden Reiz aus, und mit diesem entsteht eine höhere Ausscheidung, besonders der überschüssigen Harnsäure. So wird das Heublumenbad bei allen **gichtisch-rheumatischen Zuständen** zu nehmen sein. Auch bei **Steinleiden** (Gallen- und Nierensteine) hat es sich bewährt. Jedoch wird man einfache Heublumenbäder nur im Anfangsstadium der genannten Leiden anwenden, während man bei vorgeschrittenen Krankheitsfällen nur mehr von den tiefer wirkenden Überwärmungsbädern einen Heilerfolg erwarten kann.

Die Zubereitung des Heublumenbades ist einfach: Man nimmt einen Fünflitertopf, füllt ihn zur Hälfte mit Heublumen an, gießt Wasser auf und läßt die Heublumen etwa eine halbe Stunde kochen. Den Absud setzt man dem Badewasser zu.

Hier sei auch an das **Heubad** erinnert, ein altes **Tiroler Volksheilmittel.** Dort wird der **Rheumakranke** tief in das Bergheu eingegraben und bleibt darin bis zum gründlichen Schweißausbruch liegen. Die nicht wassergelösten ätherischen Öle entwikkeln eine außerordentliche Heilkraft. Es werden von diesen Heubädern sehr schöne Heilerfolge gemeldet. Das gesamte Heu eines Heustockes, in dem ein Mensch bis zum Schweißausbruch liegen blieb, ist für Fütterungszwecke nicht mehr verwendbar. Rind und Pferd rühren solches Heu nicht mehr an.

Haferstroh als Badezusatz ist ausgesprochen **schmerzlindernd und nervenstärkend.** So wird es hauptsächlichst bei tiefliegenden Schmerzen und bei Koliken des **Unterleibes** zu verwenden sein. Während dafür die Bäder möglichst heiß sein sollen, wird man sie **lauwarm** zubereiten, wenn sie **nervenstärkend und schlafbringend** wirken sollen.

Die Zubereitung ist die gleiche wie bei den Heublumen.

Beliebt ist der Absud des Haferstrohs auch zur Bereitung des Sitzbades gegen Schmerzen und Entzündungen des Unterleibes. Frauen tun gut, diese Sitzbäder immer mit leicht ansteigender Temperatur zu nehmen. Sie werden dadurch wesentlich heilkräftiger. Gebärmutter- und Eierstockentzündungen werden besonders gut beeinflußt.

Kamillenbäder sind allgemein bekannt und als Hausmittel weit verbreitet. Ihre Wirkung ist dem Haferstroh ähnlich, jedoch **stärker und tiefer.** Sehr nervöse Menschen aber sollen Kamillenbäder nicht nehmen, da sie zu anregend sind.

Das **Zinnkrautbad** entfaltet eine spezielle Heilwirkung bei **Erkrankungen der Harnorgane,** und es wird am besten als temperaturansteigendes Sitzbad genommen werden, das heißt, daß man dem Bad langsam heißes Wasser zuschüttet. Auf diese Weise genommen, wird die Heilwirkung bei **Nierenbeckenentzündungen mit Koliken** sowie bei **Blasen- und Harnröhrenkatarrhen** eine vortreffliche sein. Bei Nieren- und Blasenblutungen darf jedoch kein heißes Bad genommen werden. **Gemischte Zinnkraut-Kamillen**-Bäder sind wiederum bei verschiedenen Hautkrankheiten vorteilhaft, so bei **Ekzemen** und **pustulösen Hauterkrankungen.**

Eichenrindebäder haben eine zusammenziehende und entzündungsheilende Wirkung und sind bei kranken, offenen Hautstellen schorfbildend. Durch ihre zusammenziehende Wirkung verbürgen Eichenrindebäder guten Erfolg bei **Unterleibsleiden der Frauen,** so bei Katarrhen und zu starken Regeln. Auch bei **venösen Stauungen,** die die Ursache der **Hämorrhoiden** sind, bewähren sich Eichenrinde-Sitzbäder. Oft verlangt das **offene Fußgeschwür,** eines der langwierigsten Leiden, das ebenfalls seine Ursache in den Blutstauungen der Venen hat, Fußbäder. Hiefür mischt man **Eichenrinde** mit **Kamillen** und **Zinnkraut** und nimmt das Fußbad auch in temperaturansteigender Weise. **Offene Froststellen** werden durch Eichenrindebäder oder -auflagen besonders gut beeinflußt. Nach dem Bad verbindet man die Froststellen mit **Johanniskraut-Öl.**

Fichtennadel- und Latschenbäder enthalten heilkräftige ätherische Öle sowie das im Harz befindliche Terpentin. Das Latschenbad ist kräftiger, das Fichtennadelbad leichterer Natur. Man kann sich den Absud aus den feingeschnittenen Latschen- oder Fichtenspitzen selbst herstellen, aber einfacher ist, man verwendet die käuflichen Extrakte. Die Tabletten, Pulver und Salze sind meist Kunstprodukte, man bleibe besser bei der reinen Natur. Fichtennadel- und Latschenextrakte geben dem Badewasser eine bräunliche Färbung, während durch die Kunstprodukte das Wasser grün wird. So läßt sich leicht feststellen, ob man den richtigen, das heißt den natürlichen Badezusatz anwendet. Fichtennadel- und Latschenbäder beeinflussen das **Nervensystem** am besten, sie wirken **beruhigend** und **erfrischend,** und so sind sie so recht die

Heilbäder für unsere durch diese Zeit so sehr mitgenommenen Nerven. Gleichzeitig entströmen dem Badewasser die mit ätherischen Ölen gesättigten Dünste, die **lästige Schleimansammlungen** in den oberen Atmungsorganen lösen. Das ist natürlich befreiend und erleichternd. Sehr kräftig zubereitete Latschenbäder wirken in hervorragender Weise **entfettend,** besonders dann, wenn sie als Überwärmungsbäder genommen werden. Im allgemeinen wirken Fichtennadel- und Latschenbäder anregend auf den **gesamten Stoffwechsel** und sind auch dadurch sehr beliebt geworden.

Kleiebäder haben einen **tiefberuhigenden Einfluß** auf **Hautentzündungen** und sind darin in ihrer Wirkung den **Käsepappelbädern** verwandt. Man wird sie bei stark entzündlichen Hautkrankheiten, wie **Ekzeme und Akne,** verwenden und oft bei diesen sehr schwer heilenden Leiden Erfolge haben.

Salzbäder sind in der Hauptsache als **Solebäder** von bester Heilwirkung bei Stoffwechselstörungen und rheumatischen Erkrankungen. Sie werden dort verabfolgt, wo Salzsiedehäuser bestehen, also in **Ebensee, Bad Ischl, Hallein, Hall** und **Bad Reichenhall,** die alle durch die Solebäder bedeutende Kurorte wurden. Gewöhnliche Salzbäder sind auch heilsam, doch soll man das **rote Steinsalz** (d. h. „Salzgemisch" aus der Apotheke) hiezu verwenden. Sie sind ebenfalls leicht hautreizend und steigern die Ausscheidung von Wasser, Harnstoff und Kohlensäure. Vielfach wird Salz auch Kräuterbädern zugesetzt, um die Wirkung zu erhöhen. Besonders beliebt und anregend ist die Mischung von **Latschenextrakt und Sole,** die kaum wie eine andere Mischung im besten Sinn des Wortes ganz allgemein wirkt und bei **allen Stoffwechselerkrankungen** schöne Heilerfolge gewährt.

Dampfbäder

Das große Dampfbad ist ausgesprochen eine Sache der Kuranstalten. Es erübrigt sich also, ihre Technik zu schildern.

Die sogenannten **Kastendampfbäder,** wie sie einmal für den Heimgebrauch angefertigt wurden, sind abzulehnen, weil sie dem ordentlichen Dampfbad in keiner Weise entsprechen, bei geringster Unbedachtsamkeit schwerste Unglücksfälle hervorrufen können und weil sie schließlich den Kranken zu Anwendungen veranlassen, die unter Umständen nicht förderlich für seine Gesundheit sein können. Kurzum, ein Dampfbad nimmt man nur in **einer Kuranstalt,** die vollkommen darauf eingerichtet ist und die

Gewähr gibt, daß diese vorzüglichen Heilbäder auch zur Gänze richtig verabfolgt werden.

Das Dampfbad ist uralt. Der römischen wie der deutschen Badekultur ist es ebenso bekannt wie der russischen und nordländischen, besonders der finnischen, von wo aus das Dampfbad als „Sauna“ weltberühmt wurde. Aber ebenso alt sind die Vorschriften, unter denen das Dampfbad genommen werden soll. Sie blieben immer gleich bis zum heutigen Tag und können sich auch aus der Natur ihrer Gesetze nicht ändern.

Vor allem muß das **Dampfbad als Ganzes** genommen werden, das heißt, der Dampf muß auch miteingeatmet werden. Es ist auch besser, während des Dampfbades in leichter Bewegung zu sein, das heißt, in dem Raum langsam auf und ab zu gehen. Wie lange man sich der Dampfwirkung aussetzen soll, richtet sich ganz nach der körperlichen Beschaffenheit. Herzschwache, Lungenkranke, Frauen mit einer Überfunktion der Schilddrüse und zu starken monatlichen Blutungen dürfen Dampfbäder überhaupt nicht nehmen. Solche, die an zu hohem Blutdruck leiden, werden einige Vorsicht walten lassen. Bei einem Blutdruck über 180 mm Quecksilber (den Blutdruck läßt man sich von Zeit zu Zeit von einem Arzt kontrollieren) nimmt man besser kein Dampfbad mehr.

Als Heilfaktor kommt das Dampfbad in der Hauptsache für **Rheumatiker und Gichtleidende** sowie für Personen mit **Stoffwechselträgheit** und **venösen Stauungen in Frage** sowie für sogenannte **Steinbildner** (Nieren- und Gallensteine), dann aber auch bei **Nervenentzündungen** und unter Umständen auch bei den schwersten Leiden des Zentralnervensystems, wie etwa bei der furchtbaren multiplen Sklerose und bei Rückenmarkschwindsucht (Tabes dorsalis). Freilich kann das Dampfbad bei diesen schweren Leiden nur heilunterstützende Wirkung haben.

Sehr empfehlenswert ist das Dampfbad bei allen Folgeerscheinungen der sogenannten **Fokalinfektion,** also der Selbstvergiftung durch Eitererreger. Selbstverständlich leistet das Dampfbad bei **Harnsäureüberschuß** (harnsaure Diathese) und ihren Folgen hervorragende Dienste, wie es ja auch bei der **Fettsucht** seit altersher berühmt ist. Nur gerade bei der Fettsucht erlebt man immer wieder die feuchtfröhliche Komödie, daß der angeschoppte Fettwanst sofort nach dem Dampfbad das Kilogewicht, das er verlor, im nächsten Gasthaus wieder sich einverleibt. Das Geschäft hiebei machen das Gasthaus und die Kuranstalt, keinesfalls der Fettleibige!

Auch den Frauen während der **Wechseljahre,** wenn sie ansonsten gesund sind, sei das Dampfbad recht empfohlen. Gerade in diesen gefährlichen Jahren produziert der Frauenkörper manches schleichende Gift, das, wenn es rechtzeitig ausgeschieden wird, ungefährlich ist, aber zu schweren Erkrankungen führt, wenn es im Körper seine Wirkung entfalten kann.

Hier sehen wir schon, wie sehr das Dampfbad eine **vorbeugende Wirkung** entfaltet, und darin liegt wohl sein Hauptnutzen.

Es weiß keiner recht, was in ihm steckt, und irgendeine Krankheitsanlage trägt infolge unserer Erbmasse und Überzivilisation und seit Jahrzehnten falschen Ernährung und ebensolanger Nervenerschütterung jeder in sich. Die mitteleuropäische Entartung in körperlicher wie in seelischer Beziehung ist eine viel schlimmere, als wir nur entfernt ahnen. Das Schlimmste aber ist, daß sie mit Riesenschritten vorwärtseilt und daß wir jedes Mittel willkommen heißen müssen, das uns hilft, einigermaßen auf der Höhe zu bleiben, um den ungeheuren Anstrengungen gerecht zu werden, die noch von uns gefordert werden. Über die seelischen Notwendigkeiten wollen wir noch später sprechen. Hier interessiert uns, wie wir den Leib rein, gesund und stark erhalten. Und da ist uns das Dampfbad mit all seinem Zugehör ein großes Hilfsmittel, das bei uns noch viel zu wenig volkstümlich ist. **In jedes Dorf gehörte wieder eine ordentliche Badestube,** wie sie in der Zeit der stärksten Kraftentfaltung unseres Volkes, im Mittelalter, überall zu finden war. Dabei hätten wir das Dampfbad heute ganz besonders nötig. Damals gab es außer dem Alkohol kein Genußgift, heute gibt es deren Dutzende. Damals war das Verhältnis zwischen dem Ausmaß der Mutter Erde und den Menschen, die darauf wohnten und lebten, ein durchaus vernünftiges. Heute sind wir in der ungesündesten Weise übervölkert, und einer steht dem anderen im Weg. Heute sind wir zusammengepfercht, und Millionen und Abermillionen Menschen müssen schlechter hausen als das Rind bei einem Bauern. Damals war ein ruhiger und ausgeglichener Arbeitsgang. Heute treibt uns die Jagd nach dem Geld zu immer neuen Anstrengungen. Damals waren Kriege lokale Katastrophen eines verhältnismäßig kleinen Landstriches. Heute sind Kriege die Tragödie eines ganzen Kontinents, heute ist jedermann der Vernichtung und dem gewaltsamen Tode preisgegeben.

Gegen all diese furchtbare Belastung muß ein Ausgleich geschaffen werden, sollen wir einigermaßen den grauenhaften Anforderungen dieser Zeit gerecht werden.

„Durchhalten“, um ein ganz modernes Wort zu gebrauchen,

wird nur der, der **seinen Körper gesund erhält** und alles tut, um sich vor Erkrankungen zu schützen.

Und für diese Vorbeugung ist das **Dampfbad** eines unserer **bewährtesten Hilfsmittel.** Man muß es aber nur richtig anwenden. Das heißt: Nach dem eigentlichen Dämpfen muß eingepackt werden, um in Ruhe noch nachzuschwitzen, nachher wird der Körper gründlich mit frischem Wasser abgebraust. Dem folgt eine Massage durch kundige Hände, und zum Schluß muß der ganze Körper mit einem erfrischenden **Hautfunktionsöl** eingerieben werden. So ein gründliches Dampfbad bringt in den ganzen Körper **„neues Leben"**, reinigt die Organe, die Säfte, stählt Muskeln und Knochen, kräftigt die Nerven und gibt damit auch seelischen Aufschwung, Kraftbewußtsein und Lebensschwung. Damit aber wird das Leben, so hart es sein mag, wieder froh und wert.

In Rußland hat jedes Dorf sein Dampfbad, in Finnland seine „Sauna". Und wir sehen, welch widerstandsfähige, gesunde Völker dort leben. Sicher sind die Dampfbäder, die sie regelmäßig nehmen, mit eine Ursache der Stärke und Widerstandsfähigkeit dieser Völker.

Es ist doch nur ein Gebot der Vernunft, nicht weiter in den Verfall zu schlittern, sondern sich aufzuraffen und selbst nach Gesundung und neuem Leben zu trachten. Und dazu muß uns jedes vernünftige Hilfsmittel recht sein.

Das richtige und durchgreifende Dampfbad oder die Sauna sind zwei dieser Hilfsmittel. Es ist begrüßenswert, daß auch hierzulande sowohl die private als auch die gewerblich betriebene Sauna immer mehr geschätzt werden.

Der Lehm, ein großes Heilmittel

In Sobernheim an der Nahe lebte ein berühmter Pastor. Man nannte ihn nur den **„Lehmpastor"**, denn er hatte den Lehm als das große Heilmittel unserer Mutter Erde wieder bekannt und berühmt gemacht. In seiner riesigen Heilanstalt hatte **Pastor Felke** jährlich viele Zehntausende Patienten mit seinen Lehmkuren meist sehr radikal behandelt, denn er steckte die Kranken in den kalten Lehm und ließ sie stundenlang darin. Da gab es bei Schwächlichen und Empfindlichen manche schwere Krise, aber auch viele großartige Heilungen, die noch mit einer besonders strengen vegetarischen Diät, die oft nur aus reiner Rohkost bestand, unterstützt wurden. Die Norddeutschen waren jedenfalls von ihrem Lehmpastor begeistert, und er war in der deutschen

Ebene nicht weniger berühmt, geliebt und geehrt wie unser gemütlicher Prälat Kneipp in der südlichen Berglandschaft. Pastor Felke wurde aber auch noch dadurch berühmt, weil er sich ausgezeichnet auf die „Augendiagnose“ verstand und mit einem Blick auf die Regenbogenhaut wirklich verblüffende Krankheitsbefunde stellen konnte. Er hat ein vielgelesenes Buch über die Augendiagnose geschrieben. Und auch als Heilbehandler war er ein Arzt von Gottes Gnaden, dem diese seltene Gabe in die Wiege gelegt ward. Der Einfluß, den er auf die Kranken nahm, war ein wunderbarer. Wieder zeigte sich bei Pastor Felke, wie unendlich groß die seelische Kraft eines Arztes sein kann und wie sie die Grundlage jeder echten Heilung sein soll. Der Kranke fühlte sich ihm in seiner Ganzheit überantwortet, und keiner hätte gewagt, dem Lehmpastor auch nur in irgendeiner Kleinigkeit zu widersprechen. Man nahm alles als unbedingte Wahrheit an, was immer er anordnen mochte oder von den Kranken forderte. So waren seine Heilerfolge außergewöhnlich, und sein Ruf in Deutschland war unbestritten.

Als Erbe hinterließ der Lehmpastor, geradeso wie Prälat Kneipp, kein Geld – das verblieb bei beiden den Armen –, aber ausgezeichnete diätische Anweisungen, ein wunderbares homöopathisches Arzneisystem und den Lehm als Heilmittel.

„Lehm als Heilmittel“, das war an und für sich nichts Neues, aber die Anwendungsform, wie sie Felke erfand, war Neuland und schien nach den Erfolgen der Überprüfung wert. Felke grub seine Kranken in Lehm so tief ein, daß nur das Gesicht allein frei blieb. Und zwar ausschließlich in kaltem Lehm und das auf drei bis fünf Stunden und oft noch länger. Das bedingt natürlich einen sehr **starken Wärmeentzug.** So ein Lehmbad ist also das Umgekehrte wie das Überwärmungsbad. Während bei diesem höhere Körperwärme erzeugt wird, entzieht der kalte Lehm Wärme, und es kommt auf diese Weise zu einer **Reizbehandlung,** die eine ganz besonders **starke Tiefenwirkung** hat. Es mag auch sein, daß mancher Lehm **schwach radioaktiv** ist und somit noch dieser besondere Heilfaktor hinzukommt.

Angeordnet hat Pastor Felke das Lehmbad bei allen Krankheiten, ohne Rücksicht auf Krankheitsursache und Konstitution. Also eine richtige gleichgeschaltete Behandlung, und darin liegt eine gewisse Gefahr.

Denn jede wirklich erfolgreiche Krankenbehandlung muß **individuell** sein, das heißt, sie muß sich mit dem einzelnen Menschen nach seinen Anlagen, seiner Körperbeschaffenheit und auch nach der seelischen Seite hin beschäftigen. Aber sie muß auch die

Ursachen und die Auslösung der Krankheit berücksichtigen. Es gilt also, sehr viele Unterschiede zu machen und nicht einfach Mensch gleich Mensch zu stellen. In der ganzen Natur sind nicht zwei Blätter oder zwei Gräser gleich. Wie sollten zwei Menschen gleich sein?

Gewiß ist das kalte Lehmbad ein hervorragendes und sehr tief wirkendes Heilmittel, aber es setzt doch eine noch kräftige und robuste Person voraus, an der man es anwenden darf. Dann kann man mit dem Lehmbad große Erfolge erzielen, bei **tiefliegenden Stoffwechselstörungen** und **Stoffwechselträgheit,** bei **Fettsucht,** bei **Geschwüren des Magens und des Darms,** ja selbst bei **krebsartigen Leiden,** besonders der Verdauungsorgane und der Leber. Auch **Rheuma-** und **Gichtkranke,** die den starken Wärmeentzug erleiden, können Heilung durch Lehmbäder finden. Bestimmt aber nicht solche, die auf Kälte und Nässe empfindlich sind. Zweifellos hat das Lehmbad eine hervorragende Wirkung bei **Blutdruckerhöhung** und **Aderverkalkung,** besonders wenn diese Leiden schon in jüngeren Jahren auftreten und mit starken Hitzewallungen verbunden sind. Bei **schweren Eiterprozessen** verschiedener Art konnte man in Sobernheim große Heilerfolge beobachten. Allerdings darf man nicht vergessen, daß dort die Lehmbehandlung mit einer tiefwirkenden homöopathischen Kur verbunden war.

Zwei Dinge sind sicher: Zu einer durchgreifenden Lehmbehandlung gehört ein **gesundes Herz** und auch dann noch **ärztliche Kontrolle.** Denn zur durchgreifenden Kur gehören einundzwanzig Bäder, und um die durchzuhalten, muß man, wie man zu sagen pflegt, von „guten Eltern" sein. Die Erfolge aber, die man beobachten konnte, grenzten oft ans Wunderbare.

Einfach und ungefährlich ist die **lokale Anwendung** von **Lehm** in Form von dickbreiigen **Auflagen und Umschlägen.** Ihr Wirkungsgebiet ist groß.

Bekannt von alters her ist die Heilwirkung des Lehmwickels bei allen **Verstauchungen und Verrenkungen.** Dabei ist es sehr vorteilhaft, dem kalten Lehmbrei etwas **Arnika-Tinktur** beizurühren, denn die Arnika ist ein besonderes Spezialheilmittel bei allen Folgen nach Stoß, Fall oder Schlag. Die Technik solcher Lehmumschläge ist sehr einfach. Auf ein Stück Tuch wird der kalte, breiig angerührte Lehm gut fingerdick aufgestrichen, dann wird das Ganze über die kranke Stelle geklatscht und mit einem trockenen Verband festgemacht. Der Lehm bleibt so lange aufgelegt, bis er trocken ist.

Man verwendet **Lehmwickel** außerdem bei **Magen-** und **Darm-**

geschwüren, bei **Gallenblasen-** und **Blinddarmentzündung** – insofern die letztere nicht eine dringende Operation erfordert –, weiters bei **Bronchitis** und **Lungenentzündung.** Doch ziehe ich bei diesen beiden Leiden den **Milchwickel** oder die **Topfenauflage** vor.

Hingegen bewähren sich Lehmwickel sehr bei allen **eitrigen Wunden.** Hier, wie bei Auflagen auf alle offenen Stellen, muß der **Lehm keimfrei** sein. Man erreicht dies, wenn man ihn dünn ausstreicht und unter **Sonnenbestrahlung** trocknen läßt. Das fertige Lehmprodukt ist die „Luvos-Heilerde", für die äußerliche Anwendung die Nr. 2 (auch in Österreich im Fachhandel erhältlich), dasselbe Produkt, die Nr. 1 zum Einnehmen, ist nur in Deutschland zugelassen.

Bei eitrigen Wunden rührt man den Lehm mit **Ringelblumen- und Johanniskrauttee** an. Dies tut man ebenfalls beim **offenen Fußgeschwür,** zu dessen Heilung der Lehmwickel außerordentlich geeignet ist.

Sehr schöne Erfolge sah ich von Lehmwickeln bei der so sehr quälenden **Migräne,** wenn ihre Ursache in einer Stoffwechselstörung der Leberfunktion zu suchen war, eine der häufigsten Ursachen dieses Leidens. In diesem Falle müssen die Lehmwickel in der anfallfreien Zeit über die **Lebergegend** gemacht werden.

Groß ist die Heilwirkung des Lehmwickels bei allen **Erkrankungen der Knochen,** besonders bei allen eitrigen Entzündungen des Knochens, sei die Ursache nun tuberkulös oder septisch oder auch nach einer Schußverletzung. In dem Tee der **Beinwellwurzel,** auch **Wallwurzel** genannt (Symphytum officinale), haben wir das beste Mittel, mit dem man den Lehm anrührt. Die Umschläge müssen bei der Natur des Leidens sehr lange fortgesetzt werden.

Immer müssen die Lehmwickel kalt aufgelegt werden. Auch die Teezusätze sollen wieder ausgekühlt sein. Der Wickel soll ziemlich fest angelegt sein, und er bleibt liegen, bis der Lehm an der Haut getrocknet ist. Während des Schlafes ist die Wirkung besonders gut. Ich habe von diesen Nachtwickeln immer bessere Erfolge gesehen als von jenen, die während des Tages angelegt wurden. Das hat seinen Grund darin, daß wir uns während des Schlafes vollkommen **passiv zur Heilkraft** befinden und so diese sich unbeeinflußt von unserer geistigen und seelischen Einstellung entfalten kann. Ich bin überhaupt der Meinung, daß wir diese sonderbarste Erscheinung in unserem Leben, den Schlaf, von dem noch niemand weiß, was er eigentlich ist, viel zu wenig für Heilzwecke auswerten.

Lehm ist aber auch ein bedeutendes inneres Heilmittel und wird als solches **Heilerde** genannt. Man nimmt morgens nüchtern ein bis zwei Eßlöffel besonders gereinigten Lehm in einem kleinen Trinkglas kalten Wassers. Lehm enthält alle Mineralsalze in hochverdünnter Weise. Darauf beruht ein großer Teil der Heilwirkung, die sich in der Hauptsache auf **Stoffwechselstörungen** und **Erkrankungen der Verdauungsorgane** erstreckt. Jedenfalls ist Heilerde ein ausgezeichnetes Mittel zur **Darmreinigung** und damit auch ein allgemein reinigendes Mittel. Man muß es einige Monate, am besten zur Frühlingszeit, nehmen. Auch hier sei an die **Luvos-Heilerde** erinnert. Diese innerliche Form ist, wie gesagt, in Österreich derzeit leider nicht im Handel und nicht als Arzneimittel zugelassen.

Der Sand

Sand ist gewissermaßen das Gegenteil von Lehm. Sand ist trokken und warm, Lehm feucht und kalt.

Die alten Ärzte haben sowohl bei den Krankheiten wie bei den Heilmitteln sehr interessante Unterschiede gemacht zwischen kalt und warm sowie zwischen feucht und trocken. Sie teilten darnach Krankheiten und Heilstoffe ein und hatten darin in sehr vielem recht, beiden in diesem Sinne eine Charakteristik zu geben. Denn es gibt feuchte und kalte Erkrankungen sowie auch warme und trockene, jedoch auch feucht-warme und trocken-kalte. Dieser Einteilung entsprechend gaben die alten Ärzte dann ihre Heilmittel, die wiederum eine ähnliche Einteilung hatten. Da sie im allgemeinen mit Gegensätzlichem behandelten, gaben sie bei feuchten Erkrankungen trockene Heilstoffe, bei warmen Leiden kalte Arzneien usw. Es ist aber auch möglich, mit den artgleichen Heilstoffen zu behandeln, also feuchte Erkrankungen mit feuchten Arzneien. Dies gilt insbesondere bei Arzneien, die einzunehmen sind. So ist zum Beispiel der Sumpfporst eine feuchte Arzneipflanze und ein Heilmittel gegen den Erkältungsrheumatismus, der nach den alten Ansichten zu den feuchten Krankheiten zählt. Blutdruckerhöhung ist eine warm-trockene Erkrankung, und ihre großen Heilmittel sind die Arnika und der Weißdorn mit der gleichen Eigenschaft. Bei der Teezubereitung von Arnikablüten bzw. -wurzeln ist bei Magenüberempfindlichkeit Vorsicht geboten. Die Arnika-Tinktur darf nur äußerlich und verdünnt für Umschläge verwendet werden, zum Einnehmen kann die Arnika-Urtinktur, die homöopathische Frischpflanzenzubereitung, empfohlen werden. Davon 3mal täglich 5–10–15 Tropfen auf einen Löffel Wasser.

Aber bei den äußerlichen Anwendungen, bei Wickeln und Bädern, wird man meist das Entgegengesetzte anwenden müssen. Es gibt Menschen, die hochgradig gegen Nässe und Kälte und gegen alles Feuchte empfindlich sind. Bei diesen besteht die Gefahr, daß man mit kalten Wickeln oder Auflagen eher Schaden als Heilung erreicht. Zu solchen Kranken gehören zum Beispiel die meisten Asthmatiker und sehr viele Rheumatiker. Andere vertragen warm-trocken nicht, weil ihre ganze Konstitution schon trocken-heiß ist. Dazu können die Sklerotiker gehören, also die Menschen mit Aderverkalkung. Denen wird jede gründliche Kaltwasseranwendung gut tun.

Ich habe schon den tragischen Fall des Kurgastes an der Adria erwähnt, der im heißen Sand eine Herzlähmung erlitt. Er wäre von dem Schicksal bewahrt geblieben, wenn er sich vor seiner Kur von einem verständigen und wissenden Arzt hätte beraten lassen. Der hätte diesem Sklerotiker sicher gesagt, daß er im heißen Sand unter der glühenden Sonne nichts zu suchen habe. Es sei mit diesem Beispiel auch gesagt, daß man sich eben vor jeder Kuranwendung richtig beraten lassen soll.

Richtig verordnet, sind heiße Sandbäder ein wundervolles Heilmittel, das für alle trocken-heißen Behandlungen von besonderer Tiefenwirkung ist. In unseren Breitengraden können solche Sandbäder natürlich nur an heißen Sommertagen gemacht werden. Denn künstlich den Sand zu erwärmen hat für Ganzbäder wenig Sinn und wenig Erfolg. Der Sand muß während des ganzen Bades weiterhin tief durchwärmt bleiben, und das kann nur die südliche Sonne. Zu ihr kommt dann noch die großartige Heilwirkung der jod- und salzreichen Luft.

So konnte man etwa in **Grado an der Adria** mit seinem berühmten Strand sehen, wie **schwerste Rheumatiker** nach ein paar Wochen ihre Krücken in den Winkel stellen konnten. Aber auch **Asthmatiker, Kehlkopf- und Bronchienkranke** fanden Heilung.

Die lokale Anwendung von heißem Sand ist ebenso unbedenklich wie jene des Lehms.

Wo tiefe **trockene** Durchwärmung notwendig ist, kann man heiße Sandsäckchen auflegen, die man aber durch Wärmeflaschen oder Heizkissen heiß erhalten muß. Denn nur eine Dauerbehandlung kann Erfolg bringen. Oft kann man im vorhinein nicht sicher beurteilen, ob dem Patienten heiß-feucht oder heiß-trocken besser tut. Ob kalt oder heiß anzuwenden ist, das muß jeder Arzt unterscheiden können. Aber ob heiß-feucht oder heiß-trocken besser ist, muß der Patient selbst entscheiden. In der Art der wohltuenden Wirkung wird er es bald feststellen können.

Erfahrungsgemäß ist die trocken-heiße Behandlung bei Erkrankungen der **Drüsen und ihrer Anhangsorgane** vorteilhaft, so etwa bei Gallenblasenentzündung und Nierenbeckenentzündungen. Aber auch Koliken des Darmes sprechen oft auf trocken-heiße Auflagen besser an, und auch bei verschiedenen lokalen rheumatischen Entzündungen ist dies der Fall. Hingegen vertragen Nervenentzündungen selten eine trockene Durchwärmung in Form von Auflagen. Das gleiche gilt, wenn man Furunkel oder Blutgeschwüre zur Reifung bringen will, zum „Aufzeitigen", wie so trefflich der Volksmund sagt. Hier können ausschließlich nur feucht-heiße Kompressen helfen, wozu man die verschiedensten Mittel anwendet, wie Lehm, Kamillen, Heublumen, Leinsamen, Zwiebeln, Käsepappel, Bockshornkleesamen in Pulverform und noch manche andere Heilkräuter. In ihrer Wirkung sind sie sich alle ziemlich ähnlich. Dem einen hilft mehr dies, dem anderen jenes. Hier kann nur die Erfahrung die Wahl entscheiden.

III. Des Herrgotts Apotheke

„Der Herr läßt die Arznei aus der Erde wachsen, und der Vernünftige verachtet sie nicht!"

So steht es in der Heiligen Schrift, im Buch Jesus Sirach, 83. Kapitel, Vers 4. Es ist ein schöner und kluger Vers, der aber in Vergessenheit geriet. Sehr zum Nachteil der Menschen.

Heute und seit Jahrzehnten läßt irgendeine Aktiengesellschaft ihre Laboratoriumsarznei aus ihrer chemisch-pharmazeutischen Fabrik wachsen.

Ja, die Flut der chemo-pharmazeutischen Heilmittel hat alles vernünftige und naturgemäße Denken hinweggeschwemmt, so gründlich, daß sich der Mensch gar nicht mehr bewußt ist, auch ein Teil der Natur zu sein. Er hat vergessen, daß es die Kraft der Natur ist, die ihn zeugt, die ihn zur Welt bringt, die ihn atmen, trinken und essen läßt, durch die er wächst und gedeiht, die ihm zwar wohl die Krankheiten bringt, zugleich aber auch die Heilmittel. Nichts kann sein ohne die Kraft der Natur, wie diese nicht sein kann ohne Gott, den Schöpfer und Vater aller Dinge.

Wollten diese Gesetze im Gemüte der Menschen wie ein ewig flammendes Wort lebendig wirken, es würde der Menschheit viel Not und Elend erspart bleiben. Aber das Gemüt der Menschen ist verschüttet, die Ohren sind taub und die Augen blind, und so gingen viele alte Weisheiten verloren; Weisheiten, die ursprünglich ein Glaube geboren hat und den die Erfahrung zum Wissen erhob. Denn der Ursprung der Heilkunst liegt im Glauben, und darum waren auch ursprünglich Priester und Arzt eine Person. Und auch heute ist sich der gute Arzt bewußt, daß priesterliche Liebe aus seinem Herzen strömen muß, will er seinen Beruf zur Gänze erfüllen.

Diese inneren Kräfte des Glaubens und der Liebe waren es, die dem Menschen das Wissen gaben, die Heilmittel, die aus der Erde sprießen, zu erkennen.

Damals, als der Mensch nach dem ersten Heilkraut griff, gab es noch keine „Botanik" und keine Pflanzenheilkunde, sondern nur das ganz einfache Menschenkind, das aus dem tiefsten Unterbewußtsein gefühlsmäßig nach der richtigen Arznei griff. Erst in der Folge kam die bewußte Erfahrung hinzu, der sich dann die Tradition anschloß, das heißt, daß zunächst die Erfahrung mündlich weitergegeben wurde.

Vor zwei Jahrtausenden und vielleicht schon länger gab es auf unserem Boden seßhafte Bauern, die im großen und ganzen nicht wesentlich anders lebten als unsere heutigen Bauern. Wahrscheinlich waren sie glücklicher und zufriedener, weil sie wirklich als freie Menschen auf freier Erde lebten und nicht so wie wir von den Bedürfnissen einer übersteigerten Zivilisation abhängig waren.

Natürlich hat es auch zu dieser Zeit schon Krankheiten gegeben. Bei weitem nicht so viele wie jetzt, aber gewisse Infektionskrankheiten waren sicher schon verbreitet. Auch Verwundungen gab es und Bisse von giftigen Tieren oder Vergiftungen durch giftige Pflanzen, wie etwa durch die Tollkirsche oder Einbeere. Wahrscheinlich gab es auch schon chronische Erkrankungen, besonders rheumatische Leiden, damals wie heute recht schmerzhaft und schon allein aus diesem Grunde die Menschen zwingend, Linderungsmittel zu finden. Die Kenntnis des Feuers, die den Menschen irdisch über alles Getier erhebt, gab bald die Möglichkeit der richtigen Bereitung der Heilmittel. Sicher haben in der Auswahl Farbe, Duft und Gestalt des Heilkrautes eine sehr große Rolle gespielt. Viel später dann, mit dem Eindringen der jüdischen und arabischen Medizin, kamen neue Erkenntnisse hinzu, die insbesondere den Zusammenhang zwischen dem Heilkraut und den einzelnen Mondphasen und Konstellationen betrafen.

Der heutige Mensch spöttle nicht über diese alten Weisheiten. Sie sind geboren aus einer uralten und immer wiederkehrenden Erfahrung, die durch Jahrtausende hindurch erprobt und richtig befunden wurde. Es ist durchaus nicht gleichgültig, wann man ein Heilkraut sammelt; so wie jede geschickte Bäuerin weiß, daß es nicht gleichgültig ist, wann man den Samen im Garten ansät. Das Heilkraut, das zeitgerecht gesammelt wird, hat eine höhere Heilkraft. Der Same, der zeitgerecht gesät wird, geht besser auf und bringt bessere Früchte.

Schon im frühen Mittelalter lebten im deutschen Lebensraum große Ärzte, meist Priester, die ihr Arzttum als eine Gnade des Allmächtigen empfanden. Sie sammelten alle Erfahrungen und Kenntnisse der gottgewollten Heilmittel und fanden selbst viele neue Arzneien. Die größten unter ihnen waren der Benediktinerabt **Hrabanus Maurus von Fulda** (776–856) und besonders die berühmte Äbtissin **Hildegard von Bingen** (1098–1179), die als erste die Heilkräuter systematisch ordnete und genau ihre Heilwirkung beschrieb. Der Franziskanermönch **Roger Bacon** (1214–1294), eines der größten Universalgenies des Mittelalters, hat mit dem ebenso großen **Albertus Magnus** (1198–1280) den Grundstock zur naturwissenschaftlichen Arzneikunde gelegt, auf Grund der dann Deutschlands größter und erhabenster Arzt, **Paracelsus von Hohenheim** (1493–1541), sein gigantisches Lebenswerk schuf und uns Gesetze über Arzttum und Heilkunde gab, die für alle Zeiten Gültigkeit haben. **Pfarrer Sebastian Kneipp** (1821–1897) war ein großer Kenner der Heilpflanzen, und heute noch gilt sein Ausspruch: „Ich habe viele Jahre hindurch mit Kräutern und weniger mit Wasser kuriert und dabei die schönsten Erfolge erzielt . . .“

Es ist erhebend, in den Schriften dieser alten Meister und wahrhaftigen Ärzte zu lesen, weil aus all ihren Werken der Gottesglaube atmet, der jedem guten Arzt zu eigen sein soll. Und dennoch verlassen sie niemals den gesunden Boden der Natur.

Wo finden wir in modernen Werken auch nur eine Andeutung, etwa an den Ausspruch des **Paracelsus: „Dieweil also Gott den Arzt zufügt den Kranken, bedenket, ob der Arzt durch seine Kunst etwas schafft oder nicht! Es ist vielmehr so: GOTT hat geschaffen die Arznei und den Arzt dazu!“** Oder: **„Also merket: So euch ein Kranker zukommt, den euch GOTT schickt, so wird er gesund durch eure Arznei.“** Das sind Ewigkeitsworte eines gottbegnadeten Arztes, die bis an das Ende aller Tage nicht ihre Gültigkeit verlieren.

Aus dieser tiefen Gläubigkeit und Naturverbundenheit sind Paracelsus und sein Werk allein zu verstehen. So müssen aber auch wir wieder die Natur als Ausdruck eines harmonischen Schöpfungswillens sehen und die Krankheit als Störung dieser Harmonie bekämpfen lernen.

Dann ist die Natur wieder der Garten Gottes und die Heilpflanze sein Geschenk an uns, das, richtig genützt, alles Unharmonische in unserem Körpergeschehen, alles Kranke zu beseitigen vermag.

„Gegen jedes Leiden ist ein Kraut gewachsen.“ – ist auch ein Ausspruch dieses großen Priesterarztes und gilt auch heute noch fast unumschränkt.

In diesem Sinne wollen wir unseren Blick in des **„Herrgotts Apotheke“,** in die Natur, versenken und fleißig Umschau halten nach den vielen heilkräftigen Schätzen, die sie uns schenkt.

Der beste Schatz sind die Heilkräuter, die überall aus der Erde sprießen und warten, daß wir sie wieder erkennen und sammeln. Wir finden sie auf jedem Hausanger, auf den Wiesen und Feldern, an den Bächen und Quellen, an den Waldrändern und im Walde selbst. Die besten aber oben in den Bergen und Almen, wo sie auf unberührtem Boden in besonderer Reinheit gedeihen.

Das Sammeln der Heilkräuter

Die richtige Verwendung der Heilkräuter beginnt beim Sammeln. Nach einer alten Regel soll man **Früchte, Blüten** und **Kraut im zunehmenden Monde,** die **Wurzeln** aber im **abnehmenden Monde sammeln.** Es ist bekannt, daß der Mond auf alle Geschehnisse der Erde einen großen Einfluß ausübt und daß bestimmte Rhythmen von seinen Phasen abhängig sind. So steht auch das gesamte Leben der Frau, die dem Monde zugeteilt ist, sehr stark unter seinem Einfluß. Bei den Pflanzen ist es nun so, daß ihre lebenserhaltenden Säfte im zunehmenden Monde aufwärtssteigen, während sie im abnehmenden Monde mehr in der Wurzel verbleiben. Alte Holzfäller wußten diesen Vorgang richtig zu verwerten, indem sie die Bäume im abnehmenden Monde fällten, weil dann das Holz viel schneller trocknete.

Und so wird eines Tages eine verfeinerte Untersuchungsmethode, insbesondere die der **Strahlentechnik,** die ja noch ganz in den Kinderschuhen steckt, auch die **strahlenmäßigen Einflüsse des Mondes und auch anderer Gestirne** nachweisen, und man wird wissenschaftlich zur Erkenntnis kommen, daß der zunehmende Mond eine andere Wirkung hat als der abnehmende.

Bis dorthin aber wollen wir uns den überlieferten Gesetzen ruhig anvertrauen und den Erfahrungen der Alten Glauben schenken. So wollen wir uns merken, daß es besser und richtiger ist, Kräuter, Blüten und Früchte, kurz, was **über der Erde** ist, im **zunehmenden** Monde, die Wurzeln aber, also was **in der Erde** ist, im **abnehmenden** Monde zu sammeln.

Man müßte, wie **Paracelsus** es auch tat, zu diesen erfahrenen, naturverbundenen Menschen in die Schule gehen, wollte man von den Geheimnissen der Natur mancherlei erfahren, was selbst unserer so fortschrittlichen Zeit noch verborgen ist. Diese alten Männer und Frauen, die sich die innere Schau in die Natur bewahrt hatten, wußten manches, was heute durch komplizierte Forschungen wieder entdeckt werden muß, manche ihrer Mittel, die als abergläubische Sympathiemittel durch Jahrzehnte verspottet wurden, haben sich bei einer genauen Untersuchung als **echte Heilmittel erwiesen.** Um nur ein Beispiel zu erwähnen: In alten Zeiten haben alternde Männer das pulverisierte Mark aus den Geweihen der Hirsche eingenommen, um das Erlöschen der Manneskraft zu verhindern. Natürlich wurde dies in der Zeit der „Aufklärung“ als wüstes Sympathiemittel angesehen, als Heilmittel verworfen und schließlich vergessen. Vor kurzer Zeit aber wurde nun festgestellt, daß das Mark des Hirschgeweihes besonders viele männliche Sexualhormone enthält, und damit war die ganz natürliche heilkräftigende Eigenschaft erwiesen. Die Alten haben von Hormonen keine Ahnung gehabt, aber mit ihren natürlichen und unverbildeten Sinnen fanden sie die richtigen Heilmittel.

So haben die modernen Naturwissenschaften in den letzten Jahrzehnten sehr viel Wissenswertes über die Wirkstoffe in den Heilpflanzen zusammengetragen.

Diese Wirkstoffe können sein **Mineralstoffe** (z. B. Kieselsäure im Zinnkraut), **Gerbstoffe,** die auf das Gewebe zusammenziehend, verdichtend wirken. Weiters **Bitterstoffe,** die die Speicheldrüsen zur vermehrten Tätigkeit anregen, **ätherische Öle,** die durch alkoholische Auszüge gewonnen werden. Die **Glykoside** sind zuckerhältige Stoffe, die stark wirken und oft sehr starke Gifte darstellen. Auch **Schleimstoffe** wurden isoliert, die Schleimhäute oder Wundoberflächen schützend bedecken.

Es hat sich gezeigt, daß die isolierten Wirkstoffe längst nicht so wirksam sind als im Verband der ganzen Heilpflanze.

Ein weiterer Grundsatz ist, daß man **Blüten in der Zeit ihrer schönsten Entfaltung** sammelt, die **Früchte in ihrer besten Reife** und **den Samen aus vollreifen Früchten** oder wenn er ganz ausgereift ist, also knapp bevor er abfällt. Die **Wurzeln** aber gräbt man möglichst im **Frühjahr** aus, kurz nachdem das Kraut zu treiben beginnt. Bei der Besprechung der einzelnen Heilkräuter wird die beste Sammelzeit immer angegeben sein, und an diese halte man sich.

Ein ansehnlicher Teil der Heilkräuter wird im Frühsommer gesammelt. Es ist dann nicht gut, so wie man die Heilkräuter findet, einfach alle zusammen in einen Sack zu stecken. **Kräuter sind sehr empfindlich,** und viele von ihnen vertragen sich miteinander gar nicht. So weiß zum Beispiel jeder Weingartenbesitzer, daß er in seinem Weingarten keinen Kohl pflanzen darf, weil die Rebe den groben Nachbar nicht verträgt. Auch Rosen und Nelken sind einander feindlich gesinnt. Wir wissen noch sehr wenig über diese Eigenschaften bei den Pflanzen. Aber es steht fest, daß die Heilkräuter sehr verschiedene Erde und Umgebung zu ihrem Wachstum brauchen. Die einen wollen feuchten Boden, die anderen trockenen, manche brauchen lehmhaltige Erde, andere sandige. Einige wachsen in feuchten Gräben, andere nur auf sonnigen Waldschlägen. **Also es hat jedes Heilkraut seine Eigenschaften, sein eigenes Gesicht und seine Lebensweise.** Das muß man berücksichtigen, und so darf man sie auch nicht kunterbunt durcheinandermischen, sondern man muß sie von vornherein schon getrennt behandeln.

Man wirft die Heilkräuter nicht, wie man sie findet, in einen Sack, sondern hält sie möglichst voneinander getrennt. Die aber in ihrem Wachstum in guter Nachbarschaft leben, kann man zusammentun. An verschiedenen Orten und unter verschiedenen Verhältnissen gedeihende Pflanzen wird man auseinanderhalten.

Man sammelt nur Heilkräuter **von gänzlich ungedüngtem Boden.** Der größte Teil ist ohnedies auf von Menschenhand unberührtem Boden zu finden. Heilkräuter, die auf kunstgedüngter Erde wachsen, kann man ruhig stehen lassen. Sofern sie noch Heilkraft haben, ist diese durch den Kunstdünger wesentlich verändert. Der Heilwert ist nicht mehr kontrollierbar, und die alten Erfahrungen treffen selbstverständlich nicht mehr zu.

Auch **kranke Menschen sollen nicht Heilkräuter sammeln,** jedenfalls nicht für andere. Die Kräuter sind überaus empfindlich, und die Heilkraft wird durch kranke Menschen bestimmt herabgesetzt. Gemeint sind hier vor allem tiefe allgemeine Erkrankungen, wie Tuberkulose, Krebs, Lues und septische Prozesse.

Der Kräutersammler soll gesund sein, ein rechtes Kind der Natur, ein gottfreudiger und gläubiger Mensch. Frühmorgens soll er losziehen und mit Liebe bei seiner Arbeit sein. Noch taufrisch unter den frühen Sonnenstrahlen sammelt er, was in der Zeit fällig ist. Vor Mittag soll seine Arbeit beendet sein, denn am Morgen und vormittags sind die Kräuter erfüllt mit edlen Heilkräften. Am Nachmittag bereiten sich Blume und Kraut schon zur Nachtruhe vor. Dies alles ist zu berücksichtigen, wenn die volle Kraft der Heilpflanze zur Entfaltung kommen soll.

Vom Trocknen und Aufbewahren der Heilkräuter

Hat der fleißige Sammler seine Heilkräuter glücklich heimgebracht, so wird er sie säuberlich sortieren und dann zum Trocknen auf ein Brett, Tuch oder weißes Papier ausbreiten. Keinesfalls dürfen die Kräuter auf Metall gelegt werden. **Das Trocknen darf auch nie im Sonnenlicht geschehen, auch nicht im Ofenrohr oder auf einem Herd, sondern ausschließlich an einem schattigen, luftigen Ort, wenn irgendwie möglich im Freien.**

Große und sehr saftige Heilkräuter, wie etwa Beinwell oder Pestwurz, wird man etwas zerkleinern, aber keinesfalls kleinschneiden. Die gebrauchsfertige **Zerkleinerung der Heilkräuter darf erst nach ihrer Trocknung** durchgeführt werden, denn sie würden viel von ihrer Heilkraft verlieren, wenn es schon im frischen Zustand geschähe. Besonders von den wichtigen ätherischen Ölen würde viel verlorengehen.

Sind dann die Heilkräuter gut getrocknet, dann schneidet oder zerpflückt man sie und läßt sie so noch ein bis zwei Tage nachtrocknen und hebt sie schließlich in einer **sauberen und geschlossenen Schachtel, besonderen Kräuterdosen oder Gläsern, an einem kühlen Ort** auf. Diese Behältnisse dürfen auch nicht in der Nähe von stark riechenden Substanzen, wie Terpentinöl, Salmiak, Kampfer usw., aufbewahrt werden, da die Heilkräuter den Geruch annehmen können, wodurch die arteigene Heilweise beeinträchtigt würde. Die Behältnisse müssen gut verschlossen bleiben und an einem trockenen Platz stehen, da getrocknete Pflanzen Feuchtigkeit aus der Umgebung aufnehmen können, wodurch die Heilkraft wiederum beeinträchtigt würde. Aufschrift an diesen nicht vergessen.

Durch langes Lagern verändern sich die wirksamen Bestandteile vieler Heilkräuter. **Sie sollen mit Ausnahme einiger weniger Drogen nicht länger als ein Jahr** gelagert sein, wenn sie in Verwendung kommen. Heilkräuterkuren, die zu keinem Erfolg führen, sind meist eine Folge von schlecht oder zu lange gelagerten Drogen, die dadurch ihre Wirksamkeit verloren haben.

In diesem Zusammenhang sei noch eine andere Erfahrung aus der Praxis erwähnt: **Die beste Wirksamkeit entfalten Heilkräuter, die man für sich selbst sammelt.**

Verschiedene Zubereitungen und Verwendungen der Heilkräuter

Die einfachste Form ist die Teeabkochung (lat. Decoctum). Im allgemeinen ist seine Zubereitung folgende: Ein Eßlöffel des getrockneten Krautes wird mit einem Viertelliter Wasser kalt zugestellt und langsam bis zum Kochen gebracht. Man läßt das Wasser einige Male aufwallen. Dann stellt man ab und läßt noch etwa zehn Minuten ziehen. Nachdem der Tee abgeseiht wurde, wird er schluckweise tagsüber getrunken. Die einzige Süßung, die man verwenden sollte, ist Honig. Zucker darf keinesfalls zugesetzt werden.

Eine andere Form der Pflanzenzubereitung ist das **Heilkrautpulver.** Es ist nicht einfach zuzubereiten und kommt daher für den Hausgebrauch weniger in Frage. Pulver wird man am besten in einer Kräuterhandlung kaufen. Man nimmt es messerspitzenweise oder in heißem Wasser verrührt.

Doch die beste Heilwirkung entfaltet die aus Pflanzen hergestellte **Tinktur,** die auch unbegrenzt haltbar ist.

Die Zubereitung der Tinkturen ist durchaus nicht schwierig und geschieht folgend: In einem Liter 70volumprozentigen Alkohol, Weingeist oder guten Branntwein (wobei Kornbranntwein zu bevorzugen ist) werden 200 Gramm der frisch gepflückten und zerkleinerten Pflanzen eingelegt. Die gut verschlossene Flasche wird an einem kühlen Ort aufbewahrt. Sie darf nicht dem Sonnenlicht ausgesetzt werden. Die Flasche ist täglich gut zu schütteln. Nach sechs Wochen ist die Tinktur fertig. Man seiht sie durch, preßt die mit Alkohol durchtränkten Heilkräuter noch eigens durch ein Tuch aus. Dann läßt man die Tinktur wieder einige Tage stehen, bis sie sich gut absetzt, und zum Abschluß wird sie noch filtriert. Solch eine Tinktur ist unbegrenzt haltbar und jederzeit sofort verwendungsbereit. Sie enthält alle wirksamen Bestandteile in besonders aufgeschlossener Form, und ihre Wirkung auf den gesamten Körper ist wesentlich tiefer und nachhaltiger als jene des gekochten Tees, bei dessen Zubereitung doch manche wertvollen Wirkstoffe durch das kochende Wasser zerstört werden.

Der Entdecker der Pflanzentinkturen und auch der Extrakte war **Paracelsus von Hohenheim.** Nach ihm haben dann die Tinkturen in der **Homöopathie** eine ganz besonders große Rolle gespielt, da aus ihnen die **homöopathischen Verdünnungen** hergestellt werden.

Die Tinkturen werden selbstverständlich nur tropfenweise eingenommen, und zwar im allgemeinen 3–4mal täglich 15–20 Tropfen.

Zur Tinkturbereitung sind die folgenden Kräuter besonders geeignet: Arnika, Baldrian, Berberitzenwurzelrinde, Benediktendistel, Eisenkraut, Enzian, Frauenmantel, Goldrute, Johanniskraut, Huflattich, Kamille, Königskerze, Lungenkraut, Melisse, Minze, Mistel, Sumpfporst, Ringelblume, Rosmarin, Salbei, Schlüsselblume, Schöllkraut, Tausendguldenkraut, Tormentille, Wacholder, Wiesenknopf, Wermut.

Neben der Tinkturbereitung war früher auch das **Ansetzen der Heilkräuter in Wein** sehr beliebt. Die Technik ist die gleiche wie bei der Tinkturbereitung. Es muß guter hochgradiger weißer Wein verwendet werden.

Zum Ansetzen in Wein eignen sich hauptsächlichst Heilkräuter, die kräftigend wirken und das Nervensystem und die Zirkulationsorgane, also Herz und Gefäßnerven, günstig beeinflussen. Solche sind: Arnikablüten, Rosmarin, Melisse, Johanniskraut, Eisenkraut, Baldrian, Kamille, Minze, Waldmeister, Lavendelblüten, Hopfenblüten.

Vom Kräuterwein nimmt man täglich 3–4mal ein Schnapsgläschen voll.

Für Wundbehandlungen, für Umschläge bei Hauterkrankungen, Verbrennungen und Erfrierungen und für Massagen setzt man **Heilkräuter auch in Öl** an, und zwar in **gutem Olivenöl.** Auch hier ist das Mengenverhältnis das gleiche, und zwar einen Teil frisches Heilkraut auf fünf Teile Öl. Das berühmteste Heilkraut-Öl ist das vom **Johanniskraut,** ein wahrhaftiges Wundermittel. Außerdem kann man noch in Öl zur äußerlichen Behandlung ansetzen: Ringelblume, Fünffingerkraut, Lilie, Kamille, Gartenraute, Klettenwurzel, Lavendel, Rose.

Schwieriger ist die Bereitung von **Kräutersalben.** Früher hat manch tüchtige Frau ihre Haussalbe aus Harz, Honig, Fett und bestimmten Kräutern von Wurzeln bereitet und die ganze Nachbarschaft damit versorgt. Heute findet man dafür kaum Zeit noch Muße.

Die fachgerechte Salbenzubereitung aus Kräutertinkturen oder Kräuterextrakten kann auf jeden Fall die Apotheke ausführen, denn alkoholische Kräuterauszüge lassen sich nicht so ohne weiteres mit Lanolin, Schweinefett, Vaselin oder anderen, modernen und nichtfettenden Salbengrundlagen verarbeiten.

Besonders geschätzt wird die **Ringelblumensalbe** bei allen schrundigen Wunden, aber auch zur Ausheilung von Geschwüren und Abszessen ist diese sehr bewährt. Die Apotheke hat diese Salbe vorrätig, ebenso sind dort die sogenannten Zugsalben erhältlich, die zur Reifung von Abszessen dienen, oder solche, die ableitende Reize auf die Haut ausüben sollen, wie man sie bei rheumatischen Leiden oft mit Erfolg verwendet.

Zur Abheilung von Beingeschwüren oder offenen Füßen gibt es aus der Apotheke die Beinwell- bzw. Wallwurzsalbe genannte Zubereitung.

Unsere wichtigsten und besten Heilkräuter

Es ist natürlich nicht notwendig, daß wir für den Hausgebrauch – und für diesen ist ja dieses Buch geschrieben – all die hundert Heilkräuter und ihre Wirksamkeit kennen.

Für den Hausschatz ist es besser, wenige Heilkräuter, aber diese dafür gut zu kennen.

Der einfachen Übersicht wegen sei eine alphabetische Reihenfolge gewählt.

Für manche Kräuter, die man als allgemein bekannt annehmen kann, ist nur eine kurze Beschreibung vorgesehen; bei anderen, die vergessen sind, wird die Schilderung über Gestalt, Fundort usw. genügend ausführlich sein.

Besser als jede Abbildung ist die Anschauung der Natur selbst. Also, man suche das Heilkraut selbst auf, und wenn man es nur einmal gesehen hat, wird man es nie mehr vergessen.

Alant ***(Inula helenium, Radix Enulae)***

Das oft mannshohe Helenenkraut mit seinen großen gelben Blüten ist bei uns im Freien kaum zu finden. Da und dort pflanzt man es ob der großen Heilkraft seiner Wurzel in Gärten an. Wild wächst das Kraut in Frankreich, an der Nordsee, in England auf feuchten Wiesen, an Ufern und nassen Gräben. Von dort bekommen die Wurzel auch unsere Kräuterhandlungen, von wo wir sie beziehen müssen. Aber es ist wohl gut, Alantwurzel daheim zu haben, denn es gibt bei altem **Bronchialkatarrh** kaum ein besseres Auswurfmittel. Die Wurzel hat überhaupt eine **austreibende Wirkung,** denn sie **fördert die Monatszeit** der Frauen und ist **stark harntreibend.** Aber ihre stärkste Wirkung richtet sich auf die großen und kleinen Bronchien, indem sie den **quälenden Husten erleichtert** und den drückenden Schleim ohne Anstrengung herausbefördert. Man kocht 20 Gramm der feingeschnittenen Wurzel mit einem halben Liter Wasser etwa eine Viertelstunde lang. Gut ist es, wenn man auch etwas **Süßholz** dazu tut. Der Tee wird mit **Honig gesüßt** und, auf 3–4mal verteilt, möglichst **heiß** getrunken.

Arnika, Wolferleih ***(Arnica montana, Flos und Radix Arnicae)***

Die Arnika oder Wolferleih (der Name stammt aus dem Althochdeutschen „Wolfeszeisl“, das ist Wolfsschwanz) ist so recht eines unserer wunderbaren Heilkräuter, das, richtig angewendet, von keinem chemischen Präparat übertroffen wird.

Trotzdem ist ihre heilsame Wirkung nur bei **blutigen und unblutigen Wunden** bekannt geblieben, und auch hier wurde sie früher von der Jodtinktur, neuerdings von jodfreien Desinfektionsmitteln und der essigsauren Tonerde verdrängt. Von ihren großen anregenden Wirkungen auf die **Zirkulationsorgane,** auf das **Nervensystem,** von ihrer Heilkraft bei **Altersrheumatismus, Aderverkalkung, Schlaganfall,** ja selbst bei **Epilepsie,** haben nur wenige eine Ahnung!

Es wäre wirklich an der Zeit, daß sich unsere medizinischen und biologischen Institute endlich wieder mit unseren großen Naturschätzen beschäftigen und die vielfach durch den Krieg unterbrochenen Untersuchungen der Wirksamkeit heimischer Pflanzendrogen wieder aufnehmen würden.

Doch in der Zwischenzeit können wir uns ohne weiteres mit den Ergebnissen jahrhundertealter Erfahrungen behelfen.

So wissen wir, daß sowohl in der Blüte als auch in der Wurzel der Arnika große Heilkräfte schlummern. Nun aber wurde in den letzten Jahrzehnten mit der Arnikawurzel großer Raubbau getrieben, so daß diese herrliche Wunderblume auf vielen unserer Almen ausgestorben ist. Deshalb wurde mit Recht das weitere Ausgraben der Wurzel für die Allgemeinheit verboten. Die Arnika steht unter Naturschutz!

Wir werden also nur die Blüte für den inneren, hingegen das ganze Kraut für den äußeren Gebrauch sammeln.

Die Arnika finden wir nur auf Almen und Bergwiesen, die über 1000 Meter hoch liegen und ungedüngt sind. Das muß man sich merken, denn viele verwechseln die echte Arnika mit einer ähnlichen Pflanze mit gelber Blüte, die man oft auf gewöhnlichen Wiesen und niederen Anhöhen findet.

Im übrigen aber ist auch die Arnika durch die Eigentümlichkeit ihrer Gestalt nicht zu verwechseln. Aus der Wurzel wächst ein aufrechter Stengel, und bereits an der Erde stehen die kurzgestielten, zungenförmigen Blätter eng aneinander. In der Mitte des Stengels finden wir meist weitere kleine Blätter, oft auch Blütenknospen, die aber nicht aufblühen. Der Stengel wird durch eine schöne, goldgelbe Blüte gekrönt, die einen angenehmen, würzigen Geruch hat.

Wir sammeln aber für den inneren Gebrauch nicht die ganze Blüte, sondern nur die **Blütenblätter,** also nicht den Kelch, insbesondere dann nicht, wenn er schwarze Flecken aufweist. Diese stammen von einer kleinen Fliege, die sich ausgerechnet gerade die Arnika als Liege- und Futterstätte für ihre Kinder ausgesucht hat. Diese Arnikafliege legt ihre Eier in den Kelch der Blume und vergiftet ihn leicht.

Die beste Zubereitungsweise der Arnika für die äußerliche und innerliche Anwendung ist die Tinktur.

Bei **unblutigen Verwundungen,** also bei Quetschungen, Verstauchungen, Prellungen und nach Stößen, macht man feuchte Umschläge mit 1 : 2 verdünnter Arnikatinktur. Man wird staunen, wie sehr die Arnika alle Schmerzen lindert und schnell die Heilung bringt.

Darum sollte in Häusern und Betrieben, wo Verletzungen häufig vorkommen, die Arnikatinktur als guter Hausgeist immer daheim sein.

Für den inneren Gebrauch, den wir nun kennenlernen, sei eine Warnung im vorhinein ausgesprochen: **Lungenkranke** dürfen Arnikatinktur nicht unverdünnt nehmen. Sie kann unter Umständen Lungenblutungen hervorrufen. Früher wurde Arnika-Tee, als

Aufguß zubereitet, gerne bei Herzerkrankungen, wie Angina pectoris und sonstiges Herzasthma, verwendet. Wegen der Möglichkeit einer Magenschleimhautreizung darf heute nur der Arzt entscheiden, ob die Arnika innerlich als Tee oder auch als Tinktur ratsam ist. Die äußerliche Verwendung kann in jenen Fällen empfohlen werden, wenn zusätzlich keine allergische Hauterkrankung vorliegt. Unsere Heilkräuter haben ganz sonderbare Eigenschaften, und die muß man genau kennen, will man keine Fehler begehen. Sie sind oft **nicht ganz so harmlos,** wie man glauben möchte. Erst die hervorragenden **Arzneiprüfungen** durch die **homöopathischen Ärzte** haben uns die richtigen Erkenntnisse gebracht. Selbst die einfachsten Heilkräuter haben ihre Besonderheiten, und wir werden sie bei den einzelnen Besprechungen kennenlernen.

Die Arnika ist das Heilmittel für die kräftige, in ihrer Grundsubstanz gesunde Konstitution und **mehr für Männer** als für Frauen geeignet. Die Natur hat sie auch schon darnach gezeichnet, denn das Gesamtbild der Arnika ist ein schön männliches. Das Naturbild der Pflanzen ist von jeher ein wichtiges Zeichen für ihren Wirkungsbereich, eine Erkenntnis, die in der sogenannten Signaturlehre niedergelegt ist.

Man sehe sich einmal mit aufgeschlossenen Sinnen die Arnika auf unseren Almen an: Steht sie nicht da, stolz, farbenprächtig, mutig, selbstbewußt, so wie ein richtiger Mann sein sollte? Und im Gegensatz dazu den **Frauenmantel,** der vielleicht gar nicht weit weg von der Arnika sein Plätzchen hat, aber ein bißchen versteckt an einem Waldrand oder hinter Buschwerk: Ein duftendes, zartes Blätterwerk und eine noch zartere Blüte. Ein rechtes Frauenmittel! Solch interessante Beispiele der Signaturlehre werden wir noch viele kennenlernen und danach das homöopathische Arzneimittelbild für die auftretenden Krankheitssymptome beurteilen können.

Die Arnika ist ein besonders wirksames Heilmittel für jene Männer, die schon ein bißchen in die Jahre kommen, immer einmal gern ein Gläschen mehr getrunken haben und bei aller gesunder Konstitution nun unter **Aderverkalkung, Rheumatismus, Schweratmigkeit** und **schlechter Blutzirkulation** leiden. Eines Tages ist ein leichter Schlaganfall da, und damit hat der Gast aus dem Jenseits schon etwas energischer angeklopft. Am meisten finden wir diesen Typ unter den Wirten, Fleischhauern, Reisenden, oft unter den biederen Hausvätern und neuerdings unter den gestreßten Managern des modernen Wirtschaftslebens!

Wenn solche Männer beginnen, an **Schwindel** zu leiden, an

Blutstauungen, Drücken auf der Brust und **Arbeitsunlust,** wenn die gewohnte Zigarette oder Zigarre nicht mehr recht schmecken will und gar, wenn dann der Arzt **Blutdruckerhöhung** festgestellt hat und vielleicht beim Abhorchen des **Herzens und der Aorta** ein bedenkliches Gesicht macht, dann ist es für die Arnika in homöopathischer Form höchste Zeit . . . Hier soll der homöopathisch geschulte Arzt entscheiden!

Schau, lieber Freund, du hast es recht schön gehabt in deinem Leben. Hast dir nichts abgehen lassen durch vierzig, fünfzig Jahre! Jetzt möchtest du gerne noch etliche Jahre leben und weiter fleißig sein. Ja, da mußt du schon einiges aufgeben: die vielen Zigaretten, das übermäßige Fleischessen, Salz, scharfes Gewürz und die vielen Viertel Wein! Du wirst in allem ein bißchen bescheiden sein müssen, dann geht es sicher noch eine schöne Weile.

Man kann bei Aderverkalkung und ihren Folgeerscheinungen den Heilwert der homöopathischen Arnika noch wesentlich erhöhen, wenn man sie mit **Viscum-(Mistel-)** und **Helleborus-(Nieswurz-)** oder mit **Plumbum mellitum trit. D 12** (in Deutschland unter dem Namen **Skleron** erhältlich) mischt.

Bei Hirnerschütterung oder bei (Hirn-)Schlaganfall und seinen Folgeerscheinungen wirkt **Arnica e rad. D 20** (also aus der Arnikawurzel) bzw. das danach kombinierte **Calcium silicicum comp. D 20.** Bei Hirnerschütterung besonders: **Cerebellum comp. Glob.**

Natürlich ist Arnika auch ein Heilmittel für Frauen mit ähnlicher Konstitution. Dies umso mehr, wenn solche Frauen immer einen stark männlichen Einschlag haben.

Arnika entfaltet auch einen sehr günstigen Einfluß auf das gesamte **Venensystem.** Bei allen Erkrankungen der Venen kann man Arnika mitverwenden. Bei Venenentzündungen haben sich Umschläge mit verdünnter Arnikatinktur sehr bewährt. Ist die Entzündung geheilt, dann reibt man Arnikatinktur zart ein. Ebenso sei nach Thrombosen die Einreibung durch Monate hindurch empfohlen. Desgleichen reibt man sich bei **Gefäßkrämpfen** regelmäßig mit Arnika ein. Oft künden sich diese in ihrem allerersten Anfangsstadium nur durch das sogenannte **Einschlafen der Glieder** an. Da beginnt man sofort mit Arnika-Einreibungen.

Bei allen **Blutwallungen und schlechter Blutverteilung** wird uns Arnika, innerlich genommen, sehr hilfreich sein. Wenn durch Blutwallungen **Kopfschmerzen** entstehen, können diese auch durch Arnika behoben werden.

Viele der genannten Erscheinungen kommen erst so recht im Alter zum Vorschein, und so ist die Arnika neben anderen Heilkräutern ein richtiges **Altersmittel.** Die beiden anderen bewährten sind die **Mistel und der Sumpfporst,** über die wir ja noch lesen werden.

Die **Weleda** hat nach den Wirkprinzipien der Arnikawurzel ein homöopathisches Präparat kombiniert – **Calcium silicicum comp.,** das – innerlich genommen – ein besonders stark wirkendes Heilmittel bei allen Nervenkrankheiten ist.

Augentrost *(Euphrasia officinalis, Herba Euphrasiae)*

Wie schön, wußten die Alten den Heilkräutern den rechten Namen zu geben, wenn sie einmal erkannt und erfahren hatten, wozu das Kraut nützlich ist. Beim Augentrost hatten sie wirklich recht: Er ist zwar nicht unser einziges, aber unser bestes pflanzliches **Augenheilmittel.**

Man darf nun freilich nicht glauben, daß man durch Augenwaschungen mit Augentrosttee schwere Augenleiden, wie grünen und grauen Star, Geschwüre der Horn- und Regenbogenhaut oder syphilitische und tuberkulöse Erkrankungen der Augen, zu heilen imstande ist.

Aber die meist infolge von Erkältung entstandenen akuten Entzündungen, insbesondere die **Bindehautentzündung,** werden unter der Behandlung mit Augentrosttee gebessert.

Man gibt zu diesem Zwecke einen Teelöffel des getrockneten Krautes auf eine Tasse Wasser und läßt kurz aufkochen. Mit dem lauwarmen Tee macht man dann Waschungen und feuchte Auflagen. Gleichzeitig trinkt man von dem Tee.

Die in der Apotheke erhältlichen fertigen Euphrasia-Augentropfen von Weleda können hiebei sehr wirksam sein.

Augentrost ist aber auch ein **Magentrost!** Bei Magen- und Darmkatarrh wird er als Pulver gute Dienste leisten. Man nimmt wiederholt während des Tages eine Messerspitze voll.

Der Augentrost blüht von **Juli bis Oktober,** und das sehr herzige und liebe Pflänzchen findet man in großen Mengen auf schattigen Wiesen. Oft ist mehr da, als dem Bauer recht ist, so daß ganze Weideteile von ihm überwuchert sind.

Baldrian *(Valeriana officinalis, Radix Valerianae)*

der ein ausgesprochenes **Nervenheilmittel** ist. Verwendet wird die Wurzel, und diese fast ausschließlich als Tinktur, die man in jeder Apotheke bekommt. Es erübrigt sich also das Sammeln, und dies umso mehr, als der Baldrian bei uns als Wildpflanze ziemlich selten vorkommt.

Baldrian wirkt ausgesprochen beruhigend auf das **Nervensystem und Seelenleben.** Er ist ein richtiger Beschwichtigungs-Hofrat, den man bei **Erregungszuständen, überreizten Nerven, Herzneurosen, nervöser Schlaflosigkeit und hysterischen Anfällen** immer bei der Hand haben soll. Mit einer deutlichen Nervenkräftigung wird auch die Merkfähigkeit – etwa vor Prüfungen und nervenbelastenden Verhandlungen – stark verbessert. Die Prüfungsangst oder Verhandlungsfurcht wird vortrefflich genommen, ohne daß tagsüber eine Schläfrigkeit aufkommt.

Man nimmt von der Tinktur – auch statt mit Wasser auf Zucker – wenigstens 20–30 Tropfen oder sogar 1–2 Kaffeelöffel voll.

Bei all diesen Leiden, die ursächlich von einem erkrankten Nervenleben kommen, wird der Baldrian gute Dienste leisten.

Bärentraube *(Arctostaphylos uva ursi, Folium Uvae ursi)*

Bärentraubentee ist wegen seiner **blasenreinigenden Wirkung** allgemein bekannt und wird selbst von Schulmedizinern pharmazeutisch-chemischen Mitteln vorgezogen.

Die Bärentraube wächst auf unseren Bergen dort, wo auch die Preiselbeere zu finden ist, der sie sehr ähnlich ist. Gesammelt werden die Blätter und weichen Stiele.

Für die Zubereitung des Tees setzt man 1 Kaffeelöffel Bärentraubenblätter für eine Tasse in kaltem Wasser an, läßt 6–10 Stunden stehen und kocht dann kurz auf. 2 Tassen Tee – natürlich bei gleichzeitiger anderer Behandlung – genügen am Tag bei allen Harnwegsinfektionen und bei allen Formen von Blasenkatarrh. Auch scheidet der Tee **Sand und Grieß** aus dem Nierenbecken aus. Der Harn erhält durch den Tee eine grünliche Farbe.

Beinwell *(Symphytum officinale, Radix Consolidae oder Radix Symphyti)*

Auch hier weist der Name auf das Heilgebiet des Krautes hin: ein Heilmittel vor allem der **Knochen und Gelenke.**

Der Beinwell hat noch eine Reihe anderer Namen, die oft

besser bekannt sind, und so seien sie auch genannt: **Schmalzwurz, Schwarzwurz, Waldwurz und Wallwurz.**

Wir finden den Beinwell nur auf feuchten Wiesen, an Gräben, Bächen und auch Flüssen. Also er liebt und braucht viel Feuchtigkeit. Die Wurzel, die ausgestochen wird, geht tief in die Erde. Sie ist außen schwarz und innen weiß. Sie ist sehr saftig. Die Wurzelblätter sind sehr groß. Sie werden von Bäuerinnen gerne zum Kühlhalten und Einwickeln von Butter verwendet. Daher der Name Schmalzwurz. An jedem Stamm finden sich mehrere kleintraubenförmige Blüten. Sie sind meist gelblich weiß und geruchlos.

Bei **Verletzungen und Erkrankungen des Knochensystems** ist der Beinwell als Teeumschlag ein vorzügliches Heilmittel.

Für Einnahmezwecke ist die Teezubereitung nicht ratsam, abgesehen davon läßt sich von der schleimreichen Wurzel kein brauchbarer Tee herstellen. Der Beinwell zeigt seine großen Vorzüge in der äußerlichen Anwendung.

Die **Beinwellsalbe** aus der Apotheke ist ein bewährtes Heilmittel bei eitrigen Wunden, Venenentzündungen und offenen Fußgeschwüren.

Berberitze ***(Berberis vulgaris, Cortex und Radix Berberidis vulgaris, auch Fructus Berberidis)***

Die Berberitze ist bekannter unter dem Namen **Sauerdorn** oder **Essigbeere,** denn aus den schönen scharlachroten Beeren läßt sich ausgezeichneter Essig bereiten.

Uns interessiert aber hier die **Wurzelrinde** des Strauches. Ja, ausgerechnet die Wurzelrinde! Denn in ihr haben die Alten eine große Heilkraft entdeckt, ja ein universelles Mittel bei der sogenannten **harnsauren Diathese,** das ist **Harnsäureüberschuß.** Und die ist eine Krankheitsursache, die heute sehr verbreitet ist. Nicht nur **Gicht und Rheumatismus** sind die Folgen von Harnsäureüberschuß, sondern die schwachen **Nerven** und **Nervenentzündungen,** aber auch bedeutende Organerkrankungen, wie **Bronchitis und Asthma, Magen- und Darmkatarrhe, Entzündungen der Harnorgane,** besonders aber die gefährliche Steinbildung (**Gallen- und Nierensteine**) sind meist eine Folge von Harnsäureüberschuß.

Gegen alle diese ist Berberitzen-Wurzelrinde ein zuverlässiges Heilmittel, aber eben nur dann, wenn die Krankheitsursache **harnsaure Diathese** ist.

Ich habe bei schweren **Nierensteinkoliken** die schrecklichen

Schmerzen nach dem Einnehmen von Berberis-Tinktur schnell abnehmen und bald aufhören gesehen, meist unter Abgang der kleinen Steine oder des Sandes. Der große Nachteil anderer schmerzstillender Mittel ist, daß sie nur beruhigen ohne zu heilen; ja, daß sie sogar den Heilungsprozeß aufhalten. Gewiß gibt es Fälle, bei denen es wichtiger ist, zunächst den tobenden Schmerz zu beruhigen als die Heilung vorwärtszutreiben. Auch im Endstadium, in dem der Tod nur mehr eine Erlösung von den Schmerzen, etwa eines Krebsgeschwüres, ist, wird man mit schmerzbetäubenden Mitteln nicht sparen. Aber bei jungen und kräftigen Patienten soll man lieber zusehen, daß man den Heilungsprozeß vorwärtstreibt. Und dazu gibt uns die Natur manches gute Mittel, und eines hievon ist bei Nierenstein- und auch Gallensteinkolik die **Berberis-Tinktur.**

Ähnlich günstige Eigenschaften entfaltet auch eine amerikanische Pflanze: **Dioscorea villosa, Yamswurzel,** die aus diesem Grund hier angeführt wird.

Bibernelle *(Pimpinella major und Pimpinella saxifraga)*

Die beiden bei uns wild vorkommenden Arten, die große und die kleine Bibernelle, heißen im Volksmund „Bockwurz". Dieser volkstümliche Ausdruck bezeichnet sehr treffend den Geruch der Pflanze, wodurch diese unfehlbar erkannt werden kann.

Die große Bibernelle blüht im Mai–Juni, die kleine im Juni–August. Die Wirkung beider Drogen ist etwa die gleiche. Verwendet wird die getrocknete Wurzel, aber auch das Kraut. Schattentrocknung. Einsammeln der Wurzeln im Frühjahr oder Spätherbst. Wächst in gelichteten Wäldern, an Rainen, Gebüschen, Wegsäumen und auf Bergwiesen bis zu 2000 m.

Innerlich genommen fördert sie den Auswurf, wirkt schweißtreibend, beruhigend, reguliert die Menstruation und fördert die Milchproduktion. Ein richtiges Frauenmittel!

Blutwurz *(Potentilla tormentilla, Radix Tormentillae)*

Wieder weist ein Name eindeutig auf die Heileigenschaft hin: Bei allen **Blutungen** wird die Blutwurz hilfreich sein, aber besonders wenn die monatlichen **Regeln der Frauen übermäßig stark** sind. Es ist auch gut, die Blutwurz noch mit **Mistel, Zinnkraut, Hirtentäschchen** als Tee zu mischen.

Die Blutwurz kommt bei uns häufig vor. Wir finden sie auf Waldschlägen und in Wäldern selbst. Die Wurzel ist ziemlich knotig und im Verhältnis zu dem feinen Pflänzchen auch groß. Außen ist sie braun und innen blutrot, der richtige Signaturhinweis auf ihre Heilkraft. Aus der Wurzel wachsen viele kleine Stämmchen mit ganz zarten gelben Blütchen und vielen verästelten Blättern. Die Blutwurz verwenden wir als Tinktur oder als Teemischung mit den vorher erwähnten Pflanzen.

Bockshornklee-Pulver ***(Trigonella foenum graecum, Semen Foenugraeci pulvis)***

Der lateinische Name ist bekannter, und jede gute Hausfrau hat von dem pulverisierten Samen ein Säckchen daheim bereit, um damit feuchtheiße Umschläge auf **Geschwüre oder Abszesse** zu machen, die unter Wirkung des Foenum graecum schnell reifen und heilen.

Die Technik ist einfach. Man kocht das Pulver zu einem dicken Brei auf, füllt damit ein Leinensäckchen, legt dieses möglichst warm auf und gibt Verbandzeug darüber. Je nach der Sekretion wird der Verband dann immer erneuert.

Brennessel ***(Urtica urens oder dioica, Herba und Radix Urticae)***

Wo Menschen sich häuslich niederlassen, da ist auch die Brennessel da. Sie wächst am Zaun, bei der Schuttablage, entlang der Mauer, kurzum, sie gehört zu jedem Haus wie der Holunderbusch. Da sollten wir aufmerksam sein und daran denken, daß uns die Brennessel sehr nützlich sein kann.

Bekannt ist die Zubereitung der jungen Pflanzen zum ersten **Frühlingsspinat** oder zur **„Kräutlsuppe"**, in die noch vieles andere junge Frühlingsgrünzeug hineinkommt, wie die Blätter der **Gänseblümchen,** der **Gundelrebe,** des **Sauerampfers,** des **Löwenzahns,** der **Erdbeere** usw.

Zur Teebereitung verwenden wir die Wurzeln, die anregend auf die **Nierentätigkeit** wirken und dadurch die Ausscheidung von Harnsäure und Schlacken beschleunigen. Auch bei **beginnender Wassersucht** hat sich der Tee zumindest zusätzlich bewährt.

Ein altes Volksmittel bei **Rheumatismus** ist das Bestreichen der Haut mit frischen Brennesseln. Es ist dies ein Ableitungsverfahren auf die Haut, wie es in früheren Zeiten sehr häufig und oft auf sehr schmerzhafte Weise ausgeführt wurde. So verwendeten die griechischen Ärzte ein glühendes Eisen, ähnlich unserem Lötkolben, mit dem sie den Patienten eine tiefe Brandwunde über einem Schulterblatt machten. Diese Wunde wurde künstlich offen gehalten, um durch diese Öffnung die schlechten Säfte des Körpers nach außen abzuleiten. Gleichzeitig erhielt der Kranke entsprechend innere Heilmittel, die den Prozeß zu beschleunigen hatten. Auch eine solche Heilmethode kann manches für sich haben, aber sie erfüllt nicht die erste Forderung, die wir an eine Heilmethode stellen, die Forderung der Menschlichkeit.

Nun, das Bestreichen der Haut mit frischen Brennesseln ist jedenfalls harmlos, und Rheumatiker können es ruhig versuchen. Außer der Ableitung zur Haut wirkt hier vielleicht auch noch die Ameisensäure, die die Brennessel enthält und die ein sehr wirksames Heilmittel gegen Rheuma überhaupt ist.

Als Brennesselpulver dient sie als Eisenspender und wird – auf das Butterbrot gestreut – zur Behandlung von Blutarmut herangezo

Eibisch ***(Althaea officinalis, Folium und Radix Althaeae)***

Der Eibisch wächst wild nur im Süden und wird bei uns in Hausgärten gepflanzt. Er ist ein altbekanntes Heilmittel gegen **Erkältungskrankheiten der Atmungsorgane, wie Husten und Heiserkeit.** Er wirkt vor allem **schleimlösend.** Verwendet werden Blätter und Wurzeln. Meist werden sie mit anderen schleimlösenden Heilpflanzen, wie **Süßholz, Huflattich, Schlüsselblume und Lungenkraut,** gemischt. Solche und ähnliche fertige Teemischungen gibt es in der Apotheke unter dem Namen **Eibischtee** (Species Althaeae).

Eichenrinde ***(Quercus robur, Cortex Quercus sciss.)***

Durch ihren hohen Gehalt an Gerbstoffen wird die Eichenrinde schon seit alters her als billiges **zusammenziehendes Mittel** verwendet. Ihr Wirkungsgebiet ist sehr weit. Am besten ist die **Rinde von den jungen Bäumchen.** Man schält sie von den kleineren Ästchen und Zweigen, schneidet sie klein und läßt sie so trocknen. Billig erhält man in jeder Kräuterhandlung die pulverisierte Eichenrinde, mit der man sowohl Tee als auch Umschläge schnell bereiten kann.

Allbekannt ist die günstige Wirkung der Eichenrinde bei **Kropfleiden.** In einen kräftigen Absud taucht man ein Tuch und macht damit einen Umschlag um den Hals, den man über Nacht daran läßt. Freilich wirkt die Eichenrinde nur bei leichten und weichen Kröpfen, die noch im **Anfangsstadium** sind. Man muß den Kropf schon in seinen ersten Anzeichen behandeln. Das geschieht nur selten. Die meisten lassen ihn ruhig wachsen, bis er groß und hart wird, die Luftröhre zusammenschnürt und auf das Herz und die großen Gefäße drückt. Dann bleibt oft nur die schmerzhafte und sehr unangenehme Operation als letztes Hilfsmittel übrig, die aber durchaus nicht immer zu einer dauernden Heilung führt. Denn oft fängt der Kropf bald nach der Operation wieder zu wachsen an. Das kann man sich ersparen, wenn man möglichst frühzeitig den beginnenden Kropf behandelt. Und da kann Eichenrinde recht nützlich sein, besonders wenn man die genügende Ausdauer zu einer monatelangen Behandlung aufbringt.

Noch besser bewähren sich Eichenrinden-Sitzbäder bei **Erkrankungen des Mastdarms,** und zwar bei **Hämorrhoiden, Fisteln und Vorfall.** Bei den Sitzbädern ist wichtig, daß die Temperatur des Badewassers ansteigend ist.

Auch Frauen werden bei **katarrhalischen Beschwerden des Unterleibes** diese Sitzbäder mit Vorteil anwenden.

Innerlich geben wir Eichenrindentee bei **Darmkatarrh mit Durchfall.** Oft wird es nötig sein, bei Darmkatarrhen eröffnende und nicht zusammenziehende Mittel zu geben, um den Darm von den krankmachenden Stoffen schnell zu befreien. So kann man manchen Durchfall mit ein paar Eßlöffeln Rizinusöl schnell heilen. Das ist dann die entgegengesetzte Heilmethode, die aber oft schneller zum Ziel führt. Wir kommen beim Abschnitt Homöopathie darauf zu sprechen.

Gelber Enzian *(Gentiana lutea, Radix Gentianae)*

Der Enzian ist sehr reich an Bitterstoffen und kennzeichnet sich dadurch als **Magenheilmittel.**

Fast alle Pflanzenheilmittel der Verdauungsorgane und der Leber und Gallenblase sind bitter; die der Atmungsorgane meist süßlich und die der Zirkulationsorgane aromatisch.

Der gelbe Enzian ist eine Bergpflanze, und unsere Kräutersammler finden ihn reichlich auf Weiden und Wiesen. Wir verwenden die Wurzel, die wir am besten als **Tinktur** ansetzen. Die

Tinktur ist wirksamer als der Tee und als der Enzianschnaps, der von unseren Bergbauern reichlich gebrannt wird.

Bei allen Arten von **Magenverderbnis** wird die Tinktur beste Dienste leisten. Man nimmt wiederholt 20 Tropfen in etwas Wasser.

Es kommt wohl auch vor, daß du bei einer Festlichkeit oder Hochzeit ein bißchen „über die Schnur haust". Greif dann getrost nach der Enziantinktur, und dein Magen wird in Ordnung kommen.

Damit ist auch gesagt, daß Enzian in der Hauptsache bei **akuten Magenstörungen** am besten hilft, während wir bei chronischen Magenleiden bessere und milder wirkende Mittel haben. Besonders bei den heute so häufigen Magengeschwüren ist Enzianwurzeltinktur nicht das geeignete Heilmittel.

Aber ist der Magen gestört, seine Drüsentätigkeit mangelhaft, und ist er durch **starke Gasbildung** aufgetrieben, so daß ein Gefühl der Völle entsteht, dann wird der Enzian helfen.

Als großes **Belebungsmittel** hat man ihn auch zum Bestandteil der **Tinctura amara** gemacht. Bei **Erschöpfungszuständen** ist es gut, Enziantinktur tropfenweise auf Zucker zu nehmen. Auch den kleinen Mädchen, die an **Bleichsucht** und **Blutarmut** laborieren, gibt man mit Vorteil und zur Appetitanregung die Tinktur.

Dazu hat sich auch folgende Tropfenmischung bewährt: Enziantinktur, Wermuttinktur, Tausendguldenkrauttinktur – zu gleichen Teilen gemischt zu 50,00 Gramm, vor jeder Hauptmahlzeit 15 Tropfen.

Erdbeere *(Fragaria vesca, Folium Fragariae)*

Die Blätter gehören zum **Frühstückstee,** aber den Früchten wohnt wohl eine sonderliche Heilkraft inne, die eine spezielle Beziehung zur **Harnsäure** haben muß, denn in vielen Fällen reiner Gicht hat die Erdbeere ganz wunderbar geholfen. Aber es ist auch bekannt, daß sie nicht jedem hilft. Es scheint also, daß auch eine bestimmte Beziehung zwischen dem kranken Menschen und seiner Heilpflanze notwendig ist.

Nun, des Versuches ist eine so gute und wohlbekömmliche Arznei immer wert. Im Gichtanfall also ißt man 1–2 Liter ungezuckerte, gut gereifte Erdbeeren.

Hilft's, ist's recht, hilft's nicht, hat's nicht geschadet.

Anderen Menschen ist die Erdbeere wieder feindlich gesinnt. Sie bekommen einen **Nesselausschlag,** wenn sie davon essen. Die

Überempfindlichkeit bestimmter Menschen gegenüber bestimmten Einflüssen ist so groß, daß es Personen gibt, die beim Betreten eines Zimmers, in dem **Primeln** stehen, schon ihren Nesselausschlag bekommen. Er ist zwar ungefährlich und verschwindet bald wieder, aber er ist insofern eine sonderbare Krankheitserscheinung, als sie zeigt, wie unendlich kleine Reize bedeutende Wirkungen hervorbringen können. Auch darauf kommen wir anläßlich des Kapitels **„Homöopathie“** zu sprechen.

Ehrenpreis *(Veronica officinalis, Herba Veronicae)*

Er hat noch zwei andere hochklingende Namen: **„Heil aller Schäden“** und **„Heil aller Welt“!** Mehr kann man von einem so bescheidenen kleinen Pflänzchen, das still verborgen in unseren lichten Wäldern wächst, nicht verlangen.

Ganz seltsam ist auch der Name, den die Leute von der **Wasserkante** dem Blümchen gegeben haben: **„Sta up un ga weg!“** (Steh auf und geh weg!)

Und so ist es wohl! Und trotzdem wurde alles vergessen, was uns die Alten über den Ehrenpreis zu sagen hatten. Da steht in einem alten Kräuterbuch: „Ehrenpreis hat billig den Namen und soll von jedermann geachtet werden. Denn es gibt kaum ein köstlicheres Kraut für die angegriffene **Lunge und Brust,** wider den **Husten, schweres Atmen, eitrige Geschwüre und Schwindsucht.** Es vertreibt den **Schwindel, verteilt den Schleim,** erwärmt den **Magen,** öffnet **Leber, Milz** und **Lunge.** Es reinigt das **Blut,** die **Nieren** und die **Blase** und die **Mutter** (Gebärmutter). Es treibt den **Schweiß,** nimmt dic **Gclbsucht,** den **Stein** und allen Unrat, der sich im Körper angesammelt hat. Der frische Saft ist gut wider den **Harngrieß** und die **Nierenverstopfung.** Ehrenpreis ist auch ein rechtes **Wundkraut,** dient gegen frische und alte Wunden und Schäden, gegen **Unsauberkeit der Haut,** gegen **Flechten** und **Ausschläge** und dergleichen.“

Also ein richtiges großes, universelles Heilmittel, das wir uns wohl merken müssen und nicht mehr vergessen dürfen. Man nimmt es als Tee oder als Pulver. Es ist in beiden Formen gleich wirksam.

Besonders empfohlen sei es bei allen chronischen Krankheiten der Atmungs-, Verdauungs- und Harnorgane solcher Menschen, die eine zarte, anfällige Konstitution besitzen, die immer schon schwächlich, als Kinder blutarm, vielleicht auch rachitisch und skrofulös waren und auch in ihrem Gemüt sehr zart und empfindlich sind. Für solche paßt die zarte Veronica besonders.

Farnkraut ***(Wurmfarn) (Aspidium filix mas, Radix Filicis maris)***

Vorsicht! Giftig!

Der großfächerige Wurmfarn, ein Rest vorgeschichtlicher Urpflanzen, die wie Bäume so groß unsere Landschaft überwucherten, wächst vielfach in feuchten Wäldern, oft in großen Ansammlungen auf einzelnen Plätzen, so daß das Sammeln keine Schwierigkeiten bereitet.

Für den inneren Gebrauch wird der Wurmfarn, wie sein Name sagt, gegen die **Wurmkrankheit des Darmes,** besonders des **Bandwurmes,** verwendet. Jedoch darf der Laie das Pulver des Krautes nicht ohne genaue Dosierung verwenden, die er nur durch den Arzt verordnet erhält. Überdosierungen können zu einer Reihe von Schädigungen führen, und insbesondere sind die Augen davon gefährdet. Also man lasse die Finger von der inneren Anwendung.

Aber in der **Farnkrautwurzel** liegt eine andere, ganz wundersame Heilkraft, die sich jeder **Rheumatiker, Gichtiker** und **Ischiaskranke** zunutze machen soll.

Man gräbt die Wurzel aus, reinigt sie von Erde und Schmutz, schneidet sie möglichst klein und trocknet sie kurz im heißen Ofen, gerade so viel, daß sie oberflächlich trocken ist. Dann füllt man die Wurzel in kleine Säckchen ab, die etwa 10×10 cm groß sind. Jedes Säckchen wird zugenäht, und dann werden alle zu einem Sack zusammengenäht. Diesen legt man nun über Nacht wie eine Kompresse auf die schmerzhaften Stellen auf, oder man legt sich darauf.

So verwendet, hat die Farnkrautwurzel für den Rheuma-, Gicht- und Nervenschmerz eine ausgesprochen ausziehende Wirkung. Es kann somit sein, daß bei den ersten Anwendungen ziehende Schmerzen entstehen. Mögen diese auch nicht angenehm sein, so sind sie doch freudig zu begrüßen, denn dann kann man sicher sein, daß man in wenigen Tagen seine Schmerzen los ist.

Die Wirkungsdauer einer solchen Farnkrautwurzelauflage ist etwa drei Monate. Man braucht also erst nach dieser Zeit die Säckchen mit frischen Wurzeln neu zu füllen.

Auch das getrocknete Kraut hat ähnliche Eigenschaften, ist bei weitem nicht so kräftig wie die Wurzel. Man kann die getrockneten Blätter einfach unter das Leintuch legen. Die Wirkungsdauer der Blätter beträgt jedoch nur wenige Tage.

Faulbaum ***(Frangula alnus Miller, Cortex Frangulae)***

Meistens ist es ein Strauch, den man in feuchten Niederwaldungen und Gebüschen findet. Er blüht im Mai und Juni, oft noch einmal im August und September. Ein besonderes Kennzeichen ist die dunkelbraune, aber weißgetüpfelte Rinde. Der Bast ist gelb und übelriechend. Die kleinen grünlichweißen Blüten stehen ganz kurzstielig dicht an den Zweigen, genau auch dort, wo die Blätter entspringen. Die kleinen erbsengroßen Früchte sind zuerst grün, dann rot und endlich zur Reife glänzend schwarz.

Verwendung findet die Rinde der jungen Zweige, die man im Mai und Juni sammelt, klein schneidet und trocknet. Wichtig ist es, daß diese selbst gesammelte und getrocknete Rinde erst nach einer Lagerung von einem Jahr zur Teezubereitung verwendet werden darf! Die frische Wurzel verursacht starke Krämpfe und Kolikdurchfälle. Sie ist ein **mild wirkendes Abführmittel,** während **Rhabarber und Sennesblätter** kräftiger sind. Nur **Schlehdornblüten** sind noch milder als Faulbaumrinde.

Faulbaumrinde wird auch als Mittel wider die **Wassersucht** gelobt, besonders wenn sie als Folge eines **Leberleidens** auftritt. Man mischt sie dann am besten mit **Odermennig, Hopfen, Wermut, Selleriewurzel und Petersilienwurzel.**

Fenchel ***(Foeniculum vulgare, Fructus Foeniculi)***

Verwendet wird die reife Frucht (Samen), seltener die Wurzel.

Fenchel ist eine stark aromatisch riechende Pflanze, die wohl wild vorkommt, aber heute vorwiegend als Kulturpflanze angebaut wird. Verträgt Sonnentrocknung.

Äußerlich wirkt Fencheltee gegen Ausschläge aller Art.

Innerlich wird der Fencheltee bei Brustkrankheiten, Katarrhen und Blähungen benutzt. Er hat weiters eine reinigende Wirkung auf die Gebärmutter und regt die Milchbildung an.

Zubereitung des Tees: Kalt ansetzen, überwallen und ziehen lassen. 4 g des Samens, Kinder die Hälfte, jedoch immer frisch gequetscht oder im Mörser zerstampft.

Gartenraute ***(Ruta graveolens, Herba Rutae hortensis)***

In der Gartenraute besitzen wir abermals ein **universelles Pflanzenheilmittel,** das so gut wie vergessen ist. Wild wächst der schöne Strauch mit dem würzigen Geruch bei uns kaum, doch wird er da und dort noch in Gärten gepflegt. So müssen wir den Tee oder besser die Tinktur kaufen.

Zwei große Wirkungsgebiete gehören der Raute an: **arterielle Blutstauungen und ein überreiztes Nervensystem.**

Es sind nicht diese Blutstauungen, die infolge von Arterienverkalkung entstehen, sondern solche, die man oft schon bei jungen Menschen antreffen kann. Sie haben ihre Ursache wiederum in ganz bestimmten **Nervenstörungen,** die an einer dauernden **Schwächung der Blutzirkulation** schuld sind. In der Folge gibt es **Schwindel, heißen Kopf und kalte Füße,** dauernde **Kopfschmerzen,** die so drückend sind, als wäre die Hirnschale zu klein. Das ist die Folge von Blutüberfüllung des Gehirns. Diese Blutüberfüllung erzeugt wiederum heftiges Herzklopfen, in den Atmungsorganen Kurzatmigkeit. Wir finden solche Zustände bei jungen Männern, welche an einer **Überreizung ihres Geschlechtslebens** leiden, die ihnen überaus lästig ist, weil sie ihr ganzes Leben unangenehm beeinflußt. Bei jungen Frauen wiederum finden wir eine **Blutüberfüllung der Gebärmutter,** woraus **heftige Blutungen** und **Krämpfe** entstehen. Wenn solche Zustände bei Männern und Frauen nicht geheilt werden, so wird sich daraus **Hysterie** entwikkeln, mit der dann die Menschen ihr Leben lang nicht fertig werden. Aber das Wunderkräutl Raute wird dagegen sicher, schnell und mild helfen. Man nimmt von der Tinktur 3–4mal täglich 10–15 Tropfen mit etwas Wasser. Bei empfindlichen Personen kann das frische Kraut Hautreizungen hervorrufen. Auch dürfen Schwangere wegen der Blutanstauungen das Rautenkraut in keiner Verwendungsform nehmen.

Die Raute hat noch einige schöne Nebenwirkungen: So ist ihre Tinktur, besonders mit **Arnikatinktur und Johanniskraut-Öl** vermischt, ein herrliches **Einreibemittel** sowohl bei **Muskelrheumatismus** als auch bei **Muskelschmerzen nach Überanstrengungen.** Im Volksmund nennt man diese Muskelschmerzen „Spatzen“. Auch bei **Muskelverzerrungen** und besonders beim sogenannten **Hexenschuß** sind Einreibungen mit Ruta-Tinktur das sicher wirkende Spezialmittel.

Das Kauen von Rauteblättern hilft gegen üblen Mundgeruch, es vertreibt zum Beispiel sofort den Geruch von Knoblauch.

Auch gegen **Wurmleiden** wird Raute gelobt. Man kann es jedenfalls versuchen.

Goldrute *(Solidago virgaureae, Herba Solidaginis)*

Die schöne Goldrute finden wir in trockenen Bergwäldern, sie ist aber bei uns selten anzutreffen. Sie blüht im August und September und wird auch um diese Zeit gesammelt.

Die Goldrute ist ein ausgesprochenes **Spezialmittel** gegen **Leiden der Harnorgane** und ist unübertroffen in seiner Heilungskraft bei der **einfachen Nierenentzündung.** Man wird sie aber auch bei **Blasenkatarrh, unfreiwilligem Harnen,** wie es bei **Entzündungen der Harnröhre** auftritt, und beim **Bettnässen,** wenn es **katarrhalische Ursachen** hat, mit viel Erfolg anwenden.

Goldrute nimmt man nur in Form von Tee, und zwar soll man einen Eßlöffel voll des Krautes in einen Viertelliter Wasser einkochen und ohne Zutat schluckweise tagsüber nehmen.

Hagebutte *(Rosa canina, Fructus Cynosbati sine seminibus)*

Aus den Früchten der Heckenrose wird eine sehr feine Marmelade bereitet, die Kerne der Früchte kann man zu einem guten Kaffee rösten.

Die frischen Hagebutten sind sehr reich an Vitamin C, verlieren bei normaler Trocknung innerhalb eines Jahres nur wenig an dem reichlich enthaltenen Vitamin C.

Die getrockneten Früchte, als Tee bereitet, sind das Getränk gegen den **Durst.** Er wirkt ganz mild anregend.

Die Hagebutten muß man am Abend mit kochendem Wasser übergießen und über Nacht darin stehen lassen. Am nächsten Tag kocht man sie auf und läßt 1–2 Minuten kochen. Der Tee schmeckt sehr angenehm und erfrischend.

Die Hagebuttenkörner, die eigentlichen Samen, innerhalb der Fruchtschalen alleine als Tee gekocht, wirken sehr gut als Nierentee.

Hirtentäschel *(Capsella bursa pastoris, Herba Bursae pastoris)*

Als im Ersten wie im Zweiten Weltkrieg die allgemein üblichen Mittel gegen **Blutungen** zur Neige gingen, erinnerte man sich des braven Hirtentäschchens, das einmal wegen seiner **blutstillenden Eigenschaften** berühmt war. Es gibt natürlich stärker wirkende Mittel, wie **Mutterkorn, kanadische Gelbwurz** usw. Aber sie alle sind Gifte und gehören daher nur in die Hand des Arztes, der genau die Dosis weiß, die man verordnen darf, ohne zu schaden. Aber bei **nicht kritischen Blutungen** wird Hirtentäschchen auch seinen Dienst tun, und dies ohne jede Gefahr einer Nebenwirkung. Besonders bei zu **starken Blutungen der Frauen** sei es empfohlen. Man kann es noch mit **Schafgarbe, Mistel, Frauenmantel, Wiesenknopf, Tormentillwurzel** und **Zinnkraut** mischen. Aus dem schattengetrockneten, blühenden Kraut wird ein Tee zubereitet.

Holunder *(Sambucus nigra, Flos, Fructus und Radix Sambuci)*

„Vor jedem Hollerbusch muaß ma den Huat abnehma!" hat mir einmal ein alter Bauer gesagt, als wir gerade über seinen Hausanger schritten, wo entlang einer Stadlmauer ein paar alte Holunderbäume standen. „Alles kannst von eahm brauchen, die Blatteln schon zeitig im Fruhjahr, die Blüten im Sommer und die Früchte im Herbst. **Aber in der Wurzel und im Mark, da steckt die größte Heilkraft** drinnen. Es gibt koa Krankheit, wo's du den Holler net brauchen kannst. Für alles ist er guat und zum hernehmen."

Und so halten es wohl noch die alten Leute, und die jungen sollten auch gescheit sein und darauf achten, daß bei jedem Haus ein paar Hollerstauden wachsen.

Dann kann jeder im Frühjahr die einfachste und billigste **Blutreinigungskur** machen. Man nehme etwa 10 junge Blätter, schneide sie in schmale Streifen und lasse sie dann in einem halben Liter Wasser eine Viertelstunde langsam sieden. Wer den Trank nicht bitter trinken mag – was aber besser ist –, der kann ihn mit Honig süßen. Davon nimmt man noch vor dem Frühstück ein paar kräftige Schlucke und macht das ein paar Wochen lang fort. Nichts Einfacheres gibt es, um der reinigenden Frühjahrskraft in uns selbst zu helfen, die Winterschlacken aus dem Leib hinauszufegen. Und was Besseres als die Hollerbusch-Blätter gibt es auch nicht.

Im Juni geht's dann an die Blüten. Da gibt es die feinen Schmalzküchel, und in manchem Haus werden die herausgebakkenen Hollerblüten zu einem kleinen Festessen, zu einer Frühjahrsfeier.

Die vorsorgliche Hausfrau aber wird auch viele Blütendolden sammeln, im Schatten trocknen und sauber aufbewahren. Denn es kommt einmal der Herbst mit Wind und Nebel, es kommt der Winter mit Eis und Schnee und der Vorfrühling mit Stürmen und Nässe.

Und da gibt es dann **Katarrhe mit und ohne Fieber,** alle möglichen Erkrankungen der **Atmungsorgane, Schnupfen, Rachen-** und **Kehlkopfkatarrh,** aber vor allem die **böse Grippe,** mit der gar nicht zu spaßen ist und die allerhand üble Folgen nach sich ziehen kann, wenn man sie nicht gründlich austreibt. Gegen all diese **Wetterkrankheiten** ist der Hollertee unser bester Freund. Recht heiß getrunken und einen **richtigen „Prießnitz"** dazu. Keine Erkältung und keine Grippe können dem widerstehen.

Im Herbst reifen die **schwarzen Beeren,** und wir essen sie als Mus oder Brei, und die Mutter kocht sie ein, damit es im Winter einen feinen Brotaufstrich gibt, der gleichzeitig Magen und Darm ordentlich durchreinigt.

In der **Wurzel** aber steckt eine ganz große Heilkraft, und darum ist sie auch mit Vorsicht zu verwenden: Aus ihr bereiten wir einen unserer stärksten Tees gegen jede Form von **Wassersucht.** Die Wurzel des verwandten **Zwergholunders** oder **Attich** steht an Heilkraft dem größeren Bruder nach.

Huflattich ***(Tussilago farfara, Folium Tussilaginis)***

Wer kennt nicht den ersten Frühlingsboten, dessen hellgelbe Blüten oft schon Ende Februar, sicher aber im März die kommende schönere Zeit ankündigen? Wir finden den Huflattich auf kiesigem Boden, oft zwischen Geröll oder auf Uferböschungen. Aber immer auf dürftiger Erde. Danach ist auch seine Gestalt: Auf einem hochgeschossenen Stengel eine einzige leuchtende Blüte. Wenn man ihn anblickt, muß man an jene **hektischen Konstitutionen** denken, die meist zur **Lungenschwindsucht** veranlagt sind. Auch die sind im Wachstum meist hochgeschossen, zart und schlank und haben so oft ein blühendes leuchtendes Antlitz mit der umschriebenen hektischen Röte auf den Wangen, die der Volksmund „Kirchhofrosen" nennt.

Und tatsächlich gehört der Huflattich zu den bewährten Heilkräutern gegen **Lungenleiden und Brustverschleimungen.** Wir werden den Huflattich dann mit zwei anderen Frühlingskräutern mischen, mit der **hochstieligen Primel (Schlüsselblume, Primula veris)** und dem **Lungenkraut (Pulmonaria officinalis)** und damit den besten Frühlingstee für Lungenkranke erhalten. Gerade in der Zeit der **schönsten Blütenentfaltung** sind besonders unsere Frühlingskräuter am **besten wirksam,** und so ist es gut, den Tee aus den **Blüten des Huflattichs, der Primel und des Lungenkrautes frischgepflückt zu bereiten.** Man braucht zehn bis fünfzehn Blütenköpfchen auf eine Tasse Tee, der, aus allen dreien bereitet, auch ohne Honig recht gut schmeckt. Man trinkt den Tee in den ersten beiden Frühlingsmonaten, also im März und April.

Die **großen Blätter des Huflattichs,** die erst später kommen, werden vielfach zur Behandlung des **offenen Fußgeschwüres** verwendet und in ihrer Heilwirkung gelobt. **Pfarrer Kneipp** weiß sie sehr zu loben, und so können wir auch sicher sein, daß die Anwendung erfolgreich ist. Man legt einige Blätter auf den kranken Fuß auf und befestigt sie leicht mit einer Binde. Alle zwölf Stunden erneuert man den Verband.

Aber das **offene Fußgeschwür** ist ein Leiden, das ungemein **individuell** behandelt werden muß. Hier lassen sich keine allgemeinen Vorschriften geben. Was dem einen gut tut, hilft dem andern nicht. Unendlich viele Salben und Mittel wurden gegen dieses Leiden erfunden und angepriesen, schon dies allein ist ein Zeichen, daß es keine sichere Heilmethode dieses Leidens gibt. Da es sich aber um ein unschädliches Heilmittel handelt, kann man ohne weiteres den Versuch mit Huflattichblättern wagen. Es besteht auch beim **offenen Fußgeschwür** nicht die Gefahr einer Zeitversäumnis, welche sich bei vielen anderen Leiden oft sehr tragisch auswirken kann, wenn nicht zur rechten Zeit die richtige Heilmethode in Anwendung gebracht wird.

Isländisches Moos *(Cetraria islandica, Lichen islandicus)*

Es führt seinen Namen, weil es in Island massenhaft vorkommt, aber man findet es auch in unseren Nadelwäldern, wo es als kleine, 5–10 cm hohe Strauchflechte auf trockenem Boden wächst. Seine Heilkraft als schleimlösendes **Bronchial- und Hustenmittel** ist allbekannt, und in den üblichen Brustsäften und Brusttees ist es enthalten. Im Volksmund hat das Isländische Moos den Namen **„Kramperltee“.** Im Geschmack ist das Moos sehr bitter, und so wird es meist mit süßem Sirup vermischt, sonst mögen die Kinder nicht davon nehmen. Als Tee kann man Isländisches Moos mit anderen auswurffördernden Kräutern mischen, wie **Sonnentau, Fenchel, Eibisch, Thymian, Salbei, Huflattich, Süßholz, Spitzwegerich.** Die geben zusammen den rechten **Brusttee,** den man tagsüber schluckweise und möglichst warm trinkt.

Als Cetraria islandica D 3 wird es als ein sehr wirksames Zusatzpräparat bei Sarkom verwendet (siehe unter Tumore).

Johanniskraut ***(Hypericum perforatum, Herba Hyperici)***

Johanniskraut war ein Lieblingsheilkraut von **Paracelsus,** und er hat uns über seine wunderbare Heilwirkung eine ansehnliche Abhandlung hinterlassen. Natürlich ist die Heilkraft des Johanniskrautes heute nicht minder groß als vor vierhundert Jahren. Und im Volkswissen ist es durchaus noch nicht vergessen. Denn was uns die Natur und ihr Schöpfer an Gutem und Brauchbarem geschenkt hat, das können alle Tabletten und Ampullen nicht verdrängen. So wird noch vielfach das Johanniskraut um die Sonnenwende und im zunehmenden Monde gesammelt und dann in Öl oder Branntwein angesetzt. **Das Öl** bekommt eine schöne dunkelrote Farbe, und es ist eines unserer größten Heilmittel bei **Brandwunden, Erfrierungen, beim offenen Fußgeschwür und bei eitrigen Prozessen** überhaupt. Hier ist ihm nur noch die **Ringelblume** gleich. Das fertige Johanniskrautöl ist in der Apotheke erhältlich. Innerlich ist Johanniskraut entweder als Tee oder als Tinktur ein unvergleichliches **Nervenheilmittel** und damit in unserer heutigen drangvollen und nervenzermürbenden Zeit vielleicht der wichtigste Heiltee der Gegenwart! Morgens eine Tasse getrunken, kräftigt der Tee für die Tagesarbeit, eine Tasse abends genommen, besänftigt die mitgenommenen Nerven und bringt einen **erquickenden Schlaf.** Ja, man soll mit Johanniskraut auch bei **schweren Nervenerkrankungen** und selbst bei **Gemütsleiden,** wie bei **Schwermut und Trübsinn,** einen Versuch machen. **Paracelsus** empfiehlt es auch bei **Epilepsie,** obwohl wir gegen dieses schreckliche Leiden noch wertvollere Heilmittel haben, wie etwa die **Tinktur aus der Christrose oder auch der Pfingstrose.** Aber man soll Johanniskraut noch dazunehmen. Durch die allgemeine Kräftigung der Nerven, die es bewirkt, öffnet es anderen Heilmitteln den Weg zur rechten Heilentfaltung.

Paracelsus erkannte auch die große Heilkraft des Johanniskrautes bei **Leberstörungen und Gallenblasenentzündungen. Kneipp** hat dies bestätigt, und viele Praktiker haben die reinigende Wirkung des Johanniskrautes auf **Leber und Galle** erkannt und es auch mit großem Vorteil als Tee angewendet.

Die **Migräne,** besonders **der Frauen,** ist in den meisten Fällen durch eine Funktionsstörung der Leber hervorgerufen. Die Vorgänge hiebei sind noch unbekannt. Aber sicher ist, daß Johanniskraut sehr viele Fälle von **Migräne, die mit Gallerbrechen** einhergehen, geheilt hat.

In der Diagnose sehr vieler innerer Krankheiten, besonders solcher, deren Ursache in den **Blutdrüsen** zu suchen ist, tappen wir noch recht im dunkeln. So ist es oft ganz richtig, daß man sich bei solchen Leiden nicht auf ausgeklügelte Krankheitsnamen versteift, die letzten Endes so wenig besagen wie der Schreibname eines Menschen. So wie hier das **Charakterbild** allein maßgebend ist, ist bei Leiden nur das **Krankheitsbild** entscheidend. Und dieses Bild, das ein **Ganzes** darstellt und den **ganzen Menschen** erfaßt, verlangt nach einem bestimmten Heilmittel. Wer die Zugehörigkeit eines bestimmten Heilmittels zu einem bestimmten Krankheitsbild richtig erkennt, der ist der rechte Arzt.

So wird nicht jede Migräne durch Johanniskraut geheilt, sondern nur jene ganz bestimmte, die das **Krankheitsbild des Johanniskrauts** aufweist. Maßgebend bleibt hiefür das Gallerbrechen und allgemeine Nervenschwäche überhaupt, ja selbst Gemütsleiden und Hysterie.

Sehr oft findet man diese Zustände bei Frauen und Mädchen, die dauernd mit **Schwächen des Unterleibes** zu kämpfen haben, mit Unregelmäßigkeiten und Krämpfen. Entspricht das Gesamtbild dem Johanniskraut, so wird es helfen.

Bettnässen der Kinder bringt manche Mutter zur Verzweiflung. Ich habe noch keinen Fall angetroffen, bei dem die nächtliche Verunreinigung durch Bosheit des Kindes verursacht worden wäre. Darum sind auch Strafen oder gar Züchtigungen ganz sinnlos. Bettnässen ist eine Krankheit wie irgendeine andere und muß daher behandelt und geheilt werden. **Johanniskraut** hilft, wenn das **Bettnässen nervöser Natur** ist, wie wir es besonders bei blutarmen und schwächlichen Kindern antreffen. Die Natur des Bettnässens kann katarrhalisch oder funktionell sein. In jedem Falle ist ein anderes Heilmittel erforderlich.

Vor allem das frische Johanniskraut kann bei starker Sonneneinstrahlung starke Hautreizungen hervorrufen.

Kamille *(Matricaria chamomilla, Flos Chamomillae vulgaris)*

Sie ist eine der wenigen Heilpflanzen, die allseits große Wertschätzung genießt. Es gibt keinen Haushalt, in dem nicht ein Säckchen Kamillentee vorrätig liegt.

Unsere heimische Kamille, wie sie auf trockenen Feldern und an Feldrainen wächst, ist weniger wertvoll als die römische Kamille, die vom Ausland eingeführt werden muß. Für den inneren Gebrauch soll man nur die Kamille nehmen, welche der Apothekenqualität entspricht.

Es ist vielfach üblich, bei jedem **ersten Unwohlsein,** sei dieses nun eine **Erkältung, Magen- oder Darmverstimmung oder Störungen des Unterleibes,** zuerst einmal einen heißen Kamillentee zu nehmen. Man kann dies im allgemeinen unbesorgt tun. Sobald aber der Krankheitsfall klar ist, muß das entsprechende Heilmittel verwendet werden, und dies wird bestimmt nicht in jedem Fall Kamillentee sein.

Im übrigen aber ist Kamillentee stark erwärmend und daher sicher angezeigt bei Erkrankungen, die durch **Kälte und Nässe** zugezogen wurden, besonders wenn es sich hiebei um **Magen und Darm** handelt. Bedeutend ist auch die **krampfstillende Wirkung** der Kamille. Daher ihre gute Verwendbarkeit besonders bei den **Unterleibskrämpfen der Frauen** und bei **Darmkoliken.** Jedoch muß der Tee kräftig eingekocht werden, wenn er schmerzstillend wirken soll. Oft hilft die Tinktur, wenn der Tee versagt.

Sehr hilfreich ist die **äußere Anwendung** der Kamille, sei es als **Umschlag, als Badezusatz, zu Spülungen oder Dämpfe.** Wann immer es gilt, **Schmerzen zu lindern,** werden wir heißfeuchte Kamillensäckchen auflegen, so besonders bei Schmerzen der **Verdauungsorgane, der Gallenblase, der Nieren und der Unterleibsorgane.** Es ist wichtig, daß der Umschlag dauernd heiß bleibt, also nicht während der Anwendungszeit erkaltet. Dies erreicht man, indem man entweder die Kompressen wiederholt erneuert oder indem man ein Heizkissen oder eine Wärmeflasche über legt.

Kamillensitzbäder gegen **entzündliche Erkrankungen des Unterleibes** müssen mit **ansteigender** Temperatur genommen werden, sollen sie richtig wirksam sein.

Für **Spülungen sind Kamillen sehr bewährt,** und besonders werden sie für **Darmeinläufe** verwendet.

Bei Erkrankungen der **Harn- und Unterleibsorgane** wird auch oft eine **lokale Dämpfung** heilsam sein. Man stellt einen Topf mit kochendem Kamillentee zwischen zwei Holzstockerln, die man mit einigen schmalen Brettern verbindet, und setzt sich darauf, während von unten die Dämpfe aufsteigen. Selbstverständlich muß man hiebei gut zugedeckt sein.

Bekannt ist die Verwendung von heißfeuchten Kamillensäckchen zur **Zeitigung von Furunkeln und Blutschwären.**

Bei all diesen äußerlichen Anwendungen kann man die Kamille mit **Käsepappeln** (Malva neglecta) mischen, die vor allem erweichende Eigenschaften haben.

Außerdem sei Käsepappeltee zur Badebehandlung von **Erkrankungen der Haut,** besonders des nässenden Ekzemes, empfohlen.

Schließlich sei auch an den **Leinsamen** erinnert, der ebenfalls durch seine schmerzstillenden und erweichenden Eigenschaften oft als Umschlagmittel verwendet wird.

Es ist überhaupt ratsam, die Heilmittel, die man als Umschlag verwendet, öfters zu wechseln, da sich der Körper bald an ein bestimmtes Mittel gewöhnt und das dann in der Gewöhnung viel geringer wirksam wird. Durch den öfteren Wechsel wird der Körper aber immer wieder aufs neue angeregt, den Heilungsprozeß vorwärtszutreiben.

Vom **Leinsamen** wissen wir noch, daß er in milder Weise **stuhlgangfördernd** ist, wenn man morgens nüchtern einen Eßlöffel voll der geschroteten Körner nimmt; daß er heilsam bei **Magenkatarrh,** aber auch bei **Geschwüren des Magens und des Zwölffingerdarmes** wirkt, wenn man die Körner, als Tee bereitet, morgens nüchtern nimmt. Man kocht 2 Löffel voll Leinsamen mit einem Viertelliter Wasser 3–5 Minuten langsam, läßt 10 Minuten stehen, seiht durch und trinkt den Tee schluckweise.

Lindenblüten ***(Flores tiliae grandifoliae, Flos Tiliae)***

gehören auch zur alten Garde der Heiltees und sind in jüngerer Zeit wieder recht zu Ehren gekommen. Man trinkt Lindenblütentee nun gerne als Frühstücks- oder Abendtee, oft mit **Minze oder Melisse** gemischt. Er ist billig und bekömmlich.

Außerdem ist Lindenblütentee ein wohlbekannter **Schwitztee.** Er wirkt milder als der Holunderblütentee und ist daher besonders bei **Kindern** angebracht. Auch zu den **Schleimhäuten** hat der Lindenblütentee vortreffliche Beziehungen, und sein möglichst heißer Genuß wird bei **allen Katarrhen** überaus gepriesen. Daß man sich hiezu ins wohlgewärmte Bett legt, ist ja selbstverständlich. Und wenn man dann in Schweiß kommt, so ist dies nur gut. Innerhalb solcher Schweißprozeduren hat der Tee auch bei **frischem Rheumatismus** gute Wirkung.

Jüngst wurde entdeckt, daß der normal warme Lindenblütentee – wenn er nicht dampfend heiß als Schwitztee verwendet wird – eine stark vorbeugende Wirkung gegen Verkühlungseinflüsse hat. Tagsüber einige Tassen wirken so.

Löwenzahn ***(Taraxacum officinale, Folium, Herba, Radix Taraxaci)***

Wächst auf Wiesen und Feldwegen. Blütezeit März–Mai. Für Heilzwecke kommt die frische, hauptsächlich jedoch die getrocknete Wurzel in Frage. Sammelzeit Frühjahr und Herbst.

Der Löwenzahn findet innerliche Anwendung. Die jungen Blätter (Kraut) als Salat zu Blutreinigungskuren. Diese Kuren wirken zugleich harntreibend.

Für die Gallenabsonderung kann man den ausgepreßten Saft der frischen Wurzel verwenden.

Bei Stoffwechsel-, Leber- und Darmkrankheiten die getrocknete und feingeschnittene Wurzel als Absud. Die Droge hat anregende Wirkung auf die Drüsen der Verdauungsorgane.

Lungenkraut ***(Pulmonaria officinalis, Herba Pulmonariae)***

ist ein Frühlingszeitgenosse der Schlüsselblume, und wir finden es an Waldrändern und unter Gebüschen. Das Blümchen heißt auch **„Ungleiche Schwestern“,** weil an einer Blütendolde die eine Blüte rot und die andere blau ist. Verwendet wird das ganze Kraut mit Stiel, Blättern und Blüten. Das Lungenkraut hat ein sehr interessantes Signaturzeichen: Seine Blätter sehen in ihrer Zeichnung der **Lungenstruktur sehr ähnlich.** Das war ein Hinweis, der die Aufmerksamkeit der Alten auf dieses Kraut gelenkt hat. Wie nun der Name sagt, ist Pulmonaria ein **spezifisches Lungenheilmittel,** dessen Wirkung sich aber besonders auf einfache **katarrhalische Erscheinungen** erstreckt und weniger auf das schlimmste aller Lungenleiden, die Lungentuberkulose. Dagegen sind die kieselsäure- und kalkhaltigen Pflanzen wirksamer, so der „Wilde Gamander“, das „Zinnkraut“, „Eisenkraut“ und die „Ringelblume“.

Mädesüß ***(Spiraea ulmaria, Herba Spireae ulmariae)***

wächst überall in moorigen, feuchten Gründen und war schon den alten Rittersleuten als vorzügliches Rheumamittel bekannt. Der Tee als angenehm süßlich schmeckendes Getränk soll auch Bestandteil des Honigmets gewesen sein und geholfen haben, die Schlackenstoffe des zu reichlichen Essens auszuschwemmen. In jüngster Zeit erinnern wir uns wieder dieses Volksheilmittels und setzen es einem Blutreinigungs- oder Rheumatee als hilfreichen Bestandteil zu.

Malve *(Malva silvestris, Folium Malvae silvestris)*

Auch bekannt unter dem Namen **Käsepappel,** wächst sie auf Schutthaufen, Wegrändern, Ödplätzen usw. Blütezeit Mai–September, je nach Lage und Höhe. Kommt in den Niederungen und in Höhenlagen bis etwa 1600 m vor. Verwendet werden die schattengetrocknete Blüte und das Blatt.

Äußerlich verwendet man einen Absud zum Baden bei Furunkulose und Hautgeschwüren. Von den zur Blütezeit gesammelten rosaroten Blüten und Blätter – schattengetrocknet – bereitet man einen Aufguß. 1 Eßlöffel Dragee auf 1 Tasse Wasser. Als Hautpflegemittel nicht nur in der Säuglingspflege besonders beim Windelausschlag sehr beliebt, sondern auch als Hautpflegemittel überhaupt, das einen makellosen Teint verleiht.

Innerlich entzündungswidrig, leicht abführend und kühlend. Vorzüglich zu Ausspülung der Gebärmutter, zu Klistieren usw. Kalt ansetzen, gering erhitzen und ziehen lassen.

Melisse *(Melissa officinalis, Folium Melissae)*

Die Melisse ist auch unter dem Namen Frauenkraut oder Zitronenmelisse bekannt. Die wildwachsende Melisse liebt sonnige Stellen mit steinigem Grund. Die Droge wird als Kulturpflanze heute in Gärten angebaut. Zur Verwendung kommt das Blatt. In der Volksheilkunde werden mitunter auch die Stielchen mit der weißen Blüte genommen.

Die Wirksamkeit und Haltbarkeit des Tees ist von guter und schneller Schattentrocknung bei etwa 35 Grad abhängig. Sammelzeit Juli–September, gelegentlich auch etwas früher oder später, da mehrmals geerntet werden kann. Melisse ist so recht eigentlich ein Frauenmittel.

Äußerlich wirken die gequetschten frischen Blätter der Pflanze kühlend und schmerzstillend bei Insekten- und Bienenstichen. Der Aufguß leistet gute Dienste bei Wundverbänden.

Innerlich hilft Melissentee bei Menstruationsbeschwerden, bei Kopfschmerzen, Migräne und Schlaflosigkeit. Bei nervösen Zuständen wirkt Melissentee einschläfernd und beruhigend. Bekannt für die Behandlung obiger Leiden ist der vorzügliche Melissengeist, der aus der Heilpflanze hergestellt wird.

Bei Magenbeschwerden, Verdauungsstörungen und Appetitlosigkeit hilft Melissenwein, den man selbst herstellen kann.

Man nimmt eine Handvoll Melissenblättertee oder frische Blätter und 2–3 Liter guten alten Wein und läßt diese Zusammenstellung in einer großen Flasche oder verschließbarem Behälter 1–2 Tage ziehen, dann wird abfiltriert und der fertige Melissenwein gut verschlossen aufbewahrt und vor jeder Mahlzeit 1–2 Glas eingenommen.

Minze, Pfefferminze *(Mentha piperita, Folium Menthae piperitae)*

Die Pfefferminze, die vorwiegend feldmäßig angebaut wird, ist bedeutend kräftiger als die in den Gärten angebaute Gartenminze oder die Abart Wasserminze (Mentha aquatica).

Ihre eigentlichste Heilkraft entfaltet die Minze vorwiegend dem **Magen** gegenüber, dessen **Verdauungskraft** sie stärkt und fördert. Sehr wertvoll ist der Gebrauch der Minze bei **Gallenblasenentzündungen,** auch dann, wenn diese durch **Gallensteine** oder **-grieß** hervorgerufen werden. Besser ist es, hiefür das ätherische Öl der Minze zu nehmen, das eine starke **galltreibende Wirkung** hat und oft schnell die Schmerzen behebt. Es gibt viele Gallenkranke, deren Prozeß ein dauernd chronischer Zustand ist. Diesen sei der andauernde Gebrauch von **Minzenöl** sehr empfohlen. Es ist unschädlich und daher besser zu nehmen wie etwa **Terpentinöl,** das in vielen Heilmitteln gegen Gallenentzündung und Gallensteine als besonders wirksamer Bestandteil enthalten ist, das aber bei längerem Gebrauch die **Nieren schädigt.** Und erster Grundsatz jeder Heilung ist, daß sie ohne jede ungünstige Nebenwirkung geschehe.

Infolge seiner appetitanregenden Kräfte ist Minzentee so recht ein Heiltrank nach **schwächenden Krankheiten,** etwa nach einer **Grippe oder Angina.** Auch behebt er **Übelkeiten und Neigung zu Erbrechen** sowie **Kopfschmerzen,** die infolge von **Magenstörungen** entstanden sind.

Mistel *(Viscum album, Herba Visci albi)*

Die Mistel ist eine uralte Kult- und Heilpflanze, die von keltischen Eingeweihten, den Druiden, heilig gehalten wurde. Zu bestimmten Tagen nach Neumond bestiegen weißgekleidete Priester die Eichenbäume und schnitten mit goldenen Sicheln die

Misteln ab. Sie wurden in weißen Priestermänteln aufgefangen und durften nicht die Erde berühren. Sie wurden als Heilmittel vor allem gegen Krankheiten mit einer gewissen Erdschwere (Epilepsie, Bluthochdruck, Arthrosen, Asthma, Angina pectoris, Depressionen) verwendet.

Wenn dann auch später die Mistel vollkommen vergessen wurde, ist sie erstmals von Rudulf Steiner in die Krebsbehandlung eingeführt worden. Auch Krebs ist eine erdenschwere Erkrankung (Siehe unter Krebs, Seite 241). 1917 behandelte Frau Dr. med. Ita Wegmann zum erstenmal mit dem nach Angaben R. Steiners zubereiteten Mistelpräparat mehrere Krebskranke mit gutem Erfolg.

Es emanzipiert – um ein modernes Wort zu gebrauchen – sich in der Mistel das **Unirdische,** und sie verinnerlicht kosmische Imponderabilien. Sie braucht das Licht zur Bildung des Pflanzengrüns, das bis in die Stengel, ja sogar bis in die Wurzeln – diese heißen bei der Mistel Senker – reicht. Die Wurzeln s e n k e n sich bis zum saftführenden Holz in den Baum. Die Mistel meidet so jede Berührung mit der Erde.

Aber auch sonst ordnet sie sich nicht den Erdkräften unter. Sie ist eine eigensinnige Pflanze, bildet keine Stärkekörner, sie wächst unbekümmert um die Sonneneinstrahlung in alle Richtungen und bildet auf diese Weise eine Kugel. Die Blätter sind immer grün, fallen erst nach 4–5 Jahren ab und sind an der Ober- und Unterfläche gleich. Sie blüht im Winter und braucht von der Blüte bis zur Fruchtbildung etwa 17 Monate, so daß man neben aufblühenden Blüten reife Beeren finden kann.

Auf- und Abbaukräfte halten sich bei der Mistel die Waage. Sie ist immer jung, sie bildet keine Rinden, sie kennt kein Welken, die Blätter fallen grün ab.

Ein tierischer Zug äußert sich im Vorkommen der Aminosäure, die vor allem in Fischspermien vorkommt, niemals sonst in irgendeiner Pflanze.

Die Mistel ist heute schon sehr gut erforscht, und es gibt unzählige Literatur über sie. Das von R. Steiner aus ihr entwikkelte Krebsmittel heißt **„Iscador“,** wobei Sommermistel- und Wintermistelsaft nach einem bestimmten Verfahren gemischt werden (siehe Seite 242).

Außerdem hat die Mistel eine ausgesprochen **blutdrucksenkende Wirkung,** wirkt gegen **Arterienverkalkung** und wird als **Verjüngungsmittel** verwendet. Und wer wollte dies nicht haben, wenn er einmal seine Kräfte schwankend werden fühlt. Und wie oft geht so einer an einem Obstbaum oder an einer Eiche vorbei, an deren Ast die Mistel ihr Dasein fristet, indem sie dem Baum die besten verjüngenden Säfte entzieht, und hat keine Ahnung von der großen Heilkraft dieses sonderbaren Gewächses. Und solch ein Verjüngungsmittel ist so billig zu haben und viel, viel besser als alle Hormontabletten. Ist es in diesem Zusammenhang nicht auch sehr interessant, daß schon die alten heidnischen Priesterärztinnen das **Mistelpulver als Heilmittel gegen Unfruchtbarkeit der Frauen** mit Erfolg verwendeten? Ab und zu habe ich noch eine Bäuerin angetroffen, die das noch wußte. Gleichzeitig aber stillt die Mistel auch **Blutflüsse der Frauen.** Also scheint sie überaus kräftigend auf die **Empfängnisorgane zu wirken.**

Gegen eine andere sehr schwer heilbare Krankheit wurde die Mistel ebenfalls seit uralten Zeiten versucht, gegen die **„Hinfallende Krankheit“.** Den Versuch soll man auch weiterhin nicht unterlassen, sich der Mistel anzuvertrauen.

Porst, Sumpfporst *(Ledum palustre, Herba Ledi palustris)*

Wir werden den Sumpfporst kaum selbst sammeln können, denn er kommt nur selten vor. Er wächst auf moorigem Grund unserer Almen, meist dort, wo wir auch die Preiselbeere und die Bärentraube finden, die beide mit ihm verwandt sind. Der Sumpfporst ist eine schöne, über einen Meter hohe Staude, und seine rostfarbigen Zweige tragen den Tannen ähnliche Nadelblätter, die immer grün sind. An der Spitze jedes Zweiges steht eine schöne, weiß bis rosarote Doldenblüte, welcher ein balsamischer, terpentinartiger Geruch entströmt.

Wir nehmen den Sumpfporst in unsere Sammlung auf, weil er das **großartigste Heilmittel gegen Altersrheumatismus** ist, ein Leiden, das heutzutage weitest verbreitet ist.

Man verwendet die 1:10 verdünnte Tinktur, von der man viermal täglich 10–15 Tropfen nimmt. Diese Arznei beschafft man sich in einer Apotheke.

Der Volksmund nennt den Sumpfporst treffend auch **Gichttanne.**

Ringelblume *(Calendula officinalis, Flos Calendulae sine calycibus)*

Wir haben diese große Heilpflanze, die gerne in unseren Gärten wuchert und bis zu Allerheiligen in Blüte steht, einige Male erwähnt. Man nennt sie auch **Totenblume,** denn sie wird gerne zum Schmucke der Gräber verwendet.

Neben Johanniskraut und Arnika ist sie die Dritte im Bunde unserer großen **Wundheilpflanzen.** Aber man merke sich: **Die Arnika verwendet man am besten in der Form der Tinktur, das Johanniskraut als Öl und die Ringelblume als 10prozentige Salbe. Arnika** dient den **frischen Wunden, Johanniskraut** vorwiegend den Wunden durch **Verbrennungen und Erfrierungen,** und die **Ringelblume** ist bei **eitrigen, nässenden und schrundigen Wunden** das gegebene Heilmittel. So ist die Ringelblumensalbe beim **offenen Fußgeschwür, bei Abszessen, Furunkeln und anderen Eiterprozessen** besonders bewährt.

Nur die goldgelben Blütenblätter sind reich an Kalk, Kieselsäure und Schwefelsalzen und werden nach der Reinigung von den grünen Kelchblättern zur Teezubereitung verwendet: gegen skrofulöse Erkrankungen und ihre Folgeerscheinungen. Die Hautausschläge selbst behandelt man mit Ringelblumensalbe, zu deren Herstellung sich auch nur die Blütenblätter eignen. Besonders der Kopfgrind der Kinder, der diese mit seinen pustulösen Ekzemen dauernd schwächt, spricht auf die Ringelblumensalbe sehr gut an. Solchen Kindern gibt man dauernd Ringelblumentee zu trinken, und man wird sich nach einigen Wochen über den Erfolg freuen können. Die Ausschläge selbst behandelt man mit Ringelblumensalbe.

Rosmarin *(Rosmarinus officinalis, Folium Rosmarini)*

Seine Heimat sind die südlichen Länder, bei uns wird er in Töpfen und Treibhäusern gezogen. Dennoch ist Rosmarin auch bei uns eine bekannte Pflanze, ein Liebeszeichen, und so werden bei keiner rechten Hochzeit die Rosmarinsträußchen fehlen.

Als aromatisches Heilkraut entfaltet es vor allem seine vortreffliche Wirkung bei **Herzleiden** und wird da als **Rosmarinwein** gerne genommen. Wenn dieser nicht hausgemacht wird, so hält ihn die Apotheke, die Drogerie oder das Reformgeschäft vorrätig.

Will man dennoch den Rosmarinwein selbst herstellen, dann verfährt man wie folgt:

Eine kleine Handvoll Rosmarinblätter werden mit 1 Liter gutem Wein zusammen in einer verschlossenen Flasche 8–10 Tage stehen gelassen, dann abfiltriert und in einer gut verschlossenen Flasche versorgt. Von diesem fertigen Rosmarinwein trinkt man täglich morgens und abends ein kleines Gläschen.

Der Tee wiederum hat **wassertreibende Eigenschaften,** besonders dann, wenn es sich um **Herzwassersucht** handelt. Er wirkt mild und ohne Nebenerscheinungen.

Gleichzeitig stärkt Rosmarin den **Magen,** fördert den Appetit und **treibt die Blähungen** aus. Das ist gerade bei Herzleiden sehr wichtig, weil ansonsten der angeschoppte und aufgeblähte querliegende Dickdarm auf das Zwerchfell drückt, dessen Hochstand bewirkt, wodurch die Herztätigkeit sehr beeinträchtigt wird. Viele Herzleiden haben ihre Ursache in Darmstauungen und müssen natürlich dann vom Darm aus behandelt werden. Hier ist Rosmarin als Tee, als Tinktur oder als Öl ein zuverlässiges Heilmittel, und man kann sich oft Herz- und Nervenmittel ruhig sparen.

Salbei ***(Salvia officinalis, Folium Salviae)***

Wer ein Gärtchen hat, soll einen Salbeistock pflanzen, er wird den Tee aus seinen Blättern oft und gern gebrauchen. Denn wer bekommt nicht einmal eine **Halsentzündung oder eine vereiterte Zahnwurzel,** die operiert werden muß? Bei allen Entzündungen und gar Eiterungen des Mundes, Gaumens und Rachens, bei Entzündungen der Mandeln und des Zahnfleisches – was heute besonders oft vorkommt – sind **Mundspülungen und Rachengurgeln** mit Salbeitee geradezu unerläßlich. Man kann unbesorgt recht tief gurgeln. Wenn einmal dabei ein Schluck in den Magen kommt, so schadet es auch nicht.

Denn der Salbeitee ist auch vortrefflich gegen alle Arten **katarrhalischer Verschleimungen** sowohl der **Verdauungs-** als auch der **Atmungsorgane** und der **Leber.** Er ist ein Tee, der allgemein auf **Schleimansammlungen ausscheidend** wirkt und daher gerne mit dem speziellen Organ-Tee gemischt wird. Also zum Beispiel bei **Verschleimungen der Atmungsorgane: mit Sonnentau, Huflattich und Thymian;** bei **Magenverschleimungen:** mit **Minze, Tausendgüldenkraut, Wermut und Wacholder;** bei Erkrankungen der **Galle und der Leber:** mit **Johanniskraut, Berberitzenwurzelrinde, Löwenzahnwurzel** und **Minze.**

Gegen den **Nachtschweiß der Tuberkulösen** ist Salbeitee auch bewährt.

Salbei hat eine gute keimtötende Wirkung in allen Bereichen.

Schachtelhalm ***(Equisetum arvense, Herba Equiseti)***

Auch unter dem Namen Ackerschachtelhalm oder Zinnkraut bekannt. Zinnkraut, weil man im Mittelalter damit Zinn geputzt hat. Wie schon der Name andeutet, kommt der Ackerschachtelhalm auf Äckern und Feldern oft unkrautartig vor. Er liebt ferner Sandböden, Wegränder, Waldränder und Schuttplätze. Gesammelt werden im Spätsommer die schirmartig verzweigten unfruchtbaren grünen Triebe. Für gute Haltbarkeit und Wirkung der Droge ist lange Schattentrocknung Bedingung.

Wegen seines hohen Kieselgehaltes konnte er früher – wie erwähnt – zum Zinnputzen verwendet werden. Auch seine Heilwirkung beruht auf dem reichlichen Gehalt an Kieselsäure.

Innerlich wird der Schachtelhalm nicht nur als Tee genommen, sondern die homöopathische Medizin verwendet sehr häufig Equisetum-Präparate in den verschiedensten Potenzen vor allem bei Nierenleiden.

Äußerlich als Bademittel bei Geschwüren, Ekzemen, Rotlauf und Bartflechte hilft und heilt Zinnkrauttee, ebenso zum Gurgeln bei Mandelentzündung und Zahnfäule. Nasenbluten stillt man rasch durch öfteres Hochziehen des Tees in die Nase.

Schafgarbe *(Achillea millefolium, Herba Alchemillae vulgaris)*

ist auch so recht ein allgemein wirkender **blut- und säftereinigender Tee,** ein großes Geschenk der Natur und leicht für jedermann erreichbar. Die Schafgarbe ist reich an Bitterstoffen und ätherischen Ölen, und daher entwickelt sie ihre Heilkräfte besonders stark gegenüber **Erkrankungen der Verdauungsorgane.** Darüber hinaus wirkt die Schafgarbe auch **zirkulationsfördernd** mit einem ausgeprägten Einfluß auf das **venöse Blut.** So werden wir uns bei **Blutstauungen, Hämorrhoiden, Krampfadern, Venenentzündungen** ihrer bedienen. Da der Tee auch **blutstillende Eigenschaften** hat, werden Frauen in gegebenen Fällen an ihn denken.

Schlüsselblume *(Primula officinalis, Flos Primulae cum calycibus)*

Was der Mensch im Laufe des Winters an **Schleim, Schlacken, Harnsäure und sonstigen Abfallprodukten** angesammelt hat und infolge der ungenügenden Sauerstoffzufuhr nicht ausscheiden konnte, das räumt die Schlüsselblume während ihrer Blütezeit, als Tee bereitet, wieder gründlich aus. Es gibt keinen besseren Frühlingstee als den der Schlüsselblume. Die Wiesen in niederer Mittelgebirgslage leuchten im herrlichen Gelb dieses ersten Frühlingsboten, und in knapp einer Stunde sammelt man mehr, als man gebrauchen kann. Man nimmt nur die gelben Blütenblätter, ohne die grünen Kelchblätter, und verwendet etwa zwei gehäufte Kaffeelöffel dieser gut getrockneten Blütenblätter auf einen Viertelliter Wasser, läßt etwas kochen und 10 Minuten ziehen; gibt, wenn es schmeckt, Honig hinzu und läßt sich den guten Trank wohlbekommen. Es gibt beim Schlüsselblumentee weder Durchfall noch sonst irgendwelche unangenehmen Begleiterscheinungen. Seine Hauptheilkraft entwickelt der Schlüsselblumentee bei Harnsäureüberschuß und den damit verbundenen rheumatischen Erkrankungen.

Mancherorts stirbt die echte Schlüsselblume aus, und sie ist, länderweise verschieden, ganz oder teilweise naturgeschützt.

Es ist darauf zu achten, daß empfindliche Leute auf Schlüsselblumen hautallergisch reagieren, auch auf die Teezubereitung.

Sonnentau ***(Drosera rotundifolia, Herba Droserae)***

ist als einzige fleischfressende Pflanze Mitteleuropas merkwürdig und wächst bei uns auf den Almen, öfter im Schwarzwald, vor allem aber in den weiten Mooren von Finnland und Polen. Die kleinen Blätter, die wie eine Rosette auf dem Torfmoosboden ausgebreitet liegen, sind mit Drüsenhaaren besetzt, die sich sofort schließen, wenn ein kleines Insekt, von den glänzenden Safttropfen angelockt, sie berührt. Dieses seltene und meist vom Ausland eingeführte Kraut hat natürlich seinen Preis. Diese seltene Pflanze ist, länderweise verschieden, streng naturgeschützt.

Doch die Heilkräfte dieser zarten Pflanze sind so bedeutend, daß man sie nicht entbehren kann. Sie ist ein ausgesprochenes Spezialheilkraut bei **Erkrankungen der Atmungsorgane** und hat sich besonders beim Keuchhusten bewährt. Der ist nun freilich ein Leiden, das eine lange Zeit zur Heilung braucht, die kaum abgekürzt werden kann. Aber Sonnentautee oder die homöopathische **Drosera-Urtinktur** werden den quälenden Stick- und Krampfhusten ganz wesentlich mildern und so den Krankheitszustand erträglicher machen. Auch bei **Bronchialkatarrh in seiner akuten oder chronischen Form, bei Bronchialasthma und Lungenemphysem, bei Lungenspitzenkatarrhen, bei Rachen- und Kehlkopfkatarrh** wird Sonnentau hervorragende Heilkräfte entfalten, wird in vielen Fällen heilen, in allen eine wesentliche Linderung bringen.

Man spricht dem Sonnentau auch **nervenberuhigende** und **blut-**

druckherabsetzende Wirkung zu. Das ist durchaus richtig, weil der **Bronchialkatarrh alter Leute,** bei dem Sonnentau besonders wirksam ist, meist nur eine Begleiterscheinung von **Aderverkalkung** und **Blutdruckerhöhung** ist. **Altersbronchitis** ist ein sehr verbreitetes Leiden, und ein jeder, der damit zu tun hat, soll fleißig Sonnentautee trinken.

Spitzwegerich *(Plantago lanceolata, Herba Plantaginis)*

Er ist ja allgemein bekannt und bedarf nicht vieler Worte. Am besten ist der beliebte **Spitzwegerich-Saft,** den man auch selbst bereiten kann. Das ist billig und gibt die Gewähr, daß man echten Spitzwegerich-Saft hat. Er ist ein ausgesprochenes Heilmittel bei **Verschleimungen aller Organe,** also nicht nur der Atmungsorgane allein. In diesem Sinne sei er zur Frühlingskur empfohlen, schon deshalb, weil der frische Spitzwegerich-Saft weitaus stärkere Heilkräfte entfaltet als der konservierte. Den Spitzwegerichzubereitungen werden deutlich antibiotische Wirkungen zugeschrieben.

Stiefmütterchen *(Viola tricolor, Herba Violae tricoloris)*

Das herzige kleine Stiefmütterchen, wie es auf unseren Feldern wächst – nicht seine große Schwester in den Gärten – ist ein **Heilkraut der Harnorgane.** Vor allem aber leistet es bei **Blasen- und Harnröhrenkatarrhen,** neben der **Bärentraube,** dem **Zinn-** und **Johanniskraut,** sehr gute Dienste.

Es wird auch, ähnlich wie die **Ringelblume,** bei der **Skrofelkrankheit der Kinder** und bei **Hautausschlägen** sehr gelobt.

Das Stiefmütterchen wirkt mild und sanft, entsprechend seiner Erscheinungsform in der Natur.

Taubnessel *(Lamium album, Flos Lamii albi)*

Als Heilmittel nimmt man nur die weißen Taubnesseln und von diesen nur die **Blüten.** Man muß also schon fleißig sammeln, wenn man ein richtiges Säckchen beisammen haben will, um so mehr, als die Taubnessel nur immer streckenweise zu finden ist. Am ehesten ist sie an Hecken und Mauern, wo es trocken ist, anzutreffen.

Auch die Taubnessel ist ein Spezialheilmittel, und zwar gegen die **Unterleibskatarrhe der Frauen.** Sie wird dabei in erster Linie zu **Spülungen verwendet.** Ihr Tee ist gegen dieses lästige Leiden viel besser als die leider heute vielfach verwendeten chemischen Präparate.

Es ist selbstverständlich, daß Frauen und Mädchen, die mit solchen Leiden behaftet sind – und es sind deren allzu viele –, sich **untersuchen lassen,** damit auch die Ursache des **Ausflusses** festgestellt wird. Denn nur dann besteht Aussicht auf Heilung. Doch darüber Ausführlicheres in einem späteren Kapitel.

Die Taubnessel wird nur beim **einfachen katarrhalischen Weißfluß** hilfreich sein, doch wird man ihre Heilkraft auch durch entsprechende innere Heilmittel unterstützen müssen.

Tausendgüldenkraut *(Erythraea centaurium, Herba Centaurii)*

Es kann schon seine tausend Gulden wert sein, wenn es gilt, **Magen und Darm** mit einem tüchtigen inneren Reisbesen auszufegen. Der Tee treibt die **Magenwinde** aus, reinigt die **Magensäfte** und stellt wieder den **normalen Säuregehalt des Magensaftes her.** Die da gerne einmal ein bißchen über die Schnur hauen, fettes Fleisch, scharfe Gewürze und Süßigkeiten nicht lassen können, bei denen kann es immer einmal zur **Übersäuerung der Magensäfte** kommen. Viele leiden aber auch aus Veranlagung daran. Die Folge davon ist dann das sogenannte **Sodbrennen,** eine recht unangenehme Begleiterscheinung der **Magenübersäuerung.** Üblich nimmt man dann Speisesoda, das wohl das augenblickliche Brennen beseitigt, aber dem Magen schadet und das Leiden als solches schlechter macht. Will man mit der Zeit nicht zu schweren Schädigungen der Verdauungsorgane kommen, die einem das Leben zur Qual machen, dann muß man den nötigen Willen gegen sich selbst aufbringen und sich zu einer zweckentsprechenden Diät entschließen. Dem gleichzeitigen Gebrauch von Tausengüldenkrauttee wird man in kurzer Zeit die Ordnung im Magenhaushalt zu danken haben.

Solche Erkrankungen im Magen und Darm haben noch manche andere Begleiterscheinungen, wie **Stoffwechselstörungen und allgemeinen Säureüberschuß,** wodurch wieder **Gicht und Rheuma** entstehen können. Aber oft finden wir auch, daß solche Kranke richtig gemütskrank sind: Frauen leiden an Hysterie, Männer an Hypochondrie. Alle die werden gut daran tun, Tausendgüldenkrauttee zu trinken. Mit anderen Worten: Wann immer auch allgemeine Erkrankungen durch Störungen im Magen oder Darm entstehen, wird Tausendgüldenkraut Hilfe bringen.

Thymian ***(Thymus vulgaris, Folium, Herba Thymi)***

Der echte Thymian ist nicht nur eine gute Heilpflanze, sondern auch eine geschätzte Gewürzpflanze und wird daher in manchen Gärten angebaut. Wild wächst Thymian auf trockenen Wiesenstellen, an Wegrändern, Eisenbahndämmen, Halden usw. Hauptblütezeit Juni–August. Für Heilzwecke verwendet werden die im Schatten getrocknete ganze Pflanze oder auch nur die Blätter.

Äußerlich hat der Aufguß von Thymian eine antiseptische Eigenschaft und wird daher gerne zu Wundverbänden, zum Gurgeln und auch als Badezusatz genommen.

Innerlich hilft der Tee von Thymian bei Leber-, Magen- und Gallenleiden, bei Keuchhusten und auch bei Durchfall.

Aus der Pflanze wird das Thymol, ein gut desinfizierendes Medikament gegen Darmbakterien, gewonnen.

Wacholder ***(Juniperus communis, Fructus und Lignum Juniperi)***

Pfarrer Kneipp hat dieses alte Volksheilmittel wieder zu Ehren gebracht, und hätte er nichts anders sonst getan, so wäre er schon allein deswegen ein berühmter Mann geworden.

Der Wacholderstrauch wächst häufig auf unseren Almen und Bergen, und jedermann kennt die Beeren, wie sie ja auch als Gewürz in Küche und Haus gern verwendet werden.

Zu einer tiefgreifenden Reinigung des gesamten Organismus gibt es kaum ein besseres Heilmittel als Wacholderbeeren. **Alle Abfallprodukte, Schleim, Wasser, Harnsäure, Stein und Grieß, Magen- und Darmgase** werden mächtig durch die Beeren ausgetrieben, wenn man sie in kurmäßiger Weise, wie es **Kneipp** vorschreibt, einnimmt. Ähnlich, vielleicht noch **tiefer** durchgreifend, wirken auch die jungen Sprossen, als Tee genommen. Nur Kranke, die **nierenleidend** sind, müssen mit dem **Wacholdergebrauch vorsichtig** sein und bei **Vorhandensein von Eiweiß im Harn ihn überhaupt meiden.**

Die Beeren nimmt man folgend: Am ersten Tag sind vier Beeren zu nehmen und gut zu zerkauen. Dann nimmt man täglich um eine Beere mehr, bis man auf fünfzehn Stück im Tag gekommen ist. Nun verringert man wieder täglich die Dosis um je ein Stück, bis man wieder bei vier Stück angelangt ist. Diese Kuranwendung dauert also 23 Tage. Daß man sich dabei auch in diätischer Hinsicht hält, ist selbstverständlich. Man kann diese Kur viermal im Jahr durchführen. Wer's tut, wird sich viel Sorgen, Schmerzen und Geld ersparen.

Der Tee der jungen Sprossen ist besonders gegen **Wassersucht** heilsam, und man wird ihn auch mit ähnlich wirkenden Heilkräutern mischen können, wie **Rosmarin, Attichwurzeln, Petersiliensamen, Holunderwurzeln.**

Aber gerade bei Wassersucht muß man in der Wahl der Heilkräuter schon sehr bewandert sein. Zunächst gilt es festzustellen, ob es eine Herz-, Bauch- oder Hautwassersucht ist. Dann muß man auch die wirkliche Ursache der Wassersucht erkennen, wenn man das geeignete Mittel finden will. Und nun wird noch jener tiefe Blick in das Wesen der Natur des Kranken und der Krankheit notwendig sein, um nach dem richtigen Heilmittel zu greifen. Denn jeder Mensch hat seine Natur und seine Krankheit. Da gibt es kein „Über-einen-Leisten-Schlagen". Der rechte Arzt muß in die Vielfalt des Menschen und der Natur hineinblicken können, um dann mit sicherem Griff das rechte Heilmittel zu finden.

So wird man auch bei Wassersucht durchaus nicht immer Erfolg haben, wenn man wassertreibende Heilkräuter einfach mischt, sondern oft wird das geeignete Einzelkraut eine größere Heilwirkung bringen, wenn es für den einzelnen Fall richtig gewählt ist. Bei nierenempfindlichen Leuten und Nierenentzündungen ist die Verwendung von Wacholder in jeder Form zu meiden!

Die starke ausscheidende Kraft des Wacholders bewirkt auch ihren günstigen Einfluß bei zu schwachen Regelblutungen. Für die Gesunderhaltung des Frauenkörpers aber ist es notwendig, daß dic allmonatliche Blutung ausreichend ist. Schwangere dürfen Wacholder in keiner Art verwenden.

Bekannt und beliebt ist das **Wacholderöl,** das durch seine mäßige hautreizende Wirkung einen schmerzlindernden Einfluß bei **chronischen Gelenksleiden** ausübt. Die Dämpfe des Wacholderöles, aber auch der Rauch verbrannter Beeren reinigen die Luft. Bei Erkrankungen der Luftwege kann man solche Räucherungen durchführen.

Wegtritt *(Polygonium aviculare, Herba Polygonii)*

Ganz unscheinbar wuchert er an Wegen, Rainen und Mauern entlang, von niemandem beachtet, ja selbst von denen nicht gesehen, die seiner Hilfe so dringend bedürftig wären: die vielen, die an **Nierenversandung oder gar Nierensteinen leiden.** Aber sie lassen sich lieber von ihren Schmerzen quälen, und, wenn sie es nicht mehr auszuhalten vermögen, dann legen sie sich halt auf den Operationstisch, anstatt rechtzeitig am Tor zur **„Herrgotts-Apotheke“** anzuklopfen und nachzufragen, ob der Schöpfer nicht auch für dieses Leiden ein Kräutl hat wachsen lassen. Freilich hat er das getan. ER hat die Krankheit kommen lassen, daß der Mensch Stunden der Läuterung finde und seine Seele reinige von den allzu vielen Schlacken, die der Alltag ablagert. Aber er hat auch für jede Krankheit die rechten Heilmittel erschaffen, und der Vernünftige braucht nur mit offenen Augen hingehen und auflesen, was uns in so reichem Maße geschickt ist.

So sollen also die, welche an **chronischer Nierenbeckenreizung** leiden, hingehen und den unscheinbaren Wegtritt sammeln und von ihm fleißig den Tee trinken: Er wird den **Grieß und Sand** und die kleinen Steinchen austreiben und wird vielen vollkommen helfen, die mit diesem gefährlichen Leiden geplagt sind.

Weide *(Salix alba, Cortex salicis)*

Wermut *(Artemisia absinthium, Herba Absinthii)*

Der brave **Magenbitter** ist uns wohlbekannt, und er kann einen **verdorbenen Magen** richtig wieder auf gleich bringen. Man nimmt ihn als Tee, Pulver, als Tinktur oder auch in Wein angesetzt. Das soll jeder halten nach seinem Geschmack, aber bereit soll man Wermut immer haben, denn bei den ersten Zeichen eines **Magenkatarrhs,** insbesondere wenn man einmal dem Magen zuviel zugemutet hat, werden Wermuttropfen oder -pulver schnell wieder Ordnung schaffen. **Wer viel reist** und die Schaukelbewegungen des Zuges oder Autos nicht verträgt, soll als Reisebegleiter ein Fläschchen der **Tinktur** mitnehmen. Ein Zuviel von Wermut in jeder Form kann zu Vergiftungen, ja sogar zu Erblindungen führen. Das sparsame Gewürz, das Wenige in alkoholischen Zubereitungen und der fallweise Tee- oder Tinkturgebrauch ist gut und lobenswert!

Wiesengeißbart *(Spiraea ulmaria, Herba Spiraeae ulmariae)*

So unterschiedlich die beiden sind, so wollen wir sie doch zusammen erwähnen, denn beide sind durch ihren Salizylgehalt hervorragende Heilmittel bei **rheumatischen Erkrankungen.**

Die Weide, wie sie die Korbflechter brauchen, ist allgemein bekannt. **Verwendet wird die Rinde.** Man schält sie von den jüngeren Zweigen ab, schneidet sie fein und trocknet sie im Schatten.

Weniger bekannt ist der **Wiesengeißbart,** auch **Spierstaude** genannt, obwohl er bei uns in großen Mengen vorkommt. Man findet ihn nur – wie so manches **Rheumaheilkraut** – an feuchten Stellen, besonders an fließendem Wasser, also an Bachufern, Quellen usw. Er ist eine gut mannshohe Staude, die an jedem Stengel eine gelblich-weiße große Doldenblüte trägt. Er ist leicht an seinen Blättern zu erkennen, die an kleinen Zweigen entlang des oft zwei Meter hohen Stengels wachsen: Sie sind rauh, an der Oberfläche dunkelgrün, an der Rückseite aber silbergrau gefärbt. Wo der Wiesengeißbart wächst, ist er immer in größeren Mengen anzutreffen, so daß man schnell eine genügende Menge der Blüten sammeln kann. Sie riechen angenehm süßlich und werden von den Bienen gerne besucht. Daher auch der weitere Name Bienenkraut.

Er übertrifft in seiner Heilwirkung gegen **Rheumatismus** noch die Weidenrinde und hat den Vorteil, daß sein Tee gut schmeckt, während die **Weidenrinde** oder die **Berberitzenwurzelrinde,** die wir schon kennenlernten, sehr bitter ist.

Zudem hat der Wiesengeißbart eine **starke schweißtreibende Wirkung,** ein Umstand, der bei der **Behandlung von Rheuma** besonders wichtig und vorteilhaft ist.

(Siehe auch unter Mädesüß, Seite 100.)

Wiesenknopf ***(Sanguisorba off., Flos und Radix Sanguisorbae)***

Sieh dir einmal den Wiesenknopf, wie er auf unseren feuchten Wiesen wächst, richtig an: Ein dünnes Stengelchen schmückt eine kleine dunkelrote Blüte, die wie ein runder Knopf aussieht und, wenn du richtig vergleichen kannst, wie ein Bluttropfen. So heißt er auch Blutknopf oder Bluttröpflein. Wieder weist uns die Natur wundervoll auf die heilenden Eigenschaften der kleinen Blume hin:

Die blutrote Blüte ist ein großes Heilmittel gegen den **übermäßigen Blutfluß der Frauen** und soll von diesen vor und während der Regelzeit getrunken werden. Wenn keine schweren organischen Erkrankungen vorliegen, wird der Wiesenknopf hilfreich sein.

Zum Abschluß

Das sind durchaus nicht alle Heilkräuter, die uns die Mutter Erde spendet. Es gibt noch über viele vieles zu sagen. Aber wir wollen zufrieden sein, wenn wir die in diesem Werke genannten gut kennen und richtig zu verwenden wissen. Des weiteren werden der Heilkräuterfachmann, fallweise der Arzt, Apotheker oder Naturkundige beraten können. Marktschreierisches Kundtun in Wort und Schrift vertragen die Schätze unserer großen Natur nicht. Dazu hat der Allmächtige den Reichtum von Mutter Erde nicht geschaffen! Neigen wir uns in Freude und Bescheidenheit vor dieser göttlichen Schöpfung!

Ein Zuviel würde nur verwirren, und mit denen, die wir kennenlernen, finden wir für den Hausgebrauch durchaus das Auslangen.

In diesem Zusammenhange sei noch auf die Kräutertafeln (nach Seite 424) sowie auf die besonderen Abschnitte „Zusammenfassung über viel benutzte Heilpflanzen" und die Heilkräutermischungen im Rezeptteil, I. Anhang, in diesem Buche hingewiesen.

Darüber hinaus gibt es noch einige ganz große und gewaltige Heilpflanzen von besonderer Tiefenwirkung und so wundervoller Heilkraft, daß man sie in der Praxis nicht entbehren könnte.

Aber die gehören bereits in die Hand des Arztes, denn sie müssen genau dosiert und verordnet werden, damit Nebenerscheinungen nicht auftreten können.

Zum Teil aber sind es auch Giftpflanzen, aber gerade diese besitzen die größten Heilungseigenschaften, wenn ihnen durch entsprechende Verdünnung die Giftwirkung entzogen wird. Wir werden eine Reihe von ihnen, wie den **Eisenhut, die Tollkirsche, die Küchenschelle, die Nieswurz, den Schierling, das Schöllkraut, die Christrose,** in dem Kapitel **„Homöopathie"** kennenlernen.

Auch Tiere können uns helfen

Von alters her war der Mensch bemüht, Heilwerte gegen seine Leiden nicht nur bei den Pflanzen, sondern auch beim Tier zu entdecken. Vieles wurde hiebei versucht, vieles wieder verlassen, weil es den Hoffnungen, die man da hineinsetzte, nicht entsprach, manches aber blieb durch die Jahrhunderte, ja Jahrtausende bewahrt und gehört heute nicht nur in den Heilschatz der Volksheilkunde, sondern der Gesamtmedizin.

Da haben wir vor allem den **Blutegel,** der noch vielfach in unseren Teichen und Bächen vorkommt. Aber unser heimischer Blutegel ist für Heilzwecke wenig wertvoll. Der richtige medizinische Blutegel wird aus **Ungarn** eingeführt.

Seit undenklichen Zeiten kennt man den **Blutegel** als unerreichtes mildes Heilmittel, wenn **dem kranken Menschen Blut entzogen** werden soll. Das Anwendungsgebiet des Blutegels ist ein sehr großes und weitumfassendes: alle Formen der **venösen Blutstauung** und ihre Folgeerscheinungen, wie **Krampfadern, Venenentzündungen, Hämorrhoiden, offene Fußgeschwüre.** Ferner **Blutdruckerhöhung infolge Aderverkalkung** mit ihren Nebenerscheinungen. Es wird auch der **Aderlaß** dagegen verordnet. Aber zur Ader soll man nur dann lassen, wenn **wirklich akute Gefahr** besteht, dann ist er oft lebensrettend. Zur Dauerbehandlung ist aber die Blutegelkur, die wesentlich milder und tiefgreifender wirkt, vorzuziehen. Wann es gilt, unreine Säfte aus dem Körper zu ziehen, wird uns der Blutegel ein hervorragendes Hilfsmittel sein. So bewährt er sich bei **Abzessen, Furunkeln, pustulösen Hautausschlägen, bei Eiterprozessen** jeder Art in hervorragender Weise. Viele Nervenleiden, insbesondere aber **Migräne und chronische Kopfschmerzen,** sind durch Blutegelkuren geheilt worden. Aber auch **rheumatische Glieder- und Gelenkserkrankungen,** anderseits wieder bestimmte **Unterleibsleiden** der Frauen, aber auch **Entzündungen** und tiefe Erkrankungen der **Augen** und der **Ohren** können durch sachgemäße und durchgreifende Blutegelkuren gebessert und geheilt werden.

Man kennt auch sogenannte **künstliche Blutegel,** die **Schröpfköpfe,** eine Heilmethode, die besonders am Balkan sehr im Brauch ist. Aber sie leistet bei weitem nicht das, was der Blutegel vollbringt. Das hat seine guten Gründe: Der Blutegel entwickelt während des Saugens in seiner Mundhöhle einen Saft, der **Hirudin** enthält, einen Stoff, durch den dem austretenden Blut die Gerinnungsfähigkeit genommen wird. So wird die bei der Blutegelbehandlung so wichtige Nachblutung möglich. Durch den langsamen Abfluß des Blutes entsteht die entlastende und reinigende Wirkung auf den gesamten Organismus.

Wenn auch die Blutegelbehandlung einfach und gefahrlos ist, so soll sie der Laie doch nicht selbst machen, sondern sich einem erfahrenen Arzt anvertrauen. Denn das Wichtigste ist zu wissen, an welchem Körperteil man die Blutegel ansetzen muß. Dies richtet sich ganz nach der Lage des Krankheitsherdes und den Auswirkungen der Krankheitserscheinungen. Um hier die richtige Entscheidung zu treffen, ist viel und ausreichende Erfahrung notwendig. Aber dann richtig verwendet, ist der Blutegel, so unsympathisch er in seinem Äußeren sein mag, dem Menschen ein großer Helfer, der den kurzen Genuß süßen Menschenblutes meist mit seinem Tod bezahlen muß. Denn es ist ratsam, jeden Blutegel nur einmal zu verwenden, um so mehr, als seine Erhaltung und Pflege durchaus nicht einfach ist.

Viel lieber und vertrauter sind uns zwei andere Tiere unserer Umgebung, die uns seit alters her große Heilmittel liefern: die **Biene** und die **rote Ameise.** Beide entwickeln Gifte, die, in die Haut eingedrungen, Schwellung, Rötung und Entzündungen erzeugen, aber anscheinend im Blute stark **harnsäurelösend** wirken und so seit je als Heilmittel gegen **Rheumatismus** bekannt sind wie gegen alle Folgeerscheinungen von **harnsaurer Diathese.**

Die **Homöopathie,** die sich der Aufgabe unterzog, alle Volksheilmittel zu überprüfen, fand auch diese beiden Insekten und nahm sie als **„Formica rufa"** und **„Apis"** in ihren Heilmittelschatz auf. Seitdem sind große Abhandlungen über die Heilkraft der Biene und der Ameise erschienen, und ein deutscher Arzt, **Dr. Reuter,** hat eine eigene bedeutsame Heilmethode mit der innerlichen oder injizierten Verabreichung von hochverdünnter Ameisensäure entwickelt, die große Verbreitung fand, da sie ein altes Volksheilgut in moderner Form den Menschen wiederschenkte. Und die alte Erfahrung hat wieder recht behalten: **Ameisensäure** und **Bienengift** sind große **antirheumatische Heilmittel,** werden sie nur richtig angewendet. Das ist in der Form der **homöopathischen Verdünnung,** also in einer Weise, in der sie keine örtlichen Entzündungsprozesse mehr hervorrufen. So verdünnt, sind sie auch als Salben und Einreibetinktur vortrefflich verwendbar.

Eine anderes Insekt, das in der Heilkunde Eingang gefunden hat, ist die **Spanische Fliege,** als homöopathische Arznei **Cantharis** bezeichnet. Nur als solche darf dieses Mittel genommen werden, denn in der Ursubstanz löst die **Spanische Fliege schwere Vergiftungserscheinungen,** besonders der **Nieren- und Geschlechtsorgane,** aus. Ihre reizwirkenden Eigenschaften sind bekannt, und sie wird in dieser Hinsicht auch mißbraucht. Als **homöopathische Arznei** aber ist Cantharis ein hervorragendes Heilmittel bei **akuten Nieren- und Blasenkatarrhen** und hat sich hiebei auch in schweren Fällen bewährt. Seine Verordnung gehört auf jeden Fall in die Hand des Arztes. Mit Harz und Wachs vermischt, bereitet man auch aus der Spanischen Fliege eine **blasenbildende Zugsalbe,** die man bei lokalen **rheumatischen Erkrankungen** und bei **Nervenentzündungen** anwenden kann. Es ist die alte Heilmethode, die Haut als Ausscheidungsorgan für Krankheitsstoffe zu verwenden. Sie wurde auch von modernen Ärzten versucht, und man konnte bei schwersten Erkrankungen gute Erfolge erzielen.

Ein anderes sehr interessantes tierisches Heilmittel ist die homöopathische Zubereitung des **Sekretes der Rückenhautdrüsen einer südamerikanischen Kröte.** Der berühmteste homöopathische Arzt der USA, **Dr. Hehring,** stellte bei einer Expedition an den Amazonasstrom fest, daß unter den dortigen einheimischen Indianerstämmen sehr viele Männer an **Epilepsie** erkrankt waren. Er ging der Sache nach und kam auf einen recht sonderbaren Brauch der Einheimischen: Wenn die Indianerfrauen von ihren Männern nicht mehr belästigt werden wollten, so mengten sie ihnen das Gift der Kröte unter die Speisen oder Getränke. Die Folge war, daß die Männer impotent, aber gleichzeitig epileptisch wurden. Nach den Grundsätzen der Homöopathie machte sich nun Hehring diese Erkenntnis zunutze und versuchte die **homöopathische Verdünnung gegen Epilepsie,** wenn deren Ursache in **funktionellen oder nervösen Störungen der Geschlechtsorgane** zu suchen war. Die Erfolge waren bedeutend, und seit dieser Zeit haben wir ein Heilmittel bei jenen Formen der Epilepsie. Die homöopathischen Ärzte verordnen es heute unter dem Namen BUFO RANA, jedoch meist in höheren Verdünnungen.

Bekannt ist in der modernen Medizin die Verwendung verschiedener **tierischer Drüseninkrete,** sogenannter **Hormone,** bei einer Reihe von Erkrankungen des menschlichen Organismus. Ihr Hauptanwendungsgebiet sind **Störungen der inneren Sekretion,** der **Geschlechtsorgane,** der **Wechseljahrbeschwerden** bei Frauen und Männern, bei **Erkrankungen der Schilddrüse,** bei **Geburten** und bei **Zuckerkrankheit.** Mit der modernen Hormonbereitung wird das Tier zur Heilmittelbeschaffung in weitem Umfang verwendet.

Zum Schluß dürfen wir ein weltbekanntes tierisches Heilmittel nicht vergessen, das zwar unseren Kindern oft gar nicht schmekken will, aber vielen zu **gesundem Blut und gesunder Lunge** verholfen hat: **der Lebertran.** Man hat bestens versucht, den faden tranigen Geschmack zu korrigieren. Es ist auch gelungen, und nun nehmen schwächliche, blutarme, **Tbc-gefährdete** und **skrofulöse Kinder** den Lebertran recht gerne. Es ist aber nicht gut, ihn während der heißen Sommermonate zu geben. Lebertran ist ein richtiges Winterheilmittel. Im Sommer gibt man solchen Kindern hingegen recht viel Rohkost jeder Art.

Wegen des hohen Vitamin-D-Gehaltes ist der Lebertran nicht ungefährlich, und ich erinnere mich an einige Kinder, die zu viel Lebertran getrunken haben und mit Vergiftungserscheinungen ins Spital eingeliefert werden mußten. Auch bei der Verwendung von Vitamin D enthaltenden Arzneimitteln wäre es ratsam, den Arzt zu befragen bzw. auf die Vorschläge der amtlichen Mütterberatungen zu achten.

IV. Die große Volksheilmethode: Homöopathie

Die Homöopathie (richtiger wäre der Name Homöotherapie) kann man eine Volksheilmethode nennen, denn kein Heilsystem hat so tiefe und weitverbreitete Anerkennung in allen Schichten der Bevölkerung aller zivilisierten Staaten gefunden wie die **Homöopathie.** In Deutschland, Amerika, England, Frankreich und in den nordischen Ländern gibt es an den Universitäten Lehrstühle für Homöopathie. In den gleichen Ländern bestehen auch viele große Krankenhäuser, in welchen die Kranken ausschließlich nach dem homöopathischen Heilgesetz mit oft ausgezeichneten Erfolgen behandelt und geheilt werden. Eines der schönsten ist das Naturheilkrankenhaus in München-Harlaching. Über weitere Krankenanstalten für Homöopathie in der Bundesrepublik können homöopathische Ärzte und Apotheker Auskunft geben. In Österreich gibt es erst wenige Krankenanstalten mit Abteilungen für Homöotherapie.

Zur einwandfreien Bereitung der homöopathischen Arzneien arbeiten besonders in Deutschland große Werke, wie die Firmen Cosmochema, Heel, Isowerke, Müller-Göppingen, Reckeweg, Dr. Schwabe, Weleda, Wala und viele andere, die Weltruf genießen und hervorragende Leistungen auf ihrem Gebiet vollbringen.

Was ist nun, in Kürze und leichtverständlich gesagt, Homöopathie? Hippokrates, der große griechische Arzt, der etwa 400 v. Chr. gelebt hat, stellte drei gültige Heilgesetze auf:

1. Man kann **„Gleiches mit Gleichem“** heilen. Man nennt diese Heilmethode **„Isopathie“.**

So gab es einmal im Württembergischen einen berühmten Praktiker, der gab ausgeschiedene Nierensteinchen, besonders zubereitet, gegen das Nierensteinleiden mit so außerordentlichem Erfolg, daß Menschen aus ganz Deutschland, die an dieser sehr schmerzhaften Krankheit litten, zu ihm kamen. Das war echteste Isopathie.

2. **Man kann Entgegengesetztes mit Entgegengesetztem** heilen. Diese Heilmethode nennt man **„Allopathie“**. Ihr System wurde zur Grundlage der als **„Schulmedizin“** bezeichneten offiziellen Heilkunde. Um die wissenschaftliche Grundlage der „Schulmedizin“ stand es seit einigen Jahrhunderten nicht gut, und vorausblickende Ärzte haben noch vor **Hahnemann,** dem eigentlichen Begründer und Praktiker der „Homöopathie, an der damals an den Universitäten gelehrten Medizin schwerste Kritik geübt. Der

mutigste erste Kritiker war **Paracelsus von Hohenheim,** der größte und genialste deutsche Arzt in der großen Zeitenwende des 16. Jahrhunderts. Tatsächlich wußte die damalige Schulmedizin nicht viel mehr als **Purgieren, Aderlaß und Brechmittel.** Daneben noch einige wenige Heilstoffe, unter denen das **Opium** die Hauptrolle innehatte. Alle diese Heilmittel wurden unter dem Gesetz, **Entgegengesetztes mit Entgegengesetztem** zu heilen, verordnet. Denn wenn jemand an einem schweren Darmkatarrh leidet, und man gibt gegen den Durchfall Opiumtropfen, so haben diese eine ausgesprochene zusammenziehende und stopfende Wirkung, also das Entgegengesetzte des bestehenden Leidens. Die meisten Gifte, wie Tollkirsche, Fingerhut, Quecksilber, Arsen, Antimon, Metalle – durchwegs viel gebrauchte Heilmittel –, wirken unter dem gleichen Gesetz, wenn sie in **stark wirkender Dosis** angewendet werden. Im Laufe der letzten hundert Jahre hat die Schulmedizin selbstverständlich **große und dauernde Wandlungen** mitgemacht, wie sie ernste Forschungsarbeit ergeben muß. Sie hat hiebei viel aus dem Gesetz der **„Isopathie“** übernommen, und sie hat auch fleißig bei der **„Homöopathie“** Nachschau gehalten. Es wissen aufgeschlossene Forscher und Ärzte sehr wohl, wieviel noch aus der eigentlichen **„Volksheilkunde“**, der **Erfahrungsheillehre,** Wissenswertes und hervorragend Geeignetes gefunden werden kann. So kann man **heute nicht mehr sagen,** daß Schulmedizin und Allopathie **das Gleiche** wie vor hundert Jahren sind, sondern daß die Allopathie eben eines der drei großen Heilgesetze ist, das in der wissenschaftlichen Medizin wie in der Volksheilkunde wertvolle Verwendung findet. Wenn man z. B. als Volksheilmittel gegen einen Durchfall den zusammenziehenden Eichenrindentee gibt, so ist dies allopathisch. Wenn ein Schulmediziner aber, was ja oft richtigerweise geschieht, Rizinusöl verordnet, so ist dies homöopathisch, wie wir gleich begreifen werden.

3. **Man kann Ähnliches mit Ähnlichem** heilen. Diese Heilmethode nennt man **„Homöopathie“.** An einem besonders typischen Beispiel der eigenen Praxis möge ihr System erläutert werden. In **Südamerika** lebt eine Giftschlange, die **Lachesis muta,** zu deutsch: **Buschmeister,** heißt. Der Biß der Schlange verursacht unter anderem schwere Schluckbeschwerden bis zum Erstickungsgefühl im Kehlkopf, Ansammlung von dicken Schleimmassen und gleichzeitig widerlichen Mundgeschmack und Geruch. Mit diesen Erscheinungen treten Lähmungen in Armen, Beinen und Füßen auf. Es ist dies das Bild einer **septischen Diphtherie,** das heißt, daß durch den Biß der Lachesis Symptome auftreten, die jenen der septischen Diphtherie **„ähnlich“** sind. Vor einigen Jahren

wurde ich gebeten, an einer Patientin, die an **septischer Diphtherie** lebensgefährlich erkrankt war, als letztes noch ein homöopathisches Heilmittel zu versuchen. Sie lag scheinbar hoffnungslos darnieder. Das Krankheitsbild erinnerte sofort an das Vergiftungsbild der Lachesis, und so gab ich der Patientin **zehn Körner Lachesis der 10. homöopathischen Potenz** auf die Zunge. Dies wurde stündlich wiederholt, und nach dem dritten Einnehmen trat heftiger Schweißausbruch ein, dem bald ein Zurückweichen der Krankheitserscheinungen folgte. Die Patientin wurde durch das homöopathische Heilmittel gerettet.

Der Begründer, wissenschaftliche Theoretiker und Praktiker der Homöopathie ist der weltberühmte deutsche Arzt Dr. Samuel Hahnemann. Es ist beglückend, daß gerade unser Volk der Menschheit immer die genialsten Ärzte schenken konnte und so zur Linderung des Leidens unendlich viel beitrug. Zu ihnen gehören **Paracelsus von Hohenheim, Rademacher, Hahnemann, Koch, Virchow, Ehrlich, Freud** und viele, viele andere große Geister.

Aber **Hahnemann** war einer der größten. Er entstammte einer Meißener Künstlerfamilie. Sein Großvater und Vater hatten sich zu ihrer Zeit als Kunstmaler einen bekannten Namen gemacht, und manches schön gemalte Porzellan der berühmten **Meißener Porzellanfabrik** wurde durch ihre Hände geschmückt und verziert. Das dritte Kind **der Eheleute Christian Gottfried Hahnemann** und **Christine, geborene Spiess,** war der große Arzt, dessen Geburtstag der **10. April 1755** ist. In der Taufe erhielt er den Namen **„Christian Friedrich Samuel“.**

Schon damals waren Künstler nicht mit irdischen Glücksgütern gesegnet, und so muß die Jugend des Arztes dürftig und karg gewesen sein. Doch für die Erziehung seiner Kinder brachte der alte Hahnemann alle Opfer. Er ließ seinen Sohn an der Leipziger Universität Medizin studieren, aber er konnte ihm hiezu nicht mehr mitgeben als zwanzig Taler, und der Junge mußte sich mit Stundengeben und Übersetzungen selbst sein Studium verdienen. 1777 finden wir ihn an der Universität Wien, der schon damals eine große eigene Klinik angeschlossen war, das Spital der Barmherzigen Brüder, das zu den berühmtesten Krankenhäusern Europas zählte. Nach einem kurzen Aufenthalt in Hermannstadt, wo er Gast des Statthalters von Siebenbürgen war, beendete Hahnemann sein Medizinstudium in Erlangen.

Und nun begann eine seltsame Wander- und Drangperiode, in der der junge Doktor bald als Arzt praktizierte, bald nur seinen schriftstellerischen Arbeiten nachhing und viele Werke über Chemie, Pharmazie, Gesundheitspflege und Erziehungsfragen aus dem Englischen, Französischen und Italienischen übersetzte. Dabei mußte er oft recht schwere Notzeiten erleben, die sich verschlimmerten, nachdem er 1782 **Johanna Leopoldine Henriette Küchler,** die Tochter eines Apothekers in Dessau, heiratete, welche ihm trotz aller Not und ständigem Wanderleben zwischen 1783 und 1806 zehn Kinder schenkte. Ein Vierteljahrhundert zog Hahnemann, nachdem er schon der berühmteste Arzt Deutschlands war, kreuz und quer durch die Lande. Er lebte in Hettstädt, Dessau, Gommern, Dresden, Leipzig, Gotha, Georgenthal, Göttingen, Pyrmont, Wolfenbüttel, Braunschweig, Hamburg-Altona, Mölln und wieder in Leipzig und wieder in Dessau, dann in Torgau und zum drittenmal in Leipzig, aber endlich als alter Mann in Köthen; doch zog er auch von dort weg, und zwar als achtzigjähriger Greis nach Paris – überall finden wir auf unruhvoller Wanderschaft den großen Arzt, Wissenschaftler und Schriftsteller, den unbeugsamen Revolutionär der Heilkunde, den fanatischen Arbeiter und nimmermüden Idealisten. Immer mit der ganzen Bürde seiner großen Familie und mit seiner unsagbar tapferen Frau, die fest und treu an ihn glaubte und durch dick und dünn mit ihm ging, Jahre der schwersten Not mit ihm ertrug, ihn stützte und das schwere Leben erleichterte, wo und wann immer sie konnte. Die ganze Bürde der Sorge um den Alltag hatte ausschließlich sie zu tragen, denn Hahnemann war zu tief verstrickt in Arbeit und Forschung.

Aber das viele zermürbende Reisen hatte doch auch sein Gutes. Denn „der Arzt soll nicht sitzen auf einem Fleck und vom Zimmer aus in die Welt gucken, sondern er soll losziehen, Welt und Menschen kennenlernen". So hat es **Paracelsus** vom Arzte verlangt, und Hahnemann tat es ihm nach, und beide wurden die größten deutschen Ärzte überhaupt. In langer Wanderschaft konnte man sehen und lernen, und Hahnemann tat dies mit vollen Zügen. So erkannte er bald den Niedergang der damaligen Heilkunde, und sein nie rastender Geist suchte und forschte nach neuen Erkenntnissen, um ein neues Land der Heilkunde zu erschließen. Er scheute nicht scharfe, harte und unbeugsame Kritik an dem bestehenden System und schaffte sich dadurch unter seinen Kollegen bittere Feinde, die ihn bis in sein hohes Alter mit Hohn, Spott und Neid verfolgten. Es hat ihnen nichts geholfen, denn was wahr und echt ist, was geboren ist aus reinstem Geist und Idealismus, erringt den Sieg. Das ist in der Geschichte der Menschheit immer so gewesen und wird immer so bleiben. Das Echte und Wahrhaftige lebt unentwegt weiter, und möge es törichte Menschen noch so oft totgesagt haben.

Durch seine umfassenden Forschungen kam Hahnemann dazu, starkwirkende Arzneimittel im Selbstversuch zu erproben. Seine Versuche mit der Chinarinde erzeugten ein Zustandsbild, das der Malaria, dem Wechselfieber, außerordentlich ähnlich war. Hahnemann prägte den ersten Lehrsatz seines neuen Behandlungssystems: „Substanzen, welche eine Art von Fieber erregen, löschen die Typen des Wechselfiebers aus."

Das war 1796. Aber erst nach fast zehnjähriger unruhvoller Forschungsarbeit und nach vielen Selbstprüfungen und Versuchen war sich Hahnemann über die Grundsätze seiner neuen Heilmethode klar geworden. Und er stellt fest: **„Um heilen zu können, werden wir in gegebenen Fällen bloß nötig haben, dem vorhandenen Reize der Krankheit eine passende Arznei, das ist eine andere Potenz von sehr ähnlicher Wirkung, als die Krankheit äußert, entgegenzusetzen."**

Um seiner Lehre die gültige Fassung zu geben, schreibt Hahnemann die beiden klassischen Werke der Homöopathie: „Das Organon der rationellen Heilkunde" und die „Reine Arzneimittellehre".

Beide Werke zählen zu den bedeutendsten und genialsten Lehrbüchern der gesamten Heilkunde. Sie haben nicht nur unzähligen Menschen des ganzen Erdenrunds Gesundheit und Glück wiedergegeben, sondern sie wurden auch ein Quell der Erneuerung der gesamten Medizin.

Freilich waren beide Bücher auch Kampfschriften gegen die bestehenden Systeme der offiziellen Schulmedizin, wie man sie von dem Feuerkopf Hahnemann nicht anders erwarten konnte. Die Folgen blieben nicht aus: Um und für ihn eine begeisterte Anhängerschaft von Schülern und Laien und ein immer größer werdender Kreis dankbarer Patienten, gegen ihn die Ärzte der alten Schule. Und es wurde ein endloser Kampf ausgefochten, bei dem alles unternommen wurde, um Hahnemann zu schädigen und ihm mit Anzeigen und Prozessen das Leben sauer zu machen.

Zur rechten Zeit hat sich der **Fürst Ferdinand von Anhalt-Köthen** Hahnemanns angenommen und ihm 1821 ein ruhiges Leben und Arbeiten in Köthen vermittelt, wo der Meister bis zum Jahre 1835 verblieb. Eine Titanenarbeit hatte er vollendet, aber unermüdlich wirkte der Achtzigjährige in seinem Reich. Tausende und aber Tausende Kranke kamen **aus ganz Europa** zu dem berühmten Arzt gepilgert, wochenlang mußten viele in Köthen warten, bis sie überhaupt vorgenommen werden konnten. Aber geheilt konnten sie von Köthen wieder heimwärts ziehen.

Von der Arbeitskraft dieses greisen Meisters können wir uns kaum eine Vorstellung machen, heute scheint solche Fülle an Kraft unerreichbar.

Ja, das größte Wunder wartete noch auf Hahnemann selbst. Nach einer Choleraepidemie, die Hahnemann in wunderbarer Weise mit modernsten hygienischen und diätischen Vorschriften, verbunden mit homöopathischen Arzneien, zum Stillstand brachte, vermehrte sich weiterhin sein Ruhm. Um diese Zeit kam eine junge **Französin, Melanie d'Hervilly,** zu dem verehrten Meister nach Köthen, um von ihm behandelt zu werden. Zwischen dem achtzigjährigen Witwer und der jungen schönen Frau entspann sich eine romantische Liebe, die die beiden Menschen in **wundervoller geistiger Vereinigung vor den Altar** führte. Melanie, die Großstädterin aus Paris, bewog dann ihren Gatten, sie in ihre Heimat zu begleiten, und in diesem Herzen der Welt fand der große Arzt die letzte Stätte seines überreichen Wirkens. Acht Jahre noch betreute er täglich zahlreiche Kranke, von früh bis in dic Nacht.

Nach all dem zermürbenden, aufreibenden Leben, nach all den vielen Jahrzehnten, die ununterbrochen von Forschungen und Kämpfen und oft genug von Not und Verfolgungen erfüllt waren, vermag dieser fast übernatürliche Geist noch in seinem höchsten Alter Tausenden und aber Tausenden von Kranken Kraft, Trost und Heilung zu spenden! **Herrlicher kann das Leben eines wahrhaftigen Arztes nicht abschließen!**

Bis zu seinem irdischen Ende blieb er persönlich gesund, von seiner jungen Gattin abgöttisch geliebt und betreut. Am 1. Juli 1843 erkrankte Hahnemann an einer Erkältung, am 2. Juli schließt der 88jährige nimmermüde Greis still und friedlich, verklärt im Lichte der Liebe, für immer seine Augen. Heute ruhen seine Gebeine in dem Friedhof **„Pere Lachaise"**, und ein würdiges Denkmal über dem Grabe verkündet in schlichten Worten: **„Hahnemann, Gründer der Homöopathie."**

Welches bleibende Erbe hat Hahnemann nun der Nachwelt hinterlassen?

Sein Heilgesetz hat er im folgenden Grundsatz zusammengefaßt: **„Wähle, um sanft, schnell, gewiß und dauerhaft zu heilen, in jedem Krankheitsfalle eine Arznei, welche ein ähnliches Leiden für sich erregen kann, als sie heilen soll."**

Das ist das Grundgesetz, auf dem sich alle anderen Vorschriften aufbauten.

Das nächste wichtigste Gesetz der Homöopathie ist, daß **alle Heilstoffe in ihren Wirkungen und Erscheinungen an gesunden**

Menschen geprüft werden. Also es gibt in der Homöopathie keine Tierversuche, keine sogenannte Vivisektion, keine Versuche an uns artfremden Objekten, sondern nur die Prüfung am menschlichen, lebenden Organismus selbst. Schon zu Hahnemanns Lebzeiten haben sich Hunderte seiner Schüler zu diesen oft gefährlichen Versuchen zur Verfügung gestellt.

Das Ergebnis dieser **Arzneimittelprüfungen** mit ihren mannigfaltigsten, wissenschaftlich festgelegten Symptomen wurde dann in der **homöopathischen Arzneimittellehre** niedergelegt. Homöopathische Ärzte und Praktiker haben hiebei oft giftige Arzneimittel, wie etwa Arsen, Quecksilber, Tollkirsche, Eisenhut usw., bis zu schweren Vergiftungserscheinungen eingenommen, um so Klarheit über das Vergiftungsbild dieser Stoffe zu erlangen.

Eine besondere Eigenheit der Homöopathie sind ihre Arzneimittel und die Herstellung dieser. Diese Heilmittel werden aus natürlichen Stoffen durch **„Potenzieren"** gewonnen. 3 Prozesse sind beim Potenzieren zu beachten.

1. Das **arithmetische** Verdünnen von Stufe zu Stufe. Der Vorgang ist folgender: Von einer Ursubstanz, z. B. Arnikatinktur, wird die erste Stufe, die 1. Potenz dadurch gewonnen, daß die Urtinktur 1:9 mit einem Verdünnungsmittel – in diesem Fall verdünnter Alkohol – gemischt wird. (Feste Stoffe werden verrieben und mit Milchzucker verdünnt.) Diese 1. Stufe mit D 1 (also Arnika D 1) bezeichnet, wobei „D" für Dezimal steht. Hahnemann selbst verdünnte 1:99, das heißt nach dem Centesimalsystem, und die Potenzen werden mit „C" (C 1, C 2 usw.) bezeichnet. Auch heute sind die Centesimalpotenzen üblich. Die Erfahrung und Wachstumversuche an Pflanzen haben gezeigt, daß die Dezimalpotenzen die wirksameren sind und daß es weniger auf die Verdünnung als vielmehr auf die Anzahl der Schritte (also Potenzen) ankommt.

Soll die 2. Potenz hergestellt werden, die mit „D 2" bezeichnet wird, so wird ein Teil von D 1 mit 9 Teilen Verdünnungsmittel gemischt. „D 3" entsteht, wenn man 1 Teil von D 2 mit 9 Teilen Verdünnungsmedium vermischt.

Die I. Potenz, bezeichnet als D 1, ist eine Verdünnung von 1: 10 = 10 %

die II. Potenz, bezeichnet als D 2, ist eine Verdünnung von 1: 100 = 1 %

die III. Potenz, bezeichnet als D 3, ist eine Verdünnung von 1:1000 = 0.1%

usw., wobei die arabische Zahl hinter D die Anzahl der Nullen in der Verhältniszahl angibt.

2. Ein zweites wichtiges Moment in der Herstellung von homöopathischen Heilmitteln ist die **Verdünnung.** Jede Materie, sei es ein Mineral, Metall oder ein Pflanzenauszug, wird von Kräften zusammengehalten. Man nennt sie Zentralkräfte, und sie sind von elektromagnetischer Art, daher meßbar und der naturwissenschaftlichen Physik bekannt. Beim Verdünnungsprozeß schiebt sich das Verdünnungsmittel zwischen die kleinsten Teilchen (Moleküle) des ursprünglichen Stoffes und überwindet so die Zentralkräfte. Diese Gegenkräfte, die gegen die Zentralkräfte gerichtet sind, nennt man Universalkräfte. Sie sind der Naturwissenschaft nicht bekannt, weil sie nicht meßbar sind, und deswegen spricht man auch von **Imponderabilien** (nicht wägbar) zum Unterschied von **Ponderabilien.** Diese Universalkräfte sind in der Natur überall vorhanden, außer in von Menschen gemachten Maschinen. Es gibt viele Bezeichnungen für diese Art von Kräften. Paracelsus nennt sie Archäus oder Arkanum, Hahnemann spricht von geistartigen Kräften, Rudolf Steiner benennt sie nach alter philosophischer Art mit Ätherkräften, und alle meinen damit Lebenskräfte, ohne die es ein Leben nicht geben kann.

Bei der stufenweisen Verdünnung wird die Materie und mit ihr das Ponderable immer weniger, dafür nehmen im Verdünnungsmedium die Imponderabilien ständig zu.

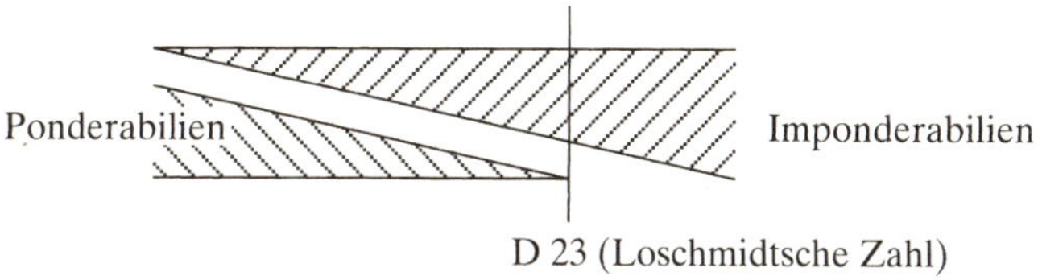

Bei D 23 ist eine Verdünnung erreicht, wo die Physiker sagen, daß kein Molekül der ursprünglichen Substanz zu finden ist.

3. Ein ganz entscheidender Schritt bei der Herstellung homöopathischer Arzneien ist das **Schütteln** bei flüssigen und das **Verreiben** bei festen Stoffen. Gerade das Schütteln bei flüssigen Medikamenten ist von Theodor Schwenk genau studiert worden. Die in den Materien vorhandenen Imponderabilien, die für die einzelnen Substanzen ganz spezifisch sind, können von den Verdünnungsmedien aufgenommen werden. Durch das Schütteln entstehen Wirbel mit Grenzflächen im Verdünnungsmittel, diese fallen dann wieder zusammen, und es ensteht ein **sensibles Chaos,** das für die Aufnahme der Imponderabilien geeignet ist.

Das Verdünnungsmittel wird zum Träger der geistartigen Heilkräfte.

Nach naturwissenschaftlichen physikalischen oder chemischen Methoden kann man diese Kräfte nicht messen, und deswegen muß die Hochschulmedizin die Wirkung homöopathischer Heilmittel verneinen.

In den letzten 70 Jahren wurden aber biologische Methoden entwickelt, um der unfruchtbaren Polemik um die Wirksamkeit oder Nichtwirksamkeit der homöopathischen Heilmittel ein Ende zu bereiten. **Lili Kolisko** griff die Anregungen R. Steiners auf und machte sie zu ihrer Lebensaufgabe. Sie kam zu bedeutenden Ergebnissen. Alle ihre Untersuchungen stellten einwandfrei und reproduzierbar – wie es die heutige Wissenschaft verlangt – fest, daß Potenzen nachweisbare Wirkungen auf das Pflanzenwachstum haben, sowohl hemmend als auch fördernd. Diese Wirkungen an den Pflanzen können nicht mehr als Suggestion abgetan werden, wie die Schulmedizin es immer noch tut.

Die Naturwissenschaft verlangt zu Recht eine signifikante Statistik, das heißt eine Statistik, bei der „Zufälle" und unzulängliche Versuchsanordnung ausgeschlossen sind. Als Frau Kolisko ihre Versuchsreihen machte, war eine Sicherung durch eine Statistik noch nicht üblich, wie es heute der Fall ist. Eine nachträgliche statistische Auswertung und neuerliche, umfangreiche Versuche von **Pelikan** konnten die Aussagen von Kolisko bestätigen und waren statistisch abgesichert.

Eine andere biologische Methode ist die von **E. Pfeiffer** entwickelte Kupferchlorid-Kristallisation. Gibt man einige Tropfen einer zu untersuchenden Flüssigkeit zu einer Kupferchloridlösung und läßt diese auskristallisieren, so entstehen von Stoff zu Stoff, aber auch von Potenz zu Potenz deutlich unterscheidbare Kristallisationsbilder. Auch mit dieser Methode wurde die Wirksamkeit der homöopathischen Heilmittel nachgewiesen.

(Wer sich genauer darüber informieren möchte, sei verwiesen auf das Büchlein „Potenzierte Heilmittel", erschienen im Verlag Freies Geistesleben, Stuttgart.)

Man verordnet aber noch die 30., ja selbst die 100. und 200. Potenz, und ganz besondere Hochpotenzler, wie etwa der bekannte amerikanische homöopathische Arzt **Dr. Nash,** gaben Arzneien nie unter der 1000. Potenz und haben damit die unerhörtesten Heilerfolge erzielt.

Die homöopathische Schule, deren bekanntester Vertreter **Dr. Karl Stauffer,** der Verfasser moderner homöopathischer Lehrbücher, ist, geht über die 30. Potenz nicht hinaus und verwendet auch diese nur zur Beeinflussung der Konstitution. Ansonsten wird von Heilmitteln, deren Ursubstanz Gifte sind, meist die IV. bis VI. Potenz verwendet, von ungiftigen Heilmitteln die I. bis III. Potenz.

Körner (Arzneikügelchen), die für die Kinderpraxis sehr beliebt sind, werden mit der gewünschten Potenz getränkt und dann getrocknet.

Die Verabreichung der richtigen Potenz ist durchaus nicht so einfach. Es muß hiebei mancherlei berücksichtigt werden, wie Körperbeschaffenheit, Art des Leidens, ob chronisch oder akut; auch das Alter des Patienten spielt hiebei eine Rolle und vieles andere mehr.

Verabreicht wird eine homöopathische Arznei weniger nach einem Krankheitsnamen als vielmehr nach dem **vorhandenen Krankheitsbild** und den **bestehenden Krankheitszeichen** (Symptomen).

Damit aber ist die **Homöopathie** eine ausgesprochen **individuelle Krankenbehandlung,** eine „personotrope Therapie".

Im Grunde genommen gibt es für die Homöopathie keine nach bestimmten Schemen eingeteilten Krankheiten, sondern nur **kranke Menschen,** die unter **bestimmten Krankheitserscheinungen** leiden, welche das Spiegelbild bestimmter Vergiftungen sind.

So kann es auch nur in der Homöopathie vorkommen, daß es für einzelne Leiden viele Dutzend Arzneimittel gibt. Weil eben alle Leiden bei jedem Menschen **andere** Erscheinungen hervorbringen, muß man auch immer wieder andere Heilmittel geben.

Dazu wird noch vieles andere berücksichtigt, wie z. B. Umstände, unter denen sich das Leiden verschlechtert oder bessert, welche Einflüsse die Außenwelt auf das Leiden hat, welcher Art die Schmerzen sind, ob brennend, pressend, ziehend, bohrend, drückend usw. Auch die Gemütsstimmung des Kranken spielt eine große Rolle: Es gibt heitere und schwermütige Kranke, verzweifelte und hoffnungsvolle, gleichgültige und erregte, mißtrauische und aufgeschlossene, empfindliche und harte. Die Homöopathie macht einen wesentlichen Unterschied, ob ein leidender Mann oder eine kranke Frau zu behandeln ist, ein Kind oder ein Greis. Ja, die Homöopathie verfügt über **Heilmittel, die nur Frauen verordnet werden,** wie etwa **Sepia, Aletris, Cimicifuga, Helonias, Caulophyllum usw.**

Aus diesen kurzen Andeutungen erkennt man schon, welch unerschöpfliches Wissensgebiet die Homöopathie ist. Und wenn einer tausend Jahre alt werden würde, er müßte noch immer dazulernen. Was ja übrigens für das gesamte Arzttum gilt.

Wenn die Homöopathie trotzdem auf der ganzen Erde unzählige Anhänger fand, so sind hiefür eine Reihe Gründe maßgebend:

1. Die **homöopathischen Hauptmittel, die sogenannten „Polychreste“,** sind die wenigen ganz **universell wirkenden Heilmittel,** genügen für eine Hausapotheke. Mit ihnen kommt man bald zurecht, und ihre Heilkraft ist, richtig angewendet, unübertroffen. Ihr homöopathischer Arzt kann hier individuell raten, was für Erwachsene und Kinder in der „Homöopathischen Hausapotheke“ vorrätig sein soll, wofür diese Hauptmittel sind und was wann bzw. wieviel genommen werden soll.

2. Diese und alle **homöopathischen Heilmittel** sind **ungiftig.** Sie wirken auf Grund des homöopathischen Gesetzes und heilen, wie es Hahnemann forderte: **schnell, sanft und dauerhaft.**

3. Durch das Einnehmen potenzierter homöopathischer Heilmittel kann **niemals ein Schaden entstehen;** Arzneivergiftungen oder Arzneischädigungen sind **ausgeschlossen,** ein Süchtigwerden unmöglich.

4. Es kann vorkommen, daß man die individuell nicht richtige und für den vorhandenen Krankheitsfall nicht zutreffende Arznei nimmt. Sie kann im schlimmsten Falle wirkungslos sein, ohne daß irgendeine Nebenwirkung oder ein Schaden entsteht. Der Laie wird in vielen Erkrankungsfällen nicht die eigentliche Ursache abschätzen können. Er kann aber als **„Erste Hilfe“** das angegebene homöopathische Mittel seiner homöopathischen Hausapotheke einsetzen. Dies wird bis zum Eintreffen des Arztes oder mit seinem telefonischen Einverständnis angezeigt sein. **Dies gilt für den Fall, wenn kein klarer Befund vorliegt.**

5. Nimmt man aber die individuell richtige Arznei, dann heilt sie nicht nur schnell und sanft, sondern vor allem dauerhaft. Eine **homöopathische Heilung ist immer eine dauernde,** da hier die Krankheit nicht unterdrückt, sondern durch Anregung der Gegenkräfte überwunden wird.

6. Homöopathische Heilmittel **betäuben nicht** die Krankheitssymptome, etwa den Schmerz, durch schmerzstillende Mittel, sondern sie **heben die Krankheitsursache auf** und heilen somit vom Grunde aus.

7. Alle homöopathischen Heilmittel sind bekömmlich und gut zu nehmen.

Also wahrhaftig Gründe genug, daß eine Heilmethode beliebt und angesehen wurde und schließlich Weltgeltung fand.

A) Was ist Krankheit

Wie schon weiter vorne erwähnt, besteht der Mensch nicht nur aus dem sichtbaren, physischen Leib, sondern er bildet eine Verbindung mit Seele und Geist. Sehr schön spricht dies **Paracelsus** aus, der sagt, daß der Mensch **drei Eltern** habe: die leiblichen, das Gestirn und den Himmel. Und er meint damit, daß der Geborene nicht nur abhängig ist von seinen irdischen Eltern, sondern auch seine eigene Seele und seine eigene Persönlichkeit (Geist) hat, als die eigentlichsten Kraftquellen seines Lebens.

Zwischen physischen Körper und Seele schiebt sich noch ein Wesensglied ein, das der Mensch mit dem Pflanzenreich und natürlich auch mit dem Tierreich gemeinsam hat. Hierbei handelt es sich um Lebenskräfte, um Formkräfte oder wie man sie auch nennen mag, ohne die ein Leben undenkbar ist. Wie **R. Steiner** – der Begründer der Anthroposophie und damit auch der anthroposophischen Medizin – ausführt, hat man sich diesen Lebensleib ganz konkret vorzustellen, und durch eine geeignete Schulung könnten in jedem Menschen schlummernde Organe soweit „sehend" gemacht werden, daß man diesen Lebensleib oder Ätherleib auch wirklich wahrnehmen kann. Durch weitere Schulung wäre auch ein „Sehen" von Seele und Geist möglich.

Von den den Menschen umgebenden Reichen hat das Erdreich in dem Sinn keinen Lebensleib und wird daher auch von uns als tot empfunden. Das erste „lebendige" Reich ist das Pflanzenreich. Die Tiere haben neben dem Lebensleib noch ein seelisches Wesensglied wie der Mensch auch. Der Mensch unterscheidet sich aber wesentlich vom Tier dadurch, daß er noch ein weiteres, viertes Wesensglied hat, die Persönlichkeit, die von geistiger Natur ist und der der Mensch den aufrechten Gang, das Sprechen und das Denken verdankt, Eigenschaften, die das Tier nicht besitzt. Dieses geistige Wesensglied wird meist als „Ich" bezeichnet.

Daraus geht aber auch hervor, daß der Mensch mit allen übrigen Reichen, die ihn umgeben, verwandt ist. Deswegen kann man verstehen, daß besonders zubereitete Heilmittel aus allen 3 niederen Reichen beim Menschen wirksam sein können.

Diese 4 Wesensglieder müssen in einem ganz bestimmten Verhältnis zueinander stehen, damit Gesundheit herrscht. Ist dieses Verhältnis zugunsten oder -ungunsten eines dieser Wesensglieder verschoben, dann haben wir eine Krankheit oder zumindest eine Disposition zu einer Krankheit, und wenn jetzt z. B. Bakterien oder Viren den Menschen treffen, finden sie einen Boden vor, auf dem sie sich vermehren und zur sichtbaren Krankheit führen können. Aber auch andere Faktoren wie Unterkühlung, Überanstrengung können zu einer Verschiebung in den Wesensgliedern führen.

Doch die Sache wird noch etwas komplizierter, weil der physische Körper eine Dreiheit bildet.

Das Kopf- oder Nervensinnessystem, in dem wenig Leben herrscht. Die Nervenzellen vermehren sich nicht, wenn eine Nervenzelle zugrunde geht, wird sie nicht durch eine andere ersetzt. Im Kopfbereich herrscht auch wenig Wärme. **„Nur wer einen kühlen Kopf hat, kann gut denken".** Hier überwiegen die Abbauprozesse, denen letztlich der Mensch sein Bewußtsein und sein Denken verdankt.

Dem Nervensystem polar gegenüber steht das Stoffwechsel-Gliedmaßensystem. Man kann Bauch und Gliedmaßen zusammenziehen, weil beide stark vom Stoffwechsel beherrscht werden. Hier herrscht Wärme: **„Die Kohlenhydrate verbrennen im Feuer der Fette."** lernt man schon als Student in der Physiologie. Hier findet Aufbau statt, und der Stoffwechselbereich liegt unter normalen Verhältnissen im Unterbewußtsein. Hier ist das Gebiet des Willens.

Die Polarität dieser beiden Systeme äußert sich auch in der Lage und Form der Knochen. Im Kopf haben wir einen schalenförmigen, die Kugelform annehmenden, flachen Knochen. Darinnen ist das Zentralnervensystem untergebracht. In den Gliedmaßen liegt der Knochen in der Mitte und ist stabförmig.

Im Brustbereich, wo die Vermittlerrolle zwischen diesen eben genannten, polaren Systemen aufgenommen werden soll, liegt das rhythmische System (Lunge, Herz-Kreislauf). Hier ist der Sitz des Gefühls, und knochenmäßig befindet sich im Brustkörper sowohl, wenn auch verändert, das stabförmige Prinzip (Wirbelsäule) wie auch das Umhüllende, der knöcherne Brustkorb. Die Vermittlerrolle spielt hier die Lunge mittels des Gasaustausches unter Beihilfe des Herz-Kreislaufsystemes, das tief in den oberen und unteren Pol eintaucht.

Ein Hinaufschlagen der Stoffwechselprozesse in den Kopfbereich bringt dort Krankheit. Ein typisches Beispiel dafür ist die Migräne. Das rhythmische System soll aber auch Bewußtseinsprozesse vom Stoffwechselbereich fernhalten, sonst kommt es zum Bewußtsein am falschen Ort, und es treten dort dann Krämpfe, Koliken, Schmerzen usw. auf. Das rhythmische System muß also hier ausgleichen und muß eine Barriere bilden. Kann es das nicht, dann entsteht Krankheit, auch dann natürlich, wenn ein Pol zu stark oder aber zu schwach ist.

Im Atem-Puls-Verhältnis kann man Gesundheit (1:4) oder Krankheit ablesen, wenn dieses Verhältnis verschoben ist.

Diese Dreigliederung hat nicht nur theoretisches Interesse, sondern auch eine sehr praxisnahe Seite. Je nachdem in welchem Gebiet man eine Wirkung wünscht, muß man die Potenz eines Heilmittels wählen. Will man auf das **Stoffwechsel-Gliedmaßen-Gebiet** wirken, sollen Medikamente in tieferen Potenzen (D 3–D 6) eingesetzt werden. Im **Rhythmischen System** verwendet man meist mittlere Potenzen (D 12–D 15) und höhere Potenzen (D 20–D 30) sind für das **Nervensinnesorgan** geeignet.

Noch eine zweite praktische Auswirkung hat die Kenntnis der Dreigliederung. Verwenden wir aus Pflanzen hergestellte Medikamente, dann müssen wir beachten, welchen Teil einer Pflanze wir verordnen. Die Wurzel gehört nach Paracelsus dem **Sal-Prinzip** an, also dem Salzigen, Mineralischen. (Diese Ausdrücke dürfen nicht wörtlich genommen werden, sie bezeichnen nur ein Prinzip.) Im menschlichen Körper würde das Nervensinnesorgan diesem Prinzip entsprechen. Wollen wir in diesem Bereich eine Wirkung erzielen, dann muß ein Heilmittel, aus der Wurzel zubereitet, verwendet werden. Neben dem Pflanzennamen steht dann noch „Radix".

Wie schon oben erwähnt, herrscht im Stoffwechsel-Gliedmaßen-System das „Feurige", das Paracelsus das **Sulfurische** bezeichnet. Dem entspricht in der Pflanze die Blüte und die Frucht.

Das mittlere, das ausgleichende System nennt Paracelsus das **Mercurielle,** das wir im Menschen im Rhythmischen System (Herz, Lunge) vorfinden und dem in der Pflanze die Blatt-Region entspricht.

Würde man entsprechend die Pflanze neben einen Menschen stellen, müßte sie am Kopf stehen!

B) Fieber

Fieber ist meist nicht eine Krankheit an sich, sondern ein Kampfmittel gegen die Krankheit (man findet es nur bei Entzündungskrankheiten – ihnen stehen die sklerotischen Krankheiten gegenüber, z. B. Sklerose, Krebs). Fieber bietet dem menschlichen Geist – er wird auch oft als das „Ich" bezeichnet – die Möglichkeit, ins Krankheitsgeschehen einzugreifen und das Gleichgewicht der Wesensglieder und damit die Gesundheit wiederherzustellen. Unterdrückt man das Fieber mit künstlichen, fiebersenkenden Mitteln, dann nimmt man dem „Ich" diese Möglichkeit.

Kinder reagieren im allgemeinen mit viel höherem Fieber als Erwachsene, weil die Lebenskräfte mit zunehmendem Alter immer mehr abnehmen. In der Kindheit überwiegen daher die Aufbauprozesse, im zunehmenden Erwachsenenalter nehmen die Abbauprozesse immer mehr überhand.

Greift das „Ich" während des Fiebers zu tief in den physischen Körper hinein, dann kann es geschehen, daß **Fieberkrämpfe** auftreten, im Volksmund „Fraisen" genannt. Solche Fieberkrämpfe (Initialkrämpfe) sind im allgemeinen harmlos, vor allem wenn sie bei kleinen Kindern auftreten, sie können sich aber wiederholen.

Behandlung:

a) Sofortmaßnahmen: **Chamomilla e rad. D 3 Injektion, Cuprum aceticum D 3,** 1/4stündlich 5 Tropfen, oder **Cuprum D 200,** 5 Kügelchen in den Mund geben, und Cuprum sulf. 20%, als Wickel auf den Bauch (im Notfall Stesolid Rectaltube oder Chloralhydrat Rectalklysma).

b) Langzeitbehandlung: durch 2 Monate **Belladonna LM XII,** täglich am Abend 5 Tropfen.

Sollten sich die Fieberkrämpfe öfters wiederholen (mehr als 2–3mal), dann ist eine klinische Durchuntersuchung unbedingt notwendig, um andere gefährliche Krankheiten, die mit Krämpfen einhergehen, auszuschließen!

Wie schon oben angeführt, ist das Fieber zur Überwindung der Krankheit notwendig und darf nicht zu früh gesenkt werden. So verhindert höheres Fieber, daß sich die Viren vermehren und im Körper ausbreiten können. Kinder vertragen im allgemeinen Fieber bis zu 40 Grad Celsius ohne stärkere Kreislaufbelastung. Die wichtige Heilwirkung des Fiebers sieht man auch darin, daß bei chronischen Krankheiten oft Fieber künstlich erzeugt wird, um diese Krankheit quasi in ein „akutes" Stadium überzuführen. **Hippokrates** konnte daher auch behaupten: **„Gebt mir ein Mittel, um natürliches Fieber zu erzeugen, und ich heile jede Krankheit."**

Die Homöopathie kennt mehrere, verschiedene Fieberarten, die verschieden behandelt werden, wobei nicht so sehr Wert gelegt wird auf die Fiebersenkung als auf die richtige Behandlung des dem Fieber zugrundeliegende Krankheit.

An der Spitze der homöopathischen Mittel gegen hochfieberhafte Krankheiten steht

Aconitum, der Eisenhut

Viele kennen den schönen Eisenhut, der da und dort wild auf

unseren Almen vorkommt, aber auch oft in unseren Gärten gepflanzt wird und sich dort mit seinen blauvioletten Blüten, die wie kleine Ritterhelme aussehen, prangend über die anderen Blumen erhebt.

Die Vergiftung mit Aconit erzeugt unter anderem eine bestimmte Art Fieber, das, wenn es als Krankheitsbild auftritt, wiederum durch die homöopathisch bereitete Arznei des Aconit geheilt wird.

Das Aconitfieber ist heftig, trocken, steil ansteigend, oft von Schüttelfrost begleitet, und vor allem ist der Kranke sehr unruhig. Er wirft sich hin und her und hört damit auch im Schlaf nicht auf. Dabei ist der Puls hart, sehr schnell und gespannt, der Herzschlag ist sehr beschleunigt und unregelmäßig. Der ganze Körper ist vollkommen trocken, es will kein Schweiß ausbrechen. Das Gesicht ist hochrot und trockenheiß.

Also es ist das **häufigste Anfangsfieber** irgendeiner Infektion, einer Lungen- oder Rippenfellentzündung und meist wohl einer ordentlichen Erkältung.

Besonders gegen das **Erkältungsfieber** hat sich **Aconit** hervorragend bewährt, vor allem auch dann, wenn **rheumatische Schmerzen** in Muskeln oder Gelenken brennen.

Oft wird es gelingen, mit Aconit den Ausbruch einer schwereren Krankheit zu verhindern.

Eingenommen wird **Aconitum dil. D 4,** das ist die IV. homöopathische Potenz. Hievon mischt man 40 Tropfen auf 1/8 Liter abgekochtes und wieder ausgekühltes Wasser und gibt alle halbe Stunde einen kleinen Schluck. Sobald sich das Fieber mäßigt, ist die Arznei seltener zu geben.

Diese Darreichungsform gilt für alle Fieberheilmittel, die wir kennenlernen werden.

Belladonna, die Tollkirsche

Dieser große Giftstrauch in unseren lichten Wäldern und Schlägen, der mit seinen glänzendschwarzen, kirschengroßen Früchten manches Kind zum gefährlichen Naschen verführt, ist eines der **größten Heilmittel** der gesamten Heilkunde überhaupt. In einigen **Heilmitteln der Schulmedizin** finden wir Belladonna oder sein Alkaloid **„Atropin“,** das besonders auch in der **Augenheilkunde** eine wichtige Rolle spielt. Wegen der früher üblichen, zu hohen Dosierung dieses stark wirksamen Alkaloids gab es häufig schlimme Vergiftungen. Die richtige Darreichung kann nur nach dem homöopathischen Heilverfahren sein, wobei jede Nebenerscheinung ausgeschlossen ist.

Das Fieber, das Belladonna heilt, ist feucht und heiß. Wenn man die Decke des Patienten abhebt, strömt einem feuchtheiße Luft entgegen. Besonders heiß ist der Kopf, während Hände und Füße eher kühl sind. Es treten bald Benommenheit und Delirien ein. Ein besonders wichtiges Krankheitszeichen ist der **gerötete Rachen mit den geschwollenen Halsdrüsen,** die Zeichen beginnender Angina, Diphtherie oder beginnenden Scharlachs. Bei all diesen Erkrankungen ist Belladonna ein Heilmittel. Es ist daher sehr wichtig, bei **jedem Fieber sofort den Zustand des Halses zu kontrollieren.**

Von **Belladonna dil. D 4** gibt man ebenfalls 40 Tropfen auf $^1/_8$ Liter Wasser.

Ein weiteres, sehr wichtiges homöopathisches Fiebermittel ist

Gelsemium, der Jasmin

Wir kennen den schönen Gartenstrauch mit seinem bedrückenden, berauschenden Duft, der so stark ist, daß viele Menschen die Blüten nicht im Zimmer haben können, ohne heftige Kopfschmerzen zu bekommen.

Das weist schon auf die **Gehirnsymptome** des Gelsemiums hin, und wir werden es als Fiebermittel verwenden, wenn sich von Anfang an Gehirnerscheinungen, wie Schwindel, Kopfschmerz, Sehschwäche, Betäubungszustand, dabei allgemeine schwere Erschlaffung und Delirien bei verhältnismäßig nicht hohem Fieber einstellen. Also etwa der Beginn einer Kopfgrippe, eines typhösen oder gastrischen Fiebers.

Noch stärker und durchgreifender wirkt bei solchen Krankheitserscheinungen

Veratrum album, die weiße Nieswurz, der weiße Germer,

eines der größten homöopathischen Heilmittel überhaupt. Als Fieberheilmittel ist es unschätzbar, wenn der Patient **sehr schnell verfällt,** wenn Schwäche, Ohnmachten einsetzen und überhaupt ein rasches Sinken der Lebenskräfte zu verzeichnen ist. Der Puls wird immer schneller und ist dabei so schwach, daß man ihn kaum tasten kann.

Dies sind Zeichen für schwere Vergiftungen oder Infektionen

des Magens und Darms, wie sie bei Fleisch-, Wurst- oder Fischvergiftung und bei typhösen Erkrankungen entstehen. Veratrum war auch das große und hervorragend wirksame Heilmittel bei den letzten Choleraepidemien in Deutschland. Wir werden auf dieses wunderbar universelle Heilmittel noch oft zu sprechen kommen.

Mit diesen vier bedeutendsten homöopathischen Fieberheilmitteln kommt man im Hausgebrauch durchaus aus. Es gibt natürlich noch sehr viele andere Fiebermittel, aber die meisten von ihnen haben keine allgemeine, sondern spezifische Wirkung, die man durch Studium und Praxis kennenlernen muß und die daher nur in die Hand des homöopathischen Arztes gehören.

Jede Erkrankung, die mit Fieber beginnt, erfordert die Beiziehung des Arztes, denn selten wird der Laie die Ursache des Fiebers erkennen können, was für die richtige Behandlung unumgänglich nötig ist.

Man wird aber vor Eintreffen des Arztes oder mit dessen Einverständnis so lange die homöopathischen Fiebermittel verabreichen können, als noch kein klarer Krankheitsbefund vorliegt.

In Kürze sei wiederholt:

Aconit: Fieber trocken, sehr heiß, große Unruhe, besonders Erkältungsfieber.

Belladonna: Fieber feucht, heiß, Halsentzündung.

Gelsemium: Fieber nicht hoch, jedoch Gehirnsymptome.

Veratrum: Fieber nicht sehr hoch, jedoch schneller Kräfteverfall, sehr kleiner, schwacher Puls. Darminfektion.

C) Neugeborenen-Periode

Beim Heranwachsen des Neugeborenen bis ins Kindesalter (und auch noch später) wirken 2 Kraftströmungen.

Die eine Strömung kommt als Vererbung von den Vorfahren, und die andere ist jene Strömung, die das Kind als seine eigene Individualität (Geist und Seele) mitbringt. Je mehr sich die Persönlichkeit in den vererbten, physischen Körper hineinsenkt, desto mehr will die Geistseele diesen physischen Leib nach ihren Kräften umformen und ihn zugleich möglichst von den vererbten Faktoren befreien. Die Kinderkrankheiten, besonders Masern, stellen bei diesem langdauernden Prozeß eine ganz wichtige Hilfe dar.

Die Anpassung des Neugeborenen an die Umweltverhältnisse ist eine sehr komplizierte und schwierige. Nach der Geburt soll das Kind bald von einem Kinderarzt oder Allgemeinpraktiker untersucht werden. Bei einer stärkeren **Gelbsucht** (Ikterus) muß ein Arzt sofort die weiteren Schritte unternehmen. Auch die normale Gelbsucht – beginnend ca. am 3. Tag – hat ihren Grund darin, daß nach Einschalten der Lungenatmung nicht mehr so viele rote Blutkörperchen benötigt werden und daher eine große Anzahl davon zerfällt, und der plötzlich anfallende Blutfarbstoff kann von der Leber nicht verarbeitet werden. Deswegen kommt es zu einer Anhäufung von Bilirubin im Blut, das dann in der Haut abgelagert wird. Im krankhaften Fall (z. B. Blutunverträglichkeiten) kann das Bilirubin im Blut so einen hohen Spiegel erreichen, daß es nicht nur in der Haut abgelagert wird, sondern sogar ins Gehirn übertreten und dann hier Schädigungen hervorrufen kann. Wenn, wie oben gesagt, sofort ein Arzt die notwendigen Schritte unternimmt, wird es nicht soweit kommen, daß gelber Farbstoff (Bilirubin) ins Gehirn übertritt, und dann kann dem Kind auch nichts passieren.

Bei der ärztlichen Untersuchung können verschiedene Befunde erhoben werden, von denen wir die wichtigsten nachfolgend anführen wollen.

1. **Die Geburtsgeschwulst** ist eine teigige Schwellung am Kopf, die durch die verschiedenen Druckverhältnisse innerhalb und außerhalb der Gebärmutter entsteht. Die Geschwulst ist vollkommen harmlos und vergeht ohne Behandlung innerhalb weniger Stunden bis Tage.

2. **Das Kephalhaematom** ist auch eine Geschwulst am Schädel, sitzt einseitig, das heißt es überschreitet die Mittellinie des Kopfes nie und hat eine andere Ursache als die Geburtsgeschwulst. Das Kephalhaematom entsteht dadurch, daß unter der Geburt durch eine Scherwirkung die Kopfschwarte samt Beinhaut vom Schädelknochen abgeschert wird, dadurch zerreißen Blutgefäße, und es kommt zu einer Blutung zwischen Beinhaut und Knochen.

Durch eine einmalige Gabe von Vitamin K trachtet man die Blutung zu stillen. Ein Druckverband ist nur in den seltensten Fällen nötig. Im übrigen ist eine Behandlung nicht notwendig. Die Zurückbildung dauert aber wesentlich länger, und am Rand kann durch Reizung der Beinhaut eine Verknöcherung entstehen, die man als harten Rand tastet. In Monaten gleicht sich auch diese Verknöcherung wieder aus.

3. Nicht so selten kommt es bei der Geburt zu einem **Schlüsselbeinbruch.** Im allgemeinen macht er keine Beschwerden, nur ganz selten können Lähmungen des gleichseitigen Armes auftre-

ten, die auch meist in wenigen Wochen wieder verschwinden. Bei diesem Knochenbruch handelt es sich um eine sogenannte Grünholzfraktur, d. h. die Beinhaut ist erhalten geblieben, und es kommt daher auch zu keiner Verschiebung der Bruchenden. Deswegen kann so ein Schlüsselbeinbruch bei der Erstuntersuchung übersehen werden, und erst einige Tage danach stellt man an der Bruchstelle einen Höcker (Callus) fest, ein Zeichen, daß der Heilungsprozeß schon angefangen hat.

Ein Verband ist nicht notwendig, und als Medikament kann man **Symphytum D 6** (Beinwell) 3mal 5 Tropfen täglich geben, aber auch ohne dieses Medikament heilt der Schlüsselbeinbruch so wunderbar zusammen, daß man nach Jahren im Röntgen nichts mehr sieht.

4. Beim muskulären **Schiefhals** des jungen Säuglings zeigt der Kopfdreher (Musculus sternocleidomastoideus) der erkrankten Seite eine derbe, knollige Verdickung. Der Kopf ist nach der erkrankten Seite mehr oder minder geneigt und das Gesicht nach der gesunden Seite gewendet.

Die Ursache ist meist ein Bluterguß im Muskel (Steißlage), kann aber auch angeboren, schon während der Schwangerschaft durch Kontraktur (erblich?) entstehen.

Als erstes wird man einmal durch Drehbewegungen des Kopfes den Muskel dehnen. Die zweite Möglichkeit ist die Operation, die man aber erst so um den 8. Lebensmonat machen sollte.

Durch die homöopathische Behandlung wird eine Operation meist überflüssig. Anfangs reibt man die verhärtete Stelle mit **Arnika-Salbe** ein, nach ca. 3 Wochen verwendet man dann statt dessen **Quarzöl.** Innerlich gibt man **Graphit D 6**, 3mal täglich 1 Messerspitze vor dem Essen.

5. Schon bei der ersten ärztlichen Untersuchung muß auf das Vorhandensein einer **Hüftluxation** geachtet werden, wie auch bei den späteren Untersuchungen. Solche Untersuchungen kann nur der Arzt machen, und deshalb sind im Mutterkindpaß auch wenigstens 5 Untersuchungen im 1. Lebensjahr vorgeschrieben.

Sobald der Verdacht auf eine Hüftverrenkung oder Hüftdysplasie geäußert wird, muß das Kind ohne Verschub einem (Kinder-)Orthopäden vorgestellt werden.

Viel häufiger findet man bei den weiteren Untersuchungen eine Hüftdysplasie; hier kommt es nicht zu einer Verrenkung des Gelenkes, sondern das Pfannendach ist in der Entwicklung etwas zurückgeblieben und überdeckt den Oberschenkelknochen nicht ausreichend. In einem solchen Fall kann später beim Aufrichten des Kindes eine Hüftluxation entstehen oder aber – was öfters vorkommt – können verfrüht im Erwachsenenalter schmerzhafte Verformungen im Hüftgelenk (Arthrose) auftreten.

Durch eine rechtzeitige orthopädische Behandlung im Säuglingsalter, z. B. durch ein Spreizhöschen, lassen sich spätere Komplikationen vermeiden. Medikamentös sollte man **Stannum** geben, wie es in einem kombinierten, natürlichen Kalkpräparat vorhanden ist. Darüber später.

Früher gab es immer einen wissenschaftlichen Streit über die routinemäßige Röntgen-Untersuchung aller Neugeborenen-Hüften wegen der Röntgenbelastung.

Heute sind wir in der glücklichen Lage, bei geringstem Verdacht oder familiärer Belastung eine **Ultraschall-Untersuchung** der Hüfte durchzuführen, die keinerlei Belastung mit sich bringt.

6. Einige Tage (5–10) nach der Geburt fällt der eingetrocknete Nabelschnurrest ab. Wenn es etwas länger dauert, kann man mit **Lapisstift** nachhelfen.

An der Wundstelle kann sich sogenanntes „Wildes Fleisch" bilden. Dieses **Nabelgranulom** – wie es die Ärzte nennen – wird auch öfters mit **Lapisstift** betupft und verschwindet innerhalb 1–2 Wochen.

Eine leichte **Blutung** aus dem Nabel bis zur vollendeten 3. Lebenswoche ist unbedenklich, auch hier kann Touschieren mit Höllenstein helfen.

Gebadet darf ein Neugeborenes erst dann werden, wenn der anfänglich feuchte Nabelboden trocken ist. Um das festzustellen, wird mit Daumen und Zeigefinger der Nabel gespreizt.

7. Beim **Genitale** des Neugeborenen ist folgendes zu beachten: Bei neugeborenen Mädchen kommt sehr häufig eine – manchmal sogar blutig tingierte – Schleimhautabsonderung vor, die aber nicht behandlungsbedürftig ist.

In seltenen Fällen findet man bei kleinen Mädchen eine Verklebung der kleinen Schamlippen. Wenn diese Verklebung nicht vollständig ist, soll man dieses zarte Häutchen nicht gewaltsam durchtrennen, da sich diese Verklebung in der Pubertät durch Einwirkung der Geschlechtshormone (Östrogene) von selbst löst. (Durch östrogenhaltige Salben gelingt es auch, schon im frühen Kindesalter die Verklebung zu lösen.)

Beim Knaben achtet man, ob beide Hoden im Hodensack sind. Wenn der hochstehende Hoden nach einigen Monaten nicht von selbst heruntergekommen ist, soll man eine homöopathische Kur durch 2 Monate durchführen, und zwar wenn der rechte Hoden hochsteht, gibt man **Apis D 12** Globuli, 2mal täglich 5 Kügelchen auf die Zunge, oder wenn der linke Hoden nicht herunten ist, verabfolgt man 2mal 5 Tropfen von **Lachesis D 12.** Eine 2. Kur durch längere Zeit besteht darinnen, daß man 3mal 1 Messerspitze, so groß wie eine Erbse, von **Magnesit trit. D 6** vor dem Essen gibt. Dazu läßt man 2–3mal wöchentlich eine **Trinkampulle von Testis D 2** trinken und schmiert den Hodensack 2mal täglich mit **Ungt. Stannum D 2** ein.

Sind bis zum Ende des 2. Lebensjahres nicht beide Hoden im „Sackerl", dann wende man sich an einen Arzt, der mit Hormonen oder durch Operation versuchen wird, den Hoden herunterzubekommen. Dies soll deswegen in diesem Alter geschehen, weil sonst der Leistenhoden seine Funktion verliert oder er sonst – zwar in sehr seltenen Fällen – bösartig entarten könnte.

Bestehen andere Mißbildungen des Genitale, soll man sich baldigst an eine Klinik wenden.

8. Nicht so selten kommt es sowohl bei Mädchen als auch bei Knaben vor, daß die Brustdrüsen geschwollen sind. Diese **Brustdrüsenschwellung** tritt meist ab dem 3.–4. Tag auf und ist auf mütterliche Hormone zurückzuführen. Solange keine Drüsenentzündung dabei ist, kommt man mit einer **Arnika-Salbe** oder einer **Ringelblumensalbe** (Ungt. Calendula D 1) aus. Wenn sich auch eine sogenannte „Hexenmilch" ausdrücken ließe, soll man auf keinen Fall herumdrücken!

9. Relativ häufig kommt bei den Neugeborenen eine **Tränengangverstopfung** oder eine **Tränenblasenentzündung** (Dacryostenose, Dacryocystitis) vor. Diese Krankheiten äußern sich in einer eitrigen Bindehautentzündung, und nach Abwaschen des Eiters mit Kamillen- oder **Augentrosttee** tropft man mehrmals täglich (4–5mal) je einen Tropfen von **Echinacea/Quarz Augentropfen** oder **Euphrasia D 3 Augentropfen** in das oder die betroffenen Augen. Wenn damit die eitrige Entzündung und das Abfließen der Tränen nach außen nicht behoben wurde, ist ein Augenarzt aufzusuchen, der den Tränengang sondieren wird. Meist ist dann Ruhe.

10. Hier müssen einige **„Warnungen"** eingeschoben werden.

Zunächst ist die vor einigen Jahren in Mode gekommene **Bauchlage** längst passé. Schon im 1. Weltkrieg versuchte Prof. Dr. Spizty, ein berühmter Orthopäde der damaligen Zeit, die Kinder auf den Bauch zu legen, wurde aber von den Erfolgen enttäuscht, und die Sache wurde wieder fallengelassen. In den 60er Jahren kam die Sache nochmals, diesmal aus Amerika, und wurde von einigen wenigen, aber fanatischen Ärzten aufgegriffen, die eine lautstarke Propaganda betrieben und dafür auch reichlich Kritik einstecken mußten.

Inzwischen hat es immer wieder genug warnende Stimmen, sowohl aus der Orthopädie als auch aus der Kinderheilkunde, gegeben. Vor allem soll die sehr umfangreiche und schöne Arbeit von Prof. Dr. Asperger und seinem Mitarbeiter Dr. Lesigang aus der Wiener Univ.-Kinderklinik auf die ungünstigen Einwirkungen der Bauchlage aufmerksam machen.

Ich werde in meiner Praxis fast täglich gefragt, warum die Bauchlage schlecht sei, obwohl sie von einigen Seiten so propagiert wird. Von der Vielzahl möchte ich einige Punkte herausgreifen. Zunächst kommt es zu einer Verformung des Kopfes, aus der man schon Bauchlieger erkennen kann. Nachdem aber Bauchlieger meist ihr Leben lang Bauchlieger bleiben, bilden sich die Verformungen nicht mehr so leicht zurück, wie z. B. die Verformung des Kopfes bei Rückenliegern, die im Laufe einiger Jahre vollkommen verschwindet. Bei Bauchliegern wird das Gesicht schmal, vogelartig und der Hinterkopf breit. Weiters stützen sich diese Kinder zu früh und zu viel mit den Händen ab, und sie lernen relativ spät greifen. Beim Menschen – zum Unterschied vom Tier – sind die Hände aber Greiforgane. Auch richten sich die Säuglinge zu früh auf, was gar nicht wünschenswert ist und zur Ausbildung eines Hohlkreuzes führt, wodurch schon im frühen Erwachsenenalter die Zwischenbandscheiben Schäden erleiden, die sich wiederum in Kreuzschmerzen äußern. Die Bauchlieger neigen auch in einem verstärkten Ausmaß zu (Cervical-)Migräne. Sie bekommen meist stärker X-Beine, Platt- und eventuell auch Spitzfüße. Auf die Ausbildung der Hüftpfannendächer hat die Bauchlage keinen so günstigen Effekt, wie man erhoffte.

Neben der Rückenlage kann man den Säugling auf die eine oder andere Seite, aber natürlich auch 2–4 Stunden täglich auf den Bauch legen.

Im British Medical Journal Vol. 298 (1989) **warnen** Professoren und Wissenschaftler von verschiedenen Universitäten vor der **Bauchlage** der Säuglinge wegen eines **5fach höheren Risikos für den plötzlichen Krippentod im 1. Lebensjahr** (Literatur: Medical Tribune Nr. 36, 8. 9. 1989).

Seit längerer Zeit werden **Boxen mit desinfizierenden Flüssigkeiten zur Aufbewahrung der Säuglingsflaschen und Schnuller** sehr propagiert. Hierbei handelt es sich um chlorhaltige Lösungen, die in kleinen Mengen mit der Flaschennahrung vom Säugling aufgenommen werden. Dadurch werden Allergien provoziert, das Epithel der Speiseröhre wird geschädigt, und die Alkali im Blut werden in ihrem Verhältnis verschoben. Sogar die sogenannte Schulmedizin lehnt diese Präparate ab (Pädiatrische Praxis).

Die Kinder sollen ja auch gar nicht ganz steril aufwachsen, und es genügt, wenn man die Fläschchen gleich nach dem Trinken heiß spült, damit keine Speisereste zurückbleiben.

11. Über die **Säuglingsernährung** kann hier nur ein kurzer Abriß gegeben werden.

Was allen Kinderärzten ganz besonders am Herzen liegt, ist das **Stillen.** Es gibt keine bessere Ernährung als die von der Natur eingerichtete und arteigene Muttermilch. Das Stillen führt nicht nur zu einer besseren Mutter-Kind-Beziehung, sondern entlastet auch die Stoffwechseltätigkeit des jungen Kindes ganz bedeutend. Daher gedeihen auch die Brustkinder viel besser als künstlich ernährte und sind weniger anfällig gegen Infektionskrankheiten und Verkühlungen.

Um die Milchbildung richtig in Gang zu bringen, ist es wichtig, daß das Neugeborene gleich nach der Geburt angelegt wird. Immer wenn der Säugling schreit bzw. Hunger hat, soll ihm die Brust gereicht werden. Man soll sich an keine festen Zeiten halten, es bildet sich allmählich ein Rhythmus von alleine. Auch nachts füttert man das Kind, auch hier pendelt sich allmählich ein Tag-Nacht-Rhythmus ein, und die Kinder schlafen ab dem 3. Monat meist durch. Durch das häufige Anlegen wird immer wieder ein Reiz gesetzt, so daß die Milchbildung schneller und besser in Gang kommt. Die Stillzeiten sollen kurz gehalten werden, 12 Minuten pro Brust genügen. Bei längerem Stillen bekommen die Kinder nicht mehr Milch, dafür aber wird die Haut aufgeweicht, es können Schrunden und Risse entstehen, die unter Umständen zu sehr schmerzhaften Entzündungen führen.

Ist es zu einer **Brustdrüsenentzündung** gekommen, so wird diese durch Auflegen von lauwarmen Kompressen mit **Calendula Essenz** (Ringelblumentinktur) 20% (1 Kaffeelöffel/1 Glas warmes Wasser) oder mit **Combudoron flüssig,** innerlich durch Verabreichung von **Erysideron 1** (in Österreich: Apis D 3/Belladonna D 3), anfänglich alle Stunden 12 Tropfen mit etwas Wasser, behandelt. Nach Abklingen der akuten Phase sollen noch durch 4 Wochen 3mal täglich 12 Tropfen genommen werden.

Es ist unbestritten, daß DDT in der Muttermilch nachweisbar ist. Wenn auch in der Kuhmilch im allgemeinen etwas weniger DDT gefunden wird, ist das auf keinen Fall ein Grund nicht zu stillen, da die Vorteile trotzdem sehr stark überwiegen. Durch eine biologisch wertvolle Ernährung kann die werdende Mutter den DDT-Gehalt wesentlich niedriger halten.

Jede junge Mutter sollte sich vornehmen, ihr Kind mindestens bis zum 6. Lebensmonat zu stillen, nach dem 9. Lebensmonat soll aber abgestillt werden.

12. Es gibt viele Möglichkeiten, die Säuglinge **künstlich zu ernähren.** Neben den schulmedizinischen Wegen gibt es auch eine ganze Reihe von biologischen Methoden (Macrobiotik u. a.). Mir hat sich durch drei Jahrzehnte nachfolgender Weg bestens bewährt.

Ist eine Mutter genötigt zuzufüttern, so wird man dies in den ersten Lebenswochen mit einer Pulvermilch machen. Man soll aber nicht zu lange bei Pulvermilchen bleiben, auch nicht, wenn sogenannte adaptierte Milchen verwendet werden. Adaptiert heißt eine Milch, wenn ihr Eiweiß-, Fett- und Zuckergehalt möglichst der Frauenmilch angeglichen ist. Pulvermilcharten sollen – abgesehen von den eben genannten Manipulationen – deswegen nicht lange gegeben werden, weil durch den Pulverisierungsprozeß alles „Lebendige" in der Milch zerstört wird. Aber gerade auf diese nicht meßbaren, lebendigen Kräfte kommt es an. Wenn die Kuhmilch auch ein tierisches Produkt ist, so hat sie, geistig-seelisch gesehen, wenig Tierisches in sich und kommt somit dem Pflanzenreich sehr nahe. Darum bevorzugen die Vegetarier auch Milch bzw. Milchprodukte.

Es ist auch nicht gleichgültig, ob zum Auflösen des Milchpulvers ein mehr oder minder totes Wasser aus der Leitung genommen wird oder ob das Wasser in der Milch durch das Pflanzen- und Tierreich gegangen ist und sich dabei mit lebendigen Kräften aufgeladen hat.

Darum soll man ab der 5./6. Lebenswoche, wenn es notwendig ist, auf 1/2 Kuhmilch mit 1/2 Wasser oder Tee umstellen, in die **Holle Reisschleim,** ein Demeter-Produkt, eingekocht wird. Alle Produkte eines Bauernhofes, wo biologisch-dynamisch (nach R. Steiner) – also ohne Kunstdünger – angebaut wird, bekommen als Gütesiegel die Bezeichnung „Demeter". Süßen mit wenig Honig oder Rohrzucker.

Ab der 8. Woche gibt man, langsam steigernd, frische Obstsäfte bis zu einer Menge von etwa 10 Kaffeelöffeln (= 50 g). Mit Karottensaft fängt man an und kann dann fast auf alle Obstsäfte, je nach Jahreszeit, übergehen.

Nach einigen Wochen geht man von der 1/2 Milch auf 2/3 Milch mit **Holle Getreideschleim** über und verwendet nur Honig.

Mit 3 1/2 Monaten wird – auch beim Brustkind – langsam eine Milchmahlzeit durch einen Keksobstbrei ersetzt. Als Keks verwendet man zweckmäßig **Holle Zwieback** (2 Stück pro Mahlzeit).

Als Obst soll man vorwiegend reifes, heimisches Obst verwenden, wenn möglich biologisches Obst. Mit Bananen eher sparsam sein.

Hat der Säugling seinen 5. Monat beendet, so wechselt man von Holle Getreideschleim auf **Holle Vollkorn-Kindernahrung,** die in etwas mehr als ein Drittel Wasser gekocht wird. Erst dann wird die rohe Milch in den Schleim eingerührt und nicht mehr aufgekocht.

Mit ca. 5 1/2 Monaten wird eine 2. Milchmahlzeit langsam durch Gemüse ersetzt, das man jeden Tag frisch kochen sollte.

Ab dem vollendeten 8. Monat wird die Milch nicht mehr verdünnt. Es wird also Holle Vollkorn-Kindernahrung in etwa 1/3 Milch kurz aufgekocht und die restliche Milch wieder roh dazugegeben.

Mit vollendetem 10. Monat kann man mit Kalbsknochensuppe beginnen, auch zerdrückten – womöglich ungeschälten – Reis kann man geben. Mit Kartoffeln soll man erst gegen Ende des 1. Jahres anfangen, weil die Kartoffel als Nachtschattengewächs den Stoffwechsel der Hirnzellen des Kleinkindes ungünstig beeinflußt.

Leber und Fleisch, wenn man überhaupt geben will, nicht vor dem 1. Geburtstag und noch später, erst ab dem vollendeten 3. Jahr hie und da Eier. Eier soll man deswegen so spät geben, weil im Dotter, ganz konzentriert wie in einem Samen, die Formkraft oder Lebenskraft für das kleine Küken vorhanden ist, die durch das Kochen allein nicht vernichtet wird. Das Kind muß diese Formkraft abbauen. Geschieht dies nicht vollständig und kommen Teile dieser Kraft in den Menschen, dann kommt es zu Allergien, aber auch wenn die Kinder die Eier ohne Allergien, ohne Durchfall anscheinend gut vertragen, wird trotzdem die Verdauung auf einer höheren als der physischen Ebene überfordert, und im Erwachsenenalter treten dann als Folge chronische Magen- oder Darmkrankheiten auf. (Unter den Rekruten fand man bei ca. 37% ein solch chronisches Leiden.) Die Zusammenhänge sind schwierig aufzudecken und daher auch relativ unbekannt.

Jenseits des 1. Jahres geht man langsam auf die normale Erwachsenenkost über, die natürlich auch eine möglichst vollwertige sein sollte.

13. **Rachitis,** oder auch englische Krankheit genannt, ist eine Knochen- und Nervenkrankheit, die vorwiegend im 1. Lebensjahr auftritt. Die Kinder werden matt, zeigen eine deutliche Muskelschwäche, der Bauch wird stark vorgewölbt, es tritt eine

immer stärker werdende Schlaflosigkeit auf, schließlich können durch überstarke Reizbarkeit Zuckungen in Gesicht und Armen auftreten, die bis zu Muskelkrampfanfällen (Spasmophilie) führen können. Die Kinder wetzen mit dem Kopf, der auch stark schwitzt, hin und her, dadurch entsteht am Hinterkopf eine teilweise Kahlheit. Im Rahmen des Knochensystems kommt es infolge eines Mangels von Verkalkung zur Erweichung bzw. Verdikkung der Knochen. Im Bereich des Hinterkopfes tritt die Knochenerweichung in Form der Kraniotabes (Schädelweichheit) auf. Hier muß allerdings eingefügt werden, daß eine alleinige Kraniotabes nicht immer eine Rachitis ist, denn sie tritt manchmal auch bei Kindern auf, die genügend Vitamin D3 erhalten haben, und sie läßt sich auch nicht immer mit Vitamin D3 heilen. Man spricht dann von einer nichtrachitogenen Kraniotabes.

Bei der Rachitits kommen dann aber noch andere Knochenveränderungen vor, wie Auftreibungen an der Knochen-Knorpelgrenze der Rippen (rachitischer Rosenkranz) und Auftreibungen der großen Röhrenknochen im Bereich der Wachstumsfugen, und zwar nahe dem Hand- bzw. Sprunggelenk.

Zur richtigen Einlagerung von Kalk in die Knochen ist Vitamin D3 unbestritten notwendig. Das heißt allerdings noch nicht, daß Vitamin D3 unbedingt von außen zugeführt werden muß, weil der Körper in der Lage ist, durch Lichteinfluß aus der in der Haut vorhandenen Vorstufe das Vitamin zu erzeugen.

So kommen wir zur **Vorbeugung gegen Rachitis.** Da – wie erst vor kurzem entdeckt wurde – die Muttermilch nicht nur ein fettlösliches, sondern eben auch ein wasserlösliches Vitamin D3 enthält, sind gestillte Kinder gegen Rachitis gefeiter.

Da der Körper Licht braucht, um aus der Vorstufe das Vitamin zu bilden, bringt man schon bald – je nach der Jahreszeit (im Sommer mit 2–3 Wochen, im Winter ab der 4. Woche) – die Kinder an die frische Luft. Das soll aber nicht heißen, daß man die Säuglinge direkt dem Sonnenlicht aussetzt. Der Kopf des Kindes muß immer im Schatten sein. Auch das diffuse Licht unter Bäumen hat noch immer genug UV-Wirkung, um die Vorstufe ins Vitamin D3 überzuführen.

Weiters wird man der Rachitis entgegenwirken können, wenn man den Säugling quantitativ nicht überfüttert und wenn man ihm eine qualitativ hochwertige Ernährung gibt.

Auf die von der naturwissenschaftlichen Medizin kommende Vorbeugung mit Vitamin-D3-Tropfen wird man in manchen Fällen sicherlich nicht verzichten können. Aber auch diese rein materialistisch eingestellte Medizin hat eingesehen, daß die anfangs als Stoß-Behandlung verabfolgten Vitamin-D3-Mengen viel zu groß waren. So wurde die Dosis laufend verringert, und von der Stoßprophylaxe ist man wieder vollkommen abgekommen. Ein biologisch denkender Arzt wird aber auch noch diese niedrigen Dosen weiter herabsetzen. Nach meiner langjährigen Erfahrung genügt – unter Ausnutzung der übrigen vorbeugenden Maßnahmen –, wenn man ab dem 14. Tag bis zum Ende des 3. Monats täglich einmal 1 Tropfen Vitamin D3 gibt. Unter Berücksichtigung der Konstitution (Großköpfige brauchen mehr, Kleinköpfige weniger), der Jahreszeit (im Winter mehr, im Sommer weniger) kann die notwendige Dosis und auch die Zeitdauer der Verabfolgung variieren.

Auch auf biologischem Wege ist eine gezielte Rachitisvorbeugung durchführbar. Ab dem 2. Lebensmonat sollte man zur Vorbeugung ein natürliches Kalkpräparat (für Zähne und Knochen), kombiniert mit Phosphor (Lichtträger), verabfolgen. Am geeignetsten sind für diesen Zweck schon fertige Kombinationspräparate. Morgens gibt man nüchtern in einem Glas- oder Plastiklöffel (nicht Metallöffel wegen Phosphor) einige Tropfen Wasser und dahinein 5 Tropfen von **„Apatit/Phosphorus comp. S“** (wobei S für Säugling steht), abends ebenfalls nüchtern, d. h. also vor dem Essen, 1 Messerspitze – so groß wie eine Erbse – von **„Conchae/Quercus comp. S“**. Nach Vollendung des 1. Lebensjahres gibt man diese 2 Medikamente mit dem Buchstaben „K“ (Kleinkinder), die Dosierung bleibt gleich.

Ab Beginn des 3. Lebensjahres gibt man statt diesen zwei Medikamenten den „Aufbaukalk 1 und 2“. Nr. 1 morgens, Nr. 2 abends, und zwar jeweils 1 Messerspitze.

Die Behandlung einer ausgewachsenen Rachitits kann hier nicht besprochen werden, weil sie viel zu kompliziert ist und auf alle Fälle ein Arzt zugezogen werden muß.

Nur die Behandlung der doch relativ häufig vorkommenden **Kraniotabes** soll hier ausgeführt werden. **Apatit/Phosphorus comp. S** läßt man in der doppelten Dosis (also 10 Tropfen) morgens einnehmen, und abends reibt man den Hinterkopf mit einer schwachen Bleisalbe **(Ungt. Plumbi met. D 3)** ein. Nach ca. 3 Monaten ist der Kopf wieder fest.

14. Bei der **Fluorprophylaxe** (Zahnvorsorge) geht es seit Jahrzehnten hin und her. Die Befürworter der Cariesvorbeuge durch Fluor sind ziemlich zahlreich und versuchen mit Statistiken zu beweisen, daß die Caries bedeutend abnimmt, wenn Zymafluor genommen wird. Eigentümlicherweise haben Statistiker bewiesen, daß die Statistik der Fluorbefürworter nicht stimmt. Dazu

kommt, daß Wissenschaftler der Hochschulen auch gewisse Toxizität (Giftigkeit) des Fluor im Experiment nachgewiesen haben.

Wissenschaftler in Amerika glauben, daß in Gebieten, in denen von vornherein die Flüsse viel Fluor haben oder das Trinkwasser fluoriert wird, die Caries zwar abnimmt, aber dafür im Durchschnitt mehr Krebs vorkommt. Auch diese Vermutung bleibt nicht ohne Anfechtung, aber bei uns haben sich doch einige Behörden veranlaßt gefühlt, die Ausgabe von Fluortabletten in Schulen, öffentlichen Kindergärten und Mütterberatungsstellen einzustellen.

Eine immer wieder zur Diskussion stehende Trinkwasser- oder Salzfluorierung ist auf alle Fälle abzulehnen, weil dadurch die persönliche Freiheit des Staatsbürgers verletzt wird.

Gerade für die Biologen gibt es da einen sehr erfolgreichen Ausweg. Wichtig ist zunächst die Ernährung. Aus verschiedenen Arbeiten eines Zahnarztes aus Deutschland wissen wir, daß die Vollkornernährung bei der Cariesvorbeugung eine ganz entscheidende Rolle spielt. Auch aus diesem Grunde wurde schon weiter oben empfohlen, dem Säugling ab der 6. Woche Vollkornmehle in die Milch zu geben (Holle, nicht nur weil es Vollkornpräparat ist, sondern weil das verwendete Getreide biologisch-dynamisch angebaut wurde). Weißer Zucker sowie Süßigkeiten und weißes Mehl sind auch später zu meiden.

Mit der Zahnpflege beginnt man, wenn alle Zähne durchgebrochen sind, etwa mit 2 Jahren. Man soll keine chemischen Zahncremes verwenden, sondern eine milde **Pflanzenzahncreme,** die, wenn sie verschluckt wird, keinen Schaden anrichtet.

Innerlich gibt man ab dem 2. Lebensmonat ein Roßkastanienextrakt, **Aesculus cort. D 50,** 2mal 5 Tropfen, also morgens und abends nüchtern, am besten mit den oben erwähnten Kalkpräparaten zusammen. Dieses Präparat führt dem Körper nicht Fluor in materieller Form zu, sondern regt den Fluorprozeß an, so daß genügend vorhandenes Fluor richtig in den Zahnschmelz eingebunden werden kann. Eine davon polare Wirkung von Aesculus ist die Förderung des Magnesiumprozesses, der für das Zahnbein von Wichtigkeit ist. Für die Milchzahnentwicklung kommt diese Vorbeugung eher zu spät, da diese Zähne schon fertig angelegt sind – es sei denn, die Mutter hat während der Schwangerschaft Aesculus D 50 und Aufbaukalk 1 und 2 genommen. Diese vorbeugenden Maßnahmen sind also für die bleibenden Zähne gedacht, und deswegen soll man diese Tropfen mit dem Kalk bis zum vollendeten 7. Lebensjahr mit kleinen Pausen geben. (Nach etwa 3 Monaten macht man 1 Monat Pause.)

Werden die Zähne des Milchgebisses frühzeitig schlecht, kann man einige Wochen hindurch die Aesculustropfen durch **Fluorit D 12,** 2mal 1 Messerspitze täglich, ersetzen.

D) Infektionskrankheiten

Es gibt zwei große Gruppen von Krankheiten, die sich polar gegenüberstehen. Die eine Gruppe wird gebildet von allen akuten, zu Fieber führenden Entzündungskrankheiten, zu denen auch alle Infektionskrankheiten zählen. Zur anderen Gruppe gehören alle sklerotischen – d. h. zur Verhärtung führende – Krankheiten, also hauptsächlich chronische Erkrankungen, bei denen kein oder fast kein Fieber auftritt und wo es unter anderem infolge von Ausscheidungsmangel zu Ablagerungen von Stoffen kommt (Gicht, Rheumatismus, Adernverkalkung). In diese Gruppe muß man aber auch alle gutartigen und bösartigen Geschwülste (Tumore, Krebse, Sarkome) einreihen.

Diese beiden Gruppen von Krankheiten stehen zueinander wie die Waageschalen an einem Waagebalken. Nimmt man durch Impfungen Infektionskrankheiten aus der einen Schale, so wird diese leichter und schnellt in die Höhe, die andere aber sinkt, das heißt, daß die sklerotischen und tumorösen Erkrankungen an Zahl zunehmen. So findet man unter den Krebskranken weniger Leute, die Masern durchgemacht haben, als dies unter der normalen Bevölkerung der Fall ist. Hier ist also schon ein ganz wichtiges Wort über die Impfungen ausgesprochen (siehe Kapitel Impfungen).

Bei den Infektionskrankheiten sollte man zwischen **Kinderkrankheiten** und anderen durch Infektion hervorgerufenen Krankheiten, wie z. B. Grippe, Verkühlungen, Wundrose usw., unterscheiden.

Der eigentliche Sinn der Kinderkrankheiten ist nach der Entdeckung der Viren oder Bakterien als auslösender Agens verloren gegangen. Man meint jetzt, daß die Viren bzw. Bakterien für diese Krankheiten (Masern, Röteln, Scharlach, Mumps, Schafblattern und einige andere) so weit verbreitet sind, daß der Mensch eben schon als Kind damit in Berührung kommt und deswegen schon in diesem Alter erkrankt. Aber daß es zum Ausbruch einer Erkrankung kommt, genügt nicht die Anwesenheit der Viren allein, sondern ebenso wichtig ist die Disposition, die einmal da ist oder auch lange Zeit nicht da ist. Wenn sie nicht da ist, kann es nicht zum Ausbruch der Erkrankung kommen, wenn auch noch so viele Viren in nächster Umgebung des Kindes sind, z. B. wenn ein Geschwister an Masern erkrankt ist. (Das gilt übrigens nicht nur für die Kinderkrankheiten, sondern für alle Infektionskrankheiten.)

Wie wir schon früher hörten, trifft das „Ich“ des jungen Menschen auf einen von den Eltern vererbten physischen Körper. Dieser Körper besteht unter anderem auch aus Eiweiß. Dieses ist für den einzelnen Menschen sehr spezifisch und bildet sozusagen das Gefäß für die Individualität („Ich“). Das Neugeborene besteht aber hauptsächlich noch aus mütterlicher Substanz. Mit dem ersten Atemzug zieht das Geistige im Menschen („Ich“) in das Neugeborene ein, verbindet sich also mit dem Fleische, d. h. inkarniert sich. Dieser Vorgang ist aber ein langsamer, und im Laufe der Kindheit wird die Verbindung eine immer festere. Die Individualität möchte aber den physischen Leib, und hier besonders das Eiweiß, sich, also dem „Ich“, anpassen und muß daher ständig einen Kampf gegen die vererbten Faktoren und gegen mütterliches Stoffliches führen. Ausdruck dieses Kampfes sind die Kinderkrankheiten und auch oft anscheinend unbegründetes Auffiebern der Kinder. Kinder fiebern bekanntlich rasch sehr hoch, ohne daß das Herz-Kreislaufsystem besonders belastet wird. Auch ohne Behandlung geht das Fieber oft wieder zurück. Man wird verleitet zu sagen, Kinder „gehen gekonnt“ mit dem Fieber um (Dr. Wolff). Und tatsächlich wird bei Fieber immer, und zwar besonders vererbtes Eiweiß abgebaut und anschließend – aber jetzt individualisiertes – Eiweiß wieder aufgebaut. Zeichen des Eiweißabbaues während des Fiebers ist der hochgestellte, dunkle Harn, der Eiweißabbauprodukte vermehrt enthält. Daher soll man während des Fiebers kein Eiweiß (Milch, Fleisch, Eier) geben, sondern erst in der anschließenden Aufbauphase. So bedeutet jedes Fieber in der frühen Kindheit eine festere Verbindung von „Ich“ und physischem Leib.

Eine zweite sehr wichtige Wirkung des hohen Fiebers ist, daß sich Viren und Bakterien nicht so gut vermehren können und damit die Krankheit schneller und besser überwunden werden kann.

Eine andere Art von Eiweißabsonderung ist die Hautschuppung nach Kinderkrankheiten, die bei Scharlach besonders stark sein kann. Hier kann sie lammellös sein, es gehen ganze Fetzen besonders von den Fingern ab, sie kann aber auch ganz fein, kleienförmig oder unscheinbar sein.

H. Müller-Eckhard spricht ein heute allgemein sehr ketzerisch wirkendes Wort aus, das man aber in früheren Zeiten durchaus als richtig empfunden hat, nämlich daß **ein Kind Kinderkrankheiten bekommt, um gesünder zu werden.**

Eltern, die ihre Kinder gut kennen und genau beobachten, merken sehr deutlich vor einer Erkrankung eine Veränderung im Wesen ihrer Kinder – sie sind unausstehlich, nörgeln und essen meist weniger – und nach einer Krankheit fallen dann positive Veränderungen auf, sowohl körperlich als auch geistig-seelisch.

Das Fieber soll man, wenn es sehr hoch ist, zuerst mit Wadenwickeln (siehe dort) angehen, und in zweiter Linie kommen die früher genannten homöopathischen Mittel wie Aconit, Belladonna usw. zur Anwendung.

Bei allen Infektionskrankheiten soll ein Arzt zugezogen werden, damit zunächst die Diagnose sichergestellt wird, das manchmal gar nicht so leicht ist und in vereinzelten Fällen sogar dem Fachmann Kopfzerbrechen bereiten kann. Vor allem ist bei Röteln die sichere Diagnose bei Mädchen ganz besonders wichtig, damit später bei Rötelkontakt während einer Schwangerschaft die richtigen therapeutischen Konsequenzen gezogen werden. Da man sich erfahrungsgemäß nicht über längere Zeit merken kann, welche Kinderkrankheiten die eigenen Kinder durchgemacht haben, sollen im Impfpaß entsprechende Vermerke mit Datum gemacht werden.

Und nun zu den einzelnen Infektionskrankheiten, wobei zuerst die typischen Kinderkrankheiten besprochen werden sollen.

1. Scharlach

Der Scharlach hat sich in den letzten 30–40 Jahren stark gewandelt, man sagt der „Genius epidemicus“ habe sich verändert. Während vor 40 Jahren der Scharlach noch eine gefürchtete Kinderkrankheit war, zählt er jetzt im allgemeinen zu den harmlosesten. Er kann so leicht verlaufen, daß er überhaupt übersehen wird.

Der Scharlach ist weit weniger ansteckend als etwa Masern oder Röteln, d. h. die Disposition, an Scharlach zu erkranken, haben nur ¹/₃ aller Kinder, während diese für Masern über 90% beträgt. Es erkranken also nur ¹/₃ aller Kinder, die mit einem akuten Scharlach in Berührung kamen. Auch Erwachsene können erkranken. Etwa 8% bekommen den Scharlach ein zweites Mal.

Bakterien (Haemolysierende Streptokokken) sind die Erreger dieser Krankheit, und diese können auch von nicht Erkrankten, die mit Scharlachkranken Berührung hatten, übertragen werden. Die Inkubationszeit (jene Zeit von der Ansteckung bis zum Ausbruch der Krankheit) beträgt 2–7 Tage.

Die Krankheit beginnt ohne Vorstadium ziemlich plötzlich, meist mit Erbrechen, mehr oder minder hohem Fieber, flammend rotem Rachen und Gaumenbogen, dick belegter Zunge und einem getüpfelten, hellroten Ausschlag, beginnend im Oberschenkeldreieck (Unterbauch). Der Ausschlag verbreitet sich rasch über den ganzen Stamm sowie über Arme und Beine. Das Gesicht bleibt frei vom Ausschlag, zeigt aber eine fieberhafte Rötung, wobei die Mundgegend ausgespart bleibt (circumorale Blässe). Nach 2–4 Tagen ist das Fieber meist wieder zur Norm zurückgekehrt, der Hautausschlag abgeblaßt, aber die Haut noch grieselig und trocken. Die Zunge hat sich vom Belag gereinigt, und durch deutliches Hervortreten der Papillen entsteht die typische „Himbeerzunge", die eine „scharlachrote" Farbe zeigt. Die Kinder fühlen sich sehr rasch wieder wohlauf.

Nach etwa 2 Wochen kommt es sehr häufig, aber nicht immer zu einer Schuppung. Während sie im Bereich des Stammes fein und kleienförmig ist, kann sie im Bereich der Finger und Zehen lamellenförmig sein, d. h. daß ganze Hautfetzen abgestoßen werden.

Hier haben wir eine Krankheit vor uns, die ganz im Trockenen, im „Feurigen" sich abspielt zum Unterschied von Masern, wo von Anfang an das Wäßrige überwiegt.

Gefürchtet, wenn auch heute nicht mehr so häufig, kann es nach 2–3 Wochen zur sogenannten Zweiterkrankung kommen. Damit sind Nierenentzündungen, Herz- und Gelenkserkrankungen oder auch Mittelohrentzündungen gemeint.

Die Behandlung des Scharlach besteht in mindestens 1 Woche Bettruhe und Verabfolgung von **Vaucheria dil. D 3**, 3–5mal täglich 6–7 Tropfen mit etwas Wasser vor dem Essen. Vaucheria ist eine Alge und ein typisches Scharlachmittel. Bei sehr hohem Fieber gibt man noch **Erysideron 1** (in Österreich: Apis D 3/ Belladonna D 3), 2stündlich 5–7 Tropfen, und bei sehr starker Angina noch **Zinnober D 6,** 2stündlich 1 Messerspitze dazu. Bei starken Rachenschmerzen wird mit **Bolus Eucalyptus comp.** (1 Kaffeelöffel auf 1 Glas Wasser) in kürzeren Abständen ein paar Minuten gegurgelt. Der Kreislauf soll mit **Cardiodoron B** unterstützt werden.

Bei Mittelohrentzündung legt man angewärmte und in Verbandgaze gewickelte Zwiebelscheiben vor und hinter die Ohrmuschel und gibt innerlich noch zusätzlich **Ferrum phosphoricum**

D 6 und/oder **Levisticum e rad. D 3.** Haben die Ohrenschmerzen aufgehört, soll noch etwa 14 Tage hindurch 2mal täglich **Quarzöl** in die Ohren eingetropft werden. Dieses regt die Gestaltungskräfte im Ohrbereich an, und somit kommt es zu einer besseren und gründlicheren Ausheilung.

Je nach Schwere genügt jetzt im allgemeinen (ohne Kom tion) eine Woche Bettruhe und anschließend noch eine Woche körperliche Schonung. Dann kann auch wieder Kindergarten oder Schule besucht werden, wobei für zwei Wochen eine Befreiung für Schwimmen und Turnen ausgesprochen werden soll. Vorher aber (also zwei Wochen nach Beginn des Scharlachs) sollte eine ärztliche Nachuntersuchung mit Blutdruckmessung und Harnkontrolle stattfinden.

2. Masern

Masern ist die typische Kinderkrankheit, fast alle Menschen machen sie einmal mit. Die Erreger sind Viren.

Nach einer Inkubationszeit von 10–11 Tagen beginnt das Vorstadium – das allerdings manchmal übersehen werden kann – mit Schleimhautentzündungen von Augen, Nase, Rachen und Bronchien. Es kommt zu einer starken Bindehautentzündung mit Lichtscheu – deswegen muß auch das Krankenzimmer verdunkelt werden. Die Nase fließt wäßrig, der Rachen wird flammend rot, ebenso die Wangenschleimhaut, auf der sich nach einigen Tagen kalkspritzerartige, weiße Flecken (Kopliksche Flecken) zeigen, an denen man schon oft vor Auftreten des typischen Hautausschlages die Masern erkennen kann. Am weichen Gaumen entsteht auch ein roter Ausschlag, das Enanthem. An den Bronchien entwickelt sich eine anfangs trockene Bronchitis mit schmerzhaftem Husten. Die anfänglich mittelhohe Temperatur kehrt nach 2–3 Tagen zur Norm zurück, um dann mit Ausbruch des Hautausschlages wieder bis zu 40 Grad und darüber anzusteigen.

Damit wird das Hauptstadium eingeleitet, und ziemlich genau am 14. Tag nach der Ansteckung wird das Gesicht aufgedunsen und fleckig, und hinter den Ohren beginnt der Ausschlag in Form von kleinen, dunkelroten Flecken, die sich rasch über den Hals und Rücken verbreiten und anschließend den ganzen Stamm sowie Arme und Beine ergreifen. Die Flecken werden immer größer, fließen zusammen und sind durch eine leichte Schwellung leicht erhaben. Das vorhin beschriebene Enanthem wird deutlicher, und der Husten wird langsam lockerer. Am Tag des hohen Fiebers dösen die Kinder dahin und schlafen viel. Hierbei handelt es sich um einen echten Heilschlaf, nach dem sie erfrischt und verwandelt aufwachen.

Alle diese Veränderungen spielen sich im Wäßrigen ab, alles fließt bei Masern und ist somit Ausdruck eines überschießenden Lebensleibes. Im hohen Fieber drückt sich das starke Eingreifen des „Ich" aus. Das Blut ist das Organ des „Ich". Hier führt also die „Individualität" den Gegenstoß und „zersprüht" das Blut bis in die Haut (vermehrte Blutfülle der Hautgefäße im Bereich des Ausschlages).

Das Fieber sinkt dann sehr rasch, der Ausschlag bildet sich in 3–4 Tagen wieder zurück, kann aber noch längere Zeit sichtbar bleiben, weil sich aus dem Blut Eisen im Hautgewebe ablagern kann, das erst allmählich wieder abgebaut wird. Der Husten wird locker und seltener, das Allgemeinbefinden bessert sich nach dieser ziemlich schweren Krankheit recht schnell.

Nach einem normalen Verlauf hat sich ein Kind körperlich, geistig und auch charakterlich zu seinem Vorteil verändert, und vielen Eltern fällt diese Veränderung auf. Das „Ich" hat durch diese Krankheit vererbte Kräfte und Eiweiß, die der Entwicklung der Persönlichkeit des Kindes hinderlich waren, überwunden.

Der Verlauf bei Masern muß sich allerdings nicht immer so normal gestalten. Die Kliniken geben häufiger Komplikationen an, als man sie in der freien Praxis findet, vielleicht deswegen häufiger, weil natürlich hauptsächlich die schwereren Maserner-krankungen in die Spitäler eingewiesen werden. **Sicherlich führt eine homöopathische Behandlung seltener zu Komplikationen.** Zwei klinische Veröffentlichungen (eine aus einem afrikanischen Hospital und eine andere aus Grönland) belegen den Wert bzw. den Unwert einer bestimmten Behandlung. In beiden Arbeiten wird darauf hingewiesen, daß die Unterdrückung des Fiebers mit chemischen Mitteln und des Hustens mit codeinhaltigen Präparaten zu einem Anstieg von Komplikationen und vor allem auch zu der gefürchteten Encephalitis (Hirnentzündung) führen kann.

Als Komplikationen bei Masern muß man zunächst die Lungenentzündung nennen, die aber doch recht selten auftritt, meistens dann, wenn die Masern nicht richtig herauskommen (Fieber und Ausschlag). Im Volksmund wird von einem „Nach-innen-Schlagen" der Masern gesprochen. Der Körper sucht die Ausscheidung dann über die Lunge, wenn sie über die Haut nicht möglich ist.

Wenn der Körper auch diesen Weg nicht gehen kann, dann kommt es sozusagen in 3. Instanz zur Hirnentzündung, die in letzter Zeit zugenommen hat. Diese Komplikation ist meist sehr böse, weil die Hirnentzündung nur in sehr wenigen Fällen ohne Folgen vollständig ausheilt.

Nachdem alle Schleimhäute auch mitbetroffen sind, können in seltenen Fällen Mittelohr- und Blinddarmentzündungen auftreten. Erstere werden mit **Ferrum phosphoricum D 6** und/oder **Levisticum e rad. D 3** behandelt, letztere müssen, wenn akut, operiert werden.

Tritt in einer Familie Masern auf, müssen alle Kinder im Alter zwischen 5 Monaten und 2 Jahren mit **Masern-Immunglobulin** geschützt werden. Dieses besondere Gammaglobulin ist ein Eiweißkörper aus dem menschlichen Blut und trägt die Abwehrstoffe gegen Masern. Es handelt sich also dabei um ein natürliches Produkt und wird gut vertragen.

Die **Behandlung** von masernerkrankten Kindern besteht in erster Linie in **Bettruhe.** Diese muß, vom Beginn des Ausschlages an gerechnet, mindestens 8 Tage eingehalten werden, auch dann, wenn das Kind schon längst abgefiebert hat.

Weiters muß das **Krankenzimmer verdunkelt** werden, weil Lichteinfall äußerst unangenehm ist. Es muß nicht ganz finster sein.

Ganz besonders wichtig ist auch **liebevolle Hinwendung** der Mutter.

Die Ernährung soll anfangs arm an Eiweiß sein, und die kleinen Patienten dürfen auf keinen Fall zum Essen gezwungen werden. Solange hohes Fieber vorhanden ist, wird man mit Honig gesüßte Limonaden oder Tees anbieten. Später kann man dem Verlangen der Kinder nachgeben.

Und nun zur medikamentösen Behandlung: Im Vorstadium ist **Ferrum phosphoricum comp.** wegen des darin enthaltenen Aconitum, das schmerzstillend und nervenberuhigend wirkt, alle 2 Stunden zu geben. Im Hauptstadium dagegen ist **Apis D 3/Belladonna D 3 (Erysideron 1)** angezeigter, weil Belladonna bei feuchtem Fieber das Mittel der Wahl ist und weil es günstig auf Reizhusten, Fließschnupfen und Bindehautentzündung wirkt. Mit **Viropect** (Ipecacuanha, Cuprum aceticum) läßt sich der lästige Masernhusten meist gut beherrschen.

Wegen des hohen Fiebers ist es notwendig, den Kreislauf durch **Cardiodoron B** zu unterstützen.

Bei Auftreten von Komplikationen ist auf alle Fälle ein Arzt hinzuzuziehen.

Nach der Woche Bettruhe ist noch eine weitere Woche körperliche Schonung einzuhalten.

3. Röteln

Röteln ist ebenfalls eine typische Kinderkrankheit, wenn sie auch einen wesentlich milderen Verlauf zeigt. Der Erreger ist ein Virus, und die Inkubationszeit beträgt ca. 14 Tage.

Die Kinder werden mißlaunig, bekommen nur leicht erhöhte Temperatur, der Rachen ist kaum gerötet, und der Ausschlag beginnt hinter den Ohren mit kleinen, linsengroßen, hellroten Fleckchen. Der Ausschlag verbreitet sich dann sehr schnell über Hals und Stamm bis zu den Armen und Beinen und ist an den Beugeseiten der Unterarme zuletzt zu sehen. In 2–3 Tagen ist der Ausschlag wieder weg. Typisch für Röteln sind die Lymphdrüsenvergrößerungen, vor allem im Nacken.

Trotz des meist sehr milden Verlaufs gehören die Kinder ins Bett, bis der Ausschlag nicht mehr zu sehen ist. Dies deswegen, weil bei Röteln als Komplikation – zwar sehr selten – Gelenksentzündungen besonders im Kniegelenk auftreten können. Diese Gelenksbeschwerden klingen nach wenigen Tagen wieder ab und hinterlassen keine Folgen.

Bei Gelenksentzündungen kann man die Ausheilung durch **Bryonia/Stannum** Globuli (5mal täglich 5 Kügelchen unter der Zunge zergehen lassen) unterstützen. Sonst ist bei Röteln eine medikamentöse Behandlung nicht notwendig.

Eines muß bei den Röteln noch erwähnt werden. Wird eine schwangere Frau im 2.–4. Schwangerschaftsmonat mit Röteln angesteckt und hat sie Röteln noch nicht gehabt, dann besteht Gefahr, daß die Leibesfrucht geschädigt wird, und es ist daher sofort nach Kontakt mit einem Rötelkranken ein Arzt aufzusuchen. In solch einem Fall ist es eben ganz besonders wichtig zu wissen, ob die Frau als Kind Röteln durchgemacht hat oder nicht. Darum die Mahnung, die Kinderkrankheiten in den Impfpaß einzutragen.

Von den Röteln zu unterscheiden sind die **Ringelröteln,** auch eine Viruserkrankung (Exanthema infectiosum). Der Ausschlag beginnt an den Wangen mit eher dunkelroten großflächigen Flekken, und erst nach einigen Tagen zeigt sich am Stamm und an Oberarmen und -beinen ein girlandenartiger Ausschlag, der oft ringelförmig angelegt ist. Der Ausschlag dauert eine Woche oder darüber, meist ohne Fieber, und eine Behandlung ist nicht notwendig.

4. Drei-Tage-Fieber

Eine Viruskrankheit, die nur Säuglinge und kleine Kinder bis zum 2. Lebensjahr befällt. Die Inkubationszeit beträgt ca. 14 Tage. Die Krankheit beginnt mit hohem Fieber bis 40 Grad, der Rachen kann gerötet sein, die Lymphdrüsen im Bereich des Kieferwinkels und des Nackens schwellen wie bei Röteln an und sind nach einigen Tagen noch deutlich zu tasten. Der Stuhl wird weicher als normal, aber nicht durchfallartig, dünnflüssig. Andere katarrhalische Anzeichen fehlen meistens.

Wenn das hohe Fieber 3 Tage angehalten hat, kommt es plötzlich zu einer Normalisierung der Temperatur unter gleichzeitigem Auftreten eines an Röteln erinnernden Hautausschlages, der nach 2–3 Tagen wieder verblaßt. Der Stuhl normalisiert sich, und die Gesundheit ist wieder hergestellt. Die Diagnose kann man eigentlich erst dann stellen, wenn das Fieber abgesunken und der Ausschlag sichtbar ist.

Die Behandlung besteht in Verabreichung von **Chamomilla comp. Kinderzäpfchen** oder **Viburcol-Kinderzäpfchen.**

5. Windpocken (Schafblattern)

Sie sind ebenfalls eine harmlose, aber oft länger dauernde, in Schüben verlaufende Kinderkrankheit, die durch Viren hervorgerufen wird. Die Inkubationszeit beträgt 14–18 Tage. Die Windpocken sind sehr ansteckend und können über weitere Strecken vom Wind vertragen werden, wie der Name das schon ausdrückt.

Es kommt zum Auftreten von kleinen, wasserklaren Bläschen, oft auf rotem Grund, die allmählich größer werden, ein trübes Aussehen annehmen und schließlich von der Mitte her austrocknen und eine Kruste bilden. Die Aussaat verläuft meist in mehreren Schüben. Größere Pusteln, vor allem wenn sie aufgekratzt werden, weil der Ausschlag juckt, können kleine, runde, unter dem Niveau der Haut liegende Narben hinterlassen.

Die Kinder gehören so lange ins Bett, bis alle Bläschen verkrustet sind. Dann besteht auch keine Ansteckungsgefahr mehr.

Die Bläschen werden mit einer einfachen **Zinkschüttelmixtur** betupft, damit sie schneller eintrocknen und der Juckreiz bekämpft wird.

Wenn alles verkrustet ist, können die Kinder aufstehen und, wenn die meisten Krusten abgefallen sind, wieder den Kindergarten oder die Schule besuchen. Das erste Reinigungsbad kann man vornehmen, wenn alle Krusten abgefallen sind.

6. Keuchhusten

Der Keuchhusten (Pertussis) ist zwar eine recht dramatische und langwierige Krankheit, aber verhältnismäßig harmlos.

Der Erreger ist ein Bacterium (Haemophilus pertussis), das hauptsächlich durch Tröpfcheninfektion übertragen wird. Erkranken können alle Altersklassen, vom Säugling bis zum Großvater. Säuglinge sind durch Auftreten von Komplikationen besonders gefährdet.

Die Inkubationszeit beträgt 6–12 Tage, manchmal bis zu 3 Wochen. Fieber ist selten und wenn, nur am Anfang oder wenn Komplikationen auftreten.

Die Krankheit verläuft in 3 Stadien. Das 1. Stadium, das katarrhalische, ähnelt einer Verkühlung mit Husten. Nach 2–4 Wochen treten die Hustenanfälle hauptsächlich in der Nacht auf und nehmen die charakteristische Form an. Damit ist die Krankheit ins 2. Stadium, in das krampfartige Stadium, eingetreten.

Es kommt zu abgehackten Hustenstößen, wobei die Ausatmung infolge eines Krampfes, der von den Bronchien bis zum Kehlkopfdeckel reicht, erschwert ist. Der Krampf ist die Folge eines „Verhaktseins“ des seelischen Wesensgliedes in diesem Lungengebiet (R. Steiner). Nach Lösen dieses Krampfes schießt die Luft hinein und verursacht das typische Ziehen (daher auch der Name Ziehhusten). Die Kinder setzen sich nachts beim Husten auf und werden im Gesicht rot oder blau. Schließlich wird ein weißer, zäher Schleim durch Mund und oft auch durch die Nase herausgewürgt, wobei es auch öfters zum Erbrechen kommt. Das 2. Stadium mit den Hustenkrampfanfällen dauert etwa 4 Wochen.

Im 3. Stadium hören die typischen Anfälle auf, und es bleibt noch ein mehr normaler Husten durch 3–4 Wochen zurück.

Sehr häufig treten nach einem durchgemachten Keuchhusten im Rahmen einer banalen Verkühlung wieder typische Hustenanfälle auf, die auf das homöopathische Präparat **Pertudoron 1** sehr gut ansprechen.

Besonders leicht erkranken Kinder mit einer neuropathischen Konstitution und solche mit einer exsudativen Diathese. Ein richtig verlaufender Keuchhusten kann auf solche Konstitutionen heilend wirken.

Als Komplikationen sind zu nennen eine Lungenentzündung, die meist mit Fieber einhergeht, und bei Säuglingen kann es zu einer Hirnentzündung kommen – das ist aber sehr selten. In beiden Fällen muß der Arzt zugezogen werden.

Infolge der häufigen Impfungen ist der Verlauf oft atypisch. Das heißt, die Anfälle sind kaum typisch, und das Ziehen fehlt meist ganz. Auffallend ist, daß der Husten hauptsächlich in der Nacht ist und bis zu 3 Monate dauern kann.

Der Keuchhusten hinterläßt im allgemeinen einen lebenslänglichen Schutz.

Die **Behandlung** der ersten Wahl ist das Verabreichen von **Pertudoron 1** und **Cuprum aceticum D 3** in 1–2stündlichem Wechsel je 3–6 Tropfen, je nach Alter (Erwachsene je 8 Tropfen). Das Kombinationspräparat Pertudoron 1 enthält Belladonna, China, Coccus cacti, Drosera (Sonnentau), Ipecacuanha (Brechwurz) und Veratrum (Weißer Germer). Kupfer wirkt krampflösend und wird durch die Verbindung mit Essigsäure in den Lungenbereich geführt. Anfangs verschlimmert sich der Husten, nach einigen Tagen nehmen die Anfälle an Zahl rasch ab. (Eine Überdosierung von Cuprum acet. D 3 kann zu einer Verschlechterung führen.) Im 3. Stadium läßt man Cuprum acet. D 3 weg und gibt nur mehr Pertudoron, bis der Husten ganz gut ist.

In sehr hartnäckigen Fällen kann man **Formica D 40** injizieren, wobei meist eine einzige Injektion genügt.

Die Pflege stellt an die Umgebung eine hohe Anforderung, und wenn es sich auch um eine ernste Krankheit handelt, ist Ängstlichkeit nicht am Platz.

Besserung bringen Aufenthalt in frischer Luft, aber auch im Kuh- oder Pferdestall (Stickstoffwirkung im Ammoniak). Auch Höhenklima ist angezeigt.

Die Kost soll leicht sein, mehrere kleine Mahlzeiten, Milch einschränken und die Kinder nicht zum Essen zwingen. Gewichtsverluste werden nachher durch einen nie gekannten Appetit rasch wieder ausgeglichen.

7. Mumps

Auch „Ziegenpeter“ genannt, ist eine Virusinfektion der Speicheldrüsen vor den Ohren und der Unterkieferspeicheldrüsen. Die Inkubationszeit beträgt 19–21 Tage.

Die befallenen Speicheldrüsen schwellen stark an und sind meist, vor allem die Ohrspeicheldrüse, von einem ausgeprägten Ödem umgeben, wodurch die starke Schwellung bis in die Halsregion reicht. Dabei wird das Ohrläppchen abgehoben. Die erkrankten Drüsen sind sehr druckempfindlich, so daß das Beißen durch Kontraktion der unter der Ohrspeicheldrüse liegenden Kaumuskulatur Schmerzen verursacht.

Sehr häufig sind auch die Unterkieferspeicheldrüsen entzündet, geschwollen und hart tastbar. Es können auch diese Drüsen allein erkranken, wie überhaupt die Drüsen ein- oder beidseitig betroffen sein können.

Die Ausführungsgänge der Ohrspeicheldrüsen an der Wangeninnenseite sind gerötet, ebenso die der Unterkieferdrüsen seitlich des Zungenbändchens.

Im Kindesalter werden die Bauchspeicheldrüse und die Hoden fast nie befallen.

Als Komplikation kommt manchmal eine Hirnhautentzündung vor, vor allem bei Kindern, die sehr lebhaft sind und nicht ruhig im Bett bleiben. Sie dauert etwa 3 Wochen, heilt vollkommen aus, und es ist eine Spitalseinweisung nur ganz selten notwendig.

Wichtig ist Bettruhe für mindestens 8–10 Tage, jedenfalls solange eine Geschwulst bemerkbar ist.

Als Medikamente gibt man 5mal 1 Messerspitze von **Mercurius vivus naturalis D 6** und schmiert die erkrankten Drüsen mit einer Engelwurzsalbe **(Ungt. Archangelicae)** 2mal täglich ein und gibt darüber einen wärmenden Verband, der oben am Kopf zusammengebunden wird. Sollte es zu einer Hirnhautentzündung gekommen sein, ist strengste Bettruhe notwendig, und man verabreicht zusätzlich noch **Helleborus niger D 3** (Christrose) durch ca. 4 Wochen.

8. Diphtherie

Die gefährlichste der allgemein üblichen Infektionskrankheiten ist die Diphtherie, wenn sie heute auch kaum noch vorkommt.

Sie ist für den Laien **sehr schwer erkennbar,** da ihre Symptome jenen einer gewöhnlichen Angina sehr ähnlich sein können. Auf das im folgenden geschilderte Krankheitsbild kann man sich nicht verlassen. Es ist nur eine Norm, bei der aber sehr viele Abweichungen möglich sind.

Ja, auch für den Arzt ist die Diagnose „Diphtherie“ oft erst dann gesichert, wenn die **bakteriologische Untersuchung** das Leiden feststellt. Doch auch diese ist nicht hundertprozentig, denn ein negativer Befund schließt eine diphtheritische Infektion nicht aus. Und oft wird der kundige Arzt durch seinen bewährten **„klinischen Blick“** richtiger entscheiden können. So sei unter allen Umständen empfohlen, bei **jeder Angina eines Kindes einen Arzt beizuziehen,** um eine sichere Beurteilung über das vorhandene Leiden zu erhalten.

Im allgemeinen ist das Krankheitsbild der „lokalen Diphtherie“ folgend: Unter mäßigem Fieber zeigt sich eine Behinderung des Schluckens, was auf eine Erkrankung des Rachens aufmerksam macht. Man soll nun als erstes feststellen, ob die am **Kieferwinkel befindlichen Lymphdrüsen geschwollen und schmerzhaft** sind. Ist dies der Fall, dann muß man sogleich an Diphtherie denken. Denn bei Angina sind bei hohem Anfangsfieber die Lymphdrüsen nicht schmerzhaft. Bei der weiteren Untersuchung findet man die Gaumenbögen, die Mandeln und das Zäpfchen geschwollen und gerötet und bald mit einem **floraähnlichen, grauweißen, hautförmigen** Belag besetzt. Gerade dieser floraähnliche Belag ist für die richtige Diagnose sehr wichtig. Wenn es keine Komplikationen gibt, so bleibt dann die Diphtherie auf die Mandeln, Zäpfchen und Gaumenbögen beschränkt und heilt nach Abstoßung der Schorfe und Geschwüre in 4–6 Tagen. In sehr vielen Fällen aber setzt sich der Prozeß fort, ergreift das ganze Rachengewölbe und den Kehlkopf sowie auch die Nase, um schließlich bei ganz schweren Fällen in die **septische Diphtherie** überzugehen, die dann mit Lähmungserscheinungen des Schlundes und der Kehlkopfmuskulatur und schließlich sogar der Bewegungsorgane einhergeht. In diesen Fällen werden die Beläge sehr ausgedehnt, sie bekommen eine schwarzbraune Farbe, und aus dem Mund dringt ein furchtbarer Geruch. Der Patient verfällt sehr schnell, oft gesellt sich noch **Lungenentzündung** hinzu, der dann der Kranke nicht mehr gewachsen ist.

Und noch eines ist bei der Diphtherie von größter Bedeutung: Selbst in ganz leichten Fällen kann eine **plötzliche Herzschwäche auftreten,** die sogar noch im Rekonvaleszentenstadium zum sogenannten **diphtheritischen Herztod** führen kann.

Aus dem allen ersieht man das unheimlich Gefährliche dieser Krankheit und daß gerade beim leisesten Verdacht der Grundsatz befolgt werden muß, lieber den Arzt einmal zu oft als einmal zu wenig zu rufen. Ich erinnere mich eines typischen Beispieles: Anläßlich eines Besuches bei einer bekannten Bauernfamilie fand ich eines der Kinder, ein zartes Mädchen, im Bett liegen. Die Mutter meinte, die Kleine habe nur ein bißchen Halsweh, und weil Schlechtwetter sei, lasse sie das Kind im Bette. Die Kleine war soweit wohlauf und hatte kaum erhöhte Temperatur. Aber ein Blick in den Hals zeigte den florähnlichen Belag, und die Lymphdrüsen waren geschwollen und schmerzhaft. Ich sagte den Eltern, daß das Kind Diphtherie habe und daß sie sofort ihren Arzt verständigen müßten. Nur widerwillig tat dies der Bauer, da er sich nicht vorstellen konnte, daß die gefährliche Diphtherie auch in solcher Form auftreten könne. Der Bauernhof war weit weg vom nächsten Ort, und so dauerte es über drei Stunden, ehe der Arzt kommen konnte. Und knapp bevor er kam, verfiel das Mädchen ganz plötzlich, und mit glücklicherweise vorhandenen Herzmitteln konnte es gerade durchhalten. Die weitere Behandlung setzte dann noch rechtzeitig ein, so daß die Kleine gerettet werden konnte. Aber wäre ich durch einen glücklichen „Zufall" nicht hinzugekommen, dann wäre dem Kind nicht mehr zu helfen gewesen. Also nochmals: **Holt den Arzt, wenn ihr nicht hundertprozentig sicher seid, und das seid ihr bei Erkrankungen des Rachens, der Mandeln und des Kehlkopfes nie!**

In der **Behandlung** ist, Gott sei Dank, die Serumbehandlung, die so viele Komplikationen brachte, verlassen worden. Heute verabreicht man Gammaglobulin, die Abwehrkräfte tragenden Eiweißkörper aus dem menschlichen Blut, die man vollkommen problemlos injizieren kann. Diese Behandlung ist ausschließlich Sache des Arztes und bedarf damit hier keiner weiteren Besprechung.

Aber außerdem sei auf das große homöopathische Heilmittel aufmerksam gemacht, das in der ganzen Welt berühmt ist:

Mercurius cyanatus dil. D 4,

von dem man 2stündlich 5–10 Tropfen gibt. Oder auch in fester Form, also als Pulver: **Mercurius cyanatus trit. D 4 bis D 6,** 3mal täglich 1 kleine Messerspitze voll.

Wo Kinder sind, soll man dieses Mittel immer vorrätig daheim haben. Gut verschlossen, verdirbt es durch Jahre hindurch nicht. Besteht nun der geringste Verdacht auf Diphtherie, so gibt man dieses große Heilmittel auf jeden Fall. Irgendeinen Schaden oder irgendeine Nachwirkung gibt es, wie bei jedem homöopathischen Heilmittel, nicht.

Auch bei der Diphtherie muß dauernd für frische Luft im Krankenzimmer gesorgt werden. Wickel können gegeben werden, wenn die Temperatur hoch ist und arge Schluckbeschwerden bestehen. Dann macht man heiße Wickel um den Hals, lauwarme um die Brust und kalte um die Waden. Die Diät sei kräftig, aber sehr mild!

Die Diphtherie ist meldepflichtig, und der Kranke muß isoliert werden. Nach seiner Genesung sind Krankenzimmer, Bettwäsche, Kleidung usw. einer sorgfältigen Desinfektion zu unterwerfen, weil der Diphtheriebazillus an diesen Gegenständen sehr lange lebensfähig bleibt.

Wenn das Leiden als solches vorüber ist, muß man mit den Kindern noch besonders sorgfältig und behutsam sein.

9. Die Grippe

Es ist leider üblich, die Grippe so nebenher zu behandeln, als wäre sie gar keine richtige Krankheit. Nur wenn sie von Zeit zu Zeit, was so etwa alle 4–5 Jahre geschieht, mit etwas heftigeren Erscheinungen ihren Rundgang um die Erde macht, dann bekommt man vor dieser immer wieder auftretenden Seuche etwas mehr Respekt.

Besonders abgesehen hat es die Grippe auf die **Atmungsorgane** und das **Nervensystem.** Daher gibt es bei Grippe Lungenentzündungen und verschiedenste Arten von Nervenleiden. Daher hat die Grippe auch diese große, mit nichts zu überwindende Schwäche und Zerschlagenheit, die so groß ist, daß einem „alles" am Körper weh tut. Darum dauert es auch immer so lange, bis man sich von einer richtigen Grippe erholt hat und sich wieder wohl fühlt.

Jede Grippeepidemie hat ein anderes Krankheitsbild, einen anderen **„Genius epidemicus"**, wie man den Charakter einer Epidemie nennt.

Das ist vom Standpunkt der Homöopathie, die nur nach dem Ähnlichkeitsprinzip behandelt, sehr interessant, denn wir werden das jeweilige Krankheitsbild sehr genau studieren müssen, wenn wir die Grippe schnell, mild und sicher heilen wollen. Hat man aber einmal das Krankheitsbild richtig erfaßt, dann sind die **homöopathischen Heilmittel geradezu souverän in der Heilung der Grippe.**

So war es bei der schwereren Grippeepidemie von 1949 **Veratrum album dil. D 3 bis dil. D 1** das schnell und sicher wirkende Heilmittel. In dieser Epidemie hat sich die Grippe besonders schädigend auf das Gefäßsystem ausgewirkt, und da ist Veratrum einzigartig in seiner schnellen Wirkung.

Hervorragend gut bewährte, kombinierte Grippemittel sind **In-**

fludo und **Nisylen,** zwei homöopathische Kombinationspräparate von zwei verschiedenen Firmen. Die Zusammensetzung ist ähnlich. **Infludo** enthält **Aconitum** (Eisenhut), ein bewährtes Mittel bei akuten, fieberhaften Entzündungen, **Bryonia** (Zaunrübe) wirkt im Wäßrigen, also in erster Linie auf Schleimhäute (Schnupfen, Bronchitis), **Eucalyptus** (Fieberbaum) bringt eine Vitalitätssteigerung, **Eupatorium** (Wasserhanf), ein bewährtes Grippemittel, das besonders in der katarrhalischen Phase und bei Gliederschmerzen angezeigt ist, und schließlich noch **Phosphor** und **Sabadilla,** letzteres erfaßt die Auswirkungen auf das Zentralnervensystem. Man gibt davon ein- bis zweistündlich 3–8 Tropfen mit etwas Wasser, je nach Alter. (Es gibt noch andere Basis-Grippemittel von anderen Firmen, die man ebenso mit gutem Erfolg nehmen kann.)

Löst sich das Fieber nicht und bestehen starke Kopfschmerzen, dann geben wir noch zusätzlich **Belladonna D 4,** schlägt sich die Grippe auf die Atmungsorgane, dann ist **Bryonia alba dil. D 1** das Heilmittel, besteht allgemeine Erkältung, so verlangt diese **Dulcamara dil. D 1,** werden die drüsigen Organe, wie Leber oder Nieren, in Mitleidenschaft gezogen, so verordnen wir **Mercurius vivus trit. D 4.**

Als Spezialmittel gegen Grippe im allgemeinen aber gelten jene Heilmittel, die Kampferöle enthalten, also vor allem **Camphora Urtinktur,** mit der man sich gegen Grippe schützen kann, wenn man das Mittel vorbeugend nimmt. Ebenso sind **Eukalyptus** und **Eupatorium** sowie **Pulsatilla** bewährte Grippeheilmittel, mit denen es sogar oft gelingt, den beginnenden Grippeanfall zu kupieren.

Grippe ist eine der Infektionskrankheiten, die ausreichende **Wasserbehandlung** verlangt. Hier sind **Wickel** angezeigt, und zwar lauwarme bis kalte um die Brust oder um die Waden. Will man es besonders gut machen, dann nimmt man für die **Brustwickel Milch.**

Die Ernährung während der Grippe sei mild, aber anregend. Während des Fiebers bietet man eine eiweißarme Diät mit viel Tee und Obstsäften an. Unterstützend wirkt **Sandorn-Elixier.**

Der Kreislauf muß auf alle Fälle unterstützt werden mit **Cardiodoron, Digitalis, Oleum Strophanthi dil. D 3**, notfalls sogar **Veratrum D 3–D 1** oder einem Kreislaufmittel aus der Schulmedizin.

Die Grippe ist eine Virusinfektion, und der Typus dieses Virus wechselt von Jahr zu Jahr, so daß man immer wieder an Grippe erkranken kann, ohne daß man eine lebenslängliche Immunität erwirbt. Durch Husten und Niesen wird die ganze Umgebung durch die sogenannte Tröpfcheninfektion angesteckt. Also: Man hüte sich zur Zeit einer Grippeepidemie vor allen Menschenansammlungen!

10. AIDS

Diese neue Krankheit ist ja hauptsächlich ein moralisches Problem. Ein schwer gestörtes Geistig-Seelisches im Menschen führt zu zügellosem Sex und weiter zur Immundepression, so daß den Viren Tür und Tor geöffnet werden. Wie schon öfter in diesem Buch hingewiesen, ist persönliches „Reinbleiben" die beste Vorbeugung gerade gegen diese Krankheit.

Eine homöopathische, gezielte Therapie gegen AIDS gibt es ebensowenig wie in der Schulmedizin. Es hat allerdings den Anschein, als hätte die naturwissenschaftliche, schulmedizinische Forschung auf der Suche nach neuen Medikamenten und nach Impfungen gegen AIDS eine „heiße Phase" erreicht.

Homöopathisch könnte man sich vorstellen, daß folgende Präparate eine Besserung bringen könnten:

1. Echinacea D 2, um die Abwehr zu mobilisieren,
2. Iscador M (für Frauen) oder Qu (für Männer) Serie null, 2mal wöchentlich eine Injektion (wirkt auf Viren, stärkt die Immunität und die Psyche) und
3. Levico D 3 (Eisen-Arsen-Verbindung) (stärkt die Eigenpersönlichkeit).

11. Weitere Infektionskrankheiten

Außer den beschriebenen Infektionskrankheiten, die am häufigsten vorkommen und über deren Symptome auch der Laie einige Kenntnisse haben soll, wollen wir noch kurz einige weitere erwähnen, bei denen aber beim geringsten Verdacht von allem Anfang an der Arzt allein die Behandlung übernehmen wird und deren genaue Beschreibung somit außerhalb des Rahmens unseres „Volksheilbuches" gehört.

Das ist einmal die **Wutkrankheit,** die durch den Biß wutkranker Hunde, Katzen und jüngst auch durch Füchse entsteht. Bei den Hunden tritt sie häufiger auf. Wird ein Mensch von einem wutkranken Tier gebissen oder auch von einem, bei dem ein Verdacht hiefür besteht, dann muß sich der Verwundete sofort in das nächste Spital begeben, um die entsprechende Schutzimpfung zu erhalten, das **einzige bewährte Mittel** gegen den Ausbruch der Krankheit. Der heutige, neue Impfstoff gegen die Tollwut wird auf menschlichen Zellen (Fibroblasten) gezüchtet und hat daher auch keine Nebenwirkungen. Die meisten Chirurgischen Kliniken haben genügend Vorräte.

Die Tollwut ist eine der **furchtbarsten Leiden,** von denen der Mensch befallen werden kann. Denn bei **vollem Bewußtsein** kommen die entsetzlichen **Krämpfe und Wahnsinnsanfälle** über ihn, und ist die Krankheit einmal ausgebrochen, dann ist keine Hilfe mehr möglich. So gebietet es die Vernunft, auch nur bei leisestem Verdacht auf Tollwut sich der Schutzimpfung zu unterziehen.

Haustiere, vor allem Katzen und Hunde sollen 1mal jährlich gegen Tollwut geimpft werden, vor allem wenn man in einem Tollwutgebiet wohnt. Geimpfte Tiere können die Tollwut nicht übertragen.

Ein nicht minder furchtbares Leiden ist der **Tetanus** oder **Wundstarrkrampf,** der durch den Tetanusbazillus entsteht. Dieser findet sich vor allem in der gutgedüngten Gartenerde, besonders dann, wenn Pferdemist verwendet wird. Durch die **kleinste Wunde** kann der Bazillus in den Körper eindringen, und nach 4–14 Tagen zeigen sich die ersten Symptome in Form von Schlingbeschwerden, Nackensteifheit, Schmerzen im Hals, Zusammenziehen der Kaumuskeln bis zur Mundsperre, dem Krämpfe des ganzen Körpers bis zur vollkommenen Versteifung folgen. Dabei sind die Augen starr und unbeweglich, die Stirne gerunzelt, und der Mund verkrampft sich zu einer gräßlichen Lachmiene, das sogenannte „sardonische Lachen". Die Atmung wird immer schwieriger, und der ganze Körper ist mit klebrigem Schweiß bedeckt, während die allgemeine Verkrampfung und Erstarrung immer weiter fortschreitet. Und dies alles aber geschieht bei **vollem Bewußtsein.** Der Tetanuskranke gibt das volle Bild eines Toten, wird auch oft hiefür schon gehalten, während das Bewußtsein noch vollkommen lebt und er alles hört und sieht, was um ihn her vor sich geht! **Schrecklicheres kann einem Menschen nicht geschehen!**

Man vernachlässige daher keine auch noch so geringfügige Wunde.

Ein paar Tropfen Calendula-(Ringelblumen-) oder Arnikatinktur darauf, und es kann im allgemeinen nichts mehr passieren, vorausgesetzt, der Patient ist richtig gegen Tetanus (Wundstarrkrampf) durchgeimpft. Die Impfung ist noch immer die beste Therapie! **„Richtig"** heißt, das 2 Tetanolimpfungen in einem Abstand von 4–6 Wochen und ein Jahr darauf eine 3. Impfung durchgeführt wurde. Bei Kindern soll man alle 5 Jahre, bei Erwachsenen alle 10 Jahre eine Auffrischungsimpfung machen.

Bei Verdacht auf Wundstarrkrampf muß Einweisung in ein dafür eingerichtetes Krankenhaus erfolgen. Dort wird heute nicht mehr das gefürchtete Pferdeserum verabreicht, sondern ein spezielles Gammaglobulin, das aus dem menschlichen Blut hergestellt wird und keinerlei Beschwerden verursacht.

Eine Infektionskrankheit hat dank der staatlichen Impfaktionen (Schluckimpfungen) den Schrecken fast vollständig verloren: Die **spinale Kinderlähmung! Poliomyelitis** oder kurz auch **Polio** genannt. Früher war diese eine der heimtückischsten Krankheiten und ist insbesondere während der heißen Sommerzeit in Epidemien aufgetreten. Da, wo die Bevölkerung zu ungefähr 80% durchgeimpft ist, gibt es praktisch keine Wildviren und damit keine Polio. Läßt die Impfung nach, dann können Krankheitsfälle wieder auftreten, wie das in den letzten Jahren in Deutschland der Fall war. In Dänemark ließen sich die Angehörigen einer Sekte nicht impfen, obwohl ein Fall von Kinderlähmung unter ihnen aufgetreten war. Die Folge war eine Epidemie, die nur auf die Sekte beschränkt war und wo auch Todesopfer zu beklagen waren.

Da es keine Wildviren zur Zeit gibt, ist auch eine stille Feiung – wie das vor der Impfung der Fall war – unmöglich, und deswegen muß auch von einem nicht sehr impffreudigen Arzt die Schluckimpfung gegen Polio empfohlen werden.

Allerdings muß man dazu ergänzend sagen, daß durch die Impfung das Eindringen in den Menschen und die Vermehrung des Virus in den Nervenzellen verhindert wird, nicht aber die Disposition, die Voraussetzung zur Erkrankung. Die Disposition wird aber geschaffen durch Zivilisationsschäden, das ist unbestritten. Also Überflutung mit Reizen, schlechte Ernährung als Folge, qualitative Veränderung des Ackerbodens zur schlechten Seite hin (Kunstdünger), all das schädigt das Nervensystem und bietet dadurch Gelegenheit zur Vermehrung der Viren. Auch ein Absinken des Blutzuckers kann diese Vermehrung begünstigen. Solche Phasen mit niedrigen Blutzuckerwerten treten auf nach übergroßen, körperlichen Anstrengungen, oder wenn zuviel Zucker gegessen wurde, weil anschließend durch Überproduktion von Insulin die Zuckerwerte im Blut unter die Norm absinken. Daher wurde in gefährdeten Gebieten empfohlen, keinen Zucker zu sich zu nehmen, eine Empfehlung, die sich in der Praxis als richtig erwies.

Die Krankheit verläuft zweigipfelig, d. h. zunächst kommt es unter Fieberanstieg zu grippeähnlichen Erscheinungen, und erst nach vorübergehender Temperaturnormalisierung zum 2. Fiebergipfel unter Entwicklung einer Hirnhaut- aber auch Hirn- bzw. Rückenmarksentzündung. In dieser Phase treten die Lähmungen auf.

Die eindeutig beste **Behandlung** kommt aus der anthroposophisch erweiterten Medizin, die überhaupt in den letzten 60 Jahren die Homöopathie auf vielen Gebieten befruchtet hat und viele ungeklärte Wirksamkeiten erklären konnte.

Im Vordergrund der Behandlung steht **Skorodit D 30,** ein natürliches Eisenarsenat, das injiziert werden muß. Dazu wird innerlich **Cerebellum D 4, Phosphor D 6** und **Arnica e rad. D 20** verordnet.

Nach Abklingen des fieberhaften, akuten Stadiums kommen noch physikalische Maßnahmen dazu. Besonders gut haben sich ansteigende Vollbäder mit 30 g Soda bewährt (10–20 Min.), 1mal täglich. Ebenso Elektrisierung, Massagen mit Johanniskrautöl und Gymnastik. (Ansteigende Vollbäder dürfen bei beginnender Atemlähmung nicht gemacht werden!)

Eine ähnlich neurotrope Viruskrankheit, die in den letzten 30 Jahren immer mehr bekannt wurde, ist die **Zeckenbißkrankheit,** in der Fachsprache **FSME** (**F**rüh-**S**ommer-**M**eningo-**E**ncephalitis) genannt. Um diese Krankheit ist in letzter Zeit eine Massenhysterie ausgebrochen.

Tatsache ist, daß diese Krankheit deutlich zugenommen hat, und man kann sich des Eindruckes nicht erwehren, daß durch die Polio-Impfung vielen Menschen das Ausleben so einer Krankheit genommen wurde, die Disposition trotz Impfung – wie oben beschrieben – aber geblieben ist und so der Mensch gezwungen ist, sich ein neues Ventil zu schaffen.

Wie der Name schon sagt, wird das Virus durch Zeckenbiß übertragen. Die Zecken holen sich diese Viren von kleinen Waldbewohnern, Mäusen, Hasen, etc. Für die Zecken selbst und für die kleinen Waldbewohner sind die Viren ungefährlich. Bei weitem nicht alle Zecken sind Träger dieses Virus, so daß in bezug auf die große Anzahl von Zeckenbissen nur ein verschwindend kleiner Teil erkrankt. Auch sind kleinere Kinder weniger gefährdet, weil die Disposition noch nicht da ist. Das gefährdetste Alter sind die Jugendlichen.

Die Krankheit verläuft auch zweigipfelig, 8–10 Tage nach dem Zeckenbiß – gleichgültig ob der Kopf mitentfernt wurde oder nicht, der stößt sich sowieso von selbst ab – tritt das Vorstadium auf, das einem grippalen Infekt gleicht. Nach einigen Tagen kehrt alles zur Norm zurück, um nach weiteren 8 Tagen ins Hauptstadium einzutreten. Hohes Fieber, starke Kopfschmerzen, Gliederschmerzen, Erbrechen, Benommenheit. Nur in ganz, ganz seltenen Fällen treten Lähmungen auf.

Bei starken Kopfschmerzen muß eine Entlastungspunktion gemacht werden, um den Liquordruck (Hirnflüssigkeit) zu senken.

Im übrigen gleicht die **Behandlung** der der Polio, also **Skorodit D 30, Phosphor D 6, Helleborus niger D 3** oder D 6 und **Arnica e rad. D 20,** wobei die beiden letzteren einige Wochen über das akute Stadium hinaus gegeben werden sollen, um spätere Komplikationen zu vermeiden.

Inzwischen ist auch hier ein gut verträglicher Impfstoff entwickelt worden, der praktisch keine Beschwerden verursacht. Als verantwortungsbewußter Arzt kann man heute von der Impfung kaum mehr abraten, obwohl das Durchleben einer solchen Krankheit den Menschen gesünder macht. Man kann aber im vorhinein nicht abschätzen, welchen Schweregrad die Krankheit erreichen wird. Auch Todesfälle sind, wenn auch sehr selten, so doch beschrieben worden. Die Impfung soll erst im 3. Lebensjahr durchgeführt werden, ist aber im allgemeinen auch früher nicht notwendig, weil die Disposition erst später zunimmt.

Auch der **Typhus** und **Paratyphus** gehören zu jenen Infektionskrankheiten, die nicht immer gleich erkannt werden und bei denen oft die **genauesten Untersuchungen** erst spät einen einwandfreien Befund ergeben.

Natürlich gehört der Typhuskranke in die **vollkommene Isolierung.** Da meist mehrere Fälle zugleich auftreten, haben die Gesundheitsämter oft die überaus schwierige Arbeit, den Bazillenträger zu finden. Einmal ist es ein Kellner, dann wieder der Besitzer eines Milchladens, dann wieder der Verkäufer in einem Lebensmittelgeschäft. Und alle diese Bazillenträger haben keine Ahnung davon, daß sie Überträger einer Typhuskrankheit sind.

Das Anfangsstadium des Typhus ist jenem einer Grippe nicht unähnlich. Doch ist das Fieber meist sehr hoch und andauernd. Mittlerweile wird die Blutuntersuchung die Diagnose sicherstellen, und der Patient wird sich ganz der ärztlichen Behandlung anvertrauen.

Rotlauf (Wundrose, Erysipel) entsteht durch eine Infektion der Haut mit bestimmten Bakterien (Streptokokken A).

Meist akuter Beginn mit hohem Fieber, von der Eintrittspforte ausgehend, rasch fortschreitende, flammende Röte der Haut, über dem Niveau der normalen Haut leicht erhaben.

Das Auflegen von lauwarmen Kompressen mit verdünntem **Combudoron** (Arnika und Brennessel) bringt rasch Erleichterung, und zur Abheilung gibt man innerlich **Erysideron 1 (Apis/ Belladonna D 3)** 12 Tropfen alle Stunden, anschließend noch einige Wochen 5mal, später 3mal 12 Tropfen. Während des akuten Stadiums täglich eine Injektion von **Argentum D 20,** abwechselnd mit **Argentum D 30.** Bleibt der Erfolg aus, injiziert man **Ipecacuanha D 3** (Emetin ist hier das wirksame Prinzip).

Wie sehr aber eine Schutzimpfung bei epidemischem Auftreten von schweren Infektionserkrankungen doch von wirksamstem Wert ist, hat die **Cholera** im Ersten Weltkrieg gelehrt. In den Jahren 1914/15 wurde diese besonders für die österreichische Ostarmee eine ungeheure Gefahr, und schon rollten die **„Cholera-Züge“,** die zu ihren Endstationen mehr Tote als Lebendige brachten. **Da setzte die Schutzimpfung ein,** und die große Gefahr einer drohenden Seuche konnte gebannt werden. In den weiteren Kriegsjahren trat Cholera nur mehr sporadisch auf, und in dem zweiten furchtbaren Krieg hörte man von ihr nichts mehr.

Zum Abschluß seien noch die drei Infektionskrankheiten der Geschlechtsorgane erwähnt, der **Tripper,** die **Syphilis** und der **weiche Schanker.** Sie gehören selbstverständlich in spezialärztliche Behandlung, und so sei nur der Rat gegeben, sich dieser sofort zu unterziehen, wenn man an seinen Geschlechtsorganen krankhafte Veränderungen feststellt, insbesondere dann, wenn man auf Grund bestimmter Erlebnisse Grund zur Annahme haben kann, daß man sich infizierte.

Dieses Erlebnis ist immer ein ungesicherter Beischlaf aus dem primitiven Triebleben heraus. Besonders in Kriegszeiten kommt es durch die allgemeine Demoralisierung zur weiten Verbreitung der Geschlechtskrankheiten. So war es im Dreißigjährigen Krieg, so in den Kriegen des 18. Jahrhunderts, zur Zeit Napoleons und so selbstverständlich auch bei den beiden letzten Weltkriegen. Immer traten dann die Geschlechtskrankheiten seuchenartig auf und brachten unsagbares Unglück über die Menschen.

Der einzige wirkliche Schutz gegen alle Geschlechtskrankheiten ist richtiger innerer sittlicher Halt und eine wohlgeordnete Ehe. Aber gerade daran mangelt es schwer, und deshalb werden die betreffenden Spezialisten auch weiterhin noch viel Arbeit haben.

Schlimmer als die Männer sind die Frauen bei den Geschlechtskrankheiten betroffen. Die krankhafte Zerstörung ihrer Organe ist eine viel weiter reichende und damit auch der Angriff auf ihr ganzes Leben. Darum hüte sich, wer kann, und bewahre die natürliche Reinheit für d e n, der wirklich der Erwählte ist, der Gatte und Lebenskamerad! Das gebietet einfach die natürliche Vernunft!

12. Impfungen

Zum Abschluß noch einige Worte zusammenfassend über die **Impfungen.** Schon anfangs wurde darauf hingewiesen, daß das Durchmachen von Krankheiten für die menschliche Entwicklung notwendig ist. Werden durch zu viel Impfen die Entzündungskrankheiten zurückgedrängt, dann nehmen die sklerotischen Krankheiten (Sklerose, Gicht, Rheuma, Krebs) überhand. Es ist also wirklich genau zu überlegen, was geimpft werden soll und was nicht. Der Arzt kann nur Hinweise geben, die Entscheidung müssen die Eltern für ihre Kinder selbst treffen.

Laut WHO (Weltgesundheitsorganisation) gibt es seit 12 Jahren auf der ganzen Erde keinen Fall von **Pocken.** Aus diesem Grund ist in den meisten europäischen Staaten der gesetzliche Impfzwang aufgehoben worden. (Mit Vorimpfung und Gammaglobulin kann man Erwachsene mit demselben Risiko impfen wie früher Kinder, vor allem wenn man noch Thuja D 30 innerlich dazugibt.) Daraus läßt sich der Schluß ziehen, daß zur Zeit eine Pockenimpfung bei kleinen Kindern nicht mehr notwendig ist.

Um die **Keuchhustenimpfung** ist in letzter Zeit ein Streit entbrannt. Es gibt Impfstoffe, die zwar gut vorbeugend wirken, dafür aber so stark sind, daß Impfkomplikationen (von seiten des Zentralnervensystems) auftreten können. Andere Impfstoffe verursachen fast keine Nebenwirkungen, dafür ist aber der Impfschutz wesentlich schlechter, und geimpfte Kinder können trotzdem an Stickhusten erkranken. Der Verlauf ist zwar milder als ohne Impfung, ist deswegen aber auch schwerer zu diagnostizieren. Der Keuchhusten ist, abgesehen vom Säuglingsalter, eine nicht lebensgefährliche Erkrankung und ist der homöopathischen Behandlung sehr gut zugänglich.

Diphtherie ist eine fast ausgestorbene Kinderkrankheit, die aber, wenn sie auftritt, lebensbedrohlich ist.

Im 3fach-Impfstoff ist außer Keuchhusten und Diphtherie noch **Tetanus (Wundstarrkrampf)** enthalten. Tetanus ist eine weitverbreitete und sehr gefährliche Infektion. Die Erreger kommen in der Erde, im alten Holz, im Pferdemist vor und dringen durch unscheinbare Wunden in die Haut ein. Ein Impfschutz ist dringend notwendig, wenn die Kinder anfangen herumzulaufen. Daher soll im 3.–6. Lebensmonat mit der Impfung begonnen werden. Eine Impfung ist dann richtig durchgeführt, wenn die ersten beiden Impfungen in einem Abstand von 4–6 Wochen und die 3. Impfung ein Jahr später gemacht wurden. Bis zur Pubertät soll alle 5 Jahre, danach alle 10 Jahre **eine** Auffrischungsimpfung wiederholt werden.

Da es zur Zeit als Folge der **Polioimpfung** keine stille Feiung, d. h. Immunisierung gibt, sind bei Auftauchen von Wildviren die Ungeimpften besonders anfällig gegen Kinderlähmung.

Die Entscheidung über die **Masernimpfung** ist außerordentlich schwer.

Die Masernerkrankung ist für die Entwicklung des Kindes in körperlicher, aber auch geistiger und charakterlicher Weise außerordentlich wichtig (siehe auch unter Masern). Zweitens bilden besonders Masern – aber auch alle anderen Infektionskrankheiten – ein Gegengewicht gegen die sklerotischen Erkrankungen, zu denen auch der Krebs zu rechnen ist. Drittens ist der Impfschutz vielleicht nicht lebenslänglich, so daß die Erkrankung ins Erwachsenen-Alter hinaufgeschoben werden könnte.

Dem steht gegenüber, daß bei Masern – gerade in jüngster Zeit zunehmend – eine Gehirnentzündung auftritt. Große Feldstudien konnten zwar zeigen, daß ein Zusammenhang mit der Behandlung besteht (wobei homöopathische und biologische Behandlungsmethoden eindeutig besser abschneiden). Sicherlich spielen noch andere, z. T. unbekannte Faktoren, wie Disposition, beim Zustandekommen so einer Masernencephalitis eine entscheidende Rolle. Dabei bleibt fast immer ein Hirnschaden zurück.

Niemand kann nun garantieren, daß Ihr Kind nicht an dieser seltenen Komplikation erkranken wird. Nach reichlicher Überlegung aller genannten Faktoren müssen hier die Eltern die Entscheidung treffen. Wer auf Nummer Sicher gehen will, der läßt sein Kind gegen Masern impfen.

Bei **Mumpsmeningitis** (Hirnhautentzündung) sind die Folgen meist reversibel und treten auch relativ selten auf, z. B. einseitige Taubheit. Eine Bauchspeicheldrüsenbeteiligung ist sehr selten und meist gutartig, die Hoden erkranken vor der Pubertät nie. So läßt sich also hier leichter eine Entscheidung treffen.

Röteln zählt zu den harmlosesten Kinderkrankheiten, kann aber in der Schwangerschaft die Leibesfrucht schädigen, besonders dann, wenn die Mutter im 2.–4. Schwangerschaftsmonat an Röteln erkankt. Dies kommt zwar sehr selten vor, wäre aber möglich, und deswegen werden in den Schulen alle 12–13jährigen

Mädchen geimpft. Ob der Impfschutz lebenslang ist? Mädchen, die sicher Röteln durchgemacht haben, brauchen nicht geimpft werden, allerdings schadet ihnen die Impfung auch nicht.

In letzter Zeit wurden große Anstrengungen gemacht, entsprechend der Massenhysterie, einen Impfstoff gegen die **Zeckenbißkrankheit (FSME)** zu entwickeln. Der nun wieder verbesserte Impfstoff macht kaum Beschwerden. Da der Schweregrad der Krankheit zunimmt, kann von dieser Impfung heute fast nicht mehr abgeraten werden. Sie ist erst im 3. Lebensjahr durchführbar, aber vorher auch nicht notwendig. Über fällige Auffrischungsimpfungen ist der Arzt oder Apotheker zu befragen.

Eine **Scharlachimpfung** hat es vor vielen Jahren einmal gegeben, sie war aber wirkungslos, und heute gibt es überhaupt keinen Impfstoff. Eine Impfung ist aber auch gar nicht mehr notwendig, da der Scharlach zu den harmlosesten Kinderkrankheiten zählt.

E) Die Organerkrankungen

In dem nun folgenden Kapitel unseres „Volksheilbuches“ wollen wir die wichtigsten Organerkrankungen und ihre Naturheilmittel kennenlernen.

Und immer wird es notwendig sein, daß man die allgemeinen konstitutionellen Verhältnisse berücksichtigt und das erkrankte Organ nicht nur als ein separates **„Ding an sich“** behandelt.

Die **Krise der Medizin,** über die so viel – und mit Recht – diskutiert wird, hat eine ihrer Ursachen in dem weit überspitzten Spezialistentum. Freilich muß man auch berücksichtigen, daß die Forschungen auf sämtlichen Gebieten der Medizin so sehr angewachsen sind, daß das menschliche Gehirn kaum mehr imstande ist, all die vielen Forschungsergebnisse zu sammeln und aufzunehmen.

Anderseits hat der Arzt aber einen Beruf, der wie kein anderer immer den **„Weg in die Ganzheit“** beschreiten muß, will er wirklich Erfolg haben. Es mögen die unzähligen Einzelheiten für die Gelehrten sehr wesentlich sein, den Kranken aber interessieren sie wenig oder gar nicht, er hat nur das eine Interesse, gesund zu werden.

Trotzdem die Funktionen des Körpers ungeheuer kompliziert sind, ist letzten Endes die Heilung etwas grundsätzlich Einfaches, wenn sie nur auf das Ganze eingestellt ist.

Das gilt auch für die eigentliche Organbehandlung. Gerade

darin geschieht meist ein Vielzuviel. Und so erlebt man es immer wieder, daß nach unzähligen Injektionen, komplizierten Untersuchungen und langen Krankenhausaufenthalten oft eine einfache Kräutermischung oder alterprobte homöopathische Tropfen schnell zu einem Erfolg führen, weil sie neben der speziellen Organbeeinflussung auf den ganzen Organismus heilkräftigend wirken.

Und diese einfachen Mittel, die sämtlich seit Jahrhunderten und manche verbürgt seit Jahrtausenden als **Volksheilmittel** bewährt geblieben sind, wollen wir nun kennenlernen, ohne uns mit weitläufigen Theorien zu belasten.

Wir wollen die Leser hier einfach mit den Ergebnissen jahrzehntelanger praktischer Arbeit vertraut machen, wir wollen das Erbe, das uns von den großen Volksärzten hinterlassen wurde und auf deren Erfahrungen wir selbst gebaut haben, weitergeben und hoffen, daß es recht vielen Kranken Heilung oder wenigstens Linderung der Beschwerden bringen möge.

Es ist nur schade, daß die „offizielle Medizin" sich um dies wunderbare Volksgut fast gar nicht kümmert. Die Forschung und das unentwegte Suchen nach neuen Heilmitteln ist gut und recht. Aber es ist nicht einzusehen, warum man deshalb das alte Gut vernachlässigen und beiseiteschieben soll.

Wer kümmert sich heute noch um so große und unvergleichliche Heilmittel, wie Helleborus, Veratrum, Chelidonium, Conium, Berberis, Arnika, Ruta, Hypericum, um nur einige zu nennen? Sie wachsen alle draußen in Gottes Natur und warten darauf, von uns gesammelt zu werden. Unzählige Millionen werden für Versuche mit chemischen Präparaten verschwendet, aber viel zu wenig wird getan, um diesen Schatz zu heben und zu nützen.

Nun, wir aber wollen diesen echtesten Heilmitteln treu bleiben, wollen ihnen dankbar sein und ihre große Tradition wahren in der Hoffnung, daß die Zeit wiederkomme, da man sich ihrer auch von anderer Seite her erinnert.

Wir werden auch in der Besprechung der Organerkrankungen wieder nur die wichtigsten und wirklich sicher bewährten Heilmittel nennen, und wer sie versucht, wird staunen, wie man auch mit wenigen, aber alterprobten Heilmitteln ein sicheres Auslangen findet.

1. Herzleiden

(Siehe I. Anhang, Rezeptbuch, unter „Konstitutionelle Herzleiden, Seite 338/339, und „Organische Herzleiden“, Seite 340/341 und 336/337.)

Das Herz schlägt und arbeitet schon lange, ehe wir geboren werden, und sein Stillstand ist der „Beginn“ des Todes. Der **Beginn,** dies sei betont. Denn es muß noch jedes Organ absterben, ehe wir völlig tot sind. Das Herz ist ein außerordentlich widerstandsfähiges Organ. Es läßt sich unendlich viel bieten, ehe es wirklich versagt.

Das Herz kann infolge verschiedenster Infektionen sehr krank sein und wird trotzdem noch lange seine Pflicht erfüllen.

Der **moderne Mensch treibt mit seinem Herzen unerhört Schindluder**, mutet ihm dauernd schwerste Herzgifte zu – wie Nikotin, Koffein, Alkohol, dauernde nervöse Überspannung –, und dennoch, es währt lange, ehe es wirklich streikt.

Ist es aber einmal soweit, dann hat man wohl seine liebe Mühe, das Herz wieder zu beruhigen, und muß manches an Entsagung und Diät auf sich nehmen.

Außer den schweren akuten Herzerkrankungen – den Herzentzündungen –, die immer sorgfältigster ärztlicher Behandlung bedürfen, treffen wir besonders drei Herzleiden immer wieder an: den **Herzklappenfehler,** die **Herzerweiterung** und die **Herznervenschwäche,** die **Herzneurose.**

1. Der Herzklappenfehler kann angeboren oder erworben sein.

Der **erworbene Herzklappenfehler** hat in den meisten Fällen seine Ursache in einer Infektion. Diese kann eine akute sein, oder es besteht eine chronische Streuinfektion, über die wir in einem eigenen Kapitel eingehend berichten werden. Besonders der akute Gelenksrheumatismus hat fast immer einen Herzklappenfehler zur Folge. Solch ein Herzklappenfehler wird sich aber meist kompensieren, das heißt, das geschädigte Herz wird im Rahmen seiner Tätigkeit den entsprechenden Ausgleich durch erhöhte Leistung schaffen. Mit solchen kompensierten Herzklappenfehlern sind Menschen schon sehr alt geworden, wenn sie sich die entsprechende Schonung auferlegen konnten.

2. Die **chronische Herzerweiterung,** die fast immer mit einer dauernden Herzmuskelschwäche Hand in Hand geht, ist oft die Folge eines Herzklappenfehlers, entsteht aber auch nach Überanstrengungen sowie infolge von Unterernährung und Schwächezuständen. Sie bedingt eine sehr sorgfältige dauernde Beobachtung und Behandlung, sie verlangt strenge Herzdiät, Enthaltsamkeit aller Herzgifte und eine durchaus geregelte Lebensweise.

3. Schlimm ist es, wenn solche Herzerweiterung mit einer **Herzneurose** in Verbindung steht, wodurch dann meistens eine

Schwächung des gesamten **Gefäßnervensystems,** der sogenannten Vasomotoren, unausbleiblich ist. Ein gefährlicher Zustand, der den Kranken in seiner Lebenstätigkeit stark beschränkt und ihn bei jeder stärkeren Beanspruchung sofort ermatten läßt. Besonders bei notwendigen Operationen haben die Chirurgen oft die schwerste Sorge, die Schwäche der Gefäßnerven auszugleichen.

In den späteren Stadien eines schweren Herzleidens wird natürlich der ganze Körper in Mitleidenschaft gezogen. Die **Blutzirkulation** ist gehemmt oder gestaut, arterielles Blut – also der eigentliche sauerstoffreiche Nährsaft des Körpers – fließt nur mehr ungenügend den lebenswichtigen Organen zu, die **Venosität** steigert sich, die unvermeidliche Aderverkalkung kommt hinzu und damit neue Hemmungen, neue Stauungen. Auch Leber und Nieren beginnen ihren Dienst zu versagen, die Herzkraft erlahmt, und als Folge davon entstehen Wasseransammlungen unter der Haut, in der Lunge und den verschiedenen Körperhöhlen; ein Zustand, der, wenn sich die Herzkraft nicht erholt, zum Tode führt. Dabei ist es oft erstaunlich, wie lange sich schwer Herzkranke, auch wenn die Wassersucht schon drohende Ausmaße annimmt, am Leben erhalten.

Aber wer sich rechtzeitig zu einer **richtigen Herzdiät** und **Lebensweise** entschließt, der wird sich lange erhalten und vor den schlimmen Folgen bewahren.

Das Wichtigste ist, daß die Flüssigkeitszufuhr in **jeder** Hinsicht auf ein Mindestmaß beschränkt wird. Flüssigkeit ist alles, was man trinkt. Das ist klar! Aber dennoch muß es gesagt werden, wie man auch immer wieder sagen muß, daß Wurst auch Fleisch ist! Man würde nicht glauben, wie oft einem die Frage gestellt wird, ob etwa Bier auch Flüssigkeit ist oder ob man dann Wurst essen darf, wenn das Fleisch verboten werden mußte. Ja, die Kranken sind meist wie die lieben Kinder!

Also jede Flüssigkeit vermeide man tunlichst. Um dies leichter zu können, **schränke man auch den Salzgenuß stark ein. Wir essen alle zuviel Salz. Und viel Salz ist Gift.**

Zur Flüssigkeitszufuhr zählen aber auch Speisen, die schwer verdaulich sind und einen hohen Wassergehalt haben. Dazu gehört vor allen Dingen die **Kartoffel,** die der Herzkranke auch meiden soll. Nur als Bratkartoffeln – also rohe Kartoffeln aufgeschnitten und auf dem Blech gebraten – kann man sie haben, da diesen viel Wasser entzogen ist.

Weiters muß der Herzkranke alles **Blähende strengstens meiden.** Der mit Gasen belastete Darm wirkt sich auf die Herztätigkeit sehr schlecht aus, und manche **Herzbeängstigung** entsteht nur durch den wie ein Ballon aufgetriebenen Darm. Stellt man dies ab, dann ist das Herz wesentlich entlastet.

Vermieden soll auch **schwere Kohlehydratekost** werden, also Hülsenfrüchte und Germteigspeisen, ebenso die ganze Kuchen- und Tortenschleckerei.

Nikotin, Koffein und Alkohol sind Herzgifte! Meide sie, wer kann!

Das rechte Essen für den Herzkranken ist mageres gebratenes junges Fleisch, nicht blähendes Gemüse, nicht blähendes Obst, leichte Mehlspeisen und Speisen von Reis, Haferflocken, Grieß, Sago, Hirse.

Das Hauptgetränk ist, sofern man sie bekommt, **Buttermilch.** Sie reinigt Darm, Leber und Nieren und ist damit ein Labsal für das Herz, dessen Tätigkeit von einem geregelten Stoffwechsel ungemein abhängig ist.

Da ist sehr auf gründliche Ordnung zu schauen. Man muß täglich reichlichen und unbeschwerten Stuhlgang haben, und der Harn muß in genügenden Mengen abgehen.

In seiner Lebensweise braucht der Herzkranke leichte und unbeschwerte Bewegung. Sie ist wichtig für ihn. Das dauernde Herumsitzen ist körperlich und seelisch schädlich. Der Herzkranke neigt sehr zur seelischen Übersteigerung seines Zustandes und glaubt sich meist und gern kränker, als er ist. Dagegen hilft am besten ein fröhlicher Spaziergang in die Natur. Goethe hat für Spazierengehen das deutsche Wort „lustwandeln" geprägt. Und dies soll es auch sein! Dann wird einem wohler und freier ums Herz!

Und hält man sich in allen anderen Dingen, dann erhält man sich lang.

Wir können das Herz mit einer Reihe wundervoller und restlos ungiftiger Herzmittel in seiner Tätigkeit auf das beste unterstützen.

Da ist der **Rosmarin,** ein wirklicher Herzbalsam: Man setzt dreißig Gramm **frische** Rosmarinzweige – Blätter und Blüten – in einem halben Liter guten Weißwein an, und nach drei Tagen nimmt man 2–3mal täglich einen Eßlöffel voll davon. Rosmarin ist das sanfteste Mittel, wenn sich bereits leichte wassersüchtige Anschwellungen zeigen sollten. Zugleich aber ist er ungemein erfrischend für das Herz.

Ein anderes sehr schönes Herzmittel ist **Crataegus Urtinktur,** der bekannte **Weißdorn.** Er wirkt kräftigend auf den Herzmuskel. Man nimmt 3mal täglich 15 Tropfen.

Der allgemein bekannte **Baldrian** wirkt indessen nur auf den Herznerv, ist also das gegebene Mittel bei **Herzneurose** und ihren

Folgen, wie Nervösität, Erregungszustände, Schlaflosigkeit und Herzangst.

Cactus grandiflorus dil. D 1 ist sehr bewährt bei zu raschem Puls, der sogenannten „Tachykardie", einem Symptom vieler Herzleiden.

Hingegen gibt man **Veratrum dil. D 3,** wenn der Puls zu langsam ist.

Wenn Gefahr im Verzug ist, dann muß man zu **Camphora Urtinktur** greifen. Bekanntlich wird Kampfer auch in der Schulmedizin als Belebungsmittel verwendet.

Ein anderes zuverlässiges Herzmittel bei Schwächezuständen ist auch **Adonis dil. D 1.**

Besteht einmal Wassersucht, dann muß mit kräftigeren Mitteln gearbeitet werden. Sie sind meistens schon rezeptpflichtig. Dennoch seien sie genannt.

Bekannt ist die **Scilla maritima Urtinktur,** die Meerzwiebel.

Ihr gleichwertig ist unsere wundervolle heimische Bergpflanze **Helleborus niger.** Ein unvergleichliches Heilmittel, das bei vielen Leiden Genesung bringt und von ganz großer und ungefährlicher diuretischer (harntreibender) Wirkung ist. Helleborus ist ein Heilmittel des **Paracelsus,** der es in vielen Kapiteln preist.

Von beiden Mitteln verwenden wir die Urtinktur.

Mit **Digitalis** sei man allemal vorsichtig. Es ist ein schweres Herzgift, das auf das **sorgfältigste dosiert** werden muß und trotzdem von vielen nicht vertragen wird. **Strophantus** ist weniger gefährlich und kann in homöopathischer Form als **Oleum Strophanthi D 3** (rezeptpflichtig) oder als Strodival Kapseln eingenommen werden. Da nur die Zunge diese Präparate aufnimmt, gibt man einige Tropfen Oleum Strophanthi D 3 oder 1–2 Kapseln Strodival, zerbissen, auf die Zunge. Nach einigen Minuten ist das Strophantin im Herzen. Wird es geschluckt, dann wird es zerstört. Sonst kann man nur injizieren.

Es ist **nicht nötig, schwere Herzgifte** zur Herzstützung dauernd zu geben. Da greife man nach den vollkommen ungiftigen Mitteln und halte vor allen Dingen die **richtige Lebensweise und Diät.** Sie bleiben immer die beste Grundlage zur Stützung des Herzens und zur Erhaltung seiner gesicherten Tätigkeit. Dazu Rosmarinwein oder Crataegustropfen (etwa **Crataegutt!**), und man wird ganz gut damit auskommen.

Ganz hervorragend hat sich bei leichteren Sensationen des Herzens und zur Vorbeugung der Angina pectoris der sogenannte (Alters-)**Herz-Cocktail** bewährt, den man längere Zeit nehmen sollte, und zwar:

Magnesium phosphoricum dil. D 6,
Cardiodoron B,
Crataegus Urtinktur zu gleichen Teilen.

Man nimmt 1–2mal täglich 15–20 Tropfen, nüchtern.

Wenn notwendig, kann eine Verstärkung der Wirkung durch 3 Tropfen Oleum Strophanthi D 3 auf die Zunge erreicht werden.

Eine Sonderstellung innerhalb der Herzleiden nimmt jene schwere Erkrankung ein, die ältere Menschen, häufig aber auch junge Leute plagt und im Anfall oft zum Tode führen kann, die **Brustbräune, Angina pectoris.** (Siehe I. Anhang, Rezeptbuch Seite 336/337.)

Die Ursachen sind bei älteren Leuten meist **Aderverkalkung,** weiters schwerer Herzfehler überhaupt. Aber auch große **seelische Erregungen** mit einer nachfolgenden **Erschütterung des Nervensystems** können Angina pectoris hervorrufen. Auch verschiedene Vergiftungen tragen oft die Schuld, so vor allem **übermäßiges Rauchen.** Auch bei Blei- und Arsenvergiftungen hat man Angina pectoris beobachtet.

Konstant äußert sich die Angina pectoris durch **Brustbeklemmungen und Schweratmigkeit** nach den geringsten Anstrengungen, ja oft schon beim Gehen. Alle paar hundert Schritte müssen diese geplagten Menschen stehen bleiben, um wieder zu einer ruhigen Atmung zu gelangen. Auch die Wetterverhältnisse spielen eine große Rolle: Bei atmosphärischem Hochdruck fühlen sich die Patienten besser, Gewitterschwüle verschlechtert bedeutend.

Zwischen diesen Dauerbeschwerden aber können immer wieder die so sehr gefürchteten **Herzkrämpfe** auftreten, die eine geradezu vernichtende Wirkung haben. Der Kranke hat das Gefühl, als sei das Herz von einer eisernen Faust umklammert, er krümmt sich zusammen, bekommt kaum Luft und wird von Todesangst befallen. Der Anblick eines solchen Anfalles ist immer erschütternd.

Bei richtiger Diät vor allem bei Vermeidung aller Herzgifte – **der Tabak ist hier das schädlichste** – und bei richtiger Lebensweise, in der alle seelischen Erregungen ausgeschaltet bleiben müssen, ist aber das Leiden entschieden besserungsfähig, und man kann den Kranken lange erhalten.

Es seien auch einige homöopathische Heilmittel genannt, die bestens bewährt sind. An der Spitze steht

Veratrum album dil. D 1 bis dil. D 3, also stärker oder schwächer gegeben, je nach dem Körperzustand des Patienten. Im Anfall selbst macht man mit der **Urtinktur von Veratrum Einrei-**

bungen in der Herzgegend. Das Mittel ist angezeigt, wenn sich immer wieder schwere Anfälle wiederholen.

Crataegus Urtinktur verwendet man bei leichteren Fällen, wenn es notwendig ist, das Herz mit einem unschädlichen Mittel zu kräftigen. In diesem Fall hat sich der weiter oben genannte **(Alters-)Herz-Cocktail** ganz besonders bewährt. Nicht zu vergessen: **Aurum met. praep. dil. D 12.**

Wenn sich das Herz in einem dauernden Erregungszustand befindet und der Puls zu schnell ist, nimmt man **Cactus grandiflorus dil. D 1 oder Kalmia latifolia dil. D 1.**

An **Phytolacca dil. D 1** werden wir denken, wenn eine Herzverfettung die Ursache des Leidens ist.

Fast alle an Angina pectoris Leidenden tragen ständig ihr Röhrchen mit **Nitroglyzerintabletten** mit sich und nehmen schnell eine, wenn sie Brustbeklemmungen spüren. Durch die schnelle gefäßerweiternde Wirkung des Nitroglyzerins löst sich fast umgehend eine leichte Beklemmung auf. Aber das Mittel ist doch ein sehr schweres Gift und hat den Nachteil, daß man sich daran so sehr gewöhnt, daß es in einem wirklich schweren Anfall unwirksam ist. Dann wäre es gut, sich vom Arzt auf ein neueres, ähnlich wirkendes krampflösendes Mittel umstellen zu lassen. Man soll also sehr sparsam mit diesen Arzneimitteln umgehen. In den vielen Fällen, die ich beobachten konnte, hat **Veratrum album,** möglichst frühzeitig genommen, viel bessere Dienste geleistet, und dies ohne irgendwelche schädlichen Nebenwirkungen.

Für das homöopathische Heilgesetz – Ähnliches mit Ähnlichem zu heilen – ist auch interessant, daß ich einige Fälle beobachten konnte, wonach Kranke ihre Anfälle durch **einige wenige Züge** aus einer **Zigarette** zum Stillstand brachten. Allerdings müssen diese Personen **Nichtraucher** sein, und es dürfen nicht mehr als 2–3 Züge genommen werden. Wir geben in der Homöopathie bei Angina pectoris auch innerlich **Tabacum dil. D 4** als bewährtes Heilmittel.

Das Wichtigste bei Angina pectoris ist die seelische Beeinflussung des Kranken. Man muß ihn lehren, die Angst vor dem Leiden zu überwinden und ein Leben in Ruhe und Gelassenheit zu führen. Bei älteren Menschen, die die Stürme des Lebens hinter sich gebracht haben, wird dies wohl auch meist gelingen, und junge Kranke muß man besonders liebevoll durch ihr schweres Leid führen.

2. Erkrankungen der Atmungsorgane

Zu den Atmungsorganen gehörten die **Nasenhöhlen,** der **Rachen,** der **Kehlkopf,** die **Luftröhre** und ihre Verzweigungen, **Bronchien** genannt, die **Lunge,** das **Brustfell** und das **Zwerchfell.**

Sauerstoff ist der eigentlichste **Lebens- und Kraftspender** zur Erhaltung des Körpers. Reichlich genügender Sauerstoff befindet sich nur in guter frischer Luft. Mangel an guter Luft **muß** krank machen.

Der Träger des Sauerstoffes ist das **Blut.** Dieses muß mit jedem Atemzug mit Sauerstoff angereichert werden. Dies geschieht dadurch, daß das venöse Blut aus dem Herz in die Lunge einströmt und dort durch Diffusion Sauerstoff aus der eingeatmeten Luft aufnimmt und dafür überflüssig gewordene gasförmige Stoffe, besonders Kohlendioxyd und Stickstoff, zur Ausatmung abgibt. Dadurch wird das venöse Blut wieder arteriell, es ist sauerstoffgeladen, und wird als solches über das Herz wiederum dem Körper zugeführt. Der gesunde Mensch macht 15–20 Atemzüge in der Minute, bei jeder Einatmung nimmt er etwa 500 ccm Luft auf, und da er im Tag etwa 20.000mal atmet, so sind dies im Tage etwa **10.000 Liter Luft.** Schon diese ungeheure Menge beweist, daß die Atmung der **wichtigste Ernährungsvorgang** ist.

Wir können mit unserer Nahrung sehr sparsam sein, und wir werden leben und auch gesund bleiben, wir können ebenso auch mit dem Trinken sehr sparsam sein, aber jedes Sparen mit guter Luft vergiftet den Körper und tötet ihn langsam.

Und gerade darin ist gegen die Menschheit in ungeheuerlicher Weise gesündigt worden. Noch immer müssen unzählige Menschen in muffigen, licht- und luftlosen Wohnungen hausen, noch ist bei weitem nicht für genügende Frischluftzufuhr in Kanzleien, Betrieben, Werkstätten und Fabriken gesorgt, und die Arbeitenden müssen stundenlang in sauerstoffarmen Räumen, die oft mit giftigen Gasen erfüllt sind, **arbeiten. Hier liegen noch unendlich große soziale Aufgaben vor uns!**

Die zunehmende Luftverschmutzung durch Autoabgase und Industrie tun das Nötige, d. h. Unnötige, daß wir dem geplagten Herzen immer und ein Leben lang, Tag und Nacht, diese riesige Sauerstoffmenge nur schwer zuführen können.

Ganz schlimm ist, daß in unzähligen Wohnungen viel geraucht wird und vor allem die Kinder, ja sogar Säuglinge zu passiven Zigarettenrauchern werden. Die ständige Einatmung dieses Qualmes führt zu den verschiedensten Lungenkrankheiten, chronische Bronchitiden, Asthma, bis zum Lungenkrebs dann im Erwachsenenalter. Daher in der Wohnung nicht rauchen!

Zum Glück hat sich die Menschheit einfach aus dem **instinktiven Drang,** gesund bleiben zu wollen, selbst geholfen und sich einem gesunden Sport und der Freilichtkultur zugewendet und auch die Kleidung so verändert, daß nun auch die **Haut,** die ebenfalls ein **großes Atmungsorgan** ist, möglichst viel Frischluft abbekommt. Über den Wert der Atemübungen wurde bereits eingehend berichtet.

Und so können wir nun auf die Fülle organbedingter Erkrankungen des Atemtraktes eingehen.

Die wohl häufigste Erkrankung der oberen Luftwege ist die „Verkühlung", oder wie die Ärzte sagen, der **Grippale Infekt.** Dabei handelt es sich um eine Infektionskrankheit, die durch die verschiedensten Viren hervorgerufen wird. Natürlich gehören auch die notwendige Disposition so wie andere Faktoren, z. B. Unterkühlung, dazu. Diese Erkrankungen sind so häufig, daß 3 grippale Infekte im Jahr als durchaus noch normal zu bezeichnen sind.

Die ersten Anzeichen sind „Kitzeln" in Nase und Rachen unter gleichzeitigem Fieber. Bald treten Halsschmerzen auf, die von Kindern allerdings fast nie angegeben werden. Ein Schnupfen fängt wässerig an. Der Rachen ist stark gerötet, aber ohne Stippchen oder Beläge. Die Schleimhautentzündung verbreitet sich dann über den Kehlkopf (bellender Husten), Luftröhre bis in die Bronchien hinein (Husten, Bronchitis). Nach einigen Tagen kehrt die Temperatur zur Norm zurück, der Schnupfen wird dicker und kann auf die Nasennebenhöhlen übergreifen (Sinusitis).

Nach einer Woche ist das Ärgste überstanden, wobei die ausklingenden Symptome des Schnupfens und der Bronchitis bis maximal 3 Wochen dauern können.

Behandelt wird der Grippale Infekt mit Bettruhe bis zur Entfieberung, eiweißarmer Diät und mit Medikamenten wie **Infludo** oder **Nisylen,** 1–2stündlich mit Wasser, **Zinnober D 6** (Rachen), **Hustensaft.** Säuglingen und Kleinkindern gibt man statt Infludo **„Chamomilla comp. Kindersupp"** oder **„Viburcol Kindersupp.".** Hohes Fieber wird mit Wadenwickeln bekämpft, und der Kreislauf soll mit **Cardiodoron B** oder mit **Veratrum dil. D 1 bis D 3** unterstützt werden.

Und nun soll auf die einzelnen organbedingten Erkrankungen hingewiesen werden.

Da ist einmal der gewöhnliche

Schnupfen

(Siehe I. Anhang, Rezeptbuch Seite 386/387.)

So allgemein er ist, so kann er doch ein recht unangenehmer Geselle werden, der, wenn er vernachlässigt wird, der Beginn dauernder Leiden werden kann.

Der Schnupfen ist allemal eine **Infektion,** und zwar eine sogenannte **Tröpfcheninfektion,** zu der man disponiert sein muß. Ist dies der Fall, dann genügt es, wenn sich ein rücksichtsloser Mitmensch bei Ansammlungen so richtig ausniest. Damit kann er alle, die gerade auch zu einem Schnupfen disponiert sind, anstekken. Wer also gerade an einem Schnupfen leidet, der gehe rücksichtsvollerweise nicht dorthin, wo in geschlossenen Räumen viele Menschen zusammenkommen.

Bezeichnend ist, daß ein Schnupfen im Sommer viel nachhaltiger ist als im Winter, besonders in einem strengen frostigen Winter, da dann die Infektionskeime weniger gut gedeihen. Bekannt ist ja auch, daß ein Schnupfen in der Eis- und Schneeregion der Alpen oder auch in den Nordländern nicht so oft auftritt oder schnellstens geheilt ist. Also nicht die Kälte macht den Schnupfen, sondern nur die Infektion.

Es gibt einen alten Volksspruch über den Schnupfen, der heißt: „Drei Tage kommt er, drei Tage rinnt er, drei Tage stockt er."

Und das ist ganz gut gesagt. Der Schnupfen braucht seine Zeit, und es ist der größte Fehler, ihn künstlich unterdrücken zu wollen. Es gab solche Mittel, die den Schnupfen in wenigen Stunden kupierten. Die Mittel wurden verboten, und das war gut so!

Selbstverständlich muß man den Schnupfen, ohne ihn zu unterdrücken, behandeln. Das heißt, man muß dafür Sorge tragen, daß sich die entzündeten Schleimhäute nach **außen,** das ist also durch die Nase, gründlich entschleimen.

Und dies ist mit zwei einfachen und milden Mitteln leicht getan.

Man nimmt einen **halben Liter kochendes Wasser,** gibt hinzu einen **Kaffeelöffel Kochsalz.** Dann nimmt man ein Tuch über den Kopf und atmet die Dämpfe ein, solange sie aufsteigen, das sind etwa 10 Minuten lang. Das macht man zweimal im Tage und ist nur nach der Anwendung vorsichtig gegenüber kalter Luft.

Das zweite Heilmittel sind **heißfeuchte Kompressen** oder auch heiße Berieselung des Nackens. Auch konzentrierte Sonnenbäder auf den Nacken sind vorteilhaft.

Statt den normalen, abschwellenden Nasentropfen soll man

biologische verwenden, z. B. **„Euphorbium comp. Nasentropfen“** oder **„-Dosierspray“, 20 ml,** und die dreimal in jedes Nasenloch pro Tag eingespritzt werden.

Innerlich gibt man **Pulsatilla dil. D 3,** zweistündlich 10 Tropfen, wenn es sich um einen einfachen Schnupfen handelt, man greift aber sofort zu **Mercurius solubilis trit. D 4,** wenn der Ausfluß eitrig werden sollte. Man gibt hievon 4mal täglich eine kleine Messerspitze voll.

Alle scharfen Mittel, wie Kampfer, Menthol, soll man möglichst vermeiden, da dadurch nur die Schleimhäute gereizt werden.

In diätetischer Hinsicht ist bei Schnupfen sehr wichtig, **die Flüssigkeitszufuhr tunlichst zu beschränken.** Wer während eines Schnupfens viel trinkt, wird lange von ihm geplagt werden. Auch ist es gut, den Salzgenuß möglichst zu beschränken und alle scharfen Gewürze zu meiden.

Oft kann ein Schnupfen so heftig auftreten, daß es von Vorteil ist, den Körper unter gleichmäßiger Wärme zu halten, also sich ein paar Tage ins Bett zu legen.

Der Kehlkopfkatarrh (Pseudocroup)

(Siehe I. Anhang, Rezeptbuch Seite 350/351.)

ist entweder die Folge eines grippalen Infektes, oder er tritt sogleich als eigene Erkrankung auf. Heiserkeit, Trockenheit, bellender Husten, der sehr quälend werden kann, sind die unangenehmen Folgen.

Man macht **heiße Wickel um den Hals,** entweder nur von Salzwasser oder mit heißfeuchten Kamillen- oder Leinsamensäckchen. Auch heiße Milchwickel sind hier wie bei allen akuten Erkrankungen der Atmungsorgane sehr bewährt.

Als innere Heilmittel verfügt die Homöopathie über zwei besonders erfolgreiche Drogen:

Am Anfang gibt man sogleich **Apis D 3/Belladonna dil. D 3** alle Stunden 5–10 Tropfen.

Neigt der Kehlkopfkatarrh dazu, in ein mehr chronisches Stadium überzugehen, dann wird **Phytolacca dil. D 2** gegeben.

Bei Kindern kann so ein Kehlkopfkatarrh sehr dramatisch verlaufen. Die Kinderärzte sprechen von einem **Pseudocroup.** Durch die entzündliche Schwellung der Stimmbänder wird infolge der kleinen anatomischen Verhältnisse im Kehlkopf die Stimmritze sehr eng, so daß die Kinder Angst bekommen, ersticken zu müssen. In der Folge werden sie unruhig und weinerlich und benötigen dadurch noch mehr Sauerstoff. Ein Teufelskreis! Der Husten ist schmerzhaft und bellend, erinnert an das Bellen von Hunden. Meist treten diese akuten Anfälle in der Nacht auf.

Zu den **Sofortmaßnahmen** in der Nacht gehört zunächst eine **seelische Ausgeglichenheit** und **zielbewußtes Handeln** in der Umgebung des Kindes (Eltern) und eine **Dämpfung** des kleinen Patienten, denn im Schlaf reicht auch die wenige Luft, die zur Verfügung steht, aus. Dann bringt man das Kind in einen **Feuchtluftraum,** entweder ins Badezimmer, wo man heißes Wasser laufen läßt, oder man stellt im Krankenzimmer einen Topf zum Verdunsten auf. Milde ätherische Öle, z. B. Eucalyptus-, Latschenkiefer- oder Thymianöl bzw. Mischungen davon, kann man zum Verdunsten dazugeben. Die Luftfeuchtigkeit muß sehr hoch sein. Auch hier kommt ein feuchter Halswickel mit Zitronensaft zur Anwendung.

Die homöopathische Behandlung muß sofort einsetzen und besteht in der Verabreichung von

1. **Erysideron 1 (Apis D 3/Belladonna D 3),**
2. **Spongia tosta D 6** (gerösteter Meerschwamm),
3. **Pyrit D 3/Zinnober D 20.**

Diese Präparate gibt man $^1/_2$–1stündlich. Bei Unruhe 1mal 1 Stesolid 5 mg Rectaltube, als Mikroklistier.

Bei Kindern, die zu Pseudocroup neigen, führt man eine Intervallbehandlung mit **Cuprum D 30** durch.

Katarrhe der Luftröhre und Bronchien
stellen uns in der Behandlung schon vor größere Aufgaben. (Siehe auch I. Anhang, Rezeptbuch Seite 308/309 unter „Bronchialkatarrh".)

Sobald diese Katarrhe mit Fieber auftreten, ist es das beste, sofort **Prießnitz-Umschläge** zu machen. Man verabreicht sie täglich 1mal, immer auf die Dauer von etwa eineinhalb Stunden.

Weiters reibt man die Haut mit **heißem Leinöl (oder heißem Schweinefett)** ein.

Mit akutem Bronchialkatarrh soll man jedenfalls ein paar Tage das Bett hüten, denn es ist wichtig, ihn gründlich auszuheilen, weil kaum ein Leiden so leicht in ein **chronisches Stadium** verfällt wie die Bronchitis, die dann eine Plage fürs ganze Leben sein kann.

Das vortrefflichste innerliche Mittel zur Entschleimung der

Bronchien ist **Drosera Urtinktur bis dil. D 3.** Drosera ist der Sonnentau. Wir haben über ihn im Abschnitt über Heilkräuter gelesen, und man kann ihn auch als Teeaufguß geben.

Andere bewährte Heilmittel sind besonders **Ipecacuanha dil. D 3 bis D 1 und Antimonium tartaricum trit. D 3,** auch ein Heilmittel des Paracelsus, die wir geben werden, wenn sich der Auswurf nicht lösen will. **Antimonium tartaricum** ist auch unter dem Namen **Tartarus stibiatus oder Tartarus emeticus** oder zu deutsch als **Brechweinstein** bekannt und ist vor allem das geeignete Bronchitisheilmittel der älteren Leute.

Diese müssen ihre Bronchitis sehr vorsichtig behandeln, da sie infolge des geschwächten Stoffwechsels gerne in die

Katarrhalische Lungenentzündung (Bronchopneumonie)

übergehen kann.

Auch schwächliche Kinder sind in dieser Hinsicht bei Bronchitis gefährdet.

Man merkt den Übergang zur Lungenentzündung durch die plötzliche und bedeutende Beschleunigung der Atmung, durch die schnelle Steigerung der Temperatur, bei Kindern Fieber bis zu 40 Grad, Nasenflügelatmung und schneller Verfall der Körperkräfte. Bei älteren Leuten steigt das Fieber nicht so hoch, und auch sonst ist der Verlauf nicht so stürmisch wie bei Kindern. Darum kommt es auch häufig vor, daß eine Bronchopneumonie der älteren Leute im Anfangsstadium übersehen wird.

Im allgemeinen wird heutzutage bei einfacher Lungenentzündung viel zuviel getan. Man kann sich auf die traditionellen Heilmethoden gut verlassen.

Bei älteren Leuten wird das paracelsische Heilmittel **Antimonium tartaricum trit. D 3** am meisten leisten. Ist eine Stützung des Herzens notwendig, so gibt man schluckweise **Rosmarinwein** oder wiederholt **Crataegus Urtinktur** mit je 15 Tropfen.

Ist der Patient noch kräftig, so bekommt er einen Prießnitz-Wickel oder noch besser das uralte Volksheilmittel, einen **Topfenwickel.**

Bei Kindern wird man nebst den Wickeln mit **Drosera dil. D 2** und **Ipecacuanha dil. D 3** und vor allem mit **Pneumodoron 1+2** das Auslangen finden.

Freilich zieht man bei Lungenentzündung einen Arzt hinzu.

Hat man nun auch seinen Bronchialkatarrh vernachlässigt, dann wird er zur

chronischen Bronchitis

mit all ihren schlimmen Folgeerscheinungen.

Sie ist eine sehr langwierige Erkrankung, die fortwährend zwischen Besserung und Verschlechterung hin und her wechselt und somit den Patienten in seiner Lebenstätigkeit immer wieder stört und hemmt.

Zudem gesellen sich bald andere Krankheitserscheinungen hinzu. Die Lungenbläschen verlieren ihre Elastizität, wodurch es zur **Lungenblähung** kommt, die wiederum mit **Asthma** einhergehen kann. Durch die verminderte Atmungsmöglichkeit wird das Herz übermäßig beansprucht, es kommt auch zu einer Herzerweiterung. Der Kreislauf ist gestört und gehemmt, die Venosität steigert sich, die drüsigen Organe, besonders Leber und Nieren, arbeiten nicht mehr ordentlich. So wird die chronische Bronchitis zu einer richtigen **Abnutzungskrankheit,** von der schließlich der ganze Körper betroffen wird.

Behandlungsmöglichkeiten gibt es bei der chronischen Bronchitis sehr viele, aber immer müssen sie sich nach dem allgemeinen Befinden und dem Zustand der anderen Organe richten.

Wichtig bleibt eine sehr **geregelte Lebensweise, Enthaltsamkeit von allem Schädlichen –** Tabak, Alkohol, scharfen Gewürzen, viel Salz –, Vorsicht gegen jede Art Erkältung, aber dennoch viel frische gute Luft, bei sehr vorsichtiger und vernünftiger Abhärtung.

Wer es sich leisten kann, wird die beste Heilungsmöglichkeit finden, wenn er von Zeit zu Zeit an der **Adria Kuraufenthalt** nimmt. Es ist nicht entscheidend, **wohin** man nach dem Süden fährt, als nur, daß man eben am Meer selbst Aufenthalt nimmt. **Dort ist jeder Atemzug Medizin!**

Bei uns kennen wir die guten Kurorte **Bad Gleichenberg** und **Bad Reichenhall,** die beide altberühmt sind.

Hierzulande kann eine gezielte Kneippkur wahre Wunder wirken.

Innerlich muß die chronische Bronchitis nach ihren Ursachen und Symptomen behandelt werden und verlangt so eine sehr genaue Untersuchung und Beratung.

Im allgemeinen denken wir für den Hausgebrauch an die bewährten Bronchialheilmittel **Drosera, Ipecacuanha, Antimonium tartaricum, Nux vomica** und **Bryonia.**

An Heiltees seien genannt: Eibisch, Fenchel, Holunderblüten, Isländisch Moos, Lungenkraut, Thymian, Königskerze, Wollblume, Huflattich, Ehrenpreis, Spitzwegerich, Malvenblüten,

Schlüsselblume, Mistel. Auch hier muß man für die **rechte** Mischung besorgt sein, die man nicht verallgemeinern kann, sondern die für jeden Einzelfall entsprechend zubereitet sein soll. Hier kann der Apotheker beraten.

Als Grundsatz aber diene, daß man auch von den Heiltees nicht literweise trinken soll, denn auch bei der Bronchitis ist jedes Übermaß von Flüssigkeitszufuhr schädlich. Man koche die Tees lieber kräftiger ein und nehme dafür weniger. Gesüßt wird besser mit Honig oder dunklem Kandiszucker.

Asthma

(Siehe I. Anhang, Rezeptbuch Seite 300/301.)

ist ein altes Menschheitsübel, für das man jedoch bis heute noch kein sicher wirkendes Heilmittel gefunden hat. Dies wohl auch deshalb, weil Asthma eine höchst individuelle Erkrankung ist, die man in kein allgemeines Schema einzwängen kann.

Dazu kommt, daß die **verschiedensten Ursachen** an seinem Entstehen die Schuld tragen.

Im Grunde genommen ist Asthma ein **Allgemeinleiden,** also eine Erkrankung, die von der Gesamtheit des Organismus beeinflußt werden kann und anderseits wiederum auch ihren Einfluß auf den ganzen Körper ausübt.

Daß zum Beispiel infolge eines schnell zurückgetriebenen Hautausschlages – hier sind besonders die Ekzeme gemeint – Asthma entstehen kann, wird heute auch von der Schulmedizin zugegeben. Daß diese Wechselbeziehung der Homöopathie seit weit über 100 Jahren bekannt ist, sei hier nur am Rande vermerkt.

Innerhalb solcher Wechselbeziehungen aber kann Asthma auch entstehen, wenn der Monatsfluß der Frauen unterdrückt wird oder bei Regelstörungen überhaupt, aber auch als Folge einer Reihe von Erkrankungen der Sexualorgane. Asthma erscheint aber auch in der Folge von harnsaurer Diathese, also bei Gicht und Rheuma, anderseits wieder bei der besprochenen hydrogenoiden Konstitution. Ein andermal kann die Leber und das ganze Pfortadersystem an dem Auftreten von Asthma schuld sein, und auch infolge äußerer Umstände kann ein Asthmaleiden entstehen, zum Beispiel infolge dauernder Rauch- und Staubeinatmung. Schließlich kann Asthma auch als Erbübel auftreten oder als reines Nervenleiden überhaupt.

Wir sehen also, daß Asthma durchaus nicht gleich Asthma ist, sondern daß man bei einer Behandlung all die vielen kausalen Möglichkeiten berücksichtigen muß. Diese Vielheit der möglichen Ursachen aber ist auch der Grund, warum es unmöglich ist, ein einheitliches Heilmittel zu finden.

Darum kann die Homöopathie mit ihrer streng **individuellen Behandlungsweise** gerade bei Asthma auf so große Erfolge hinweisen.

So sei jedem Asthmakranken empfohlen, sich in die Behandlung eines **homöopathischen Arztes** zu begeben, der seine Verordnungen genau nach den bestehenden Ursachen und Symptomen erteilen wird.

Einige maßgebliche Heilmittel seien auch hier genannt:

Das wichtigste homöopathische Heilmittel ist **Arsenic album dil. D 6** und auch in höheren Potenzen bis zu **D 30.** Man nimmt täglich morgens nüchtern 10 Tropfen.

In **Cuprum met. trit. D 3** haben wir ein weiteres bedeutendes Mittel, das seine tiefe Entfaltung auf das gesamte Nervensystem ausübt. Man nimmt abends eine kleine Messerspitze voll davon.

Tagsüber greift man zu den vortrefflichen Drogen:

Lobelia inflata dil. D 2 und **Ipecacuanha dil. D 2.**

Man wird mit diesen vier Mitteln sicher Erfolg erzielen, aber bei der großen Individualität des Leidens sind zu einer Heilung oft ganz andere Arzneien notwendig, meist solche, die mit den Atmungsorganen gar nichts zu tun haben, sondern auf jene Organe wirken, in denen die tiefere Ursache für das Asthma liegt.

So wird man bei Unterleibsleiden der Frauen **Cimicifuga** oder **Aletris** wählen, bei Herzleiden **Adonis** und **Lycopus,** bei Leberleiden **Chelidonium** oder **Carduus marianus,** bei Ekzemen **Dulcamara.**

Im Anfall selbst wird man z. B. **Asthmakhell-Tropfen** Steigerwald in kurzen Abständen und die bekannten **Inhalationen,** die der Arzt vorschreibt, verwenden können (Aerosole).

Asthma ist immer ein **chronisches Leiden,** und dementsprechend erfordert es vom Kranken viel Geduld. Keine Heilmethode ist imstande, schnell Hilfe zu bringen. Immer müssen die Heilmittel sorgfältigst gewählt werden, und es wird immer eine gute Weile brauchen, bis sie durchgreifend wirken.

Entschieden aber ist Asthma besserungsfähig, Anfälle und Kurzatmigkeit können günstig beeinflußt werden, so daß das Leben für den Patienten doch erträglich ist.

Kuren in **Bad Gleichenberg** oder **Bad Reichenhall** mit all den vielen physikalischen Hilfsmitteln (pneumatische Kammern, Soleinhalationen usw.) bringen ebenfalls Besserung. Bei Kranken mit gesundem Herz wirkt sich auch Höhenaufenthalt über 2000 Meter günstig aus, anderen hat demgegenüber wieder der Aufenthalt am Meer Erleichterung gebracht. Dies alles muß individuell verordnet werden. Darum ist es nicht richtig, zur Asthmabehandlung einfach irgendwohin zu fahren. Der Kranke berate sich immer zuerst mit seinem Arzt. Denn je nach Ursache kommen auch noch andere Bäder in Frage, wie Karlsbad, Mergentheim, Kissingen. Über passende Kurorte kann der Apotheker Auskunft geben

Die Diät sei, wie bei allen Lungenleiden, möglichst reizlos, salz- und wasserarm und mehr vegetarisch. Reichliche Hautpflege ist unerläßlich in Form von trockenen und auch feuchten Abreibungen. Doch sind sonstige Wasseranwendungen bei Asthma **nicht** geraten. Mit Sonnenbädern sei man vorsichtig. Sie bedürfen der ärztlichen Erlaubnis. Licht-Luft-Bäder sind gut, wie der Aufenthalt in sauerstoffreicher Luft, sofern sie trocken ist. Der Asthmakranke meide feuchte Gegenden, seine Wohnung muß trocken und sonnig sein. Selbst Wasseradern unter dem Haus beeinflussen das Leiden sehr ungünstig. Daß staubige, rußige und verbrauchte Luft möglichst vermieden werden muß, ist selbstverständlich. Dies muß der Asthmakranke besonders bei seiner Berufswahl bedenken. Ruhige, nicht anstrengende Arbeit, die leichte Bewegung bedingt, ist das beste.

Auf einen sehr **geregelten Stoffwechsel** muß der Asthmakranke bestens Bedacht nehmen. Dies ist oft wichtiger als alle Arzneien. Mit venösen Unterleibsstauungen und schlechtem Stuhlgang wird der Asthmatiker kaum besserungsfähig sein. Auch der Harnabgang muß geregelt bleiben.

So ist Asthma eigentlich eine der großen **Stoffwechselerkrankungen** und muß von dieser Betrachtung aus behandelt werden, das heißt, mit dem Blick auf die **„Ganzheit des Kranken“.** Mit einer Lungenbehandlung allein wird man nicht recht vorwärtskommen, wenn nicht gleichzeitig alle konstitutionellen Verhältnisse des Kranken berücksichtigt werden.

Spastische Bronchitis der Kinder

(Siehe I. Anhang, Rezeptbuch Seite 394/395.)

Bei den Kindern tritt eine dem Asthma ähnliche Krankheit so häufig auf, daß sie hier gesondert besprochen werden soll. Die Kinderärzte legen großen Wert darauf, daß diese Krankheit nicht mit dem Asthma des Erwachsenen gleichgesetzt wird, und nennen sie auch anders, nämlich **Spastische Bronchitis.** Sie unterscheidet sich in vielen Punkten vom Asthma und heilt meist noch vor der Pubertät aus, nur ganz selten geht sie ins Asthma über.

Schon im Säuglingsalter wird man mit der spastischen Bronchitis konfrontiert, aber auch in jedem anderen Alter. Es handelt sich um eine allergische Erkrankung, die ihre Ursache im Hausstaub, Milben, Pollen, Ausscheidungsprodukten von Bakterien, Federn usw. haben kann.

Schnupfen, Verkühlungen sind meist der Beginn einer spastischen Bronchitis, die mit erschwerter Ausatmung und mit Pfeifen und Giemen (Rasselgeräuschen) über der Lunge einhergeht. Jahreszeitlich häufen sich die Erkrankungen im Spätherbst und im Frühling.

Die Form der kindlichen spastischen Bronchitis ist der homöopathischen Behandlung sehr gut zugänglich. Vor allem die anthroposophisch erweiterte Medizin hat hier eine wesentliche Bereicherung der homöopathischen Therapie gebracht.

Im akuten Stadium gibt man **Asthmakhell Tropfen,** zusätzlich **Pneumodoron 1 und 2** in 1–2stündlichem Wechsel. Wenn notwendig, soll man sich nicht scheuen, normale, die Bronchialmuskulatur erweiternde Mittel, wie **Dosier-Ärosole, Perphyllon Kinderzäpfchen** usw., einzusetzen. In ganz schlimmen Fällen kann man kurzfristig auch Cortisone (Nebennierenhormon) geben. Zum Unterschied zum Erwachsenen dürfen diese Cortisone auf keinem Fall bei Kindern längere Zeit verabreicht werden, da sie zu schweren Schädigungen führen.

Im Intervall wird man versuchen, diese Disposition langsam abzubauen. Dazu gibt man durch 2–3 Monate

1. **Cinis Quercus D 3** (Asche aus der Eichenrinde) morgens,
2. **Cinis Veronica D 3** (Asche von Ehrenpreis) abends je 1 kleine Taschenmesserspitze und
3. **Prunus spinosa D 6** (Schlehdorn), 2mal täglich 6–7 Tropfen zum Cinis Quercus und Veronica dazu und wechselt nach 2 Wochen statt Prunus auf **Levico D 3** bei gleicher Dosierung. Nach weiteren 2 Wochen geht man wieder auf Prunus zurück usw.
4. kann **Potenziertes Eigenblut** hilfreich sein.

Mit dieser Intervallbehandlung, die man längere Zeit bzw. auch öfters durchführen muß, gelingt es fast immer, die Kinder aus dieser Disposition herauszubekommen.

3. Erkrankungen der Verdauungsorgane

Magen und Darm, die hauptsächlichsten Teile der Verdauungsorgane, haben die Aufgabe, die verzehrten Speisen und Getränke so zu verwandeln, daß die aufgenommenen Nährstoffe in geeigneter Form dem Blute zugeführt werden, während der unverdaute Rest aus dem Körper durch den Stuhl entfernt wird. An diesem Verdauungsprozeß nehmen auch die Leber und Bauchspeicheldrüse durch Absendung ihrer drüseneigenen Säfte – Galle und Bauchspeicheldrüsensaft – teil. Der ganze Vorgang ist ein unerhört komplizierter und feingliedriger und zeigt, wie alles im Organismus in **harmonischer Weise** zusammenspielen muß. Den Hauptanteil an der ganzen Arbeit hat der Darm. Darum ist er auch so lang und genau gegliedert in seiner Tätigkeit. **Das ganze Wohlbefinden des Menschen hängt von der ordentlichen und immer lebhaften Darmtätigkeit ab.** Seine Tätigkeit aber ist wiederum abhängig von einer gesunden Zirkulation, die wiederum ein gesundes Herz, eine gesunde Lunge, kräftige Gefäßnerven und ein widerstandsfähiges Nervensystem voraussetzt. Die alle aber werden wieder nur dann gesund sein und bleiben, wenn dem Blute genügend Sauerstoff zugeführt wird. So ist ein Teil vom anderen abhängig, und wieder ist es der „Blick aufs Ganze", der hier maßgebend ist.

Der Magen hat die geringere und weniger lebenswichtige Tätigkeit, und so zeigt es sich auch, daß Menschen mit nur einem kleinen Magenstumpf, der nach bestimmten Magenoperationen übrigbleibt, noch lange und verhältnismäßig gut leben können. Es hat der Magen auch nicht mehr zu tun, als die Speisen mit dem Magensaft zu vermischen und in den Speisebrei umzuwandeln, wobei gleichzeitig die Eiweißverdauung besorgt wird. Der ganze andere große Verdauungsprozeß wird vom Darm besorgt, wobei ihm Leber und Bauchspeicheldrüse helfen.

Durch die unsinnige Ernährung, zu der wir verurteilt sind, aber auch infolge der schweren Schädigung unserer Nerven, wie es diese Zeit voll Hast mit sich bringt, sind Magen-Darm-Leiden heute an der Tagesordnung.

Magensenkung, Magengeschwür, Darmträgheit sind heute die verbreitetsten Krankheiten. Auch das **Krebsleiden** erfaßt beinahe zur Hälfte aller Fälle Magen und Darm.

Der verwirrende Knoten kann nur durch eine **vernunftgemäße Lebensweise und Diät** gelöst werden. Als Grundregel gilt hier: **Vernünftig sein heißt sparsam sein in allen Dingen.** Es sind in den Kriegs- und Nachkriegsjahren, trotz der sehr unzureichenden Ernährung, kaum Menschen tätsächlich verhungert, aber schon sind wir wieder in der Zeit, **da jährlich Tausende einen frühzeitigen Tod finden, weil sie sich dauernd überessen** und damit den gesamten Lebenssäften viel mehr zumuten, als sie tatsächlich leisten können. Die Folge hievon ist eine dauernde Überbelastung der Verdauungsorgane, was zu **Verschlackung, Verfettung und Stauungen aller Art** führt, die wieder Sauerstoffmangel zur Folge haben, was die Tätigkeit der Verdauungsorgane besonders hemmt. Also die sich dauernd besonders mit tierischem Fett und Eiweiß überessen, brauchen sich über frühzeitige schwere Stoffwechselstörungen nicht zu wundern. Für sie gilt das alte Sprichwort: **„Der Tod sitzt im Darm."**

Ich weiß wohl, daß es für sehr viele Menschen wirklich schwer ist, eine vernünftige Kost einzuhalten, weil sie infolge ihres Berufslebens einfach auf Gasthauskost angewiesen sind oder weil sie nicht die Zeit haben, sich ein richtiges Mahl zu bereiten. Man steht diesen tragischen Lebensumständen oft wirklich geradezu machtlos gegenüber.

Auch die unzähligen Magen- und Darmgeschwür-Kranken sind nur ein Zeichen der schweren nervösen Belastung unserer Zeit.

Nicht nur Zivilisationsschäden rufen chronische Magen- und Darmleiden hervor. Einen großen Anteil trägt sicherlich auch eine nicht natürliche Ernährung schon im Säuglingsalter dazu bei. Die Zusammenhänge sind hier schwieriger aufzudecken, aber Pulvermilchen und zu frühe Verabreichung von Fleisch, Kartoffeln und besonders Eiern kann im Erwachsenenalter chronische Magen-Darm-Krankheiten auslösen. (Nach einer Salzburger Statistik haben bereits ca. 37% der Rekruten ein solches chronisches Leiden.) Im Ei z. B. ist die Formkraft für ein junges Huhn so konzentriert enthalten wie in einem Samen. Diese Lebenskraft muß das Kind vollständig abbauen, widrigenfalls Allergien entstehen. Auf dieser höheren als auf der materiellen Ebene wird die Verdauung beim Säugling und Kleinkind überfordert, ohne daß deswegen gleich Durchfälle oder andere Beschwerden auftreten müßten. (Eier daher erst ab dem 3. Lebensjahr!)

So bleibt es nur bei einigen Ratschlägen, die der Vernünftige versuchen wird, so gut wie möglich zu erfüllen.

Die schwerste Belastung für die Tätigkeit der Verdauungsorgane sind **tierisches Fett und tierisches Eiweiß,** also jede Art Fleisch, Schweinefett, Speck, Eier.

Jedes Jahr im Frühjahr oder im Herbst sollte man den Verdauungsorganen eine Rastzeit in ihrer Tätigkeit gönnen, die gleichzeitig aber auch eine Durchreinigung bedeutet. Und dies kann man einfach in der Weise machen, daß man die genannten tierischen Nahrungsmittel einen Monat lang vermeidet. Restlos und ausschließlich.

Man lebt also nur vegetarisch, wobei man aber auch mit den Kohlehydraten sehr mäßig sein soll, also soll man Speisen aus Weizenmehl und Hülsenfrüchten auch für diese Zeit vom Speisezettel streichen.

Es bleibt also für so eine **Rastkur** der Verdauungsorgane alle Rohkost, alle Gemüse, jedoch nur im gedünsteten Zustand, Vollkornbrot, Speisen von Haferflocken, Gerste, Sago, und von Milch Buttermilch oder saure Milch. Als Fettstoff ist ein gutes Öl zu verwenden.

In solch einer einmonatigen Rast- und Schonkost wird man Magen und Darm gut durchreinigen, entschlacken, wird auch die Verdauungsdrüsen neu beleben und damit dem gesamten Körper erhöhte Widerstandskraft verleihen.

Diese Reinigung erfolgt auf dem natürlichen Gang des Verdauungsprozesses, und dies ist das einzig richtige. Man hat eine Zeitlang viel Aufhebens mit **Darmtiefspülungen** gemacht. Sie sind in der Richtung **gegen** den Verdauungsprozeß gerichtet und darum **falsch,** wenn nicht gar **gefährlich. Ich bin gegen solche widernatürliche Prozeduren,** die nur einem verkehrt denkenden menschlichen Gehirn entsprungen sind. **Alles was gegen den natürlichen Gang der Natur gerichtet ist, ist falsch und rächt sich einmal:** Und wenn unser ganzes Leben maschinell geleitet werden würde, wir bleiben doch **lebendige Wesen** und als solche **immer ein Glied der Natur,** deren Gesetze wir nicht verletzen dürfen, wollen wir nicht Schaden nehmen. Deshalb muß man durchaus nicht ein „Kohlrabiapostel“ mit wallendem Bart- und Haupthaar und härener Kutte sein. Man kann durchaus ein Mensch **dieser** Zeit sein, ja soll es sein, denn nur dann wird man dieser Zeit etwas zu sagen haben.

Das häufigste Leiden der Verdauungsorgane ist der

akute Magen-Darm-Katarrh

(Siehe auch I. Anhang, Rezeptbuch Seite 366/367.)

Er kann die Folge von übermäßiger Ernährung, von Vergiftungen, zum Beispiel durch Alkohol, Nikotin oder verdorbene Speisen (Fleisch-, Wurst- und Fischvergiftung), und schließlich auch einer Infektion sein. In letzterem Fall besteht Fieber, das sogenannte **„gastrische Fieber“**, das manchmal sogar typhösen Charakter annimmt.

Meist ist der Magen-Darm-Katarrh begleitet von **Erbrechen** und **Durchfall,** was beides den Kranken ziemlich schwächt und entkräftet.

Das erste richtigste Heilmittel ist, besonders auch dann, wenn die Diagnose nicht einwandfrei ist, das **Fasten.** Das gilt für Erwachsene wie auch für Kinder! Es fürchte keine Mutter, daß ihr kleiner Liebling Hungers sterben wird, wenn er einmal einige Tage gründlich fastet. Damit wird den Verdauungsorganen in bester Weise geholfen, mit ihrer Überfüllung oder mit den Krankheitsgiften fertig zu werden.

Unter den infektiösen Darmkrankheiten überwiegen die, die durch Viren hervorgerufen werden. Da es Viren sind, die zum Teil auch Grippale Infekte erzeugen können, und die Krankheit mit meist mehr oder minder hohem Fieber einhergeht, spricht man auch von einer **Bauchgrippe.** Als Symptome kann so eine Bauchgrippe die verschiedensten Bilder bieten. So kann nur starkes Erbrechen (Epidemisches Erbrechen) mit kolikartigen Schmerzen vorherrschen, es kann aber auch nur Durchfall sein oder beides gemischt, ja es können als einziger Ausdruck solch einer Infektion nur kolikartige Schmerzen auftreten (Blinddarmentzündung durch Arzt ausschließen lassen!).

Die **Behandlung** wird mit diätetischen Maßnahmen eingeleitet. Ca. 12–24 Stunden russischen (schwarzen) Tee mit 1 Kaffeelöffel Traubenzucker auf 150 g, den man in kleinen Portionen gibt. Anschließend 1 Tag lang zusätzlich zerdrückte Bananen, auf einer Glasreibe geschabte, reife Äpfel, die man durch Stehenlassen braun werden läßt, und Karottensuppe (also ohne Einbrenn!) ist erlaubt. Am 3. Tag kommen noch Einbrennsuppen (mit Kümmel gelindet) oder Hafer- oder Reisschleimsuppen dazu. Am 4. Tag kann man schon wieder auf eine leichte Kost übergehen.

Beim Säugling baut man die Ernährung schrittweise mit einer Heilnahrung unter Schutz von **Arobon oder Karottensuppe** auf.

Bei Bauchschmerzen, die nicht von einer Blinddarmentzündung herrühren, sind **feuchtwarme Kompressen** über dem Leib von Nutzen.

Ein spezifisches Mittel gegen Bauchgrippen ist **Carbo betulae comp.** (Birkenkohle, Antimon und Chamillenwurzelextrakt), 5mal 1 Messerspitze, und dazu **Geum Urbanum Urtinktur** (Bitterstoff aus einem Nelkenwurzelstock), 5mal 3–7 Tropfen, je nach Alter, nach ca. 5 Tagen verabreicht man diese Medikamente noch durch weitere 5 Tage nur mehr 3mal täglich.

Der Homöopath gibt Frauen **Pulsatilla dil. D 4** und sonst Erwachsenen **Nux vomica dil. D 6,** je 5–10 Tropfen.

Schwere **Vergiftungen** von Wurst, Fleisch, Fischen, Konserven und Schwämmen sind immer höchst gefährliche Erkrankungen, die die Kräfte in bedenklicher Weise aufzehren; sie bedürfen ärztlicher Behandlung. Wenn bei einem Magen-Darm-Katarrh ausgesprochene Schwächeanfälle, ja selbst Ohnmachten auftreten, wenn der Kranke mit kaltem Schweiß bedeckt ist, dann weiß man sofort, daß es sich um eine gefährliche Infektion oder Vergiftung handelt, bei der nichts verabsäumt werden darf, will man das Leben des Patienten retten.

Mit **Hydrastic canadensis, Helleborus** und vor allem mit **Veratrum** haben wir auch dagegen zuverlässige Heilmittel, aber sie müssen vom Arzt verordnet werden.

Leider wird der akute Magen-Darm-Katarrh sehr oft oberflächlich und als gefahrlose Krankheit behandelt. Die Folgen davon sind, daß das Leiden in **chronische Formen** übergeht und so unter Umständen jahrelang fortbestehen kann.

Dann werden sich auch schwache und magere Patienten eine dauernde **Magensenkung** und **Magenerweiterung** zuziehen, ein Leiden, das heute ungemein verbreitet ist. Es ist aber auch eine ausgesprochene Degenerationserscheinung und schon aus diesem Grunde so allgemein.

Hand in Hand damit geht der **chronische Magenkatarrh,** mit all seinen üblen Erscheinungen und Nachteilen für das tägliche Leben. Denn dann heißt es dauernd Schondiät einhalten, bei der tierisches Fett, schwere Mehlkost, Hülsenfrüchte, Eier, dunkle Fleischsorten und scharfe und zu süße Speisen vermieden werden müssen.

Es kann **Übersäuerung oder Untersäuerung des Magensaftes** bestehen.

Es ist ein ganz prinzipieller Fehler, im Falle der Übersäuerung dauernd **Speisepulver** (Natriumbikarbonat, Natrium hydrogencarbonicum) zu nehmen und bei Untersäuerung **Salzsäure oder andere Präparate.** Der Magen muß und will seine Magensäfte selbst in Ordnung bringen und reagiert auf alle diese Kunstgriffe nur mit fortschreitender Verschlechterung.

Nur durch eine zweckentsprechende Diät ist es möglich, die Magentätigkeit wieder in Ordnung zu bringen.

Neben der oben genannten Schonkost verfügen wir über eine Reihe diätetischer Heilmittel. Da haben wir bei **Untersäuerung** feingewiegtes **rohes Sauerkraut,** das aber aus sich selbst gesäuert sein muß. Auch die Brühe solchen Sauerkrautes ist sehr zu empfehlen. Sehr bewähren sich auch roh geriebene Rettiche, die man teelöffelweise nimmt.

Bei **Übersäuerung** seien besonders **roh geriebene Kartoffeln** empfohlen, täglich am Vormittag ein paar Eßlöffel voll.

In beiden Fällen aber ist die **Buttermilch** der Heiltrank.

Magenneurose

(Siehe auch I. Anhang, Rezeptbuch Seite 366/367 unter „Magenkatarrh und nervöser Magenkrampf".)
ist ein schwer heilbares Leiden, und es gehören Geduld und Liebe dazu, um den Patienten von seinen quälenden Zuständen zu befreien, die sich besonders nach Gemütserregungen bis zu schweren **Magenkrämpfen** steigern können.

Durch seelischen Einfluß kann man viel mehr helfen als mit Tropfen und Pulvern. Man muß auf all seine vielen Beschwerden eingehen, muß sie anerkennen, muß aber auch auf ihre sichere Heilbarkeit hinweisen. Man darf den Kranken ohne Trost nicht gehen lassen, muß sein Vertrauen erwecken, und damit hat man schon mehr als die halbe Heilung erreicht. Dazu wird man ihm sehr sorgfältige Diätvorschriften geben, die man als strenger hinstellt, als sie tatsächlich sind.

In der **Nux vomica dil. D 3** und in **Bismutum subnitricum trit. D 2** besitzen wir zwei Heilmittel, die den Magennerv vortrefflich beruhigen. Von Nux vom. nimmt man vor dem Essen 10 Tropfen und von Bismutum nach dem Essen eine Messerspitze voll.

Die ungeheure Nervenerschütterung der letzten Jahrzehnte machte ein weiteres Leiden zu einem weitgreifenden Volksübel: das

Magen- und Zwölffingerdarmgeschwür

(Siehe auch I. Anhang, Seite 364/365 unter „Magengeschwür".)

Es ist bestimmt nicht nur die Übersäuerung des Magensaftes, die meistens bei Geschwürbildung vorhanden ist, die alleinige Ursache des Leidens. Sondern diese Übersäuerung ist bereits eine Folgeerscheinung von Störungen des Nervensystems, die ihre Ursachen im seelischen Bereich haben (Streß und andere Faktoren).

Wohl können durch eine Reihe von Magen-Darm-Geschwüren

Narbenbildungen entstehen, die wiederum zu sehr gefährlichen Verwachsungen führen und zu schlimmen Folgen Anlaß geben.

Mit den heutigen verfeinerten röntgenologischen Untersuchungen ist die Diagnose Magen-Darm-Geschwür im allgemeinen unschwer zu stellen, vor allem durch die moderne Gastroskopie.

Vor Jahren wurde zur Heilung der Geschwüre der operative Weg vorgezogen. Heute geschieht dies wesentlich seltener, da man erkannte, daß das Leiden, wenn nicht besondere Komplikationen vorliegen, auf innerem Wege dauernd geheilt werden kann.

Nur bei großen Geschwüren und wenn die Gefahr eines Durchbruches droht oder wenn Verwachsungen gefährliche Formen annehmen, muß zur Operation geraten werden.

Ansonsten wird man bei ruhigem und ausgeglichenem Leben, wobei dem seelischen Wohlbefinden ein besonderes Augenmerk zuzuwenden ist, bei entsprechender Schonkost und den notwendigen Heilmitteln auch zu einer Heilung gelangen.

Im **akuten Stadium** nimmt man morgens und abends nüchtern je 1 Tasse **Magentee** (durch 3 Monate). Innerlich 5mal täglich 1 Messerspitze (so groß wie eine Erbse) **Stibium metallicum praeparatum trit. D 6** (hilft seelisch!) und **Argentum nitricum dil. D 4,** 5mal 7 Tropfen (schleimhautwirksam!) oder **Kalium aceticum comp.**

Im **chronischen Stadium** gibt man den **Magentee** weiter und nimmt innerlich **Malachit trit. D 6,**, ein natürliches Cuprum carbonicum, 3mal 1 Messerspitze vor dem Essen. Durch Cuprumverbindung wird das seelische Wesensglied gestärkt und damit einem Rezidiv (Rückfall) vorgebeugt. Ähnlich wirkt das 2. Hauptmittel **Kalium aceticum comp.**, ebenfalls 3mal 1 Messerspitze vor dem Essen durch lange Zeit.

Bei älteren Menschen mit Magenbeschwerden soll 2mal wöchentlich in die Magengegend subcutan **Iscador** Serie 0 injiziert werden (wirkt gleichzeitig vorbeugend gegen Magenkrebs). 2mal jährlich eine Doppelserie (14 Amp.).

Bei auftretenden Blutungen ist sofort der Arzt zu verständigen. Den Kranken legt man zur vollkommenen Ruhe hin, gibt ihm auf die Magengegend kalte Umschläge.

Bis zum Eintreffen des Arztes kann man ungefährdet alle zehn Minuten 10–15 Tropfen **Hamamelis Urtinktur,** jeweils in einem halben Teelöffel eisgekühltem Wasser geben. Das Mittel wird oft überraschend schnell die Blutungen stillen.

Im übrigen aber gibt man dem Kranken **absolut keine Nahrung!** Das ist sehr wichtig! Erst nachdem die Blutungen vollständig behoben sind, der Patient sich auch seelisch beruhigt hat, darf man ganz vorsichtig mit tiefgekühlter Milch beginnen, die man aber nur teelöffelweise gibt. Die weitere Ernährung wird der Arzt verordnen.

So schlimm auch solche Blutungen aussehen, sie gehen meist ohne Gefahr für das Leben des Kranken vorüber. Er bedarf freilich für einige Wochen der vollkommenen Bettruhe und strengster Diät, aber in den meisten Fällen wird er sich wieder ohne Operation erholen.

Abschließend sei allen Magengeschwürkranken empfohlen, sie mögen **dauernd** unter der Kontrolle ihres Arztes bleiben, der allein imstande ist festzustellen, ob Gefahren im Anzug sind oder nicht.

Bei den Erkrankungen der Verdauungsorgane soll nun ein meistverbreitetes Leiden, die

Stuhlverstopfung

besprochen werden. (Siehe I. Anhang, Rezeptbuch Seite 398/399 unter „Verdauungsschwäche, Stuhlverstopfung“, auch Seite 336/337 unter „Hämorrhoiden“.)

Die Praxis lehrt, daß sich die Menschen mit diesem Leiden die **unglaublichsten Schlampereien** leisten. **Wirkliche Schlampereien!** Oder wie sollte man den Zustand bezeichnen, wenn sie jahrelang mit Darmträgheit leben und nichts anderes wissen, als diese durch mehr oder weniger schwere Abführmittel zu bekämpfen, wodurch der Darm unter einen doppelten Reizzustand gerät.

Die Ursachen der Stuhlverstopfung sind sehr vielseitig: andauernde Ernährungssünden, Leber- und Herzleiden, venöse Stauungen im Darm, Hämorrhoiden, chronische Blinddarmreizung, Magensenkung und Magengeschwüre, Tumoren und Verwachsungen in den Unterleibsorganen der Frauen, Zirkulationsstörungen, Aderverkalkung, allgemeine Nervenschwäche, Blutarmut und schließlich die darmeigenen Leiden, wie verminderte Beweglichkeit des Darmes und seine Erschlaffung.

Also man sieht: ein ganzer Rattenschwanz von Erkrankungen, die in Wechselbeziehungen mit einer Stuhlverstopfung stehen können.

Daraus muß man aber auch erkennen, daß man eine Stuhlverstopfung nicht einfach dadurch beheben kann, daß man irgendwelche Abführpillen oder Tees nimmt, sondern daß man, wie bei allen chronischen Leiden, auf die **Behebung der Ursache hinwir-**

ken muß. Gelingt es, diese aufzulösen, dann ist die richtige Funktion des Darmes kein Problem mehr.

So sei also die Behebung der Stuhlverstopfung vor allen anderen Heilmitteln ein **diätetisches Problem.**

Nur wer sich dazu entschließen kann, so zu essen, wie es sein kranker Darm fordert, dem wird es auch gelingen, seine Stuhlverstopfung dauernd zu beheben, wenn nicht Ursachen vorliegen, die noch außerdem eine andere Behandlung erfordern, wie zum Beispiel Tumoren im Unterleib der Frauen oder Geschwülste im Darm selbst.

Trotz allen nachfolgenden Diätanweisungen ist die heutige Ernährung zu arm an schlackenreichen Bestandteilen, das wichtigste Übel in der heutigen Zivilisation, das nicht nur zur Verstopfung, sondern auch zu Darmkrebs und Hämorrhoiden führt. Daher gehört zu den wichtigsten Maßnahmen das Einnehmen von **Weizenkleie,** 1–2 Eßlöffel täglich, je nach Bedarf. Auf die richtige Dosierung kommt es an, dann kann man fast jede Verstopfung damit beheben und gleichzeitig durch die Auflockerung des Stuhles vorbeugend gegen Darmkrebs und Hämorrhoiden etwas ganz Entscheidendes tun. Man darf auf keinen Fall gleichzeitig Abführmittel nehmen. Ferner soll man sich einer Pünktlichkeit befleißigen, das heißt immer zur gleichen Tageszeit den Stuhl absetzen. Auch genügend Flüssigkeit gehört dazu, damit der Stuhl nicht eintrocknet.

Die Diät muß zum größten Teil aus Pflanzenkost, roh oder gekocht, bestehen. Rohkost vor allem kann man nicht genug zu sich nehmen. Hiezu gehören jedes Obst und Rohgemüse. Gekochtes Gemüse darf nur gedünstet und **nicht eingebrannt** werden. Mit Speisen von Weißmehl sei man recht sparsam. Aber Haferflocken, Gerste, Hirse, Sago soll man essen. Die Fleischkost soll **höchstens 25** Prozent der Gesamtnahrung ausmachen, und dann ißt man nur mageres, junges und gebratenes Fleisch. Würste, Speck sind abzulehnen. Butter ist erlaubt. Doch kocht man besser mit kaltgepreßtem Öl. Süße Vollmilch soll man meiden, hingegen alle Arten saurer Milch fleißig trinken. Besondere Heilwerte haben roh geriebener Rettich und rohes Sauerkraut, von denen man täglich essen soll. Als Brot kommt nur **Vollkornbrot** in Frage, das in den verschiedensten Weisen hergestellt wird. Mit Salz sei man sehr sparsam, scharfe Gewürze sind gänzlich zu meiden. Ein Glas gutes Bier oder Wein schadet nicht, aber mehr ist nicht ratsam.

Wenn man solch vernünftige und naturgemäße Diät einhält, dann wird der Darm bald wieder ordentlich arbeiten, und man wird diesen unangenehmen Unterleibsdruck, der die Menschen vergrämt und verärgert macht, bald losbekommen.

Ein harmloses, pflanzliches Präparat ist **Digestodoron Tropfen,** das, 3mal 15 Tropfen vor dem Essen genommen, die Darmtätigkeit reguliert.

Dazu macht man fleißig **tiefe Atemübungen,** um möglichst viel Sauerstoff in das Blut zu pumpen, wodurch die venösen Stauungen behoben werden. Aus dem gleichen Grund sind **kräftige nasse und trockene Abreibungen der Haut** sehr von Vorteil (kaltes Sitzreibebad).

Ein anzuratendes Heilmittel ist auch die regelmäßige **Massage der Bauchmuskulatur,** aber sie muß von fachkundigen Händen durchgeführt werden.

Fast immer sind mit Stuhlverstopfung **Hämorrhoiden** verbunden, bei denen erst recht die erwähnte Diät erforderlich ist. Gegen dieses Leiden haben wir bereits die **kalten Sitzreibebäder** als vortreffliches Heilmittel beschrieben.

Zur Stillung des Juckreizes und auch der Schmerzen können wir gegen Hämorrhoiden noch **Hamamelis-Zäpfchen** einführen. Diese gibt es in der Apotheke. Dazu bei äußeren Hämorrhoiden eine **Hamamelis-Salbe (Hametum Salbe).**

Liegt eine chronische **Blinddarmreizung** vor, so muß diese sehr sorgfältig beobachtet werden, um nicht den **rechtzeitigen operativen Eingriff,** der erforderlich sein kann, zu verabsäumen.

Der Blinddarm ist recht heimtückisch, und man ist vor Überraschungen nie gesichert. Wiederholen sich Blinddarmreizungen häufig, dann ist in der **schmerz- und entzündungsfreien Zeit zur Operation zu raten.**

Bei der akut auftretenden Blinddarmentzündung ist oft die rechtzeitige Operation lebensrettend. Man wage es besser nicht, bei einer solchen Blinddarmentzündung mit inneren und physikalischen Heilmitteln wertvolle Zeit zu versäumen. Denn man kann nie im voraus wissen, wie sich der Krankheitsprozeß entwickelt, und ehe man es sich versieht, kann die Katastrophe des Durchbruches das sein. **Hier ist der Fall, bei dem der operative Eingriff die größere Sicherheit der Lebensrettung bietet.**

Auch der **Leistenbruch** ist eine Miterkrankung oder Folge der dauernden Stuhlverstopfung, wenn er auch aus anderen Gründen auftreten kann. Ein sicheres inneres Heilmittel, den Bruch zu beheben, gibt es nicht. Soweit nicht eine weitgehende Erschlaffung vorhanden ist, sei auch hier zu der verhältnismäßig einfachen Operation geraten. Wo sie nicht mehr möglich ist, muß man sich eben damit abfinden, ein Bruchband zu tragen. Zur Kräftigung der Muskulatur reibt man die Bauchdecke mit einer Mischung von **Arnika-Johanniskraut-Raute-Tinktur** täglich ein.

Zu den Darmleiden zählen auch noch die **Eingeweidewürmer,** und zwar der **Spulwurm,** der **Madenwurm** und der **Bandwurm.** (Siehe auch I. Anhang, Rezeptbuch Seite 400/401.)

Neben der entsprechenden Diät, welche jener der Stuhlverstopfung entspricht, habe ich in dem homöopathischen Heilmittel **Cuprum sulfuricum dil. D 3,** vor den Hauptmahlzeiten, also 3mal täglich je 15 Tropfen, eine zuverlässige Arznei festgestellt, die den üblichen Wurmabtreibemitteln bei weitem vorzuziehen ist. Denn mit Cuprum sulfuricum wird dem Darm mit der Zeit die **Aufnahmefähigkeit für Würmer überhaupt genommen,** also er wird sozusagen **gegen das Wurmleiden immunisiert.** Die Tropfen müssen daher auch lange Zeit hindurch gegeben werden. Ihre Wirkung tritt meist erst nach drei bis vier Wochen ein, nachdem oft ganze Wurmnester abgegangen sind. Jedoch ist dann die Wirkung lang anhaltend.

Zur Bandwurmkur begibt man sich am besten in ein Krankenhaus, wo auch genau festgestellt werden kann, ob der ekelhafte Geselle auch wirklich zur Gänze abgegangen ist.

Als altes Volksheilmittel seien die geschälten **Kürbiskerne** genannt, von denen man etwa 100 Stück und auch mehr, mit der gleichen Menge Preiselbeeren vermischt, **gut gekaut,** nimmt. Das soll früh nüchtern geschehen, nachdem man abends vorher einen Teller fetter Suppe gegessen hat. Etwa sechs Stunden nach Einnehmen der Kürbiskerne nimmt man einen **großen Löffel voll Rizinusöl,** worauf bald der Bandwurm herausbefördert werden **soll.** Nicht immer glückt es mit diesem Mittel zur Gänze. Bekannt ist auch der **Wurmfarn,** aber es sei auch **vor ihm gewarnt.** Denn er ist giftig und kann sogar **Erblindungen** hervorrufen. Auch der Apotheker darf dieses Mittel nur gegen ärztliche Verschreibung abgeben. Es bleibt die Krankenhausbehandlung sicher der richtigste Weg zum Abtreiben des Bandwurmes.

Erkrankungen der Leber

(Siehe I. Anhang, Rezeptbuch Seite 360/361.)

Am verbreitetsten ist die Gelbsucht (Hepatitis A), auch infektiöse Gelbsucht genannt, die durch ein Hepatitisvirus hervorgerufen wird. Inzwischen sind mehrere Typen dieses Virus gefunden worden. Dementsprechend gibt es auch mehrere Verlaufsformen. Die normale infektiöse Gelbsucht wird durch das Virus A erzeugt und ist eine Schmierinfektion. Nach einer Inkubation von 2–4 Wochen (und auch noch darüber) kommt es zum fieberhaften Ausbruch der Krankheit. Virus B wird meistens durch Injektionen oder Bluttransfusionen übertragen, die Inkubationszeit beträgt durchschnittlich 3 Monate. Neuerdings wurde eine 3. Form (Hepatitis non A, non B) festgestellt.

Bei einer vorhandenen Disposition können verdorbene Nahrungsmittel oder schlechte Fette die Leber so weit schädigen, daß sich die Viren vermehren können.

Die Krankheit beginnt mit Fieber, mit Leberschmerzen infolge der entzündlichen Leberschwellung. Oft werden auch nur unklare Bauchschmerzen angegeben. Die Leber ist vergrößert und tastbar, wie auch meist die Milz. Die Leber ist durch ihre entzündlichen Veränderungen nicht mehr in der Lage, den anfallenden Blutfarbstoff für die Ausscheidung richtig zu verarbeiten, so daß er sich als Bilirubin im Blut staut. Wenn die Bilirubin-Serumwerte erhöht sind, wird Bilirubin, der gelbe Farbstoff, zunächst in der Lederhaut des Auges (Skleren) und kurz darauf auch in der Haut abgelagert, wodurch diese Gewebe gelb gefärbt werden. Allerdings sind auch anikterische Formen (also ohne Gelbsucht) der Hepatitis zu beobachten. Häufig verursacht die Gelbsucht einen mehr oder minder starken Juckreiz. Der Harn ist anfangs wie ein dunkles Bier verfärbt, der Stuhl dagegen auffallend hell, manchmal durchfallartig, oft eher verstopft und mit Blähungen verbunden.

Der ganze Krankheitsprozeß dauert ca. 4–8 Wochen, kann sich aber auch noch mehr in die Länge ziehen. Im Kindesalter heilt die infektiöse Gelbsucht fast immer vollkommen aus, beim Erwachsenen sehr häufig. Manchmal kann aber auch eine „schwache Leber" für längere Zeit zurückbleiben, die sich in einer Leistungsschwäche oder/und Schlaf-Wach-Rhythmusstörung äußert wie auch in Appetitlosigkeit. Diese Symptomatik ist typisch für das Fehlen der Aufbauprozesse des Lebensleibes (Leber ist ein Organ des Lebens- oder Ätherleibes).

Nur in ganz seltenen Fällen ist das Blut sehr stark mit Galle überbürdet, dann entsteht ein Zustand, den man **Cholämie** nennt und der in höheren Graden sehr gefährlich ist und zum Tod führen kann. Die ersten Zeichen sind, wenn auf der Haut ein immer tieferes Gelb erscheint, das manchmal schon ins Grünliche oder Braune übergeht. Gleichzeitig tritt Fieber auf, es gibt bald schwere Gehirnsymptome, Delirien und Konvulsionen. Leider ist in diesem Stadium dem Patienten selten zu helfen.

Deshalb soll jede Gelbsucht von Anfang an recht sorgfältig behandelt werden.

Eine 2–3wöchige Bettruhe scheint noch immer angezeigt, obwohl es darüber verschiedene Meinungen gibt. Feuchtwarme Dunstumschläge auf die Leber für 1–2 Stunden einmal täglich sind sehr förderlich.

Eine entscheidende Rolle in der Behandlung spielt die Diät. Ca. 2–3 Tage nur Pfefferminztee und Kompotte und Obst, dann Kohlehydrate, in erster Linie in Form von Pellkartoffeln und Reis, und nach weiteren 3 Tagen beginnt man mit Eiweißzulagen in Form von Topfen und magerem Fleisch (gegrillt). Fette als Butter oder **kaltgepreßte** Öle sind nach einer weiteren Woche erlaubt. Panier und alles vom Schwein soll noch Monate gemieden werden.

Unterstützt wird die Behandlung durch **Hepatodoron,** das Mittel der ersten Wahl. Dieses Basismittel, bestehend aus Walderdbeer- und Weinrebenblättern regt die assimilatorisch-aufbauende Funktion der Leber an (3–5mal 1–2 Tabletten täglich).

Auf möglichste Regelung des Stuhlganges ist sehr zu achten, und man erreicht dies am besten, wenn man täglich am Morgen nüchtern eine Tasse warmes Wasser mit 1 Kaffeelöffel Karlsbader Salz trinkt.

Weitere homöopathische Mittel, die zur Behandlung in Frage kommen, sind **Nux vomica dil. D 6,** 4mal täglich 10 Tropfen. Ist der Krankheitsprozeß tiefergreifend, dann gibt man **Chelidonium, Podophyllum** und **Carduus marianus.** In einem Kombinationspräparat sind die eben genannten Bestandteile und zusätzlich Löwenzahn enthalten, es heißt **Chelidonium comp.,** und man nimmt 3mal täglich 12 Tropfen. Bei Leberzirrhose sollte man noch **Stannum metallicum praeparatum D 8** (Zinn), das Metall der Leber, 3mal täglich 1 Messerspitze dazugeben.

4. Erkrankungen der Harnorgane

(Siehe auch I. Anhang, Rezeptbuch Seite 304/305 unter „Blasenkatarrh".)

Zu den Harnorganen gehören die **beiden Nieren und Harnleiter** sowie die **Harnblase** und die **Harnröhre.** Diese ist bei der Frau wesentlich kürzer als beim Mann, bei dem der Endteil der Harnröhre auch gleichzeitig zur Fortleitung und Ausstoßung des Samens dient.

Die Harnorgane sind für den Gesamtstoffwechsel ebenso wichtig wie die Verdauungsorgane, ja oft hängt von ihrer richtigen Funktion viel mehr die Erhaltung des Lebens ab als von jener der Verdauungsorgane.

Aufgabe der Harnorgane ist die Regulierung der Wasserausscheidung aus dem Körper und die Ausscheidung von Stoffwechselprodukten, insbesondere des Harnstoffes bzw. Stickstoffes, sowie von Giften. Aber auch der Mineralstoffwechsel wird durch die Nieren reguliert.

Wie sehr die Nieren Organe sind, welche Krankheitsgifte zur Ausscheidung bringen, zeigt sich besonders bei Infektionskrankheiten, bei denen die Krise meist erst nach der wieder einsetzenden Tätigkeit der Nieren überwunden wird.

Daraus folgt, wie aufmerksam wir die **Tätigkeit der Nieren bei allen Erkrankungen beobachten** müssen und daß der vorsorgliche Arzt niemals verabsäumen wird, sich bei seinen Kranken zu versichern, ob die **Nierenfunktion auch in Ordnung ist.**

Zudem gibt der Harn Aufschluß über manche Vorgänge innerhalb des Gesamtstoffwechsels. Wann immer Zweifel bestehen oder bei der Annahme eines Leidens der Harnorgane selbst, sei zu einer chemischen und mikroskopischen Untersuchung des Harns geraten. Die **wichtigsten Erkrankungen** der Harnorgane lassen sich hiebei einwandfrei feststellen und kontrollieren. Aber auch große **Stoffwechselerkrankungen,** wie die **Zuckerkrankheit und bestimmte Leberleiden,** finden durch die Harnuntersuchung ihre Diagnose.

Bei der großen Beanspruchung sind die Harnorgane natürlich auch vielen Gefahren ausgesetzt, und so sind die Leiden, die sie befallen können, weitgreifend und schwerwiegend.

Dabei werden wir oft bemerken, daß zwischen den **Nieren und der Haut** eine ganz besonders enge **Wechselbeziehung** besteht. Dies hat ihren maßgeblichsten Grund wohl darin, daß die Haut das zweite Organ ist, das am Wasserstoffwechsel des Körpers beteiligt ist, denn seine Verdunstungsmenge entspricht etwa der täglichen Harnmenge des gesunden Menschen. Ist die Nierenfunktion in irgendeiner Weise gestört, so kann die Haut als Ersatzorgan tätig sein, eine Arbeit, die der Haut gegenüber anderen Stoffwechselorganen – Atmungsorgane und Darm – auch zukommt. Daher die Möglichkeit der Ableitung von Krankheitsstoffen dieser Organe über die Haut, was man zum Beispiel durch **Bäder, Wickel und Massagen** erreicht. Immer bleibt der Arzt der größte Heilkünstler, dem es gelingt, den Ableitungsprozeß richtig über das jeweils aufnahmefähige Organ durch entsprechende kanalisierende Heilmittel zu dirigieren. Zu dieser Ableitung dienen Haut, Nieren und Darm. Es gilt immer, die Wege, die uns die Natur weist, zu ergründen und richtig zu verwerten.

Wollen wir beim einfachsten Leiden der Harnorgane beginnen. Es ist dies der

Blasen- und Harnröhrenkatarrh,

der eine alltägliche Krankheitserscheinung ist und besonders das weibliche Geschlecht nach irgendeiner simplen Erkältung belästigt.

So einfach ein Blasenkatarrh zu heilen ist, so kann er auch bis zur **Verzweiflung unangenehm** werden, wenn man ihn **vernachlässigt** und **unsachgemäß behandelt.**

Wer sich einen Blasenkatarrh zugezogen hat, der gehört so lange ins **warme Bett,** bis das Leiden wieder vollkommen behoben ist. Wer dies nicht tut, kann unter Umständen sein Leben lang mit den übelsten Folgen zu kämpfen haben. Ich habe Dutzende von Leuten beobachten können, denen das Leben zur Qual wurde, und alle haben ihren ersten Blasenkatarrh einfach verschlampt. Sie kamen lange, manche zeitlebens von ihrem ersten Blasenkatarrh nicht mehr los.

Also: **Bettruhe, trockenheiße Kompressen** (Heizkissen, Thermophor) auf die Blasengegend, vollkommen **reizlose Kost,** am besten Milch- und Apfeldiät, ansonsten **aber stärkste Beschränkung der Flüssigkeitszufuhr,** und jeder einfache Blasenkatarrh wird in etwa 8–10 Tagen auch ohne Arznei ausheilen. Selbst zum Urinieren darf man nicht aufstehen, sondern muß dies in eine Bettflasche besorgen. Denn die Blase ist in ihrem Entzündungszustand auf **geringste** Kältereize unerhört empfindlich.

Ist ein Heilmittel notwendig, so gibt man bei Blasenentzündung, aber auch bei allen Harnwegsinfektionen bis zum Nierenbecken hinauf im akuten Stadium als Grundbehandlung **Lachesis D 12,** 5mal täglich 5–10 Tropfen gemeinsam mit **Argentum metallicum praeparatum D 30** (bei Fieber), und bei Brennen **Cantharis dil. D 6,** 5mal 5–10 Tropfen.

Nach Abklingen der akuten Symptome geht man zur Intervallbehandlung über:

1. **Thuja cum Argento culta D 3,** 3mal 5–10 Tropfen, gemeinsam mit **Mercurius vivus naturalis D 6,** 3mal 1 Messerspitze durch 4 Wochen, dann wechselt man auf den 2. Teil:

2. **Resina laricis** (Lärchenharz) **D 3,** 3mal 5–10 Tropfen, gemeinsam mit **Erysideron 1 und 2** und **Equisetum D 15** (Schachtelhalm) 3mal 5–10 Tropfen.

Nach einem Monat beginnt man nochmals mit Gruppe 1 und geht abermals nach 4 Wochen auf Gruppe 2 über.

Bei unausgesetztem Harnzwang hat sich **Belladonna D 3** und bei heftigen Schmerzen **Cannabis sat. D 3** bewährt, von beiden Mitteln zweistündlich je 10 Tropfen. Bei chronischen Formen bringen **Helleborus niger dil. D 1** und **Sabal serrul. dil. D 1** meist Heilung.

Ebenso sind **Blasensteine** eine Ursache für chronischen Blasenkatarrh wie auch **Blasenpolypen,** bei denen es leicht zu Blasenblutungen kommt. Bei all diesen Leiden kann nur eine ursächliche Behandlung zu einem Erfolg führen, und in manchen Fällen wird ohne Operation eine Rettung nicht möglich sein.

Durch die modernen Untersuchungsmethoden können fast alle krankhaften Veränderungen genau festgestellt werden. Gehört auch eine solche Untersuchung – man nennt sie Zystoskopie – nicht zu den Annehmlichkeiten des Lebens, so ist sie doch bei vielen Blasenleiden zur Sicherstellung der Diagnose unerläßlich. Sie muß also jenen, deren chronischer Blasenkatarrh sich nicht bessern will, dringend empfohlen werden, damit einmal die Krankheitsverhältnisse vollkommen klargelegt sind.

Zu den Blasenleiden gehört auch das

Bettnässen der Kinder,

(Siehe I. Anhang, Rezeptbuch Seite 304/305 unter „Bettnässen".)
ein weitverbreitetes Übel, das seit den letzten Jahren durch die Nervenabnützungen noch häufiger anzutreffen ist.

Es sei ganz klargelegt, daß das Bettnässen immer eine **Krankheit** und nie eine Bosheit der Kinder ist. Es ist möglich, daß das Kind später nachtrein wird als ein anderes, und insbesondere Buben brauchen da ein bißchen länger. Aber das ist noch kein Bettnässen, sondern eine noch nicht erreichte Entwicklung.

Beim Einnässen ist das „Ich" (die Persönlichkeit) zu schwach, um den Wasserhaushalt richtig zu beherrschen. Neben einer meist etwas zu kleinen Blase findet man sehr häufig seelische Ursachen.

Vom Bettnässen kann man erst ab dem 4. Lebensjahr sprechen. In diesem Alter soll man mit einer Behandlung beginnen.

Sie kann auf keinen Fall darin bestehen, die Krankheit durch Schläge auszutreiben.

Als erstes muß man versuchen, die Persönlichkeit zu stärken, indem man **Hypericum D 3** (Johanniskraut) 3mal 7 Tropfen gibt. (Auch Johanniskrauttee tut seine Wirkung.)

2. muß das ableitende Harnsystem gestärkt werden durch **Equisetum D 3,** 3mal 7 Tropfen.

3. Um die die Persönlichkeit weiter zu steigern und den Ehrgeiz anzuregen, läßt man einen Kalender führen, in dem das Kind in kindgemäßer Form einträgt, ob es „brav“ war, z. B. eine mit gelbem Stift gezeichnete Sonne, oder wenn etwas „passiert“ ist, mit einem grauen Stift eine Regenwolke. Bei einer gewissen Anzahl von Sonnen darf sich der kleine Patient etwas wünschen.

4. soll abends die Blasengegend mit einer Silbersalbe (**Ungt. Argenti met. praep. D 3**) eingeschmiert werden. Silber führt zur besseren Beherrschung des Wasserhaushaltes.

5. **Schalenlose Kürbiskerne,** in **„Granufink“** zu einem gut einzunehmenden Präparat verarbeitet, stärkt die Blasenmuskulatur. 3 Kaffeelöffel täglich.

6. ist die **Flüssigkeit ab 16 Uhr einzuschränken,** da die zugeführte Flüssigkeit etwa 2–4 Stunden braucht, um vollständig ausgeschieden zu sein. Man meide am Abend Breie!

7. Die Nierengegend darf in der Nacht durch Abdecken nicht unterkühlt werden, weil dann die Nieren mehr Harn produzieren. Notfalls einen Schlafsack aus Flannel anziehen lassen.

8. müssen die Kinder, wenn sie nachts auf den Topf gesetzt werden, ganz aufgeweckt werden, damit sie lernen, auf äußere Reize zu reagieren, denn dann werden sie auch eine volle Blase spüren.

Ist das Einnässen bis zum 7. Lebensjahr nicht behoben, dann ist eine klinische Untersuchung dringend angezeigt, um Mißbildungen oder andere Krankheiten ausschließen zu können.

Nervösen Kindern, die meist auch an einer Schwäche des Schließmuskels leiden, gibt man **Phosphorus dil. D 6,** morgens 5–10 Tropfen. Hiezu gibt man Knaben **Belladonna dil. D 3** und Mädchen **Pulsatilla dil. D 3,** je 2–3mal täglich 5–10 Tropfen.

Sind **Würmer** die Ursache, so müssen diese mit **Cuprum sulfuricum dil. D 3 bis D 4** bekämpft werden.

Bei größeren Kindern und jungen Leuten aber hat mir unsere herrliche Heilpflanze **Helleborus dil. D 1,** 3mal täglich 10 Tropfen, die besten und überraschendsten Heilerfolge gebracht. Ich habe eine Reihe Fälle gehabt, bei denen das ekelhafte Leiden in vierzehn Tagen für immer geheilt war.

Bei Buben wird als Ursache des Bettnässens manchmal eine **Phimose** – ob mit Recht, sei dahingestellt – beschuldigt. Das ist eine angeborene Enge der Vorhaut, die im Säuglingsalter durchaus als normal gilt, später allerdings nicht mehr. Sehr häufig geht die Vorhaut bis zum Schulanfang so weit auf, daß sie sich leicht bis hinter die Eichel zurückschieben läßt. Ist das nicht der Fall, dann soll im Vorschulalter **vorsichtig** die Vorhaut im Bad soweit wie möglich zurückgezogen werden, damit die Eichel gereinigt und die Vorhaut gedehnt wird. Meist hat man bis zum Schulanfang damit Erfolg. Wenn dieser ausbleibt, dann müßte die Vorhaut operativ korrigiert werden.

Nicht selten findet man Verklebungen zwischen Vorhaut und Eichel. Wenn diese nicht sehr ausgedehnt sind, lösen sie sich von selbst in der Pubertät durch Einwirkung der Geschlechtshormone.

Bei älteren Männern kann durch **Vergrößerung der Vorsteherdrüse** ein nächtliches Urinieren notwendig werden, ein Leiden, gegen welches **Sabal serrulata dil. D 1,** 5mal 15 Tropfen täglich, ein zuverlässiges Heilmittel ist, ebenso wie **Populus comp.**

Nierenentzündung

(Siehe auch I. Anhang, Rezeptbuch Seite 378/379.)

Sie ist immer eine schwere Erkrankung. Primär kann man an Nierenentzündung nach einer heftigen Erkältung erkranken, doch in den meisten Fällen wird das Leiden eine Folgeerscheinung irgendeiner Infektionserkrankung sein. Besonders häufig tritt mit Scharlach, Diphtherie und Angina Nierenentzündung auf, aber auch nach Typhus, Tripper, septischen Prozessen, Rotlauf sowie infolge verbreiteter Verbrennungen sowie auch durch eine Reihe Vergiftungen, wie durch Karbolsäure, Quecksilber, Kanthariden und Terpentin. Ja, bei empfindlichen Nieren kann auch nach dem zu starken Genuß von Wacholderbeeren eine Entzündung entstehen, weshalb nierenempfindliche Menschen mit dem Genuß von Wacholder vorsichtig sein sollen. In vielen Fällen besteht auch eine Herzmuskelentartung und Leberschwellung. Dann ist die Nierenentzündung besonders bedenklich und oft ein Zeichen, daß es in Verbindung mit Wassersucht mit dem Kranken zu Ende geht.

Die Krankheitszeichen sind gekennzeichnet durch die Urkrankheit, die beim Aufkommen einer Nierenentzündung ein wesentlich verschlechtertes Krankheitsbild zeigt. Im übrigen ist die entstandene Nierenentzündung leicht aus dem Harn feststellbar. Der Harn scheidet Eiweiß aus, das beim Kochen des Harns flockig ausfällt und sich niederschlägt. Bei nicht saurem Harn, was bei Nierenentzündungen oft der Fall ist, setzt man einige Tropfen Essigsäure hinzu. Durch den **Esbachschen Albuminimeter** und neuerdings mittels **Streifchen-Tests** läßt sich der Promillegehalt an Eiweiß genau und sehr einfach erkennen. Außerdem ergibt die mikroskopische Untersuchung in den meisten Fällen als krankhafte Bestandteile des Harns Blut, Schleim, in schlimmen Fällen auch Eiter und sogenannte „Harnzylinder" als sicherstes Zeichen einer bestehenden Nierenentzündung.

So ist bei **allen** Infektionskrankheiten – denn fast bei allen kann Nierenentzündung auftreten – selbstverständlich und unerläßlich, daß einige Male der Harn untersucht wird. Denn die Nierenentzündung kommt sehr versteckt einher und kann in ihrem Anfangsstadium leicht übersehen werden, was aber durch eine rechtzeitige Harnuntersuchung ausgeschlossen ist.

Das gleiche gilt auch für die Zeit der Schwangerschaft. Wahrscheinlich durch Selbstgifte, die in der Schwangerschaft entstehen können, kommt es zu einer Erkrankung der Nieren, die bei der Entbindung zu der so sehr gefürchteten **Eklampsie** führen kann.

Ist eine Nierenentzündung, aus welchen Ursachen immer, festgestellt worden, dann ist das oberste Gesetz: **gleichmäßige Wärme, Bettruhe** und **strengste Diät.** Mit der Wärmeanwendung müssen die Lendengegend und das Kreuz ständig etwas **überwarm** gehalten werden. Am besten erreicht man dies durch ein Heizkissen oder mit einer Wärmeflasche. Von heißfeuchten Wikkeln sieht man in der ersten Zeit einer Nierenentzündung besser ab. Dafür schmiert man die Nierengegend 2mal täglich mit einer **Kupfersalbe (Ungt. Cupri 0,4%)** ein. Erst bis das erste etwas stürmische Stadium vorüber ist, kann man heißfeuchte Kompressen, am besten mit **Zinnkrautabsud,** geben oder unter allen Vorsichtsmaßnahmen auch temperaturansteigende Sitzbäder von Haferstrohabsud. Beim Zurücklegen des Patienten muß das Bett gut vorgewärmt sein.

Wichtiger ist die Diät, die absolut salzfrei sein muß. Außerdem sind verboten: Fleisch, Fleischsuppe, Hülsenfrüchte, alles Blähende, Germteigspeisen, sämtliche Gewürze, am Anfang harntreibende Gemüse, wie Sellerie, Petersilie, Spargel, Rettich, und vor allem auch viel Flüssigkeit in jeder Form. Selbstverständlich sind Alkohol und Bohnenkaffee auch verboten.

Das Hauptnahrungsmittel ist Milch in jeder Form, wobei wiederum der Buttermilch der Vorzug zu geben ist. Weiters leichte Mehlspeisen, gedünstetes Gemüse, Reis, Grieß, Haferflocken, Gerste, Kartoffeln und Brei hievon, Obst und Obstsäfte, Südfrüchte, geriebene Mandeln, Haselnüsse und Nüsse. Gegen den

Durst, der oft sehr heftig ist, kleine Mengen Hagenbuttentee. Die Speisen sind mit kaltgeschlagenem Olivenöl zu bereiten.

Die Darmentleerung muß in bester Ordnung gehalten werden, aber es darf kein Abführmittel gegeben werden, da alle mehr oder weniger nierenreizend sind. Hier sind Einläufe mit Kamillentee oder kleine Ölklistieren zu machen.

Die homöopathischen Heilmittel sind bei Nierenentzündung sehr bewährt, jedoch müssen sie den Ursachen entsprechend verordnet werden. Im akuten Stadium gibt man **Erysideron 1(Apis D 3/Belladonna D 3) zum Abschwellen des entzündeten Gewebes und dazu Equisetum D 15,** beides 2stündlich.

Zwei weitere Heilmittel stehen im Vordergrund!

Helleborus dil. D 1 bis D 3 mit 3–4mal täglich 10–15 Tropfen, besonders von Paracelsus empfohlen, und **Solidago Urtinktur.** Beide Heilmittel entstammen der uralten Volksheilkunde und sind von den Ärzten in ihren Heilmittelschatz aufgenommen worden. Wenn dies nicht von Zeit zu Zeit weise Ärzte getan hätten, dann wäre unser natürlicher Heilmittelschatz überhaupt verlorengegangen.

Andere wichtige Heilmittel sind noch:

Nach **Erkältungen** gibt man von **Dulcamara dil. D 1 bis D 2** stündlich 10 Tropfen.

Bei der **Scharlach-Nierenentzündung,** die ja sehr häufig vorkommt, bewährt sich noch **Cantharis dil. D 3,** wenn der Harn mit starkem Brennen abgeht, also gleichzeitig ein Blasen- und Harnröhrenkatarrh besteht. Meist ist der Harn auch blutig. Stündlich 5–10 Tropfen.

Apis dil. D 3, ein Präparat aus unserer Biene, hat sich besonders – wie oben erwähnt – als Basismittel, aber auch bei der Nierenentzündung während der **Schwangerschaft** bewährt, wie auch in akuten Fällen, die durch Durstlosigkeit charakteristisch sind. Viermal täglich 10 Tropfen.

Nach Diphtherie, Anginen, septischen Prozessen und Tripper ist **Mercurius sublim. dil. D 4** und als Nachbehandlung durch ca. 4 Wochen zu empfehlen. Der Prozeß ist dann mehr schleichender Natur. Ergänzend gibt man **Echinacea Urtinktur,** 4–6mal täglich 10–15 Tropfen.

Die tuberkulöse Nierenentzündung und die nach schweren Hautleiden und Verbrennungen erfordert **Arsenicum album dil. D 4** mit 4–6mal täglich 10 Tropfen.

Bei der Schwangerschaftsniere hat sich auch **Helonias dil. D 1,** viermal täglich 10 Tropfen, bewährt.

In der Folge einer Nierenentzündung kann, aber muß nicht,

Wassersucht (siehe Anhang, Rezeptbuch Seite 400/401) auftreten, die sich meist zuerst im Gesicht, und zwar an und unter den Lidern der Augen, zeigt. Doch sind auch oft die Knöchelgegenden bevorzugt, wo durch Fingerdruck leicht zu erkennen ist, ob es sich um eine wassersüchtige oder Muskelanschwellung handelt. Bleibt nach dem Eindrücken mit dem Finger eine Vertiefung zurück, dann handelt es sich um Wassersucht, die man sofort energisch bekämpfen muß.

In leichten Fällen wird in Wein angesetzter **Rosmarin** genügen. 100 Gramm feingeschnittene **frische** Blüten, Blätter und Zweige des Rosmarins werden in einem Liter Weißwein angesetzt, dem man, wenn er nicht genügend süß ist, ein paar Löffel Zucker zugibt. Schon nach zwei Tagen kann man davon nehmen, und zwar 3–4mal täglich ein Schnapsgläschen.

Ein anderes gutes Mittel ist die pulverisierte **Attichwurzel,** das ist der Zwergholunder oder die Wurzel des großen Holunders. Man nimmt dreimal täglich eine gehäufte Messerspitze.

Ein altes Volksheilmittel ist auch **Bohnenschalentee.** Hier treffen wir auf ein interessantes Signaturzeichen: Die Bohne, sieht sie nicht aus wie eine kleine Niere? 3–4 Händevoll Bohnenschalen werden in einem Liter Wasser einige Stunden lang gekocht, bis etwa ein Viertelliter Absud zurückbleibt, der dann auf einmal getrunken wird.

Andere harntreibende Tees sind: **Birkenblätter, Zinnkraut, Petersilien-, Sellerie- und Brennesselwurzel, Hopfenblüten, Rhabarber, Schlehenblätter.** Wacholderbeeren, die auch harntreibend sind, dürfen bei Nierenentzündung **nicht** gegeben werden!

Von den homöopathischen Tinkturen sind drei die wichtigsten:

Apocynum cannabinum Urtinktur bis dil. D 1,
Helleborus Urtinktur oder D 1,
Scilla maritima Urtinktur oder D 1.

Je nach den Krankheitserscheinungen können die drei Mittel untereinander gemischt werden. Die Dosis ist meist 4–6mal täglich 15 Tropfen, eventuell auch mehr. In den meisten Fällen werden sie zum Erfolg führen, ohne daß es nötig ist, die Nieren durch besonders stark wirkende Injektionspräparate oder chemische Mittel zum Einnehmen noch mehr zu reizen.

Keinesfalls aber soll der Laie irgendein selbstgewähltes Wassersuchtmittel ohne ärztlichen Rat nehmen, da der Nierenbefund immer in besonderer Weise berücksichtigt werden muß.

Inwieweit Schweißprozeduren bei Wassersucht angezeigt sind, entscheidet der Befund über den Herz- und Kreislaufzustand. Ist dieser einigermaßen in Ordnung, dann kann versucht werden, die

Wassersucht durch kurmäßiges Schwitzen zu beeinflussen, so durch Dampfbäder, Heißluftbäder und heiße Wickel.

Auch nach leichten Nierenentzündungen muß sich der Kranke lange sehr vorsichtig verhalten und sich insbesondere durch zweckmäßige Kleidung gegen jede Erkältungsmöglichkeit schützen. Der Harn muß immer wieder kontrolliert werden, denn vor einem Rückfall des Leidens ist man lange nicht sicher. Auch mit der Diät heißt es achtgeben, und Salz, Fleisch sowie Alkohol wird man wohl längere Zeit entbehren müssen. Ebenso wird es notwendig sein, sich keinen körperlichen Anstrengungen auszusetzen, und Frauen, die nierenkrank sind, dürfen – so schwer es ihnen auch sein mag – keine Kinder bekommen, wollen sie nicht ihr Leben und wahrscheinlich auch das Leben des zu erwartenden Kindes in schwerste Gefahr bringen.

Eine Folge einer Nierenentzündung kann auch der gefürchtete **urämische Anfall** sein, der entsteht, wenn giftige Stoffwechselprodukte im Blut infolge der mangelhaften Nierentätigkeit zurückbleiben. Der urämische Anfall ist gekennzeichnet durch plötzliche große Unruhe, Übelkeiten und Erbrechen, Irrwerden und wildes Aufschreien, dem bald schwere Krämpfe folgen. Hier ist dringendste ärztliche Hilfe notwendig, wobei sich ein sofortiger Aderlaß oft als lebensrettend erwiesen hat. Gleichzeitig muß durch kräftige Mittel getrachtet werden, die angesammelten Stoffwechselgifte schnellstens aus dem Körper herauszubekommen. Neben stark wirkenden harntreibenden Mitteln muß eine intensive Schwitzprozedur durchgeführt werden, wozu man auch kurze kalte Ganzbäder zur Hervorbringung einer besonders starken Reaktion verabfolgen kann. Das sind natürlich schon sehr heftige Kurmittel. Aber wenn es darum geht, den kranken Menschen dem Tode abzuringen, dann ist jedes Mittel recht, das zum Ziel, zum Leben, führt.

5. Hautkrankheiten

(Siehe auch I. Anhang, Rezeptbuch Seite 314/315 unter „Ekzeme (Flechten)“, Seite 326/327 unter „Furunkel“, Seite 334/335 unter „Gürtelrose“, Seite 400/401 unter „Warzen“.) Die Haut ist ein eigenes Organ des Körpers, dem ein **sehr großes Aufgabengebiet** zufällt. So ist sie zunächst ein **Schutzorgan** gegen äußere Schädigungen. Erst nach ihrer Verletzung können Infektionsstoffe eindringen. Durch die Haut wird auch der **Wärmehaushalt** geregelt, was bei Erkältungskrankheiten und bei Fieber bedeutungsvoll ist. Die

Haut ist ein **Atmungsorgan** und unterstützt darin die Tätigkeit der Lungen. Vor allem aber ist die Haut ein **Ausscheidungsorgan,** und damit fällt ihr bei allen Infektions- und Stoffwechselerkrankungen die größte Aufgabe zu. Durch eine Reihe von Anwendungen, wie **Wickel, Bäder, Einreibungen, Bestrahlungen und Massagen,** kann man die Haut in dieser wichtigen Tätigkeit, Krankheitsstoffe aus dem Körper auszuscheiden, kräftig unterstützen. Sebastian Kneipp verstand es meisterlich, mit seinen Anweisungen der Wasseranwendung die richtigen Hautreize zu setzen und so von außen her über die Haut auf alle Organe und Nerven des menschlichen Körpers einzuwirken. Über den Weg der Haut können aber auch Heilstoffe dem übrigen Körper zugeführt werden, indem man diese in die Haut einreibt. Aber auch Giftstoffe können über die Haut in den Körper gelangen, und zwar nicht nur allein durch Wunden. Wenn man zum Beispiel größere Teile der Haut mit Terpentinöl einreibt, so wird wenige Stunden darauf ein nach Veilchen riechender Harn ausgeschieden, als Zeichen einer Nierenentzündung infolge Terpentinvergiftung.

Auch Mittel, die zum Einreiben in die Haut bestimmt sind und vor Insektenstichen schützen sollen, werden ganz besonders von der kindlichen Haut resorbiert und können zu einer Nierenschädigung führen.

Es gibt genügend Anhaltspunkte dafür, daß fast sämtliche Hauterkrankungen keine lokalen Leiden der Haut allein sind, sondern ihre Ursache in bestimmten Konstitutions-, Stoffwechsel- und Infektionserkrankungen haben.

Daraus aber ergibt sich wieder, daß man Krankheitserscheinungen an der Haut nicht mit stark wirkenden Mitteln unterdrücken darf, sondern im Gegenteil sie zunächst zur Ausheilung innerer Krankheiten fördern muß.

So sollen alle Hauterkrankungen „konservativ", das ist das Gegenteil von „radikal", behandelt werden und immer unter Berücksichtigung auf die Ursache und die Gesamtverhältnisse des Körpers.

In vielen Fällen wird man versuchen, mit zweckentsprechenden inneren Heilmitteln, über welche die Homöopathie in ganz spezieller Weise verfügt, und mit der richtigen Diät ans Heilungsziel zu gelangen.

Bei der äußeren Behandlung wird man milden **Pflanzensalben** oder **Pflanzenölen** den Vorzug geben. Von ihnen sind **Ringelblumensalbe** und **Hamamelissalbe** sowie **Johanniskrautöl** die besten Vertreter. Sehr bewährt sich auch der **Lebertran** oder die **Lebertransalbe.** Die Heilwirkung ist ebenfalls eine ganz milde. Hingegen sei man mit allen **Metallsalben,** besonders solchen aus Blei, Quecksilber, Silber und Kupfer, **sehr vorsichtig.** Durch sie sind schon viele Schädigungen entstanden. Und oft wird man manches versuchen müssen, ehe man auf das Richtige kommt, und auch dann kann es geschehen, daß das Richtige nur eine Zeitlang wirksam ist.

Immer, wo eine Salben- oder Ölbehandlung notwendig ist, sei geraten, es zunächst mit den drei obengenannten zu versuchen. In vielen Fällen wird man mit ihnen durchaus das Auslangen finden. Dies betrifft besonders die trockenen und feuchten **Ekzeme,** Hautleiden, die im besonderen Maße der Heilung widerstehen.

Unter den Ekzemen nimmt die **Neurodermitis** eine besondere Stellung ein, da sie infolge der Zivilisationsschäden stark im Zunehmen begriffen ist. Sie ist eine typische Zeitkrankheit mit einer sehr deutlich ausgeprägten psychischen Note (z. B. Kümmernisse). Sie zählt zu den allergischen Dermatosen, und häufig findet man auch andere allergische Krankheiten in der Familie.

Die ekzematischen Hautveränderungen befinden sich charakteristischerweise in den Ellbogen- und Kniebeugen, im Bereich des Halses, am Handrücken, können aber auch den ganzen Körper befallen. Der Juckreiz ist oft kaum erträglich. Die Neurodermitis ist eine Stoffwechselerkrankung und muß auch von dieser Seite angegangen werden.

Es gibt mehrere Behandlungsschemen. Bewährt hat sich zunächst folgende Therapie: **Quarz trit. D 12** (wirkt gestaltend auf die Haut) und

Chelidonium comp. dil. D 1 (ist stoffwechselwirksam über die Leber) und

Equisetum cum Sulfure tostum trit. D 3 (stoffwechselwirksam über die Niere).

Diese 3 Medikamente nimmt man anfangs 5mal, später 3mal täglich ein, und zwar am besten kurmäßig mindestens 2 Monate.

Lokal: bei **superinfizierten, nässenden Ekzemen:** Feuchtbehandlung mit Weizenkleiebrei, 1:10 verdünnt mit verdünnter Calendula-Essenz;
bei **nicht infizierten, nässenden Ekzemen:** Eichenrindentee-Umschläge (1 Eßlöffel Eichenrinde auf 1 Liter Wasser, 1/2 Stunde kochen, fehlendes Wasser ersetzen, abseien, abkühlen) oder 1 Eßlöffel Quercus dil. D 1 auf 1 Tasse Wasser);
bei **trockener, juckender Neurodermitis:** Ungt. Stibii praep. 0,4%;
bei **reaktionslosen Neurodermitisherden:** Ungt. Kalium aceticum comp. D 3;

bei **reizloser Neurodermitis:** neutrale Fettsalbengrundlagen oder Oleum Amygdalae.

Als Nachbehandlung: längere Zeit **Dermatodoron 3mal 10–15 Tropfen.** Wunderbar wirkt **Meeraufenthalt** am Roten oder sogar Toten Meer. Anfangs kann es als Reaktion zu einer Verschlechterung kommen, doch ist die Wirkung dann meist ziemlich anhaltend.

Ein zweites Schema würde in folgender Behandlung bestehen:

1. **Sulfur dil. D 25,** 5mal täglich 5 Tropfen, dazu
2. **Phospor dil. D 30,** auch 5mal täglich 5 Tropfen, und
3. **Natrium muriaticum LM XII,** abends 1mal täglich 5 Tropfen.

Diese 3 Medikamente sollte man kurmäßig zunächst einmal über 2 Monate nehmen.

4. Bei sehr starkem Juckreiz versuche man abends einige Stunden vor dem Zubettgehen halbstündlich 10–20 Tropfen von **Arsenicum album dil. D 30** einzunehmen.
5. Badezusätze: **Lavendelbadezusatz**
Balneum Hermal (F) (Öldispersion)
Kalium sulfuricum 10% Badezusatz,
Stiefmütterchen-Tee (2 Kaffeelöffel/1 Liter Wasser, 1/2 Stunde ziehen lassen, abseien und ins Bad).

Dies ist nun leider überhaupt die schlechteste Eigenschaft aller chronischen Hautleiden: **ihre zähe Beharrlichkeit.** Aber auch dies ist nur ein Zeichen, wie Hauterkrankungen vom Gesamtstoffwechsel abhängig sind.

Denn beim Stoffwechsel haben die Drüsen mit innerer Sekretion ein eigenes Wort mitzureden, wobei **Schilddrüse und Keimdrüsen** am meisten beteiligt sind. Es ist dann eine Frage, ob man überhaupt noch von einem Hautleiden sprechen kann, oder ob es nicht richtiger ist, eine Drüsenfunktionsstörung mit Krankheitszeichen auf der Haut zu erkennen. Da ist zum Beispiel die **„Akne“,** ein Schönheitsfehler, der die jungen Mädchen zur Verzweiflung bringt. Im Volksmund sagt man „Wimmerln“, aber es sind eigentlich kleine eitrige pustulöse Hautentzündungen, die meist allen äußeren Behandlungen, Schälkuren, kosmetischen Massagen usw. trotzen. Erst wenn man Heilmittel der Keimdrüsen und Schilddrüsen, zum Beispiel **Cimicifuga dil. D 1,** innerlich gibt, verschwindet mit einemmal der häßliche Ausschlag.

Man muß also allemal bei Hauterkrankungen seinen Blick weit hinter die Haut versenken, um die richtige Ursache zu ergründen.

Eines ist bei allen Hautleiden eine grundsätzliche Voraussetzung zu ihren Heilungen: **Der Stoffwechsel durch den Darm und durch**

die Nieren muß absolut einwandfrei sein. Ohne diese Rückversicherung wird man kaum ein Hautleiden zur Heilung bringen.

Von den inneren Heilmitteln ist der **homöopathische Schwefel** das wichtigste. Die Entscheidung über die Potenz ist hiebei sehr wichtig, aber für den Laien auch schwierig. Tiefer als **Sulfur trit. D 6** soll man nicht verordnen, aber von den höheren Potenzen, welche oft weit wirksamer sind, kann man bis zu **Sulfur dil. D 30,** ja selbst bis **D 100** gehen. Je höher die Potenz ist, um so seltener wird das Mittel gegeben. Sulfur soll bei allen chronischen Hautkrankheiten, die auf dyskratischer Basis, das ist auf Säfteentmischung, beruhen, gegeben werden.

Ein anderes, ebenso wichtiges Heilmittel ist das Hahnemannsche Kalkpräparat **Calcarea carbonica trit. D 3 bis D 30,** auch **Conchae D 30** genannt, weil der homöopathische Kalk von der natürlichen Austernschale gewonnen wird. Es ist besonders bei den **Ekzemen der Kinder** unentbehrlich.

An homöopathisches Quecksilber, **Mercurius vivus trit. D 4 bis trit. D 30,** denken wir bei **eitrigen Entzündungen** der Haut.

Bei Hautleiden, die mit **Anschwellungen und brennendem Schmerz** verbunden sind, wird uns **Arsenicum album dil. D 4** helfen, während bei **trockenen Flechten** und **brüchigen Nägeln Graphites trit. D 6 bis D 30** das Spezialmittel ist.

Furunkeln bzw. Furunkulose heilt man am besten mit **Erysidoron 1 (Apis D 3/Belladonna D 3)** in hoher Dosis 3–5mal täglich 12 Tropfen, gemeinsam mit **Hepar sulf. D 6,** und lokal legt man **Weleda Heilsalbe (Ungt. Mercurialis comp.)** auf.

Auch mit **Sulfur jodatum trit. D 4** hat man sehr große Erfolge erzielt. Dieses Mittel, das der **berühmte Berliner Chirurg August Bier** anwandte, hat ihn zu seiner Streitschrift für die Homöopathie veranlaßt: **„Wie sollen wir uns zur Homöopathie stellen?“** Der Streitschrift folgten jahrelange sehr fruchtbare Diskussionen über dieses für die Gesundheit der Menschen so wichtige Gebiet.

Von den pflanzlichen Heilmitteln sind folgende bemerkenswert:

Bei allen **nässenden Ausschlägen** gibt man **Dulcamara dil. D 2.**

Bei **trockenen Ausschlägen Thuja dil. D 3** oder **Berberis aquifola Urtinktur,** die ein Spezifikum gegen **Schuppenflechte** ist. Die **Thuja-Tinktur** (Thuja-Urtinktur externum), ist ein ausgezeichnetes Spezialmittel gegen **Warzen.** Man bestreicht diese mit der Tinktur, die man darauf eintrocknen läßt, und gibt 3mal täglich **Thuja D 4 bis D 6 innerlich 5–7 Tropfen.** Nach 3–4 Wochen sind die Warzen meist abgeheilt. Lokal hat sich auch **Ung. Stibii** bewährt.

Wenn ein Organleiden die Schuld an einem Hautleiden trägt, dann muß das entsprechende Organmittel gegeben werden. Also:

Bei Leberleiden: Chelidonium, Hydrastis, Carduus marianus.

Bei Nierenleiden: Solidago, Berberis vulgaris, Helleborus, Cuprum.

Bei Schild- und Keimdrüsenleiden: Cimicifuga.

Bei Gebärmutterleiden: Aletris, Caulophyllum, Lilium tigrinum.

Aus diesen wenigen Beispielen sieht man die ungemein hohe Vielseitigkeit in der Behandlung der Hautleiden, die nur bei strengster Individualisierung Erfolg haben kann.

So können auch hier nur allgemeine Richtlinien gegeben werden. Man wird mit den genannten Mitteln in vielen Fällen Erfolg haben, in anderen müssen wieder andere Mittel gegeben werden, über welche die Homöopathie verfügt. Es würde weit über den Rahmen eines „Volksheilbuches“ hinausgehen, alle diese Mittel und ihre Symptome zu nennen. Das würde nur Verwirrung bringen.

Zur notwendigen individuellen Behandlung ist das einzig richtige, sich an einen homöopathischen Arzt zu wenden, der nach einer gründlichen Durchforschung des Leidens auch das richtige Heilmittel verordnen wird.

Selbstverständlich gibt es auch eine ganze Reihe Kräutertees, die sich bei Hautleiden unterstützend bewährten.

Wir nennen die wichtigsten: **Wacholder, Hafer, Brunnenkresse, Hauswurz, Stiefmütterchen, Tausengüldenkraut, Ehrenpreis, Labkraut, Schafgarbe, Ringelblume, Johanniskraut, Wegwarte.**

6. Erkrankungen der Nerven, des Gehirns und Rückenmarks

(Siehe auch I. Anhang, Rezeptbuch Seite 316/317 unter „Epilepsie“.)

Über das große Gebiet der **Neurosen** und ihre Ursachen werden wir in einem eigenen Kapitel ausführlich lesen.

Es gibt noch eine Reihe bedeutsamer Nervenleiden, von denen wir die wichtigsten besprechen wollen.

Da ist die **Epilepsie** als eine der schwersten Erkrankungen des zentralen Nervensystems, ein Leiden, das jeder Heilung größte Schwierigkeiten entgegensetzt.

Die Epilepsie ist noch recht verbreitet. Die Art der Anfälle ist allgemein bekannt: Meist ohne Vorboten stürzt der Kranke plötzlich hin und wird von Krämpfen befallen. Die Daumen sind eingezogen, das Gesicht verzerrt, Schaum tritt vor den Mund, und ein tiefes, schleimiges Röcheln macht den Anfall besonders unheimlich. Das wichtigste Krankheitszeichen für die „echte" Epilepsie aber ist die **absolute Pupillenstarre.** Wo diese nicht festgestellt wird, handelt es sich um „Hystero-Epilepsie", also gar nicht um die eigentliche hinfallende Krankheit. Die Anfälle sind von verschiedener Dauer, und auch die anfallsfreien Pausen sind verschieden lang.

Nicht immer sind die Anfälle so schwerer Natur. Oft besteht nur Bewußtlosigkeit ohne Krämpfe und in leichteren Fällen nur Schwindel mit kurzer Geistesabwesenheit. Diese Anfälle nennt man **„petit mal"**, das „kleine Übel".

Beim epileptischen Krankheitsprozeß sind Verfestigungen mehr in organischer Richtung vorhanden (z. B. handgreiflich in Narben des Gehirns), aber auch bei der genuinen Epilepsie (ohne vorheriger Krankheit) sind ähnliche Verdichtungen im Stoffwechsel vorhanden. Zucker, Cholesterin, Stickstoff und Kohlensäure werden in Blut und Lymphe, aber auch in Geweben und Organen angereichert. Leber- und Nierenprozesse sind bei der Epilepsie gestört. Dadurch kann der Aufwachprozeß morgens von Seele und „Ich" nicht richtig zu Ende geführt werden (R. Steiner). Der verdichtete Körper setzt dem Eindringen der beiden Wesensglieder Widerstand entgegen.

Im Krampfanfall versucht die Seele gemeinsam mit dem „Ich" gewaltsam das Hindernis zu bewältigen. So ein Krampfanfall ist der Versuch einer Selbstheilung, und die Ausscheidung wird tatsächlich vorübergehend gebessert.

Bei den Absencen (kurze Dämmerzustände) und Petit mal resigniert das „Ich" und damit auch die Seele.

Eine antiepileptische Behandlung, wie sie die „Schulmedizin" durchführt, wird notwendig, wenn mehr als 1 Anfall alle 3 Monate auftritt.

Die homöopathische Medizin wird versuchen, durch geeignete natürliche Mittel den Aufwachprozeß zu Ende zu führen. Hier hat sich **Belladonna D 20** als Injektionen bestens bewährt oder, eingenommen in der 6. Potenz (D 6), gemeinsam mit **Chamomilla Cupro culta, Radix dil. D 2.**

Die Organe werden mit organspezifischen Metallen unterstützt:

Nieren: **Dioptas trit. D 6** (Cuprum silicicum) und **Equisetum dil. D 15** (Schachtelhalm oder Zinnkraut)

Leber: **Arandisit D 15** (Stannum silicicum)

Lunge: **Nontronit trit. D 4** (Eisenkiesel)

Herz: **Aurum dil. D 15**

Hirn: **Arnica Radix D 20** oder **Calcium silicicum comp. dil. D 20.**

Die Heilung der Epilepsie ist **sehr schwierig**, schwere Anfälle trotzen oft jeder Behandlung.

Homöopathische Heilmittel können prinzipiell zu einem Erfolg führen, wenn es gelingt, die **Krankheitsursache** einwandfrei festzustellen. Daher muß jeder einzelne Fall genau studiert werden, und so ist die Hilfe eines homöopathischen Arztes notwendig.

Von den wichtigsten Heilmitteln seien die folgenden genannt:

Helleborus Urtinktur oder D 1 (schwarze Nieswurz),

Oenanthe crocata dil. D 4, Rebendolde. An diese Arznei ist besonders zu denken. Denn die vergiftende Wirkung der Ursubstanz ruft bei Gesunden epilepsieähnliche Anfälle hervor, also ist sie nach dem homöopathischen Gesetz imstande, in hoher Verdünnung gegeben, die Epilepsie heilend zu beeinflussen. Richtig angewandt, kann von diesem Mittel ein Erfolg erhofft werden.

Ähnlich ist es mit **Bufo rana trit. D 4 bis D 30.** Über die interessante Entdeckung dieses Heilmittels haben wir schon berichtet. Es wird bei jener Form der Epilepsie gegeben, die ihre Ursache in **Störungen** der Sexualorgane hat.

An anderen Heilmitteln sind noch zu versuchen:

Cimicfuga dil. D 1 (Warzenkraut) bei Gebärmutterstörungen,

Cicuta dil. D 3 bis D 30 (Wasserschierling) bei Zwerchfellkrämpfen,

Hypericum Urtinktur (Johanniskraut), das Paracelsus empfiehlt.

Viscum album Urtinktur (Mistel), ein altes Volksheilmittel.

Im Anfall selbst ist zu viel Geschäftigkeit unnötig. Es bleibt nichts anderes übrig, als den Krampf abklingen zu lassen. Wenn es noch möglich ist, achte man, den **„Zungenbiß“** zu verhindern, indem man zwischen die Zähne einen Kork steckt. Jedoch wird man hiezu meist zu spät kommen.

Epileptiker sollen **nicht heiraten** beziehungsweise überhaupt **keine Nachkommen** haben, da das Leiden zweifelsohne vererbbar ist. **Es ist gewissenlos, erbkranke Kinder zu zeugen.** Unglückseligerweise aber sind Epileptiker oft von besonders starkem Triebleben erfüllt. Dazu haben sie anderseits nicht die geistige Kraft, ihr Triebleben zu meistern.

Bei Absencen (Bewußtseinstrübungen) ist das Mittel der Wahl: **Arum maculatum/Pteridium aquilinum dil. D 6** kurmäßig mit **Equisetum D 15** und **Hepatodoron Tabl.**

Eine andere verbreitete krampfartige Erkrankung sind **die**

Fraisen der Kinder. (Siehe auch I. Anhang, Rezeptbuch Seite 320/321.)

Veitstanz, Chorea St. Vitii, ist eine Erkrankung, von der vor allem Mädchen zwischen dem 10. und 14. Lebensjahr befallen werden. Meist sind sie auch blutarm, und nicht selten neigen sie zu Kinderhysterie. Wenn in einer Schulklasse ein Mädchen Veitstanz bekommt, dann folgen oft eine Reihe anderer nach.

Ursprünglich war der „Veitstanz" ein religiöser Tanzfanatismus im Mittelalter. Da zogen die närrischen Menschen tanzend durch die Landschaft, oft so lange, bis sie vor Erschöpfung tot zusammenbrachen, und glaubten, daß dies gottgefällig sei. Es gibt heute noch Sekten, die solchem Widersinn dienen. Selbst Kinder hatte man dazu verleitet, und es gab im Mittelalter ganze Kinderscharen, die **sich zu Tode tanzten.**

Diese Art von Veitstanz heißt in der Fachsprache **Chorea major.**

Die Erkrankung der Kinder wird dagegen als **Chorea minor** bezeichnet. Sie beginnt mit Grimassieren, und die Handschrift wird durch ausfahrende Bewegungen erheblich gestört. In schweren Fällen befindet sich der ganze Körper keinen Augenblick in Ruhe. Man vermutet, daß der Veitstanz in enger Beziehung zum rheumatischen Fieber steht.

Zur Behandlung des Veitstanzes wurden 2 Kombinationspräparate entwickelt. **Choreodoron 1,** auch unter dem Namen **Mygale comp.** im Handel (Stramonium/Mygale/Agaricus muscarius), und **Choreodoron 2** (Cuprum aceticum D 4/Zincum valerianicum D 4) werden in 1–2stündlichem Wechsel je 7 Tropfen verabreicht.

Auf ein ganz anderes Gebiet der Nervenleiden als die bisher genannten gehört die **Neuralgie, die schmerzhafte Nervenentzündung.** (Siehe auch I. Anhang, Rezeptbuch Seite 372/373). Erfaßt werden hievon die Oberflächennerven, also die Nerven des Gesichtes, der Arme, der Beine in erster Linie. Die sich daraus ergebenden ungemein schmerzhaften Leiden heißen dann: **Trigeminusneuralgie** oder **Gesichtsschmerz, Brachialneuralgie** oder **Armschmerz, Ischias** oder **Hüftschmerz.**

Die Ursachen können sein: Erkältung, harnsaure Diathese oder Infektion, in den meisten Fällen die Folgen einer Streuinfektion aus einem vereiterten Gebiß oder aus vereiterten Mandeln.

In jedem Fall sind diese Leiden **nur** in ihrem **Anfangsstadium** sicher und dauernd zu heilen, und selbst auch dann hat man oft mit großen Schwierigkeiten zu kämpfen.

Zuerst wird man alle Formen von Wärmeeinwirkungen versuchen: heiße Bestrahlungen, heiße Kompressen und dazu Einreibungen mit **Arnika-Ruta-Hypericum-Tinktur,** welche Mischung sich recht bewährt. Die Einreibungen müssen wiederholt am Tage gemacht werden. Sehr wirksam ist **Aconit-Nervenöl.**

Gleichzeitig sei der Versuch mit einem alten Volksheilmittel empfohlen, das vielen überraschend schnell geholfen hat: das Einwickeln der schmerzhaften Glieder in **Farnkrautblätter.** Farnkraut soll radioaktiv sein.

Anderen helfen wieder heftige Schweißausbrüche, wie man sie durch die **Überwärmungsbäder** (siehe Anleitung im entsprechenden Kapitel) am besten erreicht. Solche konsequent und energisch durchgeführte Überwärmungsbäder werden im Anfangsstadium der Neuralgien am schnellsten zum Erfolg führen. Voraussetzung ist natürlich ein gesundes Herz. Als Kräuterzusatz denke man außer an Heublumen und Latschen besonders an **Schafgarbe.**

Es sei dringend empfohlen, **jede Neuralgie** in ihrem **Anfangsstadium** so energisch wie nur möglich zu behandeln und nichts an dauernden Wärmeauflagen, Einreibungen und Bädern zu verabsäumen. Denn nur so kann es gelingen, das Leiden mit seinen vielen üblen Folgen und auch Lähmungen zu heilen. Durch Vernachlässigung im Anfangsstadium kann einem das ganze weitere Leben zur Qual werden, zu einer Qual, die sich bis ins Unerträgliche steigert.

Sofort nehme man daher homöopathische Heilmittel. Man wird sich dadurch für die Zukunft viel Giftmischerei ersparen.

Das beste Heilmittel im Anfangsstadium ist **Colocynthis,** Koloquinte. Die erfolgreichste Verordnung ist die Mischung von 10 Tropfen der Urtinktur auf einen Achtelliter Wasser und hievon alle Stunden einen kleinen Löffel voll nehmen. Diese Verordnung aber ist rezeptpflichtig.

Sonst kann man **Colocynthis dil. D 3** mit halbstündlich 10 Tropfen geben.

Zwischendurch gibt man fleißig **Passiflora Urtinktur,** jeweils 15 Tropfen, als ausgesprochen schmerzstillendes Mittel.

Es gibt noch eine große Reihe ausgezeichneter homöopathischer Heilmittel gegen Neuralgien, die indes nur dann wirksam sind, wenn ihre Darreichung den vorhandenen Symptomen entspricht.

Einige wichtige seien genannt:

Aconitum dil. D 3, D 4, Neuralgien nach Erkältungen in trokkener und kalter Luft. Auch **Aconitum comp. Amp. „Wala“,** 2tägig injiziert, ist sehr wirksam.

Belladonna dil. D 3, D 6, vor allem rechtsseitige Neuralgien mit klopfenden Schmerzen.

Dulcamara dil. D 2, Neuralgien infolge Nässe und Kälte.

Mercurius trit. D 12 ist immer zu geben, wenn die Ursache eine Streuinfektion ist.

Spigelia dil. D 2, linksseitige Neuralgien.

Dioscorea dil. D 2 ist ebenfalls allgemein schmerzlindernd.

So lange es gehen mag, vermeide man möglichst schwere schmerzlindernde, also giftige Mittel. Denn sie sind in keinem Fall heilend, ja eher heilungshemmend.

Nun kann besonders bei frischen Fällen der Schmerz vom Anfang an so rasend sein, daß in seinen Folgen geradezu Gehirnsymptome entstehen. Da wird man dem Patienten Erleichterung verschaffen müssen. Denn allzu großer Schmerz schadet entschieden mehr der Lebenskraft als einmal eine schmerzstillende Injektion. Nur Naturheilfanatiker lehnen solche Injektionen theoretisch ab, aber man hat noch keine Beweise, daß sie es praktisch auch tun. Denn allzu großer Schmerz ist stärker als jede Theorie.

Kommt aber ein Gesichtsschmerz, ein Arm- oder Hüftschmerz ins chronische Stadium, dann werden die Schwierigkeiten für die Heilung erst bedeutend. Die Heilanwendungen sind im allgemeinen die gleichen, nur muß man sie dauernd fortsetzen. Von den modernen Heilmitteln lasse man sich **Hochfrequenzbestrahlungen (Zeileis)** verabfolgen, die oft dauernde Heilung brachten. Es darf auch nicht die Heilung der Ursachen hinausgeschoben werden, so z. B. die **Sanierung von kranken Zähnen** oder **Absaugung der vereiterten Mandeln** oder eine antisyphilitische Behandlung, wenn Syphilis die Ursache ist, was öfter vorkommt. Auch Leute mit Zuckerkrankheit und Aderverkalkung neigen sehr zu Neuralgien.

An Heilbädern seien vor allem **Bad Wiessee** am Tegernsee sowie **Bad Hall** in Oberösterreich und schließlich die heißen Sandbäder in **Grado an der Adria** genannt. Weitere Kurorte kann der Arzt oder der Apotheker nennen. Die großen Erkrankungen des Gehirns und des Rückenmarks gehören alle in spezialärztliche Behandlung. Von diesen sind zu nennen: Krebs und Tumoren des Gehirns, Hirn- und Hirnhautentzündung, Wasserkopf, Paralyse und Tabes sowie multiple Sklerose. Einige Hinweise seien erlaubt:

Tumore des Gehirns sind teilweise chirurgische Erkrankungen.

In den letzten Jahren hat die Chemotherapie zunehmend auf einzelnen Gebieten des Krebses beachtliche Erfolge verzeichnet. In Fällen, wo die Klinik keine solche Behandlung vorschlägt, soll man auf alle Fälle eine **„Mistel-Therapie“** durchführen, z. B. mit **„Iscador“,** ein 70 Jahre altes, immer wieder verbessertes natürliches Präparat, das von R. Steiner in die Krebsbehandlung eingeführt wurde. Es ist ein Mistelpräparat, das auf sehr kompliziertem Wege hergestellt wird (siehe unter Krebs). Es hat eine zytostatische Wirkung, d. h. die Vermehrung der Krebszellen wird behindert, **und** es regt die körpereigene Abwehr gegen den Tumor ganz wesentlich an. Sehr viele Ärzte und Spezialkliniken in Deutschland und in der Schweiz arbeiten nach diesem System. Auch in Österreich wird im Boltzmann-Institut und in verschiedenen Spitälern diese wirksame Methode gehandhabt. Trotzdem wird sie nicht von der offiziellen Schulmedizin anerkannt, obwohl die Krankenkassen Iscador bezahlen. Bei Gehirntumoren darf Iscador nicht injiziert werden, sondern muß in Tropfenform eingenommen werden. Dabei verliert es etwas an Wirksamkeit. Rundherum sind noch weitere therapeutische Maßnahmen notwendig, die im Hauptkapitel Krebs beschrieben werden. In besonderen Notfällen kann diese Behandlung mit einer Chemotherapie gemischt werden. Die wichtigsten Krankheitserscheinungen sind: Anhaltender Kopfschmerz, der durch kein Mittel gelindert werden kann, Schwindel, Erbrechen, Abmagerung, Abnahme der geistigen Fähigkeiten, schlechte Sprache, epileptische Anfälle. Heute kann ein Gehirntumor durch eine röntgenologische Untersuchung festgestellt werden.

Hirnentzündung ist in den letzten Jahren oft eine Begleiterscheinung von Grippe gewesen. In schweren Fällen verläuft sie in wenigen Tagen unter typischen Gehirnerscheinungen tödlich, in leichteren Fällen nimmt sie einen langsamen Verlauf und heilt allmählich. In ihrer Folge bleibt ein Krankheitsbild, das man **Parkinsonismus** nennt. Es bestehen Zittern der Hände und Gelenke, sehr erschwertes Gehen, das aussieht, als würde der Kranke jeden Augenblick nach vorne fallen. Sofern es sich bei diesem Leiden nicht um das sogenannte **„Alterszittern"** alter Menschen handelt, sondern um die Folge einer Gehirnentzündung, ist diese Krankheit nur in selten leichten Fällen heilbar.

Die **Hirnhautentzündung** kann eine selbständige Infektionskrankheit sein (eitrige Meningitis, tuberkulöse Meningitis) oder eine Begleiterscheinung anderer Infektionskrankheiten (Mumps, Zeckenbißkrankheit usw.). Die eitrigen Hirnhautentzündungen haben eine schlechte Prognose, während die seröse Form fast immer vollständig ausheilt. Die Behandlung einer Hirnhautentzündung, vor allem einer eitrigen, ist Sache der Klinik.

Als Heilmittel bieten sich an **Helleborus niger D 3 (D 6), Veratrum dil. D 1** in Verbindung mit **Mercurius subl. corrosivus dil. D 4. Arnica e rad. D 20,** oder noch wirksamer ist **Calcium silicicum comp. D 20.**

Tafel I

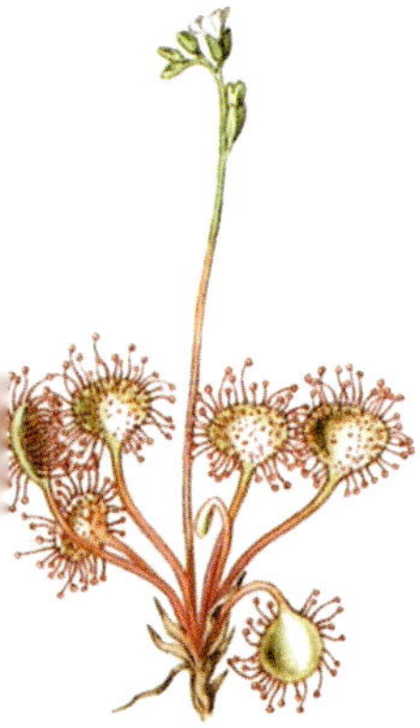

Sonnentau

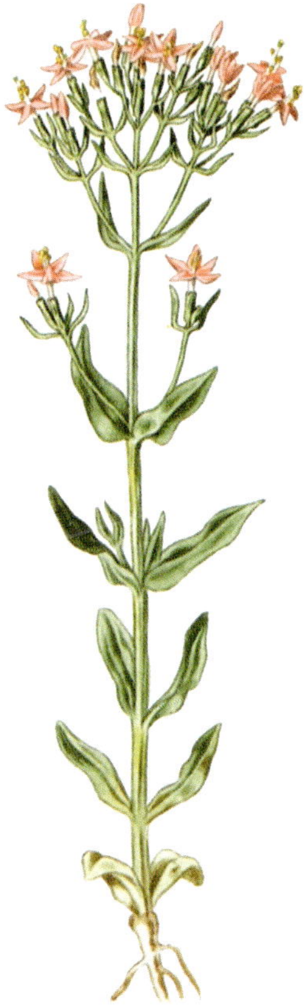

Tausendguldenkraut

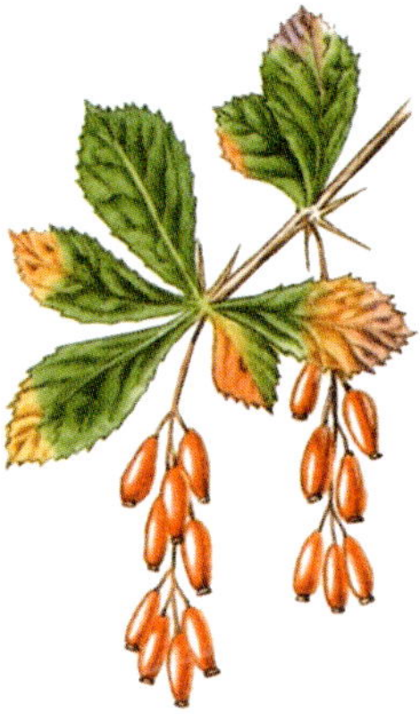

Berberitze

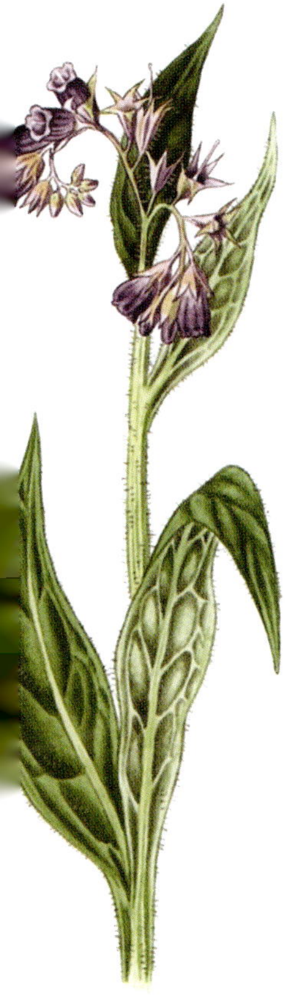

Beinwell

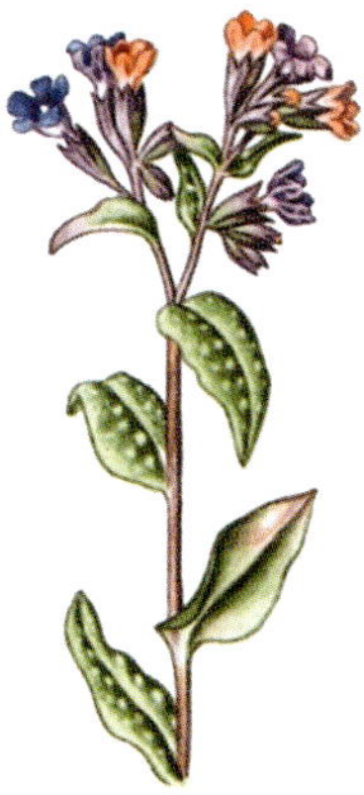

Lungenkraut

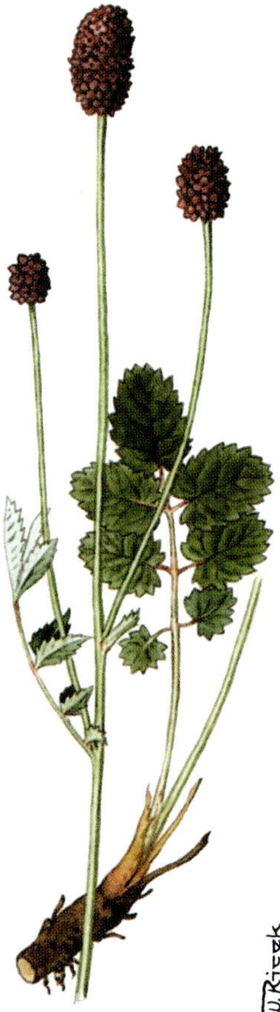

Wiesenknopf

Tafel II

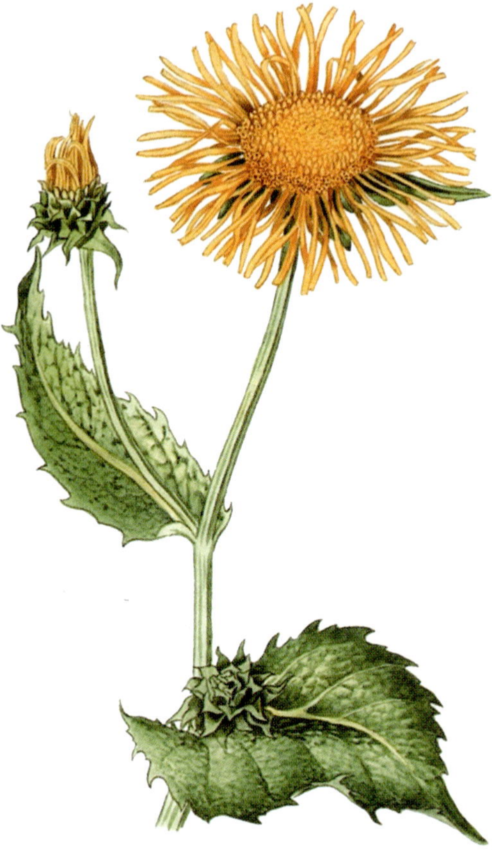

Alant

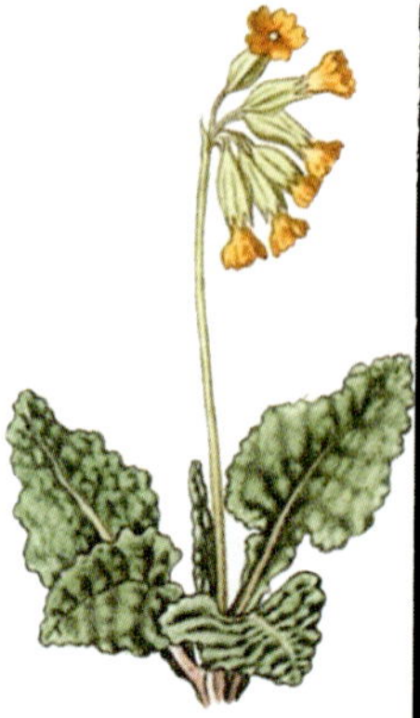

Schlüsselblume

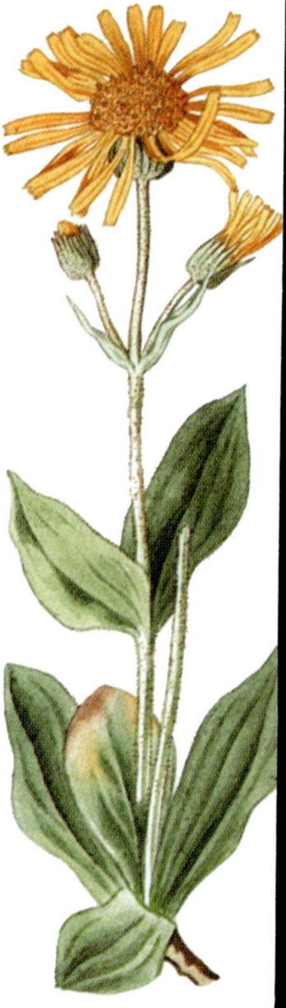

Arnika

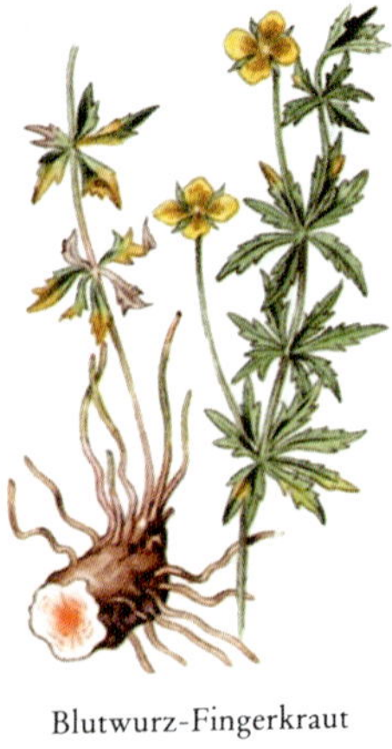

Blutwurz-Fingerkraut

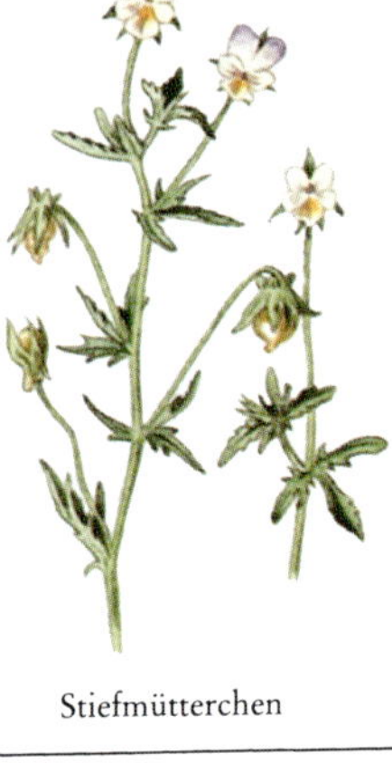

Stiefmütterchen

Tafel III

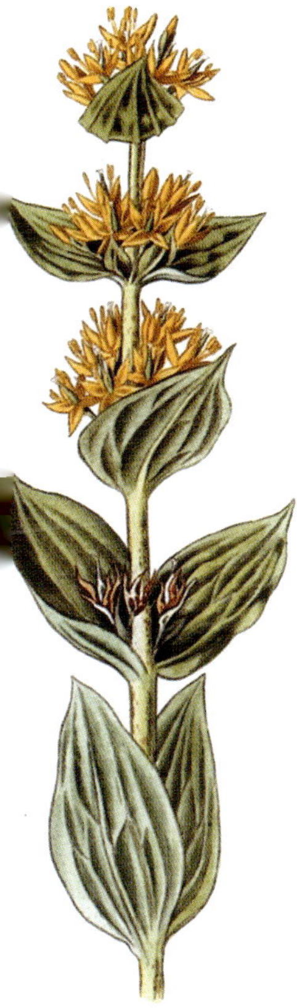

Gelber Enzian

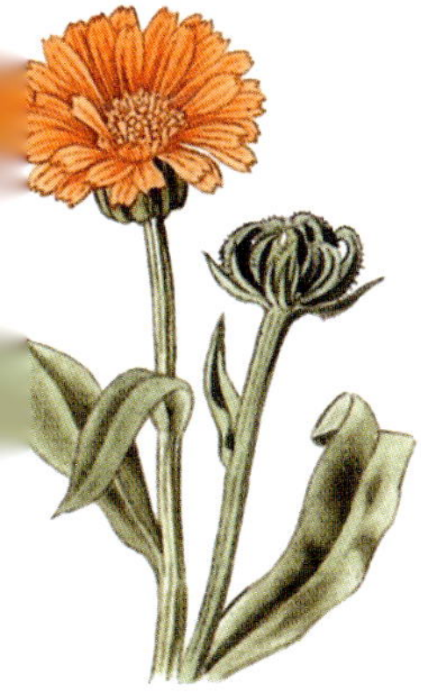

Ringelblume

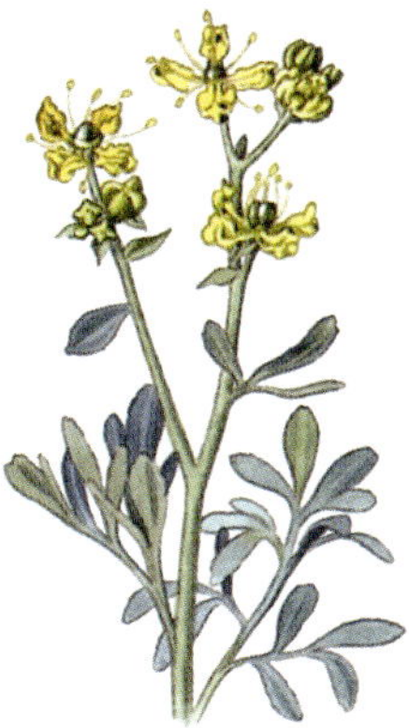

Weinraute

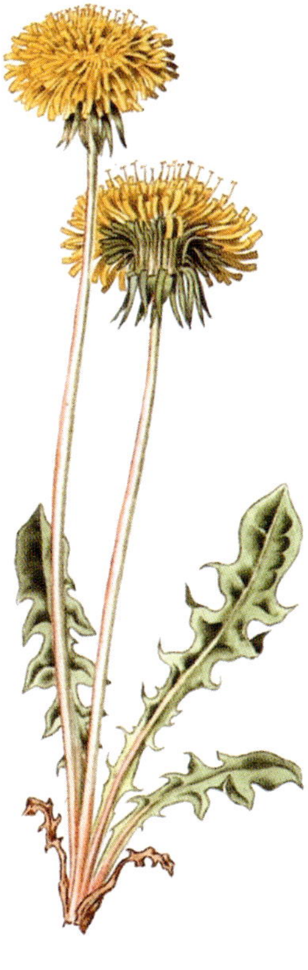

Löwenzahn

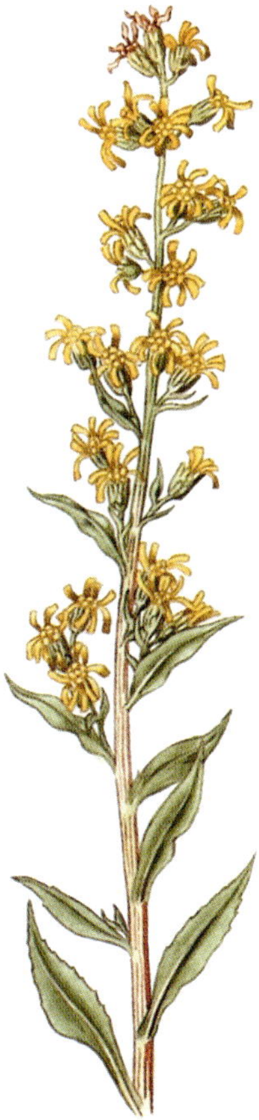

Goldrute

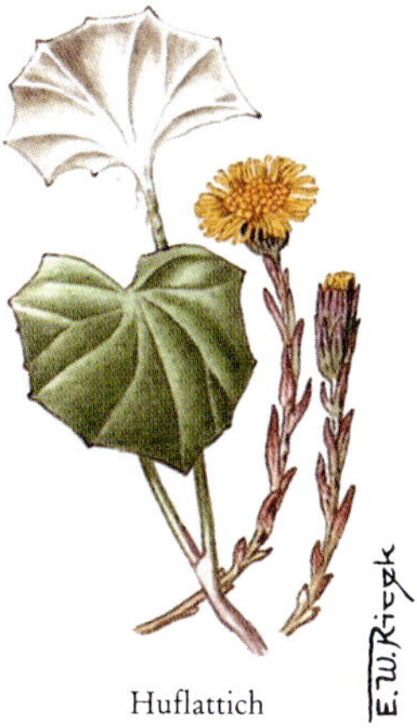

Huflattich

Tafel IV

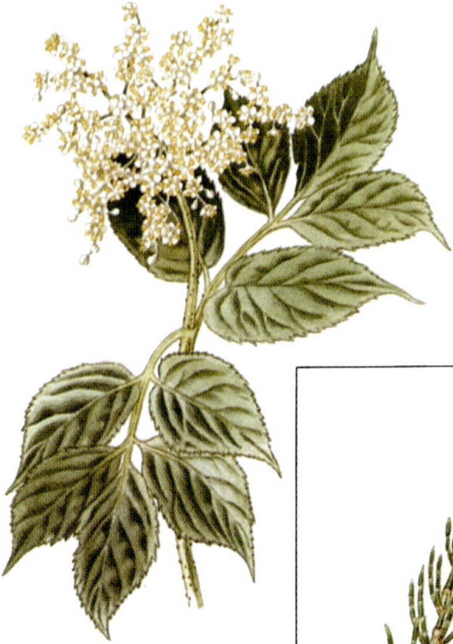

Holunder

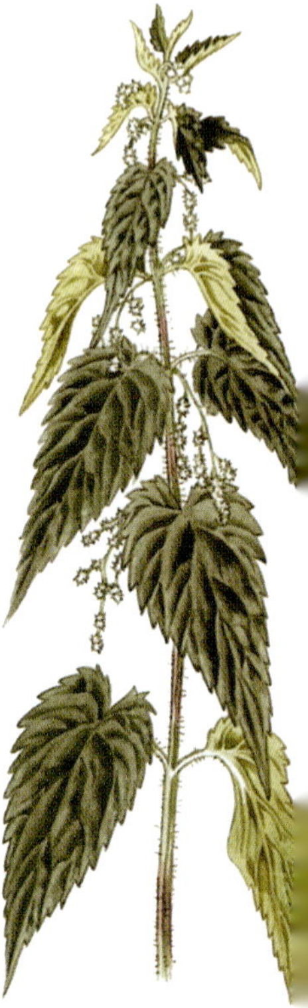

Brennessel

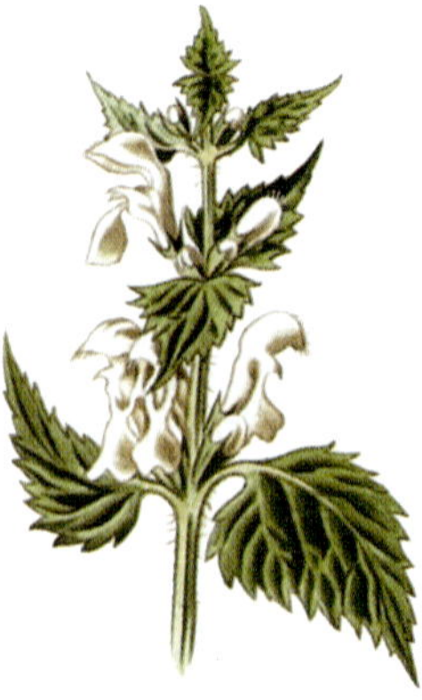

Taubnessel

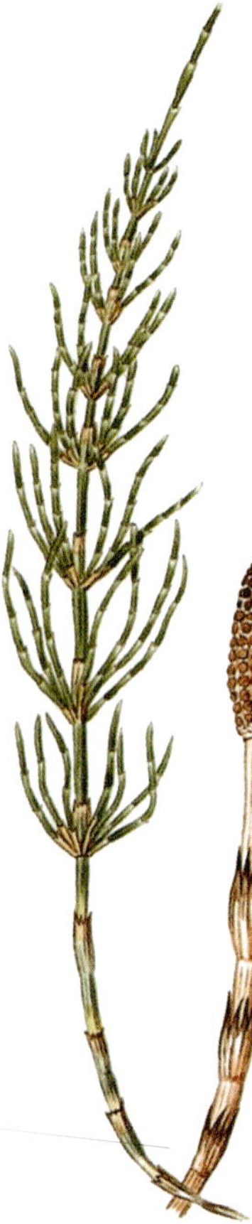

Ackerschachtelhalm

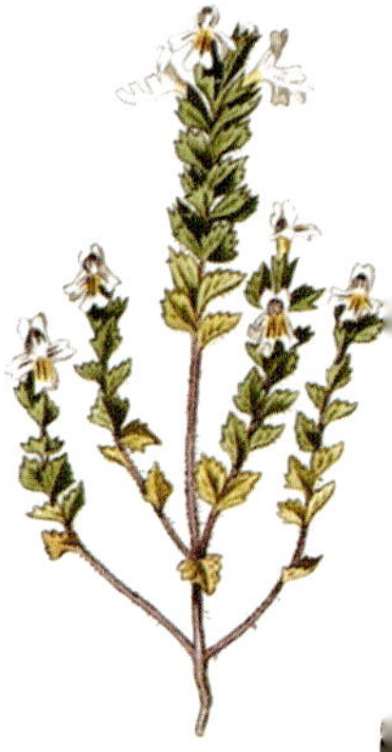

Augentrost

Tafel V

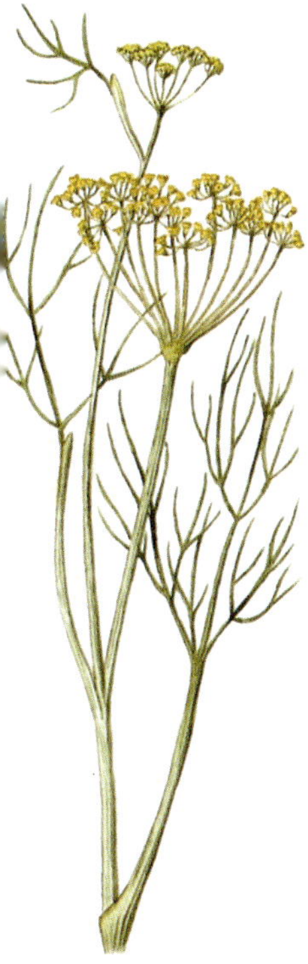

Fenchel

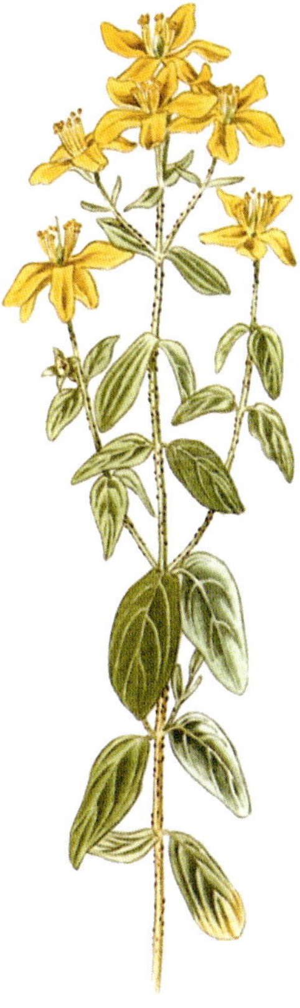

Johanniskraut

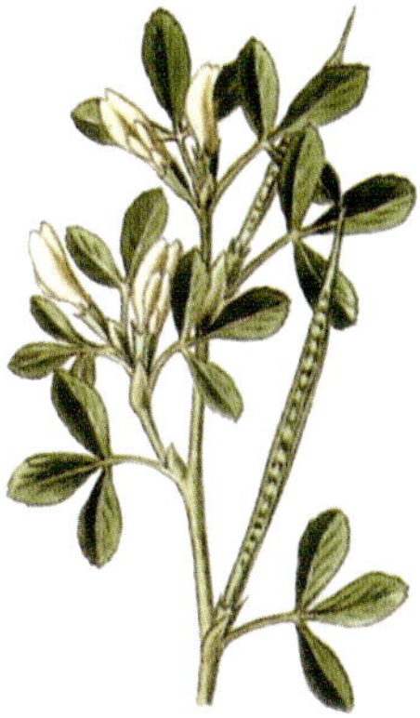

Bockshornklee

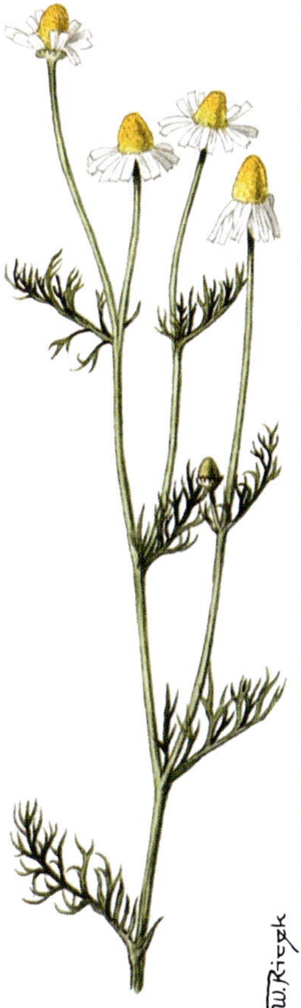

Kamille

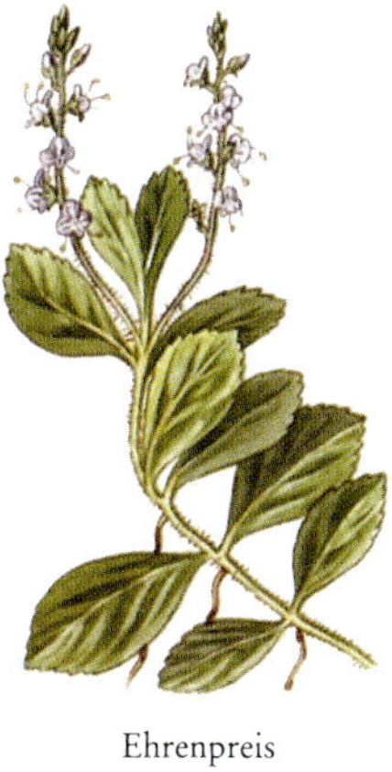

Ehrenpreis

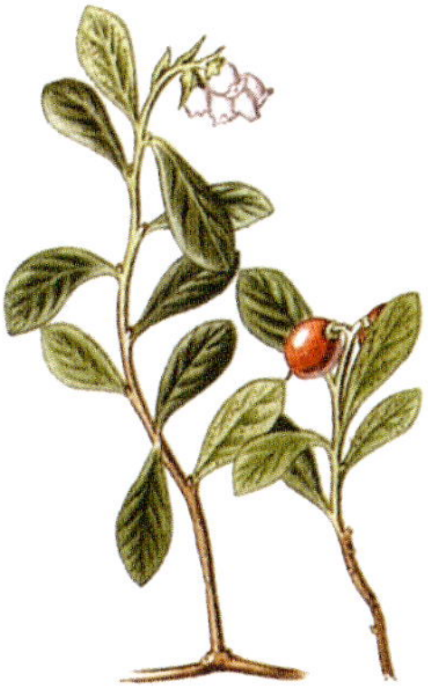

Bärentraube

Tafel VI

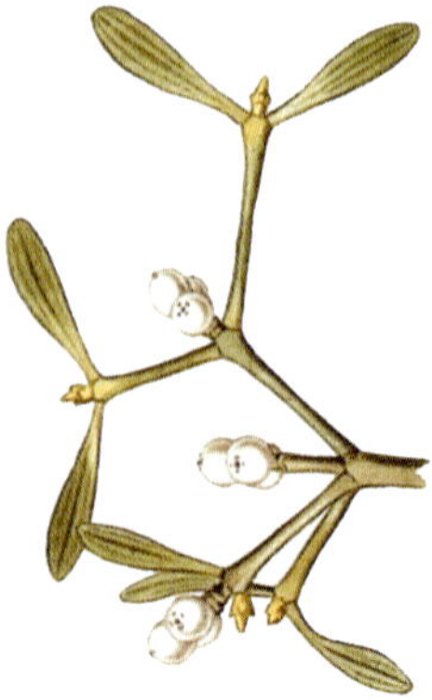

Mistel

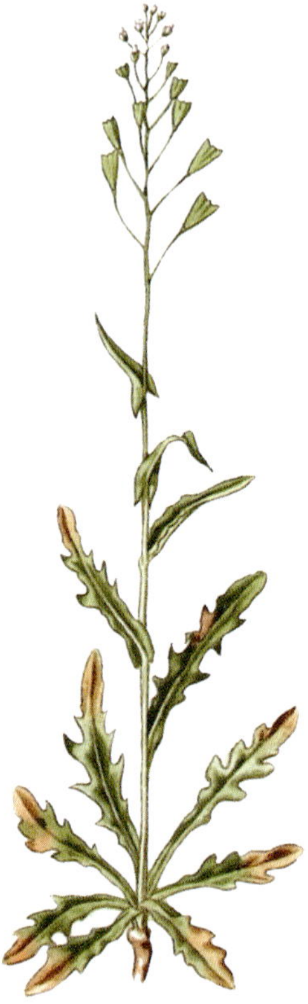

Hirtentäschel

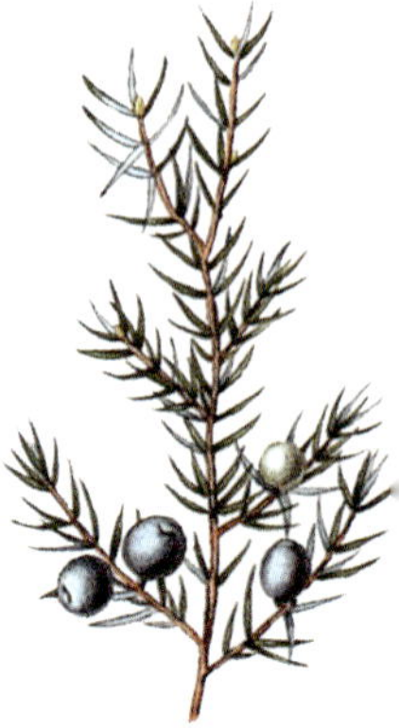

Wacholder

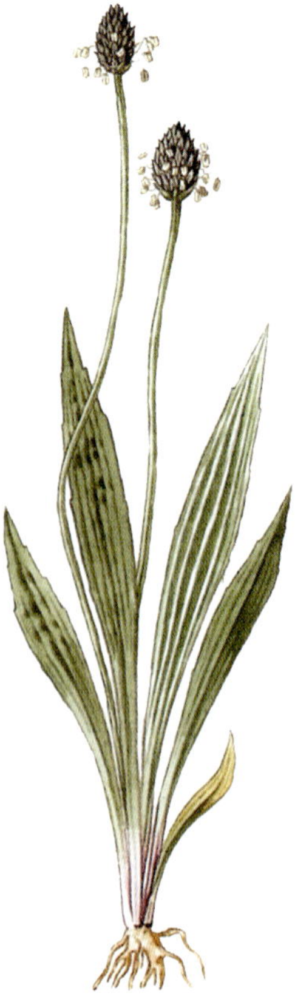

Spitzwegerich

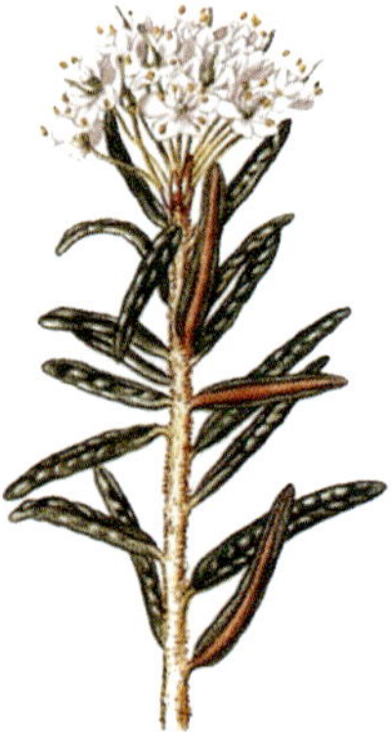

Sumpfporst

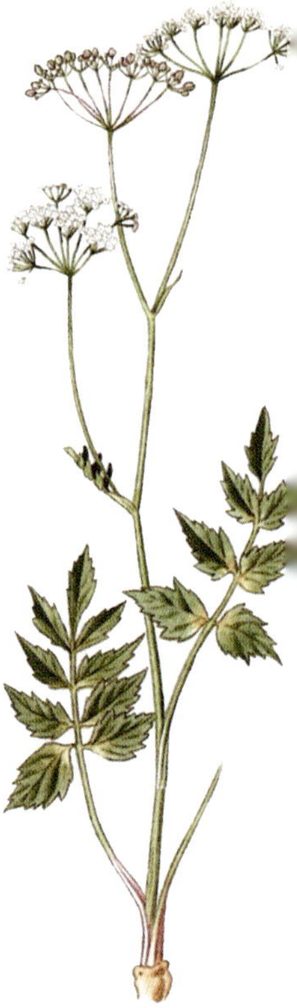

Bibernelle

Tafel VII

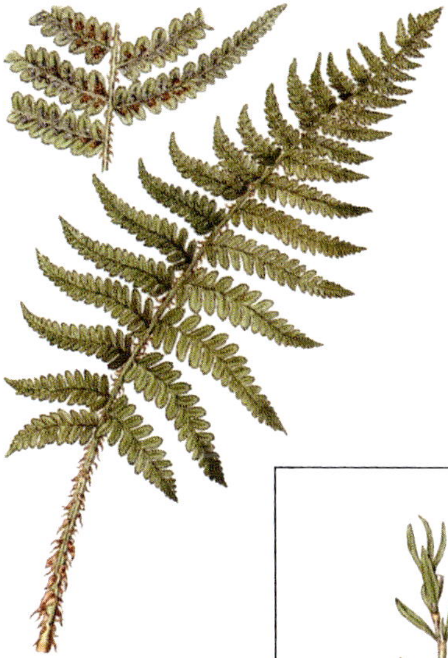

Wurmfarn

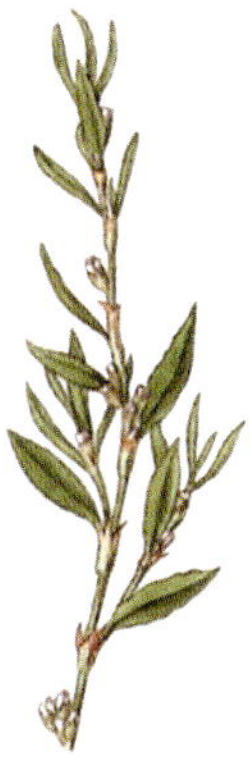

Vogelknöterich

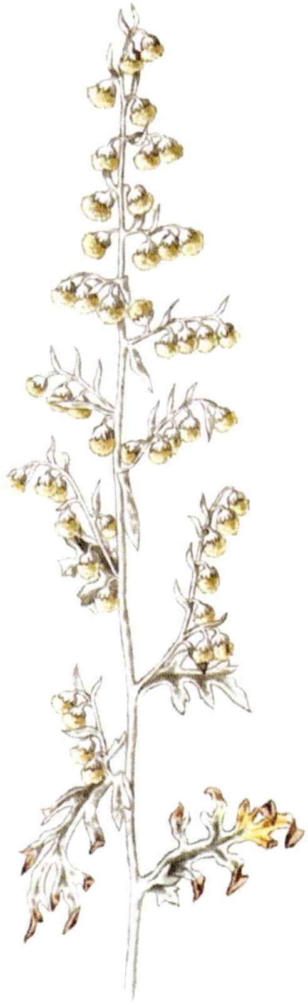

Wermut

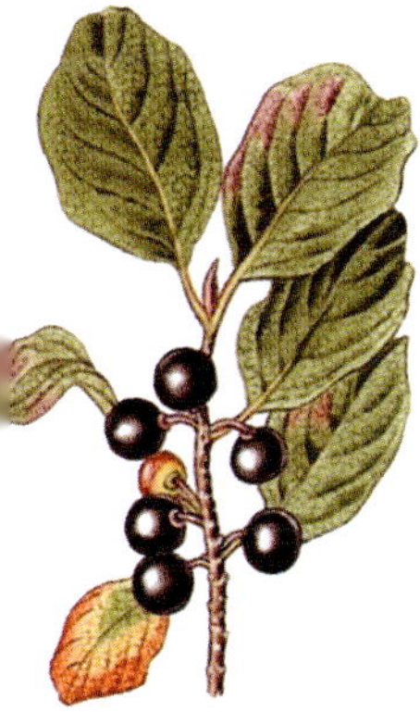

Faulbaum

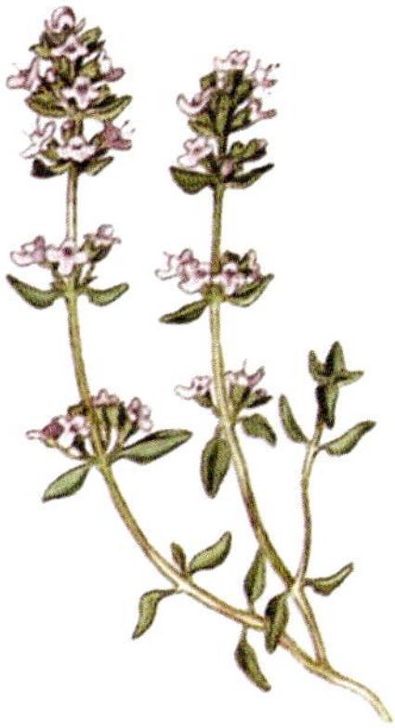

Thymian

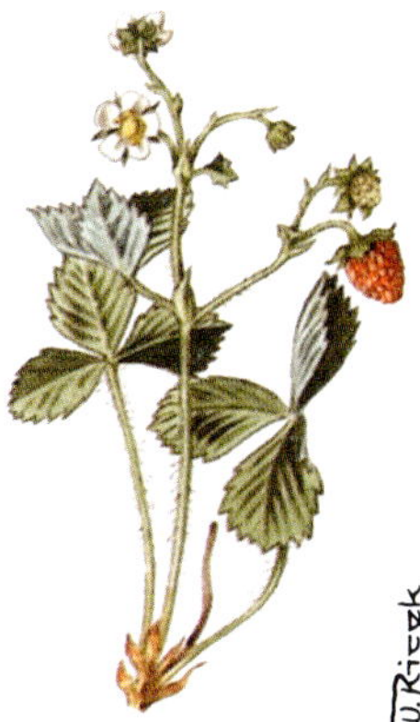

Erdbeere

Tafel VIII

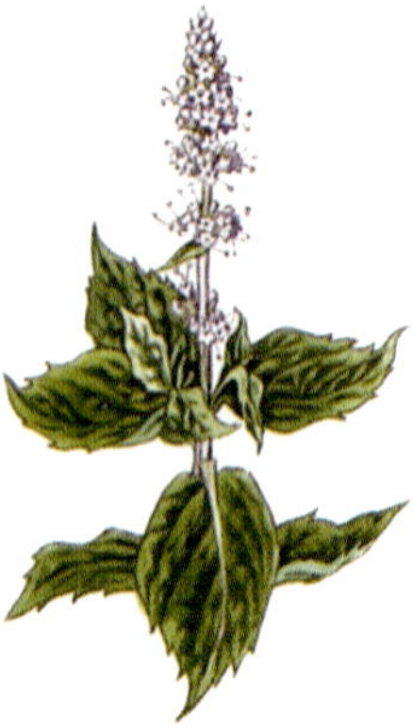

Pfefferminze

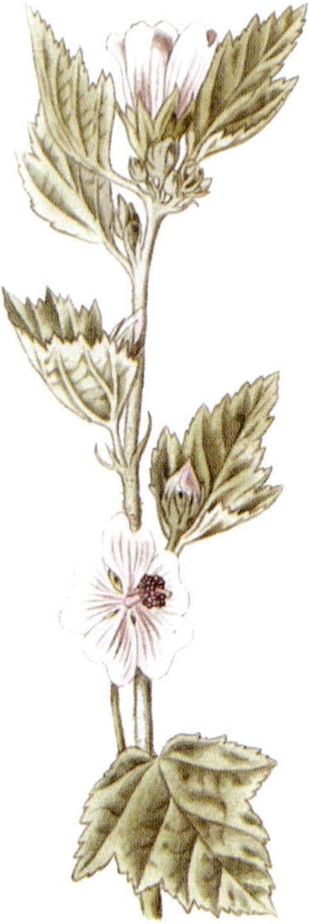

Eibisch

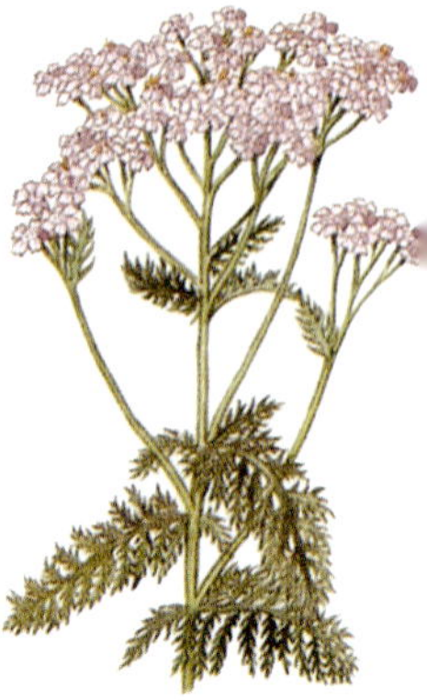

Schafgarbe

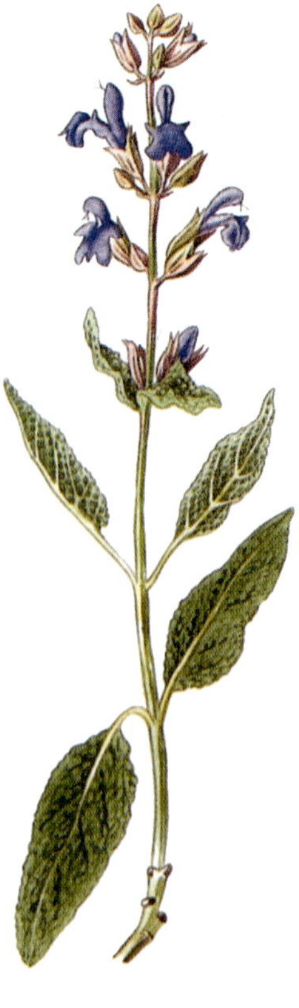

Salbei

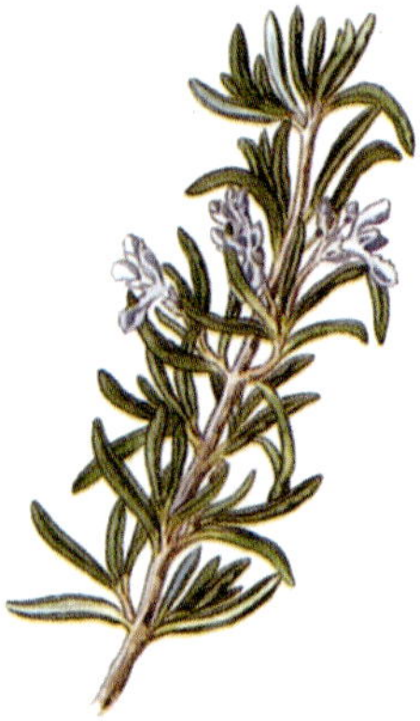

Rosmarin

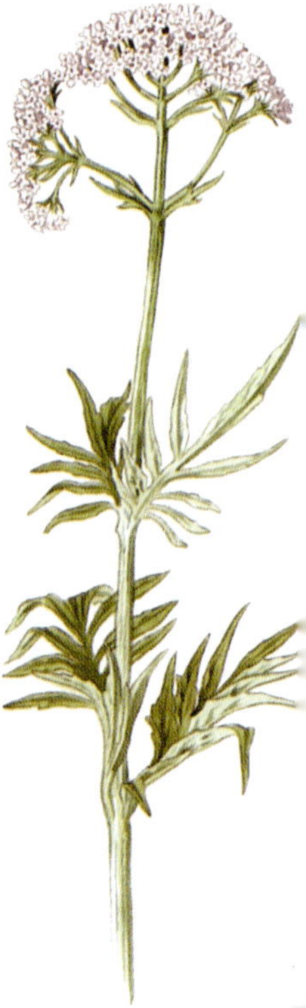

Baldrian

Wasserköpfe entwickeln sich oft schon im Säuglingsalter, wobei Mißbildungen oder vererbte Faktoren eine Rolle spielen, sie können aber auch Folge von Hirnerkrankungen sein, wobei die Abflußwege der Hirnflüssigkeit verengt werden.

Es handelt sich um unbeherrschtes Wasser, das nicht einorganisiert ist in die Gesamtfunktion des Organismus. Erfahrungen zeigen, daß man diesen Krankheitsprozeß bis zu einem gewissen Grad durch **Stannum** (Zinn) in den Griff bekommen kann. **Stannum D 8**-Injektionen, **Stannum D 10–D 15** als Pulver innerlich und lokal auf die Stirne **Ungt. Stannii 0,4%.**

Weiters versuche man **Helleborus dil. D 1** oder **Apocynum dil. D 1.**

Paralyse und **Tabes** sind Folgeerscheinungen einer syphilitischen Infektion und werden nach dieser Ursache behandelt. Bei Paralyse erzielt die Schulmedizin mit der „Malaria-Behandlung" hochwertige Heilerfolge.

Hingegen versagen bei der **Multiplen Sklerose** noch alle Heilmethoden. Die Ursache ist noch ganz unbekannt. Man weiß noch gar nichts, trotzdem das Leiden gar nicht selten auftritt und viele Spezialisten sich mit ihm beschäftigen. Es verläuft sehr langsam in einen chronischen Zustand, beginnt damit, daß der Kranke sozusagen über seine eigenen Füße stolpert und oft hinfällt. Bald beginnen sich Lähmungen, meist zuerst der Füße und später erst der Arme, einzustellen, bis schließlich der ganze Körper erstarrt. Das Leiden zieht sich Jahrzehnte hin, manchmal scheinen Besserungen auf, um nur von weiteren Verschlechterungen, zur bitteren Enttäuschung des Patienten, abgelöst zu werden.

An Heilmitteln können versucht werden:

Skorodit D 30 Amp., s. c. 1mal wöchentlich, **Quarz D 30** Amp., 1mal wöchentlich, s. c., **Arnica Radix D 30 Amp.,** gemeinsam mit **Medulla comp. Amp.** „Wala", s. c. 2mal wöchentlich.

Systematische **Überwärmungsbäder,** Massagen und Einreibungen mit **Johanniskraut-Tinktur und -Öl.**

Einige Erleichterung habe ich von **Radix Belladonnae** und **Mercurius corrosivus dil. D 4,** die jedoch unter Kontrolle gegeben werden müssen, gesehen.

Kopfschmerz

(Siehe I. Anhang, Rezeptbuch Seite 354/355, auch Seite 368/369 unter „Migräne".)

Kopfschmerz ist ein Allgemeinleiden, an dem ausnahmslos jeder einmal oder öfter erkrankt. Mit Ausnahme von gehirneigenen Erkrankungen hat aber jeder Kopfschmerz **eine Ursache, die außerhalb des Gehirns** zu suchen ist. Nur wenn die Ursache gefunden wird, ist der Kopfschmerz wirklich heilbar.

So gehört auch der Kopfschmerz zu einer ausgesprochen individuellen Erkrankung, die in jedem einzelnen Fall genau durchforscht werden muß.

Und doch wird kaum ein Leiden so kollektiv behandelt wie der Kopfschmerz. Die chemo-pharmazeutische Industrie hat eine Unzahl von Kopfschmerztabletten auf den Markt geworfen, die alle, schneller oder langsamer, imstande sind, den Schmerz zu **unterdrücken.** Aber keine einzige aller dieser vielen Tabletten vermag **chronischen** Kopfschmerz wirklich zu heilen.

Wenn man einmal aus irgendwelchen, plötzlich eingetretenen Ursachen heftige Kopfschmerzen bekommt, so ist es gewiß kein Unglück, solche Tabletten zu nehmen. Mit dem einmaligen Einnehmen ist eben die Sache vorbei.

Wenn man aber an immer wiederkehrenden Kopfschmerzen leidet, dann ist dieses Tabletten-Einnehmen barer Unsinn. Man wird wohl jedesmal den Schmerz lindern, aber man wird in den meisten Fällen das Grundleiden verschlimmern und schließlich bemerken, wie viele Fälle immer wieder zeigen, daß auch große Dosen der keineswegs harmlosen Tabletten nicht mehr wirken und daß man immer wieder zu stärkeren Mitteln greifen muß.

Einzig richtig bleibt eine einwandfreie Feststellung der Ursache des Kopfschmerzes. Das ist oft gar nicht leicht und bedingt eine sehr eingehende Beratung mit dem Patienten.

Konstitutionelle Verhältnisse, Erbanlagen, überstandene Krankheiten, bestehende Organerkrankungen oder Stoffwechselstörung, Selbstvergiftungen, Beruf, Lebensweise und Ernährung, in all dem sind die Ursachen zu suchen und zu ergründen.

Beim Kopfschmerz und besonders bei der Migräne ist das Gleichgewicht zwischen den abbauenden im Zentralnervensystem und den aufbauenden Prozessen im Stoffwechselgebiet gestört.

Es gilt nun, dieses Gleichgewicht wiederherzustellen. Dazu stehen uns 2 Präparate zur Verfügung. **„Kephalodoron“** Tabl. (Quarz, wirkt zentral, Schwefel wirkt auf den Stoffwechsel, Eisen stärkt das ausgleichende rhythmische System, und Honig ist „Ich“-stärkend). Ein mehrfach stärkeres Medikament ist **„Ferrum/Quarz Kapsel“,** in Österreich nur auf ärztliche Verschreibung nach gesonderter Einfuhr aus Deutschland.

Vom Kephalodoron nimmt man 3mal täglich 1 Tablette, im Anfall ½stündlich eine, und von den Kapseln nimmt man täglich morgens 1 Kapsel durch 3 Monate. Neben dieser Basismedikation muß nun natürlich auch die Ursache des Kopfschmerzes behandelt werden.

Den vielen Ursachen entsprechend, verfügt die Homöopathie über eine große Zahl von Heilmitteln, die imstande sind, chronischen Kopfschmerz zu heilen. Die ganze Kunst besteht nur darin, das **richtige** homöopathische Heilmittel für jeden **einzelnen** Fall zu finden.

Nun zu den hauptsächlichsten Ursachen und Symptomen.

Kopfschmerz mit Blutarmut im Gehirn, anämischer Kopfschmerz:

Pulsatilla dil. D 3, bei jungen Mädchen mit Regelstörungen.

China dil. D 3, in periodischen Abständen, sehr empfindlich gegen Berührung.

Ferrum met. trit. D 3, bei Wallungen ins Gesicht und pulsierendem Schmerz.

Kopfschmerz mit Blutüberfüllung des Gehirns (kongestiver Kopfschmerz):

Aconitum dil. D 3, heftigster, zersprengender Kopfschmerz, besonders nach Erkältung und Fieber.

Belladonna dil. D 3, klopfender Kopfschmerz, besonders der Schläfen, Gesichtsröte und sehr empfindlich gegen Licht und Geräusche.

Sanguinaria dil. D 3, ausgesprochen rechtsseitiger Kopfschmerz, der nur tagsüber andauert.

Spigelia dil. D 3, linksseitiger Kopfschmerz mit Herzbeschwerden.

Gelsemium dil. D 3, Kopfschmerz, vom Nacken zur Stirne aufsteigend. Schwindel und Denkunfähigkeit.

Veratrum dil. D 3, ein sehr wichtiges Mittel, wenn gleichzeitig Übelkeiten und Erbrechen vorhanden sind.

Nervöser Kopfschmerz bei Neurosen, Hysterien:

Cimicifuga dil. D 1, wenn eine Überfunktion der Schilddrüse besteht. Schmerz im Hinterkopf.

Ignatia dil. D 3, Hauptmittel bei Hysterischen.

Phosphorus dil. D 12, sehr tief wirkendes Nervenheilmittel.

Kopfschmerz, hervorgerufen durch Organerkrankungen:

Bei Erkrankungen des Magens, Stirnkopfschmerz:

Nux vomica dil. D 3, bei Männern, auch bei Kater-Kopfschmerz.

Pulsatilla dil. D 3, bei Frauen und Mädchen.

Kopfschmerz infolge von Leberstörungen:

Nux vomica dil. D 3, Bryonia dil. D 3, Chelidonium dil. D 3.

Kopfschmerz infolge Nierenleidens:

Solidago Urtinktur, Berberis vulg. dil. D 1, Cuprum dil. D 30.

Kopfschmerz infolge von Störungen der Frauenorgane:

Cimicifuga dil. D 1, bei Erkrankungen der Eierstöcke und bei Schläfenkopfschmerz.

Caulophyllum dil. D 1 und Aletris dil. D 1, bei Erkrankungen der Gebärmutter und bei Stirn- und Oberhauptkopfschmerz.

Kopfschmerz nach geistiger Überanstrengung und bei Nachtwachen erfordert **Nux vomica dil. D 3** oder **Acidum phosphoricum dil. D 2.**

Kopfschmerz infolge Gemütserregungen heilt **Ignatia dil. D 3** und **Acidum phosphoricum dil. D 2.**

Kopfschmerz der alten Leute verlangt **Arnika dil. D 3** und **Viscum album Urtinktur.**

Ausgesprochene Migräne erfordert:

Wenn sie nur rechtsseitig ist, **Sanguinaria dil. D 3,** wenn sie nur linksseitig ist, **Spigelia dil. D 3.**

Ein hervorragendes Migräneheilmittel ist auch **Iris dil. D 1 bis D 3.**

Es ist selbstverständlich, daß alle homöopathischen Kopfschmerzmittel nicht nur während des Anfalles selbst, sondern eine Zeitlang dauernd genommen werden müssen, will man einen Heilerfolg erzielen. Daß man dabei seine Diät nach der Krankheitsursache einzurichten hat, ist klar.

Während der Kopfschmerzen kann man bis zu allen halben Stunden 10 Tropfen nehmen, während man in der schmerzfreien Zeit täglich 4mal 10 Tropfen nimmt.

Von äußeren Anwendungen sind **Kneippsche Güsse** – Arm und Schenkelgüsse – sowie **Barfußlaufen im taunassen Gras, Massagen** und **Abreibungen der Haut,** also ableitende Kuren über die Ausscheidung der Haut, recht zu empfehlen.

Wenn auch durch die homöopathischen Heilmittel der Hebel an den Ursachen des Kopfschmerzes angesetzt wird, so ist doch weiterhin eine ursächliche Behandlung des jeweils erkrankten Organs oder des kranken Stoffwechsels erforderlich, was in den jeweiligen Kapiteln nachzulesen ist.

Handelt man nach diesen Grundsätzen, und ist das ursächliche Leiden überhaupt heilbar, dann wird jeder auf solche Weise von seinen lästigen Kopfschmerzen befreit werden.

7. Erkrankungen der Geschlechtsorgane

Es ist gesetzliche Vorschrift, daß alle Erkrankungen der Geschlechtsorgane durch einen **Arzt** behandelt werden müssen. Die infektiösen Geschlechtserkrankungen, also **Tripper, Syphilis** und **Schanker,** gehören auch zu den anzeigepflichtigen Erkrankungen.

Worüber der Laie Bescheid wissen muß, das sind die Krankheitserscheinungen, bei deren Auftreten er sich **sofort** in die Behandlung des Arztes begeben muß, um für sich selbst und andere weiteres Unglück zu verhüten.

Es gibt nur einen **wirklichen Schutz** gegen die Verbreitung der Geschlechtskrankheiten, die eine so große Tragödie der Menschheit sind, nämlich die **außereheliche Enthaltsamkeit.** Womit auch die **voreheliche** Enthaltsamkeit gemeint ist.

Wir sind uns aber dessen bewußt, daß bei der heutigen Einstellung der Menschen zum Liebesleben dieser ideale Schutz nicht erreicht wird.

So ist noch zu fordern: größte Reinlichkeit und innere Sauberkeit, Vorsicht, dreimal und hundertmal Vorsicht bei der Auswahl des Partners oder der Partnerin, sicheres Wissen um die Gesundheit derselben, unbedingte Enthaltsamkeit in alkoholisiertem Zustand, strengste Vermeidung öffentlicher Mädchen, Verwendung eines Schutzmittels! Nur so wird die immer wieder aufflammende Hochflut von Geschlechtskrankheiten eingedämmt werden können.

Die Krankheitserscheinungen sind nun folgende:

Der Tripper beginnt nach einer Inkubationszeit von 2 bis 5 Tagen. Beim Manne entsteht bei gleichzeitiger Entzündung und Anschwellung der Harnröhre ein eitrig-gelber Ausfluß. Die gleichen Symptome sind auch in entsprechender Weise bei den Frauen vorhanden. Oft besteht auch Schmerzhaftigkeit und im Anfangsstadium auch Fieber. In der Folge kann die Infektion aufsteigen. Beim Manne erkrankt dann die hintere Harnröhre, und es kommt weiters zu Entzündungen der Vorsteherdrüse, der Hoden und der Blase und schließlich manchmal auch zu Nierenbecken-Entzündungen. Später können auch schwere rheumatische Erkrankungen entstehen. Bei den **Frauen** ist die Verwüstung möglichst noch schlimmer, da der Tripper in dem gesamten Schleimhautsystem sich besonders schnell entwickeln kann. Der ganze Rattenschwanz der Entzündungen der Frauenorgane mit nachfolgenden Eiterungen und Zysten sind die häufigsten Folgen. Eine Kette von Schmerzen, Operationen und – was das Schlimmste ist – Ehezerrüttungen. Das ganze Leben einer tripperkranken Frau wird nun zur Qual.

Frühzeitig behandelt, ist aber nach dem heutigen Stand der Heilkunde **jeder frische** Tripper ausheilbar. **Deshalb sofort zum Arzt, wenn sich Zeichen melden.** Ja, selbst beim geringsten Verdacht darf man hier keine Stunde versäumen. Ist dann der Befund negativ, um so besser! Aber besser ist auch, einmal zu oft zum Arzt zu gehen, als es einmal zu verabsäumen.

Viele – insbesondere Mädchen und Frauen – hält eine natürliche und verständliche Scham vor dem Gang zum Arzt zurück. Sie ist aber doch eine **falsche Scham,** denn in ihrer Folge steht das Unglück.

Ist der Tripper soviel wie geheilt, so muß dem doch noch eine monatelange Enthaltsamkeit folgen, denn der Trippererreger hat die Fähigkeit, sich in einer Schleimhautfalte zu verkapseln, um dann bei günstiger Gelegenheit wieder größere Teile der Schleimhaut zu befallen.

Männer, die einmal an einem Tripper erkrankt waren, sind verpflichtet, sich vor einer Eheschließung einer sehr sorgfältigen Untersuchung zu unterziehen, um die volle Gewißheit ihrer Sauberkeit zu haben. Erst wenn der Arzt die restlose Versicherung einer einwandfreien Heilung gibt, dann kann solch ein Mann die Ehe schließen. Dies nicht nur um seiner jungen Frau willen, die meist für eine Infektion besonders empfänglich ist, sondern auch um seiner Ehe und seiner kommenden Kinder willen.

Noch viel schlimmer wirkt sich die **syphilitische Infektion** aus, diese furchtbare Krankheit, die schon unsagbares Unglück über die Menschheit gebracht hat. Sie hat viel Schlimmeres angerichtet als Pest, Cholera und schwarze Blattern, denn das Gift der Syphilis ist ein **Erbgift,** das durch Generationen den Menschen Schaden bringt. Es ist aber auch ein **Gehirn-** und **Nervengift,** damit auch eines des Geistes und des Gemütes. Die Paralyse als ein Endstadium der Syphilis, der **Größenwahn,** hat wiederholt **Geschichte gemacht,** weil führende Männer nach einer **Jugendinfektion** von diesem Leiden, dessen Auswirkungen zwischen Genialität und Bestialität liegen, von ihm erfaßt waren. Wir kennen auch einige hochgeniale Künstler und Philosophen, die im syphilitischen Wahnsinn endeten. Das früheste bekannte Beispiel ist der Dichter der Reformationszeit **Ulrich von Hutten,** dem selbst **Paracelsus** nicht mehr helfen konnte.

Das Schwerwiegende bei der Syphilis fängt schon damit an, daß ihre Inkubationszeit so lang ist. Es dauert 3–6 Wochen, bis nach einem unreinen Verkehr die ersten Zeichen auftreten. Diese sind der sogenannte **harte Schanker,** ein Geschwür mit harten Rändern und geringer Sekretion, das sich beim Manne meistens auf der Eichel oder Vorhaut bildet, bei der Frau in der Scheide oder auf den Schamlippen. Dieses Geschwür dauert wiederum mehrere Wochen, ja selbst Monate. Wird es sofort ärztlich behandelt und hat der Patient ansonsten eine gesunde Konstitution, war er kein Trinker, dann kann er Glück haben, und die Syphilis kann noch rechtzeitig geheilt werden. Darum gilt auch der Grundsatz, daß bei den geringsten Veränderungen oder Knötchenbildungen auf dem Glied des Mannes oder am Organ der Frau **sofort** die Hilfe des Arztes in Anspruch genommen werden muß.

In weiterer Folge dringt das syphilitische Gift in das Blut ein und beginnt mit seinen Verheerungen. Zunächst ist es nur der **syphilitische Ausschlag,** der wohl nach Wochen auch verschwindet. Der Patient könnte sich dann gesund glauben, aber der Erreger, die sogenannte **„Spirochaeta pallida“,** dringt immer weiter und zerstört und zersetzt Zug um Zug den ganzen Organismus. Jahrzehntelang dauert dieser Zerstörungsprozeß, von dem schließlich jedes Organ ergriffen werden kann. Am furchtbarsten ist die Auswirkung auf **Nerven, Rückenmark und Gehirn.** Bei der Erfassung des Rückenmarkes kommt es zur **„Tabes“** mit ihren Lähmungserscheinungen, beim Gehirn aber zur **„Paralyse“.**

Durch die **Wassermannsche Blutprobe** ist die Wissenschaft imstande, festzustellen, ob syphilitisches Gift vorhanden ist oder nicht. Es gibt auch eine Reihe anderer wertvoller Untersuchungsmethoden, deren sich der Kranke so lange unterziehen muß, bis sein Befund durch **Jahre** hindurch negativ ist.

Das schlimmste ist die Übertragbarkeit der Syphilis im Mutterleib. Die Natur hat sich gegen die Möglichkeit geholfen, indem Kinder syphilitischer Eltern meist nicht ausgetragen werden. Entweder erleidet die Frau einen Abortus, oder es gibt eine Totgeburt. Dies gilt besonders in den frühen Stadien des Leidens, während in einem späteren Stadium, in der Zeit der sogenannten tertiären Syphilis, Kinder lebend geboren werden können. Furchtbar ist auch, daß die gesunde Frau, die von einem syphilitischen Manne geschwängert wurde, immer miterkrankt, auch dann, wenn beim Manne das Geschwür schon abgeheilt ist und wie es selbstverständliche Pflicht ist, sich restlos auszuheilen, wenn man schon einmal das unsagbare Unglück einer solchen Infektion hatte.

Wichtig ist bei der Syphilis zu wissen, daß die Infektion auch an jedem anderen Körperteil möglich ist, wo immer das Gift eben eingeschleppt wird. Am häufigsten kommen Ansteckungen dieser Art auf den **Lippen** vor, wobei es oft die unglückseligsten Zufälle gab.

Am billigsten kommt man noch mit der dritten Geschlechtskrankheit, dem **weichen Schanker,** davon, der wohl mit einem syphilitischen Geschwür verwechselt werden kann, aber der mit Syphilis absolut nichts zu tun hat. Natürlich kann nur ein Arzt die Unterschiede feststellen.

Der weiche Schanker erscheint bereits 3–4 Tage nach der Infektion, und schon darin unterscheidet er sich auffallend vom syphilitischen Schanker. Er kommt ebenfalls auf der Eichel, Vorhaut beziehungsweise Scheide oder Schamlippen zum Vorschein. Er ist ebenfalls ein Geschwür, das mit lästigem Jucken beginnt und sich wie ein härtlich anfühlender rundlicher Fleck ausnimmt, der etwas die Haut überragt und dessen Ränder weich sind.

In der Folge des weichen Schankers treten Lymphdrüsenschwellungen der Schenkelbeuge auf, die sehr zu Vereiterungen neigen.

Wenngleich der weiche Schanker ein **örtliches Leiden** ist, so muß sich der Betroffene doch in ärztliche Behandlung begeben, vor allem auch aus dem Grunde, weil der Laie nicht imstande ist, den harten vom weichen Schanker zu unterscheiden.

Damit wollen wir dieses tragische Kapitel beschließen, mit der nochmaligen Warnung: **Hüten wir uns!**

Hygiene und Krankheiten der Frau

(Siehe auch I. Anhang, Rezeptbuch Seite 322/323, 388/389, 390/391.)

Das wichtigste bleibt allemal, daß die junge Frau ihre jungfräuliche Kraft bewahrt, bis sie weiß, daß ihre Vereinigung mit einem Mann wirklich von dem Segen einer allmächtigen Liebe erfüllt ist. Nur so wird der Liebesakt zu einem Akt der Weihe und Andacht, und die junge Frau wird in ihm erblühen und sich zur Schönheit des Lebens entfalten. Daß einzig die Ehe die rechte Voraussetzung hiezu gibt, ist klar.

Für die Frau bedeutet die erotische Verbindung **viel mehr** als nur eine körperliche Erfüllung, an der der Mann im Prinzip sein Genüge findet. Deshalb prägt sich jedes erotische Erleben bei der Frau wesentlich tiefer ein, und das deflorierte Mädchen ist für den Kennerblick nicht zu übersehen, ein Zeichen, wie tief sich diese Erlebnisse in die Seele der jungen Frau einprägen.

Jeder Mann hinterläßt seine geistigen Spuren, und dies ist auch der Grund, warum Frauen, die dem ständigen Wechsel ihrer Partner verfallen sind, so schnell altern.

Ein zweiter Umstand macht die Pflege der Frauenorgane erforderlich: die **allmonatliche Menstruation.** Dieser seltsame Vorgang ist sowohl eine starke körperliche wie seelische Belastung für die Frau. Die Frau wird vor diesen Tagen schon von **besonderer Unruhe** verfolgt, deren sie sich nicht erwehren kann, und unbewußt kann sie in diesem Zustand Handlungen begehen, die man oft als anormal bezeichnen muß. Zumindest aber drückt sich die Unruhe in großer Geschäftigkeit aus. In diesen Tagen müssen die Frauen erst recht putzen, räumen und arbeiten, so sehr ihnen die übertriebene Tätigkeit auch schädlich sein mag.

Es ist ein prinzipieller sozialer Fehler, daß die allmonatlichen kritischen Tage der Frau in ihrem Arbeitsleben nicht berücksichtigt werden. In dieser Zeit sollte jede Frau 1–2 Tage arbeitsfrei bleiben.

Ist die Frau gesund und sind die Regeln normal, so bedingt diese Zeit nur sorgfältige Reinlichkeit durch wiederholte Waschungen mit angenehm warmem Wasser, dem man einige Tropfen **„Sagrotan“** oder **„Lysoform-Super“** zusetzt. Nach **Abschluß der Regel** nimmt man ein **warmes Bad** oder macht zumindest eine **warme Ganzwaschung.** Denn der Ausscheidungsvorgang geht bei der Frau nicht nur über die Gebärmutter, sondern auch im feinsten Ausmaß über die Gesamtheit der Haut. Daher sei zu einer allgemeinen Reinigung geraten.

Das unbegründete Ausbleiben der Regel als auch ihr zu starkes Auftreten bedingen ärztliche Untersuchung.

In der Behandlung sei vor einem Übermaß von Hormonpräparaten nochmals gewarnt.

Wir verfügen über eine Reihe wundervoller Heilpflanzen, die als homöopathische Tinkturen einen hervorragenden Einfluß auf die Sexualorgane der Frauen ausüben.

An der Spitze steht **Aletris farinosa Urtinktur,** Stern- oder Runzelwurzel, eine amerikanische Droge, die man das **bittere Tonikum der Gebärmutter** nennt. Ein ganz großartiges Heilmittel bei allen funktionellen **Störungen und Schwächen der Gebärmutter** sowie bei Störungen während der Schwangerschaft, besonders bei **Schwangerschaftserbrechen.**

Sind an den Störungen mehr die **Eierstöcke** beteiligt, und ist die innere Sekretion der **Keimdrüsen** nicht in Ordnung, dann sei **Cimicifuga dil. D 1** als ein ausgesprochenes Spezialheilmittel empfohlen, insbesondere aber dann, wenn sich gleichzeitig

Schilddrüsenstörungen zeigen, eine Miterscheinung, die sehr oft anzutreffen ist.

Ein großes inländisches Heilmittel zur Kräftigung der Unterleibsorgane ist **Lilium tigrinum dil. D 1,** die Tigerlilie. Das Mittel wird sich besonders bewähren, wenn bereits **entzündliche Zustände** oder **Lageveränderungen der Gebärmutter** vorhanden sind.

Die genannten drei Heilmittel haben ausgesprochen kräftigenden Charakter, sie wirken daher **anregend und tonisierend.** So können sie immer genommen werden, wenn Frauen in irgendeiner Weise Schwächeempfindungen ihrer Unterleibsorgane haben.

Sofern sich keine katarrhalischen Erscheinungen zeigen, sollen die Frauen nicht mehr tun, als morgens und abends eine lauwarme Waschung vornehmen. Diese ist allerdings durch den Körperbau der Frau und die damit verbundene natürliche Sekretion bestimmt erforderlich. Besonders in der Ehe ist dieser Reinlichkeitsakt, den die Frau nicht diskret genug besorgen kann, ein notwendiger Teil des harmonischen Zusammenlebens.

Ansonsten aber lasse die Frau ihren Unterleib in Ruhe! Diese übertriebenen Spülungen, Bäder und Waschungen, dieses Übermaß an Reinlichkeit, an der manche Frau glaubt, nicht genug tun zu können, ist **ungesund und schädlich!**

Bemerkt die Frau einen Ausfluß, dann gehe sie zum Arzt und lasse sich untersuchen und beraten. Sie weiß nie, welche Ursache der Ausfluß hat, und gerade diese gilt es festzustellen. Und dies ist sicher nur Sache des Arztes.

Im übrigen wird sie in der Behandlung mit homöopathischen Heilmitteln weiter kommen als mit nur lokalen Heilversuchen. Auch hier gilt es, auf das Ganze zu wirken und nicht nur auf die Unterleibsorgane allein.

Gerade die viel angewandten Spülungen sind sehr mit Vorsicht zu gebrauchen. Besonders die **Ballonapparate** mit dem dicken Ansatzrohr **sind abzulehnen.** Desgleichen sei man vorsichtig mit den vielen angepriesenen Spülmitteln. Unschädlich und von spezieller Heilwirkung ist ein Absud von **weißen Taubnesselblüten,** einem alten bewährten Volksheilmittel. Aber besser ist es, man kommt überhaupt ohne Spülung aus!

Die Schwangerschaft ist heute für jede Frau eine mehr oder weniger kritische Zeit. Wie sehr unser Volk alt geworden ist, sehen wir an den vielen Komplikationen und Krankheitsmöglichkeiten während der Schwangerschaft und bei der Entbindung.

So gehört heute **jede** Frau während ihrer Schwangerschaft unter ärztliche Kontrolle.

Die Diät während der Schwangerschaft sei eine vollwertige und auf den großen **Kalkverbrauch** eingestellt. So ist den Gemüsen, besonders Wurzelgemüsen, der Vorzug zu geben. Auch etwas mehr Süßigkeiten, vor allem Honig, soll die Frau haben. Im übrigen sei die Ernährung milde, salzarm und leicht verdaulich.

Sollte sich eine sogenannte **„Schwangerschaftsniere“** zeigen, was durch die **notwendige Harnuntersuchung** leicht festzustellen ist, dann muß die Diät sofort **absolut salzlos und fleischlos** sein. Denn Nierenentzündung in der Schwangerschaft kann zu den schwersten Frauenleiden führen, zu der so sehr gefürchteten **Eklampsie.**

In der Schwangerschaft braucht die Frau viel **Sauerstoff.** Deshalb soll sie sich möglichst viel in **frischer Luft** aufhalten und viel Bewegung machen, ohne sich zu überanstrengen. Schweres Heben und Tragen muß sie vermeiden. Vor allen seelischen Erschütterungen sei die Frau bewahrt. Ist sie vom Schöpfer würdig befunden, ein Kind zu bekommen, so werde sie auch von den Menschen würdig und rücksichtsvoll behandelt. Man bedenke auch, daß die Schwangere in einer außergewöhnlichen seelischen Verfassung ist, die sie besonders empfindlich gegen alle äußeren Einflüsse macht. Niemals kann einem Mann der Seelenzustand einer Schwangeren klar sein, und so bleibt ihm eben nichts anderes übrig, als auch dort Rücksicht walten zu lassen, wo ihm manches nicht begreiflich erscheint. Anderseits aber will die Schwangere all ihren Trieben und Wünschen nicht freien Lauf lassen, sondern wird immer wieder versuchen, sich unter Kontrolle zu halten.

Aus seelischen Gründen ist die Entbindung im eigenen Heim vorzuziehen. Doch sollen diese Gründe nur dann maßgeblich sein, wenn nach Konstitution und Körperbau eine normale Entbindung zu erwarten ist. In allen anderen Fällen ist es besser, die Frau geht in ein Entbindungsheim, wie es heute jedem Krankenhaus angeschlossen ist. Wenn dort auch alles mehr sachlich als herzlich gehandhabt wird, so fallen doch die meisten Gefahrenmomente für die Frau fort.

Um die Entbindung vorzubereiten und zu erleichtern, nimmt die Schwangere ab dem 9. Lunarmonat **Argentum met. praep. trit. D 6,** 3mal täglich 1 Messerspitze vor dem Essen.

Nach der Geburt gibt man **Arnica dil. D 3,** 3mal täglich 7 Tropfen zur besseren Wundheilung, gemeinsam mit **Berberis Fructus dil. D 3,** ebenfalls 3mal täglich 7 Tropfen vor dem Essen, um die Kontraktion der Gebärmutter zu verbessern.

Nach der Entbindung bedarf die Frau noch lange der Schonung. Nichts ist für sie verderblicher, als wenn sie zu schnell die gewohnte Arbeit wieder aufnimmt. Etwa sechs Wochen dauern die sogenannten Wochenflüsse, also der restliche Reinigungsprozeß nach einer Entbindung. Und so lange muß die Frau geschont bleiben! Besonders dann, wenn sie ihr Kindlein stillt, was jede Frau als ihre vornehmste erste Mutterpflicht ansehen soll. Denn nur mit gesunder Muttermilch gedeiht das Kind richtig!

Die Störungen der Entwicklungsjahre haben sehr abgenommen, seitdem die jungen Mädchen vernünftig gekleidet sind und fleißig zu gesundem Sport und Leibesübungen angehalten werden. So ist die **Bleichsucht,** eine Erkrankung während der Entwicklungsjahre, sehr selten geworden. Am meisten sind es **Regelstörungen,** an denen die Mädchen zu leiden haben, und hier handelt es sich in der Hauptsache um die sogenannten **Regelkrämpfe.** In der **Pulsatilla dil. D 3** hat die Homöopathie ein bewährtes Heilmittel gegen diese Regelkrämpfe junger Mädchen. Man nimmt **dauernd** 3mal täglich 10 Tropfen. Im Anfall selbst verwendet man noch lokale Wärmeanwendungen. Außerdem trinkt man heißen und kräftigen **Kamillentee.**

Verbreiteter sind die Störungen während der **Wechseljahre.** Mit dem Rückbildungsprozeß treten auch Umstellungen der inneren Sekretion ein, was wiederum zu einer Reihe **nervöser und seelischer Erschütterungen** mannigfaltiger Art führen kann. Besonders intellektuell hochentwickelte Frauen werden in diesen Jahren des **„gefährlichen Alters"** oft ganz unvermittelt von Trieben und Wünschen erfüllt, an die sie früher nie dachten. Frauen in den Wechseljahren können ihren Angehörigen und Ärzten wirklich große Schwierigkeiten bereiten. Man muß oft alle Register von Gefühlsausbrüchen über sich ergehen lassen. Im allgemeinen muß man diese Zustände nicht allzu tragisch nehmen. Wenn nicht tiefer liegende Störungen da sind, beruhigt sich das Gemüt der Frau wieder, wenn der Rückbildungsprozeß weiter fortgeschritten ist.

Falsch ist es, zu glauben, daß die Wechseljahre der Frau erst beginnen, wenn die Menstruation aufhört. Im Gegenteil, da gehen die Jahre schon meist dem Ende zu. Gefährlicher ist die Zeit schon lange vorher, und sie beginnt meist etwa mit dem 40. Lebensjahr. Da beginnt die Frau ein dunkles Drängen zu erfassen, meist mit dem Wunsch gepaart, allen Sturm und Drang emportreibender Leidenschaften zu erleben. Es ist eine tragische Zeit für die sensitive Frau, denn sie wird für sie meist mit bitteren Enttäuschungen enden.

Man darf aber diesem aufbrechenden Gefühls- und Triebleben der alternden Frauen keinen Vorwurf machen, denn vieles, oft allzuvieles haben die Männer an ihnen verabsäumt und versündigt. Und schließlich hat ja der Mann auch seinen **„Johannistrieb“,** und es schlage sich ein jeder an die Brust und bekenne, wieviel Dummheiten er in dieser Zeit begangen hat.

Der kluge Mann wird mit viel Geduld versuchen, seine Frau über die Klippe ihres Lebens mit Güte hinwegzuführen. Das ist im allgemeinen die beste Arznei, und der eigene Gatte ist der beste Arzt, der nach den gefährlichen Jahren eine sehr dankbare Frau haben wird.

Stellen sich aber wirklich **echte Neurosen, Hysterien, Störungen der inneren Sekretion der Keim- und Schilddrüse** ein, dann müssen diese **echten Leiden** entsprechend behandelt werden. Hier ist das große Gebiet des **Seelenarztes,** denn diese Leiden sind vom Seelischen her besonders gut beeinflußbar.

Gegen die Störungen der Wechseljahre ist die Homöopathie ganz besonders erfolgreich. Aus der großen Fülle hervorragender Frauenheilmittel wollen wir die wichtigsten nennen:

Bei den bekannten Zirkulationsstörungen und Wallungen während der Wechseljahre sei folgende Arzneikombination empfohlen:

Morgens nüchtern eine kleine Messerspitze **Sepia trit. D 6.**

Abends vor dem Schlafengehen ebenfalls eine kleine Messerspitze von **Sulfur trit. D 6.**

Tagsüber 2–4mal je 10 Tropfen von **Sanguinaria dil. D 3.**

Mit diesen drei Mitteln wird man auch viele andere Beschwerden der Wechseljahre recht günstig beeinflussen.

Wenn es sich mehr um nervöse Störungen und solche der inneren Sekretion handelt, dann gibt man die so sehr bewährte **Cimicifuga dil. D 1** mit 3mal täglich 10 Tropfen.

Bei Unterleibserschlaffungen kräftigt man mit **Aletris Urtinktur** oder **Caulophyllum dil. D 1** oder **Helonias dil. D 1.** Am bewährtesten hievon ist aber **Aletris.**

Oft werden die Frauen von erotischen Zuständen heimgesucht, die ihnen vollkommen unerwünscht sind und von denen sie sich schwer gestört fühlen. **Lilium tigrinum dil. D 1** kann diesem Übelstand abhelfen.

Es sei jeder Frau vor und während der Wechseljahre eindringlichst geraten, sich wiederholt untersuchen zu lassen, auch dann, wenn sie persönlich gar keine Beschwerden empfindet. Allein aber die Gewißheit, daß man gesund ist, stärkt die Lebenskraft. Ist aber ein Leiden vorhanden, dann kann rechtzeitig etwas dagegen unternommen werden. **Rechtzeitig,** das gilt besonders für den **Unterleibskrebs.** Es gibt heute Untersuchungsmethoden, durch die dieses schlimmste Frauenleiden frühzeitig genug festgestellt werden kann, so daß zumindest das Leben der Frau gerettet wird.

Es gibt noch viele Unterleibsleiden – **Myome, Entzündungen, Zysten, Verwachsungen, Lageveränderungen und Geschwüre der Gebärmutter –,** die alle einer rechtzeitigen Behandlung bedürfen, soll diese zu einem Erfolg führen. So gilt auch hier der Grundsatz: Lieber einmal zu früh zum Arzt als einmal zu spät!

Im großen und ganzen sind die seelischen Wechseljahrstörungen entschieden seltener geworden. Das hat einen ganz einfachen Grund: Vor Jahrzehnten gab es noch die zeitlebens eigentlich nichtstuende Dame, die viel zuviel Zeit hatte, um über sich und über das „Unglück" ihres Daseins nachzudenken. Diese Frauen, die schon darauf warteten, der staunenden Mitwelt zu zeigen, was sie in ihrem „gefährlichen Alter" konnten, bevölkerten dann die Wartezimmer, wo sie Stunden um Stunden verbrachten, um all ihre Leiden zu erzählen und den jeweiligen Modearzt zu loben.

Diese Zeit, wie sie der berühmte Arzt-Dichter **Axel Munthe** in seinem „Buch von San Michele" so humorvoll schildert, ist endgültig und für immer vorbei. Heute ist die Frau überall in den großen Arbeitsprozeß miteingegliedert. Und wo sie dies nicht ist, gibt es in Haus und Hof noch viel mehr Arbeit als in Büro und Fabrik. Die Frau hat keine Zeit mehr, über sich nachzudenken. Sie muß dem Leben unerhörte Opfer darbringen. Das unermeßliche Leid, das der Mutter, der Gattin und der Braut aufgebürdet wurde, hat die Frau schnell reif gemacht und gestärkt gegen die Unbilden des Daseins. Das aber hat ihre Nerven wieder gekräftigt. Oberflächliche Frauen sind heute selten anzutreffen, echte, aufrechte, starke Arbeiterinnen auf allen Gebieten des Lebens aber viele!

Es geht ein ganz seltsamer Umbruch in der menschlichen Gesellschaft vor sich, und wer offene Augen hat, muß bekennen, daß dieser Umbruch gesund ist. Nicht nur, daß die Frau zahlenmäßig stark überlegen ist (in Deutschland z. B. ganz bedeutend), sie holt den Mann auch geistig ein und wird ihm tatsächlich Lebenskamerad in all seinen Bestrebungen und Arbeiten. Mag der Mann auch noch in Wirtschaft und Politik nach außen hin dominieren, im inneren Gefüge regiert schon vielfach die Frau, ohne daß es die Welt merkt.

So mag man eine Zeit kommen sehen, in der der Einfluß der Frau ein durchgreifender und bestimmender sein wird. Vielleicht schon nach wenigen Jahrzehnten.

Aber nicht die einzelne Frau, die etwa die Geliebte eines Gewaltigen ist. Nein, die zählen in der Zukunft der großen Menschensolidarität nichts mehr!

Abschließend sei noch vor übertriebenem Sport gewarnt. Ein Zuviel an Sport und insbesondere der Rekordsport, taugt nicht für den Frauenkörper. Es ist bekannt, daß infolge der Verhärtung der Beckenmuskulatur diese Frauen besonders große Schwierigkeiten bei den Entbindungen haben.

Oft geht der Kinderwunsch aus funktionellen Gründen nicht in Erfüllung, obwohl organisch bei Frau und Mann alles in Ordnung ist. Bei funktioneller Unfruchtbarkeit entwickelt gerade **Cimicifuga dil. D 1** einen bedeutenden Heilungswert. Dem Autor sind aus seiner Praxis eine große Reihe von Fällen bekannt, in denen die Cimicifuga ihren Anteil an der Erfüllung des sehnlichsten Wunsches der Frauen hatte. Man nimmt am Abend 15 Tropfen von Cimicifuga dil. D 1.

F) Konstitutionskrankheiten

Zunächst gilt es, den Begriff **„Konstitution"** zu erläutern:

Konstitution ist die allgemeine körperliche und individuelle Beschaffenheit eines Menschen, wobei die Erbmasse eine besonders maßgebliche Rolle spielt.

Leiden, hauptsächlichst chronischer Natur, die innerhalb dieser Gesamtbeschaffenheit des Körpers auftreten, nennen wir dann **Konstitutionserkrankungen.**

Weiter vorne nannten wir diese Gruppe von Krankheiten die sklerotischen, also verhärtenden, die ohne ein hochakutes, hochfieberhaftes Stadium einhergehen. Deswegen stellten wir diese Gruppe den akuten Infektionskrankheiten gegenüber.

Diese Krankheiten wurden schon von alters her in verschiedene Untergruppen eingeteilt.

Paracelsus nennt **„Sal, Mercur und Sulfur"** als die drei Grundursachen jeder Krankheit, wobei er nicht an materielles „Salz, Quecksilber oder Schwefel" dachte, sondern diese als **geistige Symbole** erkannt wissen wollte, wobei **„Sal"** dem Nervensinnessystem, **„Mercur"** dem rhythmischen und **„Sulfur"** dem Stoffwechsel-Gliedmaßen-System zuzuordnen ist.

Hahnemann wieder nennt **„Sykosis, Syphilis und Psora"** als die konstitutionellen Grundursachen der Krankheiten.

Die moderne Homöopathie, deren wissenschaftlicher Vertreter besonders **Dr. Karl Stauffer** ist, hat die Lehre Hahnemanns und

Grauvogls weiter ausgebaut und sie den neuzeitlichen Kenntnissen angepaßt. So unterscheidet Dr. Stauffer aus klinisch-praktischen Gründen folgende Körperkonstitutionen:

1. Die **„Lymphatische Konstitution“,** die der Psora Hahnemanns entspricht. In neuerer Zeit spricht man auch von **Lymphatismus** und **exsudativer Diathese.**

2. Die **„Lithämische Konstitution“** ist nichts anderes als die **harnsaure Diathese,** also die ganzen Krankheitserscheinungen von Rheuma und Gicht und die ganze Reihe Selbstvergiftungen durch überschüssige Harnsäure, wovon entstehen können die Steinkrankheiten, Stoffwechselstörungen, Drüsenerkrankungen, Asthma und Bronchitis.

Auch bei dieser Konstitution spielt die Erbmasse eine bedeutende Rolle. Deshalb wird der Homöopath niemals verabsäumen, nach den Krankheiten der Eltern und Voreltern seiner Patienten eingehend zu forschen.

3. Als nächste nennt Stauffer die **Syphilitische Konstitution** und folgt hier Hahnemann mit Recht. Hiebei ist nicht die akute syphilitische Ansteckung gemeint, sondern Nervenkrankheiten, die sich im Zentralnervensystem – Gehirn, Kleinhirn, verlängerten Mark, Rückenmark – auswirken.

4. Die **„Neurotische Konstitution“.** Diese Konstitution ist durch eine besondere Belastung des Nervensystems ausgezeichnet. Wir finden diese Typen gemischt mit anderen Konstitutionsformen besonders in den Großstädten. Es sind jene gehetzten Menschen, die sich durch Alkohol, Nikotin, Schlafmittel und die verschiedensten Genußgifte von einer Nervenkrise zur anderen führen lassen.

Die Folgen dieser Konstitution sind Hysterie, Schlaflosigkeit, vegetative Dystonie, Magen- und Gallenblasenleiden, die durch Krämpfe und Durchblutungsstörungen der Schleimhäute bedingt sind.

5. Und endlich erklärt Dr. Stauffer die **„Dyskratische Konstitution“** und meint damit die allgemeine Säfteentmischung, welche die Ursache der schweren Konstitutionskrankheiten, wie Krebsleiden usw., sind.

Bereits im nächsten Kapitel werden wir darüber das Nötige lesen, wie auch über das große Gebiet der **Fokalinfektion,** der **Störung der Blutdrüsen,** der **Zuckerkrankheit** und der **Fettsucht,** die alle zu diesem Konstitutionstyp gehören.

1. Die Krebskrankheit

Krebs hat es schon immer gegeben, aber man hat das Gefühl, daß er in den letzten Jahrzehnten doch deutlich zugenommen hat. Das hat sicherlich mit der Zunahme der Zivilisationsschäden zu tun, also schlechte Ernährung, Luft- und Umweltverschmutzung, Lärm und psychische Einflüsse wie Kummer und Sorgen.

Der körperlich vorhandene Tumor ist die letzte Station einer langen Krankheitsperiode. Schon vorher rumort es in den oberen Wesensgliedern (Geist-Seele).

Um die Entstehung eines bösartigen Tumors verstehen zu können, müssen wir uns nochmals den Aufbau des Menschen vors Auge führen. Der Mensch ist, wie schon früher erwähnt, eine Kräfteorganisation, die aus vier Wesensgliedern besteht, nämlich dem physischen Leib, der Lebensorganisation (Lebenskräfte oder Ätherleib), der Seele und der geistigen Entität, dem „Ich“.

Zum Verständnis ist es auch notwendig, bis ins embryonale Alter zurückzugehen. Bei der Zeugung vereinigen sich zwei Zellen, eine männliche Samenzelle und eine weibliche Eizelle. Und nun setzt eine Zellteilung ein, nach dem Gesetz der Multiplikation, d. h. es kommt zu einer enormen Zellteilung. Der mütterliche Organismus würde zugrunde gehen, wenn nicht die Gestaltungskräfte (Ätherleib) des Embryos die Vermehrung bremsen, das Zellmaterial gliedern und differenzieren würden. Die anfangs undifferenzierten Zellen werden nun in Leber-, Nieren-, Muskelzellen umgeformt und zu menschlichen Organen zusammengefaßt.

Beim Krebskranken kommt es zu einer Störung der Wesensglieder, ausgehend von der Ich-Organisation, herunter über die Seele bis ins Gestaltungsprinzip („Ätherleib“). Dieser Prozeß zieht sich durch Jahre. Der Gestaltungsleib wird nun an einer bestimmten Stelle geschwächt, so daß die Funktion der Gestaltung im Sinne der Zelldifferenzierung, einer Kontrolle der Zellvermehrung und das Zusammenhalten der Zellen zu einem Organ, nicht mehr erfüllt werden kann. Die Zellen fallen in ihre ursprüngliche, vorembryonale, undifferenzierte Vermehrung zurück. Die Zellen werden wieder unreif und wuchern unkontrolliert.

Daraus ergibt sich nun auch die **Behandlung.** Wir müssen die Gestaltungskräfte stärken und wieder an den Ort des Tumors bringen.

Die Behandlung des Krebses auf homöopathischem Wege ist deswegen schwierig, weil es kein Krebs-Simile gibt. Daher können wir froh sein, daß R. Steiner 1920 die Mistel in die Krebstherapie einführte.

Rudolf Steiner (1861–1925), ein Österreicher, ist der Begründer der anthroposophischen Weltanschauung. Die Anthroposophie ist keineswegs eine rein theoretische Geheimwissenschaft, sondern R. Steiner hat auf vielen Gebieten praktische Anweisungen gegeben. So wäre die weltweite „Waldorf-Pädagogik" – vom Kindergarten beginnend über die Schule bis zur Privat-Universität (Herdecke, Deutschland) – zu nennen.

Schon damals trat er gegen Kunstdünger und andere Umweltgifte in der Landwirtschaft auf und gab praktische Anregungen für einen „biologisch-dynamischen" Anbau. Heute kontrolliert der „Demeter Bund" die Erzeugnisse aus so einer Landwirtschaft, die das Gütesiegel „Demeter" tragen.

Besonders stark wurde von ihm die Medizin beeinflußt und nach anthroposophischen Gesichtspunkten **erweitert.** Dabei handelt es sich nicht um einen eigenen Medizinzweig, der gegen die offizielle Schulmedizin gerichtet ist, sondern um eine **Erweiterung.** Um in diesem Sinne arbeiten zu können, schuf er unter der Leitung von Frau Dr. med. Ita Wegmann das „Klinisch-Therapeutische Institut" in Arlesheim/Schweiz. Unter weiteren Mitarbeitern, wie W. Kaelin, E. Schicker, G. Suchantka und anderen, wurde zunächst ein Labor eingerichtet, das die Medikamente für die Behandlung bereitstellen sollte. Es waren nur natürliche und homöopathische. Aus diesem Labor wurde dann die „Weleda".

Die Mistel als homöopathisches Medikament eingenommen, zeigt keine Wirkung auf das Krebsgeschehen. Deswegen die Angaben von R. Steiner, wonach durch Mischung des Sommermistelsaftes mit dem Wintersaft in einer komplizierten Maschine mit ungeheuren zentrifugalen und radialen Kräften die lebendigen Mistelkräfte vermehrt werden. Dieses Mistelpräparat kam unter dem Namen „Iscador" in den Handel, das eine über 60jährige Entwicklung und laufende Verbesserung hinter sich hat. Im Laufe der Zeit wurden die Erfolge in der Behandlung gegen Krebs immer besser. Der Beginn der Iscador-Entwicklung war zu einer Zeit, wo man außer Operation und Radiumbestrahlung nichts Wirksames gegen den Krebs hatte. Auch heute ist die Operation und eventuelle Bestrahlung notwendig, denn je weniger Krebszellen im Körper sind, desto leichter kann er sich gegen den Tumor wehren. Eine Misteltherapie ist wünschenswert, wenn man sie schon **vor** der Operation durchführen könnte. Als **Nachbehandlung** ist sie geradezu notwendig.

Die Klinische Medizin hat nun die sogenannte „Chemo-Therapie“ eingeführt, die in den letzten Jahren wesentlich verbessert wurde und zum Teil gute Erfolge hat. Sie will alle Krebszellen zerstören und vernichten. Heilungen kommen vor, im großen und ganzen kommt es aber auf eine unterschiedliche Lebensverlängerung heraus. Auch durch Iscador kann man in einigen Fällen Heilung erreichen, aber im allgemeinen zeigt sich der Erfolg in einer Lebensverlängerung, die menschenwürdig und in einem psychischen Gleichgewicht verläuft. In verzweifelten Fällen bringt eine Kombination von Chemo-Therapie **und** Iscador-Behandlung die besten Erfolge (**Prof. Salzer,** Ludwig-Boltzmann-Institut für klinische Onkologie [ist die Lehre von den Geschwülsten], Wien).

Die Mistelforschung wurde in den letzten Jahrzehnten immer intensiver, und es wurden die Inhaltsstoffe der Mistel genau untersucht.

Prokop, Luther und andere fanden z. B. die Mistellektine, die eine starke **Affinität zur Tumorzelle** haben, aber auch zum **Immunsystem,** das die Abwehrkräfte gegen die eigenen Krebszellen bildet. Die Lektine gemeinsam mit den vermehrten Antikörpern töten wahrscheinlich die bösartigen Zellen.

Vester wiederum konnte aus der Mistel gewisse Eiweißstoffe isolieren und untersuchen. Dabei fand er, daß diese Eiweißstoffe eine **spezifische Hemmwirkung** gegen Tumorzellen haben. Erst in der 4–5fachen Menge der üblichen therapeutischen Dosis können sie auch die gesunden Zellen hemmen. Diese Dosis wird aber nie erreicht! Daraus erklärt sich auch, daß die Iscador-Behandlung keine Nebenwirkungen verursacht.

Bloksma konnte 1976 zeigen, daß Iscador die **zelluläre Immunität** gegen die Tumorzellen anregt.

Und noch etwas ganz Wichtiges fällt einem bei der Behandlung mit Iscador auf: Die anfängliche psychische Depression wird rasch abgebaut, und es kommt zu einer **psychischen Ausgeglichenheit,** so daß das Leben wieder lebenswert wird.

Inzwischen haben auch andere Firmen nach den Angaben von R. Steiner Mistelpräparate auf den Markt gebracht. **Iscucin** von Wala oder **Isorel** von Novipharm oder **Helixor.**

Die Behandlung sollte man einem erfahrenen Arzt überlassen, der auch raten wird, welchen Weg man gehen sollte, Operation, Bestrahlung, Chemo-Therapie oder/und Mistelbehandlung. Die Entscheidung muß aber letzten Endes der Patient selbst treffen! Eine große Hilfe kann auch die private „Lukas-Klinik“ (Arlesheim/Schweiz) geben, eine anthroposophisch-medizinische Klinik für Tumorkranke.

Da ist zunächst die Wahl des Präparates. Für die Frau verwendet man eine Mistel, die auf einem Apfelbaum gewachsen ist: Iscador M (Mali), für den Mann eine von der Eiche: Iscador Qu (Quercus). In besonderen Fällen kann auch Iscador P (Pini, Kiefer) gewählt werden. Dann muß die richtige Stärke herausgefunden werden, damit eine leichte Temperaturerhöhung erreicht wird, und die dem Stadium des Tumors entspricht. Und zuletzt muß noch auf das richtige Metall geachtet werden, das dem Iscador meist zugefügt ist und von der Art des Krebses abhängt.

Bei **Sarkomen** – also bösartigen Tumoren, die vom Bindegewebe im weitesten Sinne ausgehen (Knochen, Muskel, Bindegewebe im engeren Sinne) – ist es notwendig, daß dem Iscador **„Cetraria D 2–D 4“** (isländisches Moos) beigemischt wird.

Die Mistelpräparate können nur injiziert werden, denn eingenommen werden sie z. T. zerstört und somit in der Wirkung gehemmt. Bei Gehirntumoren kann die Injektion durch Fieber und Drucksteigerung im Kopf zu Schmerzen führen, und deshalb ist es in diesem Falle notwendig, Iscador in Tropfenform zu geben. Die Dosierung muß ziemlich hoch sein.

Die Mistel-Behandlung muß mit unterstützenden Maßnahmen ergänzt werden.

1. **Leber- und Stoffwechselbehandlung**

Vitis comp. trit., 3mal täglich vor dem Essen 1 Messerspitze.

Zur Regulierung der **Darmfunktion: Digestodoron dil.,** 3mal täglich 15 Tropfen.

2. **Kreislauf**

Cardiodoron B dil., 3mal täglich 10 Tropfen.

3. **Hautpflege, Strahlenreaktion**

Bei Bettlägerigen zur Vorbeugung von einem Decubitalgeschwür: Einreibungen mit einem Gemisch 3 : 1, **Hauttonikum: Quarz D 2 Oleum.**

Bei Strahlenschäden der Haut: **Combudoron flüssig** oder **Salbe.**

4. **Diät**

Die therapeutischen Bemühungen können durch eine sinnvolle Ernährung ganz wesentlich unterstützt werden! Im allgemeinen ist eine eher knappe, aber vollwertige Ernährung in häufigeren Mahlzeiten zu empfehlen. Man sollte Tumorkranken hauptsächlich eine **lakto-vegetabile-Nahrung,** also: Milchprodukte, Obst und Gemüse, geben. **Verboten:** Alkohol, Rauchen, Tomaten.

Möglichst wenig: heurige Kartoffeln, Pilze, gehärtete Fette, Zucker.

Günstig: frischgepreßte Frucht- und Gemüsesäfte, je nach Jahreszeit. Bircher-Müsli mit Fruchtzusätzen. Das Hauptgewicht ist auf eine ausgewogene Ernährung und Roten Rübensaft zu legen.

5. **Künstlerische Therapie**

Das Wecken eigenschöpferischer Tätigkeiten als Gegengewicht gegen die zerstörenden Krankheitsauswirkungen ist das Ziel therapeutisch-künstlerischer Betätigungen verschiedenster Art:

Heileurythmie ist eine Bewegungstherapie, die krankhaft veränderten Organfunktionen spezifisch entgegenwirkt.

Plastizieren unterstützt die Gestaltungskräfte.

Malen befreit die Seele vor Verkrampfungen, indem sie die Farbqualitäten miterlebt.

Gemeinsames Musizieren wirkt gegen eventuelle Introvertiertheit und fördert das soziale Verhalten.

6. **Sinnvolle körperliche Betätigung**

Regelmäßige Spaziergänge mit Naturbeobachtung, **leichte Gartenarbeit** und **handwerkliches Tun** unterstützen den Kreislauf und die Stoffwechselfunktionen und geben dem Patienten Freude und Selbstvertrauen.

Auf diese Art kann die medikamentöse und diätetische Behandlung sinnvoll ergänzt und die Entwicklung der inneren Persönlichkeit gefestigt werden.

Und zum Schluß noch einige Worte zur **Vorbeugung** überhaupt.

1. Ganz wichtig ist eine ausgewogene, biologisch-vollwertige Ernährung.
2. Sinnvolle Erziehung im Kindesalter, Entwicklung und Förderung von künstlerischen, handwerklichen, schulischen und anlagemäßig offensichtlichen Fähigkeiten.
3. Der Erwachsene soll allen Zivilisationsschäden entgegenwirken, für eine gesunde Familie und das Zusammenleben in der Gemeinschaft Sorge tragen. Das Geistig-Seelische soll gestärkt werden, auch durch künstlerische Betätigung.

Im Stadium der **Präcancerose,** also wenn noch kein Tumor vorhanden ist, kann man mit homöopathischen Medikamenten helfen, z. B. **Lycopodium D 30,** also in hoher Potenz, damit auf die „Ich-Organisation“ gewirkt wird. In diesem Fall kann man auch schon Iscador der Serie O einsetzen. Die Früherfassung ist eben deswegen so wichtig, weil man schon etwas unternehmen kann. Darum haben auch die **Gesundenuntersuchungen** ihren großen Wert.

2. Rheuma – infektiös – und Gicht

(Siehe I. Anhang, Rezeptbuch Seite 332/333, auch unter „Hexenschuß" [Lumbago], Seite 344/345.)

Wenn auch die Behandlungsweise der beiden Krankheiten im allgemeinen dieselbe ist, so sind beide in ihren Ursachen und Wirkungen doch grundsätzlich verschieden.

Gicht, Podagra, die gefürchtetste und verbreitetste Krankheit des 16., 17. und 18. Jahrhunderts, ist immer ein Zeichen von **Harnsäurevergiftung des Blutes und der Körpersäfte.** Gicht und harnsaure Diathese sind das gleiche. Aber harnsaure Diathese muß nicht Gicht auslösen. Ein normaler Harnsäure-Blutspiegel ist für den Denkprozeß notwendig, aber wenn es durch vermehrten Fleisch- und Alkoholgenuß zu einem Harnsäureüberschuß kommt, trotz Ausscheidung durch die Nieren, dann lagert sich die kristalline Harnsäure in den Gelenken ab, das dann zu den anfallartigen Gichtschmerzen führt.

Die Kulturgeschichte zeigt, daß die alte Gicht so recht eine Krankheit der **Reichen, Wohlhabenden und Wohlbeleibten** war. Die größten Herrscher mußten sich ihrer Pein unterwerfen. Der Sonnenkönig **Ludwig XIV.** mochte der größte absolute Herrscher gewesen sein, und sein Glanz strahlte über ganz Europa: Seine Gicht beherrschte ihn ebenso, wie sie **Karl V.** beherrschte, den Kaiser und König, in dessen Reich die Sonne nie unterging. **Friedrich der Große** wurde seine Gicht ebensowenig los wie Österreichs größter Feldherr, **Prinz Eugen.**

Zur Behandlung der Gicht ist Bettruhe notwendig und vor allem Wärme. Medikamentös gibt man **Mandragora dil. D 4,** 2stündlich 10 Tropfen. Mandragora löst die abgelagerte Harnsäure wieder auf und scheidet sie durch die Nieren aus. Auch **Formica dil. D 3** setzt den Harnsäure-Blutspiegel herab.

Eine wesentlich andere Krankheit ist der Rheumatismus in all seinen Formen und Abarten. Vor allem scheint der Rheumatismus eine richtige **Degenerationserscheinung** zu sein. Viele Fälle treten wiederum mit allen Erscheinungen einer **echten Infektionskrankheit** auf, andere kommen fieberlos, langsam schleichend heran. Auch die Angriffsobjekte sind immer andere: Einmal werden die Muskeln erfaßt, dann wieder die Gelenke. Von diesen oft nur die kleinen Gelenke, bei anderen mehr die großen. In dem Hang, zu spezialisieren und die Krankheiten schematisch einzuteilen, hat man eine verwirrende Menge Namen für all die vielen rheumatischen Formen geprägt. Das mag für die Pathologen, die Krankheitsforscher, ganz interessant sein, es mag auch die Spezifizierung bei ärztlichen Gutachten notwendig sein, aber dem Heer der Rheumakranken helfen solche diagnostischen Verfeinerungen kaum.

Denn bei der Behandlung des Rheumatismus muß man nach anderen Grundsätzen vorgehen, will man wirklichen Erfolg erzielen.

Es gilt, sämtliche rheumatischen Erkrankungen nach ihren Ursachen einzuteilen und dann entsprechend zu behandeln.

Die Ursachen sind: **Erkältung und Infektion.** Die Ursachen können einzeln vorhanden sein oder auch in gegenseitiger Verbindung erscheinen.

Der **Erkältungsrheumatismus** ist eine häufige Erscheinung bei Menschen, die gegen Kälte und Nässe empfindlich sind. Nach Durchnässung, nach längerem Aufenthalt in Kälte und Wind, durch Sitzen auf nasser Erde entsteht Rheumatismus. Aber auch das Wohnen in feucht-kalten Räumen führt dazu. In den meisten Fällen handelt es sich hiebei um **Muskelrheumatismus,** der plötzlich und mit sehr bedeutenden Schmerzen auftritt und den Patienten auf Tage hinaus bewegungsunfähig macht. Besonders schmerzhaft ist dieses Leiden, wenn es die Lenden- oder Halsmuskulatur befällt. Es wird im Volksmund als **„Hexenschuß“** bezeichnet und kann bei der geringsten Bewegung so heftige Schmerzen verursachen, daß der Patient laut aufschreit.

Personen, die an solchem Rheumatismus leiden, müssen sich gegen die Einflüsse von Kälte und Nässe mit Sorgfalt schützen und sich immer der Außentemperatur entsprechend kleiden, müssen plötzlichen Wechsel zwischen kalt und warm vermeiden und dürfen selbstverständlich nicht in Wohnungen leben, die feucht sind. Viele sind gegen die aufsteigende Bodenfeuchtigkeit sehr empfindlich, ja sogar unterirdische Wasseradern, die sich unter dem Wohnhaus befinden, können die Anfälligkeit gegen Rheumatismus erhöhen.

Unser bewährtestes homöopathisches Heilmittel gegen diesen akuten Erkältungsrheumatismus ist

Aconitum dil. D 3,

von dem man alle Stunden 10 Tropfen nimmt.

Andere heilende Mittel sind:

Dulcamara dil. D 2, wenn der Rheumatismus infolge von Durchnässung entstand.

Belladonna dil. D 3 bis D 6, wenn die Schmerzen wandernd sind, aber Belladonna ist auch Spezialmittel gegen den **Hexenschuß,** besonders der Halsmuskeln.

Rhus toxicodendron dil. D 3, der Giftsumach, ist eines der bedeutendsten antirheumatischen Heilmittel, hauptsächlich dann, wenn das Leiden nicht nur eine bestimmte Muskelgruppe erfaßt, sondern wenn der Körper allgemein darunter zu leiden hat. Bezeichnend für die Verwendung von **Rhus** ist ein häufiges Symptom bei rheumatischen Erkrankungen: Morgens, wenn der Patient aufsteht, ist er an allen Gliedern steif, aber je länger er Bewegung macht, um so mehr vermindern sich die Schmerzen.

Bryonia alba dil. D 3, die Zaunrübe, entfaltet ihre beste Wirkung bei der umgekehrten Erscheinung: Die Schmerzen werden durch Bewegung schlechter, in der Wärme und Ruhe fühlt sich der Patient am wohlsten.

Der **Altersrheumatismus,** der sich mit Vorliebe in den Händen und den Kniegelenken auswirkt.

Wir haben ein wundervolles Heilkraut auf unseren Almen, aus dem eine homöopathische Tinktur bereitet wird:

Ledum palustre, der Sumpfporst.

Alte Leute nehmen dieses wundervolle Heilmittel in der **I. Potenz** (also Ledum dil. D 1) **und hievon 4mal täglich 15 Tropfen.** Es wird jeden Altersrheumatismus wesentlich bessern.

Infektiöser Gelenksrheumatismus

Die schlimmsten Formen des Rheumatismus sind jene infektiöser Natur.

Hiezu gehört zunächst als Primärerkrankung der **akute fieberhafte Gelenksrheumatismus,** über dessen letzte Ursachen man sich nicht klar ist.

Dieser akute Gelenksrheumatismus tritt immer mit heftigsten Krankheitserscheinungen auf, ganz plötzlich und unvermutet. Sehr schnell werden viele Gelenke von dem überaus schmerzhaften Krankheitsprozeß erfaßt. Die erkrankten Gelenke sind geschwollen, das Fieber ist meist hoch, und das Herz ist schwersten Belastungen ausgesetzt. In vielen Fällen bleibt ein dauernder Herzfehler zurück.

Es ist selbstverständlich, daß die Behandlung eines so schweren Leidens ganz in die Hand eines erfahrenen Arztes gehört, der hiebei um die dauernde Stützung der Herzfunktion bemüht sein wird.

So wollen wir nur einige wichtige homöopathische Heilmittel nennen, durch welche die Heilung des akuten Gelenksrheumatismus bestens beeinflußt wird:

An der Spitze steht Benzoesäure,

Acidum benzoicum dil. D 2,
von der man alle 1–2 Stunden 10–15 Tropfen nimmt.

Bryonia alba dil. D 2 werden wir verwenden, wenn vorwiegend die großen Gelenke erkrankt sind. Vor allem **Bryonia/Stannum Globuli** „Wala".

Als spezielle herzstärkende Mittel seien genannt:

Adonis Urtinktur, Kalma latifolia Urtinktur und **Colchicum dil. D 1.** Von diesen Herzmitteln nimmt man zwischendurch 3mal täglich 10–15 Tropfen.

Gelenksrheumatismus kann auch als Folge von Infektionskrankheiten auftreten.

Öfters wird der Gelenksrheumatismus aber schon von Anfang an einen chronischen Verlauf zeigen.

Dauernd **vereiterte Mandeln,** eine **vereiterte Zahnwurzel** können Ursache für eine **Streuinfektion** sein, durch welche unter anderen Erkrankungen auch rheumatische Entzündungen entstehen können. Die Achsel- und Kniegelenke werden hiebei besonders bevorzugt, aber auch die kleinen Gelenke der Hände. Das Leiden kommt schleichend heran, und Besserung und Verschlechterungsschübe wechseln miteinander ab. Fieber ist selten vorhanden. Die Schmerzen sind nicht tobend und brennend, sonder mehr bohrend, wühlend und ständig. Die Gelenke schwellen meist stark an, oft kommt es auch zu Ergüssen, besonders im Kniegelenk, und wenn das Leiden nicht gründlich durchgeheilt wird, bleiben so arge Versteifungen zurück, daß Hände und Füße gar nicht mehr gebrauchsfähig sind.

Diese Art des Rheumatismus ist heute sehr stark verbreitet. Er hat das alte Gichtleiden abgelöst. Die Ursache ist, daß unsere Abwehrstoffe gegen Infektionskeime – hier handelt es sich um die Eitererreger Streptokokken – infolge der allgemein ungesunden Lebensführung immer schwächer werden.

Aber durch Beeinflussung der Lymphdrüsen ist eine Heilung zu erwarten.

Das bedeutendste Mittel, ja ein Universalheilmittel, haben wir in dem homöopathischen Quecksilberpräparat, für das Hahnemann selbst das Rezept gab:

Mercurius solubilis Hahnemanni trit. D 4

Man nimmt hievon 3mal täglich eine kleine Messerspitze voll. Als Ergänzung sei noch ein anderes tiefwirkendes Präparat empfohlen:

Phytolacca dil. D 1

Man nimmt ebenfalls 3mal täglich 15 Tropfen.

Diese beiden Heilmittel regen den Körper ungemein an, die

Abwehrstoffe – die Antigene – gegen die Krankheitserreger zu mobilisieren und so die krankmachenden Produkte zur Ausscheidung zu bringen.

In letzter Zeit haben **Phytodolor-Tropfen,** ein rein pflanzliches Arzneimittel (alkoholische Auszüge aus Eschenrinde, Zitterpappelblatt und Rinde, Goldrute) viel von sich reden gemacht. 3mal täglich ca. 30 Tropfen nüchtern.

Paracelsus, Hahnemann und andere große Ärzte vertraten den richtigen Standpunkt, daß der menschliche Körper in sich selbst den besten Apotheker führt und daß es zur reinen Naturheilung genügt, diese Apotheke in uns zu erschließen und wirksam zu machen. Es gibt nur für sehr wenige Krankheiten direkt wirkende Heilmittel. Die besten Arzneien wirken in der Weise, daß sie im Körper selbst die Heilkräfte zur Entfaltung bringen. Diese, dem Menschen eigenen Kräfte, sind dann die eigentliche Arznei, die dann selbstverständlich in vollendeter Form individuell wirksam ist. Dies entspricht auch dem ältesten und allzeit gültigen Heilgesetz: **Der Arzt regt an, und die Natur heilt!**

Gerade beim chronischen Gelenksrheumatismus finden wir dieses Gesetz am besten bestätigt. Mercurius oder Phytolacca regen lediglich die Drüsen zur Abwehrstellung an. Alles andere besorgen dann die angeregten Drüsen selbst. Man nennt dies auch Reiztherapie, und diese entspricht durchaus dem homöopathischen Grundgesetz. Es wird nur meistens der Fehler gemacht, daß der auszuübende Reiz viel zu stark angewendet wird. So hat man bei Gelenksrheumatismus vielfach auch **Bienenstiche** als Heilmittel versucht. Dem Prinzip nach ist dies vollkommen richtig. Falsch ist aber, das Bienengift unverdünnt zu injizieren, indem man den Patienten direkt von der Biene stechen läßt. Dadurch wird nicht nur ein Reiz hervorgerufen, sondern eine Vergiftung, mit der der Körper nun wieder Mühe hat, sie loszuwerden. Und diese Mühe ist meist größer als die Möglichkeit, Abwehrstoffe zu mobilisieren. Das gleiche gilt vom Ameisengift.

Wenn man aber **Bienen- oder Ameisengift** millionenfach und mehr verdünnt einspritzt, dann wird jede Giftwirkung ausgeschaltet, aber die Reizwirkung bleibt bestehen.

In solch hochverdünnter Form verabreicht, sind sowohl Bienen- wie Ameisengift hervorragende Heilmittel bei rheumatischen Erkrankungen. Da sie aber auf dem Injektionswege am wirksamsten sind, müssen sie durch den Arzt verabreicht werden. Dieser verwendet dann: **Formica D 3-, D 6-, D 15-Ampullen.**

Aber alle Arzneien bei rheumatischen Erkrankungen werden

unwirksam bleiben, wenn sich der Patient nicht zu einer seinem Leiden entsprechenden Lebensweise und Diät entschließt.

Wer nicht ungemein sparsam ist mit Salz, scharfen Gewürzen, Fleisch und Fleischsuppe, mit Süßigkeiten und Zuckerbäckerwaren, mit Alkohol und Tabak, der wird seinen Rheumatismus nie los werden und wenn er ein Vermögen zu seiner Heilung aufwendet.

Wer aber in diätischer Hinsicht vernünftig lebt, wer in einer trockenen, sonnigen Wohnung lebt, wer sich hütet vor Erkältungen, wer auch seine Zähne und Halsdrüsen in Ordnung hält, der wird schon mit den einfachen Kuren, wie sie dieses Volksheilbuch anführt, seinen Rheumatismus ausheilen, sofern er überhaupt noch ausheilbar ist.

Von den diätetischen Heilmitteln entfaltet das grüne Kraut der **Petersilie** eine große Heilwirkung. Man kaut täglich das grüne Kraut gründlich durch, schluckt den Saft und spuckt das übriggebliebene Kraut aus.

Als äußerliche Behandlung gibt es eine Fülle Anwendungen, wie Bäder, heiße Packungen mit Schlamm und Moorerde, Kräuterbäder, von denen Schafgarbe und Heublumen besonders wirksam sind. Massage muß mit Vorsicht angewandt werden, im akuten, entzündlichen Zustand ist sie abzuraten. An Heilbädern kommen die Schwefelbäder, dann Solebäder sowie Gastein, Kleinkirchheim und Warmbad Villach in Frage. Kräftigen Patienten seien auch die Zeileis-Bestrahlungen in Gallspach empfohlen. Siehe auch die Diät im Kapitel Steinkrankheiten ab Seite 277.

3. Tuberkulose

Die Tuberkulose ist eine Infektionskrankheit, denn sie wird durch einen Erreger, den Tuberkelbazillus, den einer der berühmtesten und hervorragendsten Ärzte Deutschlands, **Robert Koch,** entdeckte, hervorgerufen.

Jedoch ist für das Durchgreifen der Tuberkulose eine bestimmte Konstitution erforderlich. Diese Anlage ist meistens durch die Erbmasse vorbestimmt, aber auch schlechte Lebens- und Wohnverhältnisse machen zu der Krankheit geneigt. Zum Manifestwerden einer Tuberkulosekrankheit gehört aber außerdem noch eine Disposition. Diese ist aber nicht immer vorhanden, sie ist vorhanden, wenn die Stoffwechselprozesse aus dem unteren Menschen zu stark in den mittleren Menschen, vor allem in den Lungenbereich hinaufschlagen.

Wenn die Tuberkulose in den vergangenen Jahrhunderten eine gefürchtete Volksseuche war, hat sie in den letzten Jahrzehnten stark abgenommen. Ob die Abnahme durch die Tuberkuloseimpfung (BCG-Impfung), die schon bei den Neugeborenen seit längerer Zeit routinemäßig durchgeführt wird, durch die bessere und wirksamere klinische Behandlung der Tbc – wie die Tuberkulose abgekürzt bezeichnet wird – oder durch die Änderung des sogenannten Genus epidemicus (wie beim Scharlach) zustande kam, sei dahingestellt. Sicherlich haben bessere Lebens- und Wohnverhältnisse ihren entscheidenden Anteil am Zurückgehen der Tbc.

Viele Menschen machen einmal in ihrem Leben eine tuberkulöse Infektion mit, ohne daß sie es meist wissen. Bei diesen war die Kraft vorhanden, genug Abwehrstoffe gegen das Leiden zu bilden, und so blieb es bei einem versteckten Prozeß, der einer Immunisierung gleichkommt.

Neben dieser leichtesten Form gibt es aber sehr schwere Erkrankungen im Bereich der Lungen, seltener an den Knochen und heute fast überhaupt nicht mehr an den Hirnhäuten.

In der Lunge treten 2 Arten der Tbc auf, einmal die auflösende, wobei die Stoffwechselprozesse sogar Lungengewebe zerstören können, und zum anderen die verhärtende Form, wobei der Nervensinnesprozeß zu stark vom Kopf herunter wirkt.

Aber schon frühzeitig können durch Streuung von der Lunge aus entfernte Organe erkranken. Aber sie können auch in erster Linie erkranken, was man dann einen Primär-Infekt nennt.

Besonders gefährdet sind die **Nieren,** die **Hoden des Mannes,** die **Knochen und Gelenke,** der **Darm,** das ganze **Lymphdrüsensystem, Kehlkopf, Augen.**

Die Tuberkulosekranken zeigen eine typische psychologische Eigenart. Sie sind weniger Denker, eher phantasievoll, sie sind schnell begeistert, sie schweben über der Wirklichkeit der Welt und haben mitunter die Grundlage für eine künstlerische Tätigkeit. Sie sind aber wenig ausdauernd und ermüden rasch.

Meist mangelt es dem Organismus an Kalk- und Kieselsäuresalzen, die zur inneren Festigung und Ausgeglichenheit beitragen. So sind die Kinder wohl sehr aufnahmefähig, die sehr hübsch und geistvoll zu spielen wissen, aber plötzlich die Händchen fallen lassen und sich ermüdet von dem begonnenen Spiel abwenden. Auch tritt dann oft ein schwermütiger Zustand ein. Und so spielt sich das Leben des Tuberkulösen zwischen Depressionen und Schwermut einerseits und unbändigem Lebenswillen, ja oft stürmischer Lebenslust anderseits ab.

Ein Kind, das nicht recht gedeiht, oder ein Erwachsener, der über rasche Ermüdbarkeit klagt, bei denen leichte Temperaturen vorhanden sind, die besonders nachts nicht nur am Kopf, sondern auch am ganzen Körper schwitzen, die eine Blässe zeigen und hüsteln, müssen einer genauen Untersuchung unterzogen werden.

Hat nun die Untersuchung bei deinem Kinde einen Tbc-Verdacht ergeben, **dann ist sofort alles zu unternehmen,** um in dem Körper des Kindes die Abwehrstoffe möglichst stark zu machen. Denn nur darum geht es.

Zunächst sind die Lebensverhältnisse klarzulegen: Gute, sauerstoffreiche Luft ist die erste Vorbedingung. Hinaus aufs Land, in eine waldreiche Gegend, die möglichst über 800 Meter Meereshöhe liegt. Man lerne dem Kinde frühzeitig Atemübungen, mache mit ihm gymnastische Übungen und reibe täglich die ganze Haut mit frischem Wasser gründlich und auch etwas derb ab. Man dulde keine Anstrengungen, aber man beschäftige das Kind. Man schütze es vor Erkältungen durch zweckentsprechende Kleidung, die sich nach der Außentemperatur richten muß.

Sonnenbäder dürfen nur genommen werden, wenn sie der Arzt ausdrücklich gestattet. Sollte bereits eine offene Tbc vorliegen, so sind sie sicher verboten, da durch die Sonnenbäder Lungenblutungen hervorgerufen werden können.

Die Diät sei vor allen Dingen **kochsalzarm.** Das ist das Wichtigste. Im übrigen muß sie vitamin- und mineralsalzreich sein, also viel Wurzelgemüse und viel Obst, auch Südfrüchte und Nüsse. Reis Grieß, Haferflocken, Gerste, Hirse, Polenta, Sago sind wichtiger als Mehlkost. Fleisch ist unwichtig, doch kann es in bescheidenen Mengen gegeben werden, vor allem im gebratenen Zustand. Als Fette werden kaltgepreßte Pflanzenöle oder Butterschmalz verwendet. Milch wird in jeder Form reichlich gegeben, Eier jedoch gibt man nur in verarbeitetem Zustand. Nach der Hauptmahlzeit soll der Kranke jedenfalls ein paar Stunden ruhen. Hiebei ist alles Beengende zu öffnen oder abzulegen. **Ein Arzt ist immer zuzuziehen!**

Eine Tbc, welcher besondere Aufmerksamkeit und Pflege zugewandt wird, ist der **Lupus, die Hauttuberkulose.** Für diese Erkrankten wurden eigene Pflegestätten geschaffen.

Die Erkrankung jedes einzelnen Organs unterliegt einer speziellen Behandlung, die sich oft auch notgedrungen bis zur lebenserhaltenden Operation erstrecken kann.

Die wichtigsten homöopathischen Mittel zur Behandlung der Tuberkulose sind:

1. Eisen: **Ferrum rosatum D 3 cum Graphit D 15** oder **Ferrum phosphoricum D 6**

2. Kiesel in pflanzlicher Form: **Equisetum D 15,** später **Cinis Equisetum trit. D 3** oder **Solutio Siliceae comp.**

3. Organpräparat für Lunge: **Mercur D 6–D 10**

Weitere wichtige homöopathische Mittel:

Teucrium Scorodonia, der salbeiblättrige Gamander,

von dessen Urtinktur der Kranke 3mal täglich 5–10–15 Tropfen nimmt. Teucrium ist ein ausgesprochen empirisches Heilmittel, das heißt, seine Anwendung beruht auf alten Erfahrungen. Es ist ein echtes Volksheilmittel, das besonders in Frankreich großen Ruf genießt. Sein Anwendungsgebiet ist nicht nur die Lungen-Tbc, sondern auch jene der Hoden, die nicht selten auftritt.

An **Pulsatilla dil. D 3, Kuhschelle,**

werden wir bei beginnender Lungen-Tbc junger, blasser und aufgeschossener Mädchen denken, besonders dann, wenn Schwierigkeiten mit der Menstruation bestehen. An kaum einer Pflanze ist die Signaturlehre interessanter als bei der Kuhschelle, diesem unendlich zarten Blümchen unserer Almen, das das übertragene Bildnis der hektischen Zartheit junger, kranker Menschenkinder ist, ähnlich wie der Huflattich, den man aber als Tee einnimmt.

Arsenicum jodatum trit. D 3

Man nimmt davon 2mal täglich eine kleine Messerspitze voll des Pulvers. Dieses große und absolut unschädliche Heilmittel hat sich in unendlich vielen Fällen aufs beste bewährt.

Calcarea phosphorica trit. D 3

Es ist klar, daß jeder Tuberkulöse unter ärztliche Aufsicht gehört. Wenn die Behandlung konsequent mit viel Liebe und Hingabe geschieht, wenn auch alle äußeren Umstände geschaffen werden, die für die Behandlung erforderlich sind, dann gelingt es in den meisten Fällen, relative Heilung zu erreichen. Unter Umständen kann auch eine **klinische, tuberkolostatische Behandlung** notwendig sein.

Die Tbc ist aber auch ein soziales Problem, denn besonders werden die wenig Bemittelten, deren Wohnverhältnisse schlecht sind, erfaßt. Überwindung der Tbc als Volksseuche heißt vor allem **gesunde, sonnige Wohnungen, lichte, helle Arbeitsstätten, ausreichende Verdienstmöglichkeiten und freudige Freizeitgestaltung** schaffen. Vieles wurde schon auf diesen Gebieten geleistet, aber vieles wartet noch auf den Ausbau.

4. Die Neurosen

(Vergleiche I. Anhang, Rezeptbuch Seite 374/375 unter „Nervenschwäche“, und Seite 372/373 unter „Nervenschmerz“.)

Ihre wahren Ursachen sind vielfach im Seelischen zu suchen. Über dieses große und leider noch viel zuwenig erforschte Gebiet ausführlich zu sprechen, ginge weit über den Rahmen eines „Volksheilbuches“ hinaus. Die Heilung vom Seelischen her kann jedenfalls wieder nur aus dem Seelischen erfolgen, durch einen Austausch von Mensch zu Mensch, wobei es wieder auf die richtige Begegnung ankommt, denn nicht jeder Mensch kann „Medizin“ für einen anderen sein. Es ist durchaus möglich, daß der Arzt in solchem Falle machtlos ist und es einer anderen Persönlichkeit vorbehalten bleibt, den Leidkomplex des Neurotikers aufzulösen und dessen Krankheitssymptome dadurch zum Schwinden zu bringen. Anderseits dürfen wir die diätetische und medikamentöse Behandlung dieses Leidens nicht vernachlässigen. Dazu gehört vor allem eine vernünftige Ernährung. Sie soll vitamin- und nährsalzreich sein, also viel Rohkost enthalten. Mit tierischem Fett und Eiweiß sei man sparsam, und die Genußmittel soll man bescheiden gebrauchen. Ein Glaserl Wein und ein Schoppen Bier hat noch keinem geschadet. Doch ist hier jede Übertreibung besonders schädlich.

Viel vorsichtiger muß man in sexueller Hinsicht sein. Es ist auf dem Gebiet viel Not über die jungen Menschen gekommen. Die lebensfrohe Entfaltung ist recht, die frühzeitige Gewöhnung der Geschlechter aneinander ist gut und streift manches Falsche und Verlogene ab. Die frühzeitige Ehe ist das beste, um das Geschlechtsleben in gesunde und glückliche Bahnen zu leiten.

Es kommt dazu, daß die lebenspendenden Drüsen mit innerer Sekretion, die sogenannten Hormondrüsen, vielfach nicht mehr harmonisch zusammenspielen.

Gesunder frischer Sport ist der beste Gleichrichter gegen eine überschäumende Sexualität, Wanderungen und Bergfahrten in die Schönheit der Natur erheben die Seele und besänftigen das Triebleben.

Die meisten Nervenzerrüttungen finden wir bei der mittleren Generation, bei Menschen im Alter zwischen 40 und 50.

Es ist dem Menschen gegeben, sein eigener Heiler zu sein, in der Art, wie er sich innerlich zu den Ereignissen einstellt. Man müßte über diese innewohnende Kraft, über diese anzustrebende seelische Haltung viel mehr Aufklärung in das Volk tragen. In jedem einzelnen sprudelt der Born der Gesundheit, er muß es nur verstehen, ihn ans Licht zu bringen. Verstünden die Menschen ihre positiven Kräfte besser zu entwickeln und einzusetzen, sie würden dem Weltganzen und damit sich selbst zu Gesundung und Frieden verhelfen.

Neben der geistigen Durchdringung der erkrankten Nerven, neben ihrer Schonung durch eine vernünftige Kost und Lebensweise besitzen wir eine ansehnliche Reihe wirklicher Arzneien aus dem homöopathischen Heilmittelschatz, die den Nerven neue Kraft geben und sie nicht bloß betäuben, wie dies durch so viele Industrieheilmittel geschieht.

Bei keinem Leiden muß man mit giftwirkenden Mitteln so vorsichtig sein wie bei den Neurosen.

An der Spitze der heimischen nervenberuhigenden Heilmittel steht

Hypericum Urtinktur, Johanniskraut.

Wir haben es bereits unter dem Kapitel der Heilkräuter kennengelernt, und es sei hier ob seiner großen Heilkraft nochmals erwähnt. Man nimmt von der Urtinktur 3–4mal täglich 10–15 Tropfen.

Allgemein bekannt ist ja

Valeriana Urtinktur, Baldrian,

der sich besonders bei **Herzneurosen** bewährt.

Aber das hervorragendste **Nervenheilmittel** ist eine amerikanische Droge, die nun wieder erhältlich ist:

Passiflora Urtinktur, Passionsblume

Die Wirkung der Passiflora grenzt oft ans Wunderbare: Schon nach wenigen Tagen legen sich alle Erregungszustände, Gemüt und Seele werden friedlich gestimmt, der natürliche Schlaf stellt sich ein, und mit der inneren Kräftigung steigern sich Lebens- und Arbeitsfreude.

Von den pflanzlichen Mitteln seien noch erwähnt:

Avena sativa Urtinktur, Haferblüten, und **Lupulus Urtinktur, Hopfen**

Gegen die sehr verbreitete **Herzneurose** seien noch, außer dem Baldrian, genannt:

Cactus grandiflorus dil. D 1, Königin der Nacht

Eine Kaktee, aus deren Blüten die heilbringende Tinktur gewonnen wird.

Weiters:

Lycopus dil. D 1, virginischer Wolfsfuß

auch ein amerikanisches Heilmittel, das sich bei **Herzneurosen** infolge Schilddrüsenfunktionsstörungen speziell bewährt hat.

Bei **Magen-Darm-Neurosen,** als deren schmerzhafte Folgen sich

Magenkrämpfe und Kolitis (Dickdarmentzündung) einstellen können, denken wir an

Nux vomica dil. D 3 bei Männern und **Pulsatilla dil. D 3 bei Frauen.**

Von besonderer Art sind die **Sexualneurosen,** die in den verschiedensten Formen sowohl bei Frauen wie bei Männern auftreten können und in den meisten Fällen einer sehr bedeutsamen Spezialbehandlung durch einen erfahrenen Seelenarzt bedürfen.

Die richtige und natürliche Funktion der Sexualorgane ist insbesondere für die Frau von primärster Bedeutung für ein gesundes Nervenleben. Die Frau ist von einer vollkommenen Harmonie ihrer Geschlechtssphäre wesentlich stärker abhängig als der Mann. Ihre Geschlechtsorgane unterliegen auch in jeder Hinsicht einer unverhältnismäßig größeren Beanspruchung.

Allein die monatliche Menstruation bildet für jede Frau Spannungs- und Entspannungszustände, die sich dem gesamten Nerven- und Seelenleben mitteilen, Unruhe und Zwiespältigkeit erzeugen, ebenso auch seelische Erregbarkeit und wiederum depressive Zustände.

Es ist noch ein großer sozialer Mangel, daß auf diese allmonatliche Krise der Frau im öffentlichen Leben keinerlei Rücksicht genommen wird und man von den Frauen in dieser Zeit die gleichen Leistungen fordert wie in gesunden Tagen. Da sind uns die Bewohner der Südsee-Inseln weit voran, wo die Frauen während dieser Tage im „Frauenhaus" Aufenthalt nehmen und dadurch von jeder Arbeit befreit sind.

Durch die dauernde Überbürdung kommt es bei vielen Frauen in dieser Zeit zu neurotischen Erregungszuständen, gegen die die Homöopathie aber ausgezeichnete Heilmittel besitzt.

Wir nennen von diesen die wichtigsten:

Cimicifuga dil. D 1,
Caulophyllum dil. D 1,
Helonias dil. D 1.

(Siehe auch „Frauenkrankheiten", I. Anhang, Rezeptbuch Seite 322/323, 324/325.)

Es sind dies ebenfalls amerikanische homöopathische Heilmittel, die aus dem großen Schatz der altamerikanischen Kultur übernommen wurden und sich in ihrer Wirksamkeit immer bewährten.

Jedoch wird auch hier die einwandfreie Wahl dem erfahrenen Arzt überlassen werden müssen. Es ist gerade auf diesem Gebiete oft nicht einfach, das durchaus richtige Heilmittel zu finden.

5. Die Streuinfektion
(Fokalinfektion)

Da hat einer einen kranken Zahn, vernachlässigt ihn, so daß sich an der Wurzel ein Eiterherd bildet. Ein anderer wieder bekommt alljährlich seine Angina, bis die Tonsillen vollkommen zerklüftet sind und nicht aufhören, ein Staubecken für eingeschleppte Krankheitsstoffe zu sein. Oder es kommt zu einem dauernden Entzündungsprozeß in den Mandeln. Wieder welche haben einen Schnupfen nicht recht beachtet, und es entwickelt sich ein Katarrh der Stirnhöhle oder einer der anderen Nebenhöhlen.

Durch all diese Eiterprozesse können nun bei bestimmten Konstitutionen, das ist besonders bei Verminderung der Abwehrkraft, in seltenen Fällen Eitererreger in die Blutbahn kommen und führen dann zu einer sehr schweren, hochfieberhaften Allgemeinerkrankung, Sepsis genannt. Auch können die Bakterien bis ins Knochenmark verschleppt werden, was zu einer Knochenentzündung oder Osteomyelitis führt.

Weitaus häufiger gelangen aber aus solchen Fokalherden Ausscheidungsprodukte in die Blutbahn und so an entfernte Organe. Diese Ausscheidungsprodukte der Bakterien können nun toxisch, d. h. giftig, wirken und Entzündungen erzeugen, oder aber sie rufen Allergien hervor, d. h. der Körper reagiert mit überschießender Abwehr.

Ein anderes Organ ist die Gallenblase, das einer Attacke eines Streuherdes ausgesetzt sein kann. Umgekehrt ist des öftern die Gallenblase, besonders bei Gallensteinen, selbst ein Streuherd!

Noch empfindlicher ist in vielen Fällen das zentrale Lebensorgan, **das Herz.** Sowohl die Herzklappen wie der Herzmuskel, manchmal auch der Herzbeutel, können Entzündungsprozesse entwickeln, die oft im höchsten Maße gefährlich sind.

Manchmal äußert sich diese chronische Infektion mit Eitererregern auch als **Furunkulose,** die dann letzten Endes nichts anderes ist als ein gewaltiger Ausscheidungsprozeß des Organismus. Wenn möglich, soll man nicht mit Gewalt an die Furunkel herangehen und möglichst dem Körper selbst die Ausscheidung überlassen. Es gibt freilich immer wieder Fälle, bei denen man das „Messer“ nicht entbehren kann, aber besser heilt die Furunkulosis, wenn sie von innen heraus behandelt wird, wobei es nur darauf ankommt, die Abwehrstoffe möglichst zu steigern.

Der Angriff der Streuinfektion auf das **Nervensystem** kann ein sehr unangenehmer sein. Vor allem sind es die unerhört schmerzhaften **Neuralgien,** das sind **Nervenentzündungen,** die sich daraus entwickeln können. Der **Hüftnerv, der Armnerv und der Gesichtsnerv** werden hievon in erster Linie betroffen. Ihre Heilung ist oft sehr schwierig und setzt viel Geduld vom Arzt und vom Kranken voraus. Mit Betäubungsmitteln kommt man jedenfalls zu keinem Ziel. Handelt es sich um eine infektiöse Neuralgie, dann muß eben die Ursache, das ist die Infektion, behoben werden.

So werden wir in allen Fällen von Eiterprozessen, schwer heilbaren Rheumatismen oder Nervenentzündungen, bei chronischer Entzündung der Gallenblase und des Blinddarmes, bei Störungen der Schilddrüse, besonders bei ihrer Überfunktion, uns sehr für Zähne und Halsdrüsen des Kranken interessieren.

Sind dort Eiterprozesse vorhanden, dann müssen diese zunächst saniert werden.

Der Zahnarzt wird wissen, was mit den Zähnen zu tun ist; ob eine Wurzelbehandlung noch Aussicht gibt, den Eiterherd aufzulösen, oder ob die radikale Entfernung des bösen Zahnes nicht besser ist. Das Röntgenbild zeigt ganz genau, an welcher Zahnspitze ein Granulom, ein Eiterherd, sitzt.

Mit den Mandeln ist die Sache schon etwas bedenklicher.

Das schablonenhafte Herausschneiden der Mandeln hat sich als fehlerhaft erwiesen. Vor ein paar Jahrzehnten zählte es geradezu zum „guten Ton", den Kindern, deren Mandeln etwas vergrößert waren, diese sofort radikal herauszuschneiden. Man hat den Kindern damit nichts Gutes getan. Denn die Mandeln gehören zum großen System der Auffangorgane vieler Infektionen, damit diese nicht sofort zu empfindlicheren Teilen des Körpers Zutritt finden. Sie schützen außerdem Kehlkopf, Rachen und Atmungsorgane gegen Erkältungen. Daher sind nach dem Entfernen der Mandeln dauernde Bronchialkatarrhe so häufig, während andere krankhafte Zustände, wie Blutarmut und Wachstumsstörungen, nicht behoben werden konnten.

Man ist heute, wie bei so vielen operativen Eingriffen, schon wesentlich vorsichtiger geworden und nimmt die Entfernung der Mandeln nur dann vor, wenn sie wirklich einen Krankheitsherd für eine Streuinfektion bilden. Es sei zugegeben, daß dies in einzelnen Fällen wirklich notwendig ist und daß tatsächlich nach einer Sanierung des Krankheitsherdes die Entzündungen in entfernten Organen aufhören.

Es gibt aber noch eine zweite Heilmethode, bei der die Mandeln erhalten werden und die zum gleichen Erfolg führt. **Das ist das künstliche Absaugen der Mandeln nach dem System von Dr. Heinrich Röder.**

Röder vertrat die Ansicht, daß die Tonsillen in erster Linie Ausscheidungsorgane sind, daß also bei Infektionserkrankungen, wie Angina, Scharlach, Diphtherie usw., die Erreger über die Tonsillen ausgeschieden werden.

Diese Tätigkeit, die sich bei der chronischen Angina dauernd einstellt, muß nun in ihrem Ausscheidungsvorgang unterstützt werden, indem durch eine von Röder wohlerdachte Apparatur die Tonsillen abgesaugt werden. Durch dieses Absaugen der Mandeln erreichte schon Röder in vielen Tausenden Krankheitsfällen aufsehenerregende Heilerfolge, die sich jedoch nicht nur allein auf die Folgen der Streuinfektion erstreckten. Seine Methode heilte auch Leiden, an die er zunächst gar nicht dachte. Es verschwanden unter seiner Behandlung Neurosen, Dysfunktion der Schild- und Keimdrüsen, chronische Stuhlverstopfung und Magenleiden.

Man darf nun natürlich nicht glauben, daß man durch das Rödersche Mandelabsaugen ein Allheilmittel gefunden habe. Das ist es leider nicht.

Das Röder-System ist ein hervorragendes unterstützendes Heilmittel und als konservative Heilmethode sicher besser als das blutige Herausschälen der Mandeln.

Die Technik ist sehr einfach, und bei einiger Übung bald erlernbar. Der ganze Apparat besteht aus einem Glasansatz und einem angeschlossenen Gummiball. Die glockenförmige Erweiterung des Glasansatzes wird mit einem in verdünnte Arnikatinktur getränkten Wattebausch teilweise gefüllt und gegen die Mandel gedrückt. Der Gummiballon wird durch kräftiges Zusammendrücken luftleer gemacht. Das Entlüftungsloch am Glasröhrchen wird zugehalten und der Gummiball plötzlich losgelassen. Dadurch entsteht in der glockenförmigen Erweiterung des Glasansatzes ein Vakuum, die Mandelsekrete werden in den Wattebausch gesaugt. Das wiederholt man so lange, bis sich die Pfröpfe und eitrige Flüssigkeit aus den Mandeln entfernen lassen. Die Prozedur wird 2mal wöchentlich durch etwa 3 Wochen wiederholt.

Verboten ist das Rödersche Verfahren bei akuten Mandelentzündungen und akuten Infektionen, wie Scharlach, Diphtherie und akuter Angina. Auch gibt es Personen, bei denen die Anwendung durch abnorme Reflexerregbarkeit des Schlundes unmöglich ist. Auch bei ängstlichen Kindern stößt man auf Schwierigkeiten.

Neben der Röderschen Behandlung werden die „Überwärmungsbäder“, die ich im Kapitel „Bäder“ ausführlich besprochen habe, mit Erfolg anzuwenden sein.

Die Homöopathie verfügt über eine Reihe ausgezeichneter Heilmittel zur Behandlung der Folgen einer Streuinfektion, aber auch der Fokalherde selbst.

An der Spitze stehen drei in die gesamte Drüsenfunktion tief eingreifende Heilmittel:

Apis D 3/Belladonna D 3,
Hepar sulfuris D 6,
Mercurius vivus trit. D 6, met. Quecksilber.

Man nimmt von allen dreien 3mal täglich eine kleine Messerspitze bzw. 5–7 Tropfen. Man mache sich keine Sorge, weil Quecksilber in seiner Ursubstanz ein schweres Gift ist. Schon in der 4. Dezimalpotenz (D 4), das ist eine Verdünnung 1 : 10.000, ist ihm der Giftzahn restlos ausgezogen, und das Mittel wirkt nur mehr als homöopathisches Heilmittel, das heißt, richtig angewandt, nach den Gesetzen der homöopathischen Heilmethode. Hier aber ist es ein großes Polychrest, das nicht nur die Abwehrstoffe gegen die Streuinfektion mächtig aktiviert, sondern auf den gesamten Drüsenapparat neuregelnd und harmonisierend einwirkt. Mercur erregt meistens starke Reaktionen, und es soll **nicht länger** genommen werden als bis zu dem Zeitpunkt, da diese in Erscheinung treten. Dann läßt man die Reaktion ruhig auswirken, und meist ist nachher der Krankheitsprozeß in seiner Hauptsache behoben. Natürlich ist auch Mercur wirkungslos, wenn z. B. Zahngranulome nicht saniert werden.

Zur Herdbekämpfung der Mandel hat sich eine andere Quecksilberverbindung – natürliches Quecksilbersulfid, **Cinnabaris D 20** oder **Zinnober trit. D 20,** 2mal täglich eine erbsgroße Messerspitze vor dem Essen auf der Zunge zergehen lassen, 2–3 Monate lang, bestens bewährt.

Von den pflanzlichen Heilmitteln steht an der Spitze

Echinacea Urtinktur,

ein antiseptisches Heilmittel von großer Wirkung. Auch Echinacea D 1 oder D 2 steigert über die weißen Blutkörperchen die Abwehrkräfte. Echinacea wirkt direkt und tief eingreifend auf das Drüsensystem und wird daher als Ergänzung zu Mercur besonders große Heilerfolge erreichen. Man nimmt 3mal täglich 10–15 Tropfen.

Mercur und Echinacea haben ausgesprochene Allgemeinwirkung und sind, sofern keine Organgefahr besteht, anfangs bei jeder Form einer Streuinfektion mit Vorteil zu geben. Man wird meistens mit diesen beiden Heilmitteln den Krankheitsprozeß in der Hauptsache beheben, so daß dann nur die Spezialbehandlung des einen oder anderen Organs übrigbleibt.

Über die Behandlung des Rheumatismus infolge Streuinfektion habe ich in dem Kapitel „Rheumatismus und Gicht“ bereits ausführlich berichtet.

Die infektiöse **Gallenblasenentzündung** verlangt als Hauptmittel

Chelidonium dil. D 1, Schöllkraut,

die bekannte heimische Heilpflanze, die wir schon wiederholt kennenlernten.

Noch durchgreifender wirkt die amerikanische Droge:

Podophyllum dil. D 1,

aus deren Wurzelstock die heilkräftige Tinktur gewonnen wird.

Beide Heilmittel wirken, wie auch **Carduus marianus,** die mildere **Mariendistel,** kanalisierend auf die gesamte Leberfunktion und damit reinigend auf die entzündeten Schleimhäute.

Man nimmt 3–4mal täglich 15 Tropfen.

Alle **Herzleiden,** die ursächlich aus einer Streuinfektion entstehen, müssen unter dauernder und genauer **ärztlicher** Beobachtung bleiben und sehr sorgfältig behandelt werden.

Die von der Schulmedizin hiebei übliche Digitalisbehandlung führt nicht immer zum gewünschten Erfolg. Digitalis ist auch durchaus nicht spezifisch für diese Art Herzleiden.

Man mache ruhig den behandelnden Arzt auf die beiden Grundheilmittel der Homöopathie bei infektiösen Herzleiden aufmerksam, auf **Mercurius vivus trit. D 4 und Echinacea Urtinktur.** In den meisten Fällen wird der Heilungsprozeß bei gleichzeitiger Verabreichung herzkräftigender Mittel schnell vorwärtsgetrieben werden.

Solche herzkräftigende Heilmittel sind vor allem:

Adonis dil. D 1, Kalmia latifolia dil. D 1 und Spigelia dil. D 1.

Entzündungen des Blinddarmes gehören unbedingt unter die Beobachtung eines Chirurgen, dem man die Entscheidung, ob ein operativer Eingriff notwendig ist oder nicht, überlassen muß.

Keinesfalls sollte man sich gegen notwendige chirurgische Eingriffe auflehnen!

Gerade bei der **Blinddarmentzündung** lernen wir die Kunst der Chirurgen schätzen. An der Blinddarmentzündung sind früher viele Menschen elend zugrunde gegangen. Heute rettet der rechtzeitige chirurgische Eingriff dem Kranken das Leben. Das gleiche gilt auch von anderen Eiterprozessen in der Bauchhöhle.

So erfreulich es wäre, auf innerem, konservativem Wege bei diesem Leiden die rechte Heilung zu erreichen, so groß ist aber dabei die **Gefahr einer Zeitversäumnis, die dem Kranken zur**

größten Gefahr wird. So gilt oft in der Heilkunde, schnell und sehr eingreifend zu handeln, und da ist eben das Messer das notwendige Heilmittel.

Die **Venenentzündung,** deren Ursache manchmal auch in einer Streuinfektion liegen kann, braucht als wichtigstes Heilmittel Ruhigstellung und **Einreibungen mit Hamamelis- oder Arnikatinktur.** Jedoch darf bei diesen Einreibungen **nicht** massiert oder geknetet werden. Die Tinkturen sind nur **streichend** einzureiben. Wie schon erwähnt, kann bei Venenentzündungen eine **„Blutegelkur"** sehr gute Dienste leisten.

Innerlich gibt man neben den beiden Infektionsmitteln **„Mercurius und Echinacea"** ebenfalls die berühmte **„Hamamelistinktur"** mit 3mal täglich 15 Tropfen. **Hamamelis ist das beste Venenheilmittel.**

Aus der einheimischen **Roßkastanie** wurden nach den Erfahrungen der Volksheilkunde ebenfalls bewährte Heilmittel gegen Erkrankungen der Venen hergestellt, **Aesculus dil. D 2.**

Bei hartnäckigen Venenentzündungen soll man auch einen Versuch mit **Lehmwickeln** machen, denen man etwas **Arnikatinktur** zusetzen kann. Der Lehmverband muß aber jeweils immer 5–6 Stunden belassen werden. Man macht ihn durch einige Wochen hindurch täglich.

Bei Venenentzündungen darf man keinesfalls zu früh aufstehen und muß sich weiterhin auf lange Zeit vor allen Anstrengungen hüten.

Auf große Heilungsschwierigkeiten stoßen **Nervenentzündungen,** wenn sie als Folge von Streuinfektionen auftreten. Diese ungemein schmerzhaften Erkrankungen erfordern meistens eine sofortige und **radikale Sanierung der Krankheitsherde,** also die Entfernung der vereiterten Zähne und Mandeln. Oft aber kommt man damit, wenn der Entzündungsprozeß in den Nerven schon weit vorgeschritten ist, schon zu spät. Man versucht dann die beiden Hauptheilmittel **Mercurius vivus trit. D 4 und Echinacea Urtinktur** und gibt noch als Spezialmittel **Phytolacca dil. D 1,** die wir auch bereits kennenlernten. Ich habe in einigen Fällen damit ausgezeichnete Erfolge erreicht. Auch mit **Aconitum comp. Amp. von Wala,** 3mal wöchentlich.

Von der Elektrobehandlung mit den verschiedenen Stromarten ist nicht allzuviel zu erhoffen. Am ehesten vermag noch ganz leichter **„Galvanischer Strom"** Heilung zu bringen, manchmal sieht man auch von Kurzwellenbehandlungen Erfolge.

Im übrigen werden Wärmeauflagen unterstützen wie auch richtig angewandte Massage, wobei sich besonders **Johanniskrautöl** und **Bilsenkrautöl** gemischt als wirksam erweisen werden, ebenso wie **Aconit-Nervenöl,** oder **Aconitum nappellus D 2 Öl.**

In diätetischer Hinsicht sei bei Nervenentzündungen auf eine sehr salzarme Kost noch eigens hingewiesen.

Auch die **Furunkulosis,** mit den sich immer wiederholenden Abszessen und Blutschwären, kann sich zu einer sehr hartnäckigen Erkrankung entwickeln, und man hat schon manchen Patienten angetroffen, der jahrelang unter dieser gefährlichen Allgemeinerkrankung zu leiden hatte.

Das Messer ist bei Furunkulosis ein Hilfsmittel, das nur im äußersten Falle angewandt werden soll. Es ist wiederholt beobachtet worden, daß durch einen radikalen Eingriff wohl das jeweilige Blutschwär zur Heilung gebracht werden konnte, aber daß immer mehr neue nachfolgten. Der Patient tut gut daran, sich zu einer ausreichenden inneren Kur zu entschließen.

Die richtige Diät spielt hiebei eine sehr große Rolle: Sehr viel Rohkost in jeder Weise ist das Wichtigste. Wenig Fleisch, wenig tierische Fette, wenig Hülsenfrüchte und Mehlspeisen. Wenigstens zwei Obsttage pro Woche!

Für die äußerliche Behandlung gibt es eine Unzahl mehr oder weniger guter Volksheilmittel. Man soll nur milde Mittel anwenden und **keine** ätzenden Zugsalben. Am bekanntesten sind heißfeuchte Auflagen von **Kamillen, Heublumen, Bockshornkleesamen in Pulverform, Leinsamen, Kleie, Käsepappeln, Zwiebeln und Honig.** Alle sind in ihrem Heilwert ziemlich gleich. Es ist nur so, daß der eine Kranke mehr auf dieses, ein anderer auf ein anderes Heilmittel anspricht. Sehr bewährt hat sich die **Weleda-Heilsalbe (Ungt. Mercurius comp.)**

Ist das Blutschwär einmal gezeitigt und offen, dann haben wir in der **„Ringelblumensalbe“** so ziemlich das beste äußerliche Heilmittel zur weiteren Behandlung.

Innerlich geben wir auch zunächst die beiden Hauptmittel **Mercurius vivus trit. D 4** und **Echinacea Urtinktur,** die sich in den meisten Fällen als ausreichend erweisen werden.

Eine außerordentlich wirksame Behandlung der Furunkulose, auch außerhalb einer Fokalwirkung, ist die häufige Verabreichung (in 1–2stündlichem Wechsel) von **Erysideron 1 (Apis D 3/ Belladona D 3)** und **Erysideron 2 (Carbo betulae D 1, Sulfur subl. D 2).**

Unterstützen können wir noch die Behandlung folgend: Ehe das Geschwür durchgebrochen ist, geben wir dreimal täglich eine Messerspitze voll **Hepar sulfuris trit. D 3,** das ist Kalkschwefelleber, die den **Eiterungsprozeß sehr fördert** und beschleunigt, während wir nach dem Durchbruch **Silicea trit. D 3,** das ist **Kieselsäure,** gleich dosiert, verabreichen, die den Heilungsprozeß sehr günstig beeinflußt.

Wir sehen nach alledem, welch weitreichende Krankheitsprozesse eine Streuinfektion, die man auch „Fokalinfektion" nennt, nach sich ziehen kann. Durch ein einziges Zahngranulom kann der ganze Körper vergiftet und in einen **septischen Zustand** versetzt werden.

Um so wichtiger ist es, daß wir auf diese heimtückischen Krankheitsherde, auf die Zähne und die Mandeln, ein besonders achtsames Auge haben und möglichst frühzeitig jeden Schaden beheben. Gleichzeitig soll man den Körper abhärten und kräftigen, damit er dauernd imstande ist, genügend Abwehrstoffe gegen krankmachende Erreger zu entwickeln. Ausschlaggebend ist hiebei die vollständig harmonische Funktion des gesamten Drüsensystems.

6. Erkrankungen der Schilddrüse

(Siehe I. Anhang, Rezeptbuch Seite 384/385.)

Die Schilddrüse ist neben dem Gehirnanhang und der Zirbeldrüse unsere wichtigste Blutdrüse mit innerer Sekretion. Von ihrer harmonischen Funktion hängt das Wohlbefinden und die Gesundheit unseres ganzen Daseins ab.

Sie bildet einige jodhaltige Hormone, die sie in die Blutbahn abgibt und von denen Thyroxin am längsten bekannt ist. Es ist ein Wachstumshormon, regt aber gleichzeitig die abbauenden und damit bewußtseinsbildenden Prozesse an, ein Zeichen, daß hier die psychische Organisation mehr oder weniger stark eingreift. Greift sie weniger stark ein, kommt es zur Stumpfheit beim Myxödem, greift sie stärker als normal ein, ist die übertriebene Lebhaftigkeit der Schilddrüsenüberfunktion (Basedow) das charakteristische Zeichen dieser Krankheit.

Die Schilddrüse hat eine große Beziehung zum Jod, ihr Hormon, das Thyroxin, enthält auch Jod. In neuester Zeit wird zur Schilddrüsendiagnostik radiummarkiertes Jod eingegeben, von dem die Schilddrüse weitaus die größte Menge speichert. Hier kann das radiummarkierte Jod, das röntgenähnliche Strahlen aussendet, mittels eines besonderen Gerätes (Geiger-Zähler) gemessen werden. Diese Isotopen-Untersuchung ergibt dann sogenannte kalte oder heiße Knoten. Diese Bezeichnung bezieht sich auf die Funktion der Knoten, wobei kalte Knoten normale oder geringere, heiße Knoten eine vermehrte Funktion aufweisen. Eine normale Schilddrüse hat keine tastbaren Knoten.

Zu Beginn der Zeit, wo man Kröpfe operierte und die ganze Schilddrüse oder zumindest zu viel davon entfernt hat, ist es vorgekommen, daß die Menschen geistig stumpf, träge geworden sind. Selten kann aber auch eine Schilddrüsen-Unterfunktion angeboren sein, und es kommt dann zu dem Krankheitsbild, das man **„Kretin"** nennt, wenn es besonders stark ausgebildet ist, sonst spricht man vom **„Myxödem"**. Wenn also der Schaden vor dem Abschluß des Wachstums auftritt, bleiben die Menschen klein, geistig stumpf, intelligenzmäßig stark zurück, die Haut ist trocken, die Haare struppig. Auch in den Handlungen sind solche Patienten außerordentlich träge. Die gesunden und natürlichen Abbauprozesse fehlen, die Bewußtsein hervorrufen und deswegen wird schon sehr frühzeitig Cholesterin in den Gefäßen abgelagert, das zur Arteriosklerose führt.

Die Behandlung besteht in einer recht frühen Zuführung von **Schilddrüsenhormon,** das zu einer normalen Entwicklung führt.

Eine Überfunktion der Schilddrüse, wenn also zuviel Hormon in die Blutbahn ausgeschüttet wird, führt zum sogenannten **Morbus Basedow.** Hier nehmen die abbauenden Prozesse im gesamten Stoffwechselbereich überhand, und damit sind verbunden das übertriebene Wachsein, das starke Bewußtsein, das sich bis zur Hysterie steigern kann. Auch bei der Überfunktion gibt es alle Stärkegrade. Weiters sind die Menschen schlank, lebhaft, schwitzen viel, ihnen ist immer zu warm. Ist das Wachstum noch nicht abgeschlossen, dann werden sie sehr groß, ist es aber schon abgeschlossen, dann ist die Größe normal. Sie haben hervorstehende Augen und einen Kropf. Diese Menschen erkranken zum Unterschied vom Myxödem seltener an Krebs, sogar seltener als die normale Bevölkerung, weil die abbauenden Prozesse, ähnlich wie bei den Entzündungskrankheiten, übersteigert sind.

Mit der Überfunktion, die viel häufiger ist als ihr Gegenteil, ist eine Steigerung der gesamten körperlichen Tätigkeit mitverbunden. Durch die Feststellung des „Grundumsatzes" kann dies heute klinisch erkannt werden.

Aber viel stärker äußert sich die Überfunktion auf **seelischem, geistigem und nervösem Gebiet.** Fast alle **Frauenhysterien** sind auf eine Überfunktion der Schilddrüse zurückzuführen, wodurch gleichzeitig die für das Seelenleben so wichtigen Keimdrüsen auch in Unordnung geraten sind.

Solche Frauen haben über sich fast keine Kontrolle und begehen Dinge, die ihnen im Normalzustand selbst unbegreiflich sind.

Sie sind von dauernder Unruhe beherrscht. Es soll immerzu irgend etwas Außergewöhnliches geschehen, was ihre Sensationslust befriedigt und wobei sie möglichst im Mittelpunkt der Situation stehen. Sie sind vollkommen unberechenbar, und man weiß nicht, was ihnen in der nächsten Stunde einfällt. Dabei sind sie von einer ungemein zähen und durchgreifenden Willenskraft besessen, mit der sie rücksichtslos und brutal ihre Wünsche, und wären sie noch so absurd, durchzusetzen wissen. Sie machen sich dabei über die Begriffe Lüge und Wahrheit wenig Skrupel, was ihnen um so leichter fällt, als ihre geistigen Fähigkeiten sehr hoch entwickelt sind. Aber auch dies ist diesen Frauen mehr zum Nachteil als zum Vorteil. Denn sie sind wohl imstande, mit unerhörter Leidenschaft irgendein Werk zu beginnen, aber allzubald erlahmt die Arbeitskraft, denn die Ausdauer entspricht auf keinem Gebiet ihres Lebens ihrem Charakter und ihren Anlagen. Das gilt auch von der Liebe. Solche Frauen können den Männern das Höchste an Glückseligkeit schenken, aber zu einer dauernden, gleichmäßigen und aufopfernden Liebe sind sie außerstande.

Wenn sie nun das Leben härter anfaßt, dann wechseln die Stimmungen des Überschwanges mit Tagen tiefster Schwermut, welche dann am liebsten im Bett vergraben verbracht werden. Als „Schwerkranke" wiederum suchen sie so im Mittelpunkt des allgemeinen Interesses zu stehen.

Die ältere Literatur kannte den Begriff der „Hyperthyreose" überhaupt nicht. Sie war eine unbekannte Krankheit, weil sie entweder nicht bestand oder doch nur in sehr geringem Umfange, und dann wurde sie nicht richtig erkannt und nur als Nerven- oder Geistesleiden, vielleicht auch als Besessenheit beurteilt. Aber wenn man über die Niederbruchzeit der altrömischen Kulturepoche liest, dann findet man in dieser Zeit einer anderen Überzivilisation wiederholt die Spiegelbilder von Frauen mit Hyperthyreosen. Und auch damals war das Ehechaos ein katastrophales, so daß sogar strengste Gesetze dagegen erlassen werden mußten.

Also kann man die Hyperthyreose auch als eine ausgeprägte „Alterserscheinung" einer Zivilisations- und Kulturperiode bezeichnen, die sich eben vor allem bei den Frauen auswirkt, wie bei den Männern die vorzeitige Aderverkalkung und Blutdruckerhöhung mit all ihren Folgeerscheinungen.

Das Grundmittel bei der Behandlung der Hyperthyreose ist Kupfer. Bei **Blonden** gibt man es in Form von **Cuprit D 3, später D 6** (nat. Rotkupfererz).

Bei **dunkelhaarigen Typen** wird besser **Chalkosin D 3** (nat. Kupferglanz, Cuprum sulfuricum) verwendet.

Wie schon erwähnt, stehen Schilddrüse und Keimdrüsen in einem sehr starken Zusammenhang. Es besteht eine ständige Wechselwirkung zwischen diesen beiden wichtigsten Blutdrüsen. Ich bin zum Beispiel davon überzeugt, daß Frauen, deren Empfängnisorgane vollständig gesund sind, wegen einer falschen Funktion der Schilddrüse, die wiederum in geheimnisvoller Weise vom Gehirnanhang abhängig ist, zu keiner Empfängnis kommen, auch wenn es ihr sehnlichster Wunsch wäre.

Es ist in diesem Zusammenhang sehr interessant, daß wir in der Homöopathie ein Heilmittel besitzen, das in gleicher Weise auf die Keimdrüsen wie auf die Schilddrüse wirkt: **Cimicifuga,** ein uraltes amerikanisches Volksheilmittel, das auch nach meinen Erfahrungen vielen Frauen die Erfüllung des sehnlichsten Wunsches in kurzer Zeit brachte.

Es sind so viele tiefe Geheimnisse im menschlichen Organismus, so daß man sich wirklich oft nur auf die alten Erfahrungen verlassen kann. So habe ich in einer Reihe von Fällen den Erfolg mit **Cimicifuga** eindeutig gesehen und so jeder Frau, deren Herzenswunsch noch nicht erfüllt war, geraten, dieses **absolut unschädliche Heilmittel** zu versuchen, indem sie bis zum Erfolg 3mal täglich 10 Tropfen von **Cimicifuga dil. D 1** nimmt.

Der Zusammenhang zwischen Schild- und Keimdrüsen zeigt sich besonders eindeutig zur Zeit der **Wechseljahre,** über die wir ja in einem eigenen Kapitel lesen werden.

In den meisten Fällen besteht eine nervöse Beeinträchtigung der Herzfunktion, die man als **Schilddrüsenherz** bezeichnet.

Auch hiefür hat die Homöopathie allein ein Spezialmittel:

Lycopus dil. D 1 bis D 2,

von dem man, wie von der Cimicifuga, 2–3mal täglich 5–10 Tropfen nimmt.

Oft werden kalkhaltige Heilstoffe notwendig sein, weil der Kalkhaushalt bei Hyperthyreosen besonders zu leiden hat.

Man gibt am besten **Calcarea corbonica trit. oder tabl. D 3,** morgens und abends eine kleine Messerspitze bzw. eine Tablette.

Kropfleiden

(Siehe I. Anhang, Rezeptbuch Seite 360/361.)

Es sei zunächst festgestellt, daß das Kropfleiden weder mit der Über- noch mit der Unterfunktion etwas zu tun haben muß, sondern daß sich der Kropf auch bei vollkommen normaler Funktion der Schilddrüse bilden kann, ja daß dies meistens sogar der Fall ist.

Über- und Unterfunktion der Schilddrüse sind prinzipielle, ganz andere Erkrankungen als das eigentliche Kropfleiden. Während die Funktionsfehler sich auf den ganzen Organismus auswirken, ist das eigentliche Kropfleiden nur eine ausgesprochen **lokale Erkrankung der Schilddrüse.** Der Kropf kann in örtlicher Weise das Allgemeinbefinden des Menschen schädigen, indem er zum Beispiel auf die Luftröhre drückt und dadurch die Atmung und damit wieder die Sauerstoffzufuhr beengt, was selbstverständlich für den ganzen Körper von Schaden ist. Aber ist der Kropf beseitigt, dann hören diese Beschwerden sogleich auf.

Die letzten Ursachen des so sehr verbreiteten Kropfleidens sind noch nicht ganz geklärt. Daß aber der Jodhaushalt eine sehr große Rolle spielt, ist sicher.

So ist auch in den Ländern, in denen das Salz jodiert wurde, das Kropfleiden fast verschwunden. Auch in Österreich wird das Salz vorbeugend gegen das Kropfleiden mit Spuren von Jod versetzt.

Der Kropf ist ein Leiden, das in alpinen, vom Meer entfernten Gegenden vorkommt. Das ist wichtig. In den Bergen an einem Meer, zum Beispiel in Dalmatien, gibt es ebensowenig Kröpfe wie in den großen Ebenen, die klimatisch unter Meereseinfluß stehen, wie die Norddeutsche Ebene. Aber schon im Harz kann man wieder Menschen mit Kröpfen finden, ebenso im Jura und in den Vogesen.

Und in unseren Alpen ist der Kropf ein Hauptübel der Bevölkerung, das die damit Behafteten in ihrem Arbeitsfleiß oft wesentlich behindert.

Das jodarme und kalkreiche Wasser in den Gebirgsgegenden spielt hiebei sicher eine Rolle, aber wahrscheinlich sind auch bestimmte schwere seelische Erschütterungen verantwortlich.

Mit ihrer Vervollkommnung hat sich die Chirurgie selbstverständlich auch des Kropfes bemächtigt, und so gibt es Kröpfe, die nur mehr einer chirurgischen Behandlung zugänglich sind, besonders dann, wenn sich schon starke Druckerscheinungen auf die Atmungs- und Zirkulationsorgane zeigen. Meist sind die Kropfkranken selbst daran schuld, weil sie sich oft jahrelang um ihre Kröpfe nicht kümmern, bis es eben zu einer inneren Behandlung zu spät geworden ist.

Sicher ist, daß bei **rechtzeitiger Behandlung nur wenige Kröpfe einer operativen Behandlung** unterzogen werden müssen und daß die meisten, ohne irgendwelchen Schaden für den Patienten, auf innerem Weg und durch Auflagen vollständig geheilt werden können. Dazu ist von seiten des Patienten vor allem eines notwendig: **Geduld!** Unter drei bis sechs Monaten ist ein Kropfleiden auf innerem Wege nicht zu heilen, und die rechte Geduld für diese Zeit muß eben der Patient aufbringen.

Die homöopathischen Mittel sind:

1. **Colchicum D 3** (Herbstzeitlose, Knolle), morgens 10 Tropfen,
2. **Chelidonium D 3** (Schöllkraut), abends 10 Tropfen, und dazu, um die Psyche zu stärken,
3. **Levico D 3,** 2mal 10 Tropfen.

Mit **Thyreodoron-Salbe** abends den Kropf einschmieren.

Zwei weitere homöopathische Hauptmittel sind:

Spongia dil. D 2 und Fucus Urtinktur

Beides sind Heilmittel, die aus dem Meer gewonnen werden: **Spongia aus dem gerösteten Meerschwamm und Fucus aus der Meeralge.** Neben organischem Jodnatrium sind noch die wirksamen Bestandteile Brom, Kieselsäure, Kalk und Meersalz darin enthalten. Wahrscheinlich liegt gerade in der Zusammensetzung dieser Bestandteile die große Wirksamkeit der beiden Mittel, von denen **Spongia das stärkere, Fucus das mildere** ist. Daher nimmt man auch Spongia in der 1 : 100-Verdünnung, also in dil. D 2.

Von den beiden Mitteln nimmt man knapp vor jedem Essen 10–15 Tropfen.

Es gibt auch einheimische Pflanzen, die heilendes Jod enthalten, so die **Brunnenkresse,** welche Kropfleidende als Salat fleißig essen sollen.

Äußerlich hat sich mir die **Coniumsalbe zu Einreibungen** des Kropfes auf das beste bewährt. Wir kennen Conium – Schierling – als ein Heilmittel gegen Tumore überhaupt, aber es hat auf die Geschwulstbildung der Schilddrüse einen besonders günstigen Einfluß. Ich habe in vielen hundert Fällen niemals einen Nachteil feststellen können, wohl aber ein schnelles Erweichen der Kropfgeschwulst und dann, wenn aus anderen Gründen zunächst kein inneres Mittel gegeben werden konnte. (Ob die Conium-Salbe gegeben werden kann oder darf, soll auf jeden Fall der homöopathische Arzt entscheiden.)

Einreibung und Umschläge mit **Hauswurzsaft** (von Sempervivum tectorum, Herba Sempervivi, echte Hauswurz) sind ein altes Volksheilmittel und ebenfalls bewährt. Hingegen habe ich von Umschlägen mit **Eichenrinde** keine nennenswerten Erfolge gesehen, ebensowenig von **Lehmumschlägen,** die manchmal angewendet werden.

In diätetischer Hinsicht ist bei der Kropfbehandlung wichtig, daß **jede Flüssigkeitszufuhr auf das äußerste beschränkt wird.** Wer viel trinkt, sei es was immer, ob Wasser, Tee, Suppe oder dgl., wird seinen Kropf auf innerem Wege schwer losbekommen.

Bekannt ist, daß der gewöhnliche Kropf bei längerem Aufenthalt an einem Meer oder auch durch eine Seereise zum Verschwinden kommt. Das ist ganz selbstverständlich, da man ja am Meer mit jedem Atemzug die heilkräftigen Stoffe einatmet.

Auch Meerwasser als solches ist ein großes Heilmittel. Statt diesem können wir uns in den Binnenländern in Apotheken, Drogerien oder Reformgeschäften das echte oder künstliche Meersalz besorgen und dieses statt dem oft schädlichen Kochsalz für Speisezwecke genausogut und für den Heilerfolg beim Kropfleiden bestens verwenden.

Mit diesen genannten Heilmitteln können die meisten Kröpfe in einfacher und ungefährlicher Weise geheilt werden.

7. Die Fettsucht

(Siehe I. Anhang, Rezeptbuch Seite 318/319.)

Die richtige Fettsucht ist meist eine ausgesprochene **Konstitutionserkrankung.** Ob hervorgerufen durch eine verminderte Funktion der Blutdrüsen mit innerer Sekretion, vor allem des Drüsentrios: Gehirnanhang, Schilddrüse, Keimdrüsen, sei dahingestellt.

Die verminderte Funktion jeder einzelnen dieser drei Drüsen fördert stark den Fettansatz, während Überfunktion zur Abmagerung führt. Frauen, deren Eierstöcke operativ entfernt wurden, oder Kastraten neigen stark zur Fettsucht. Aber auch dann, wenn sich die Tätigkeit der Keimdrüsen vermindert, was im zunehmenden Alter der Fall ist, besteht erhöhte Neigung zum Fettansatz, auch dann, wenn man kein übermäßiger Esser ist. So werden eben Frauen wie Männer in ihren Wechseljahren gern dick und behäbig. Es sei in diesem Zusammenhang aber auch gesagt, daß es, richtig gesehen, „Wechseljahre der Männer" nicht gibt, und wenn heute von solchen gesprochen wird oder Erscheinungen dieser Art auftreten, dann sind dies eben auch nur Zeichen der Degeneration, in der wir uns befinden.

Mit dem Nachlassen der jugendlichen Tätigkeit der Keimdrüsen kommen dann alle Zeichen der Behäbigkeit und der Umstellung der Lebensfreuden auf andere Gebiete. Gutes Essen und gutes Trinken werden der wichtigste Lebensinhalt, der innere

Schwung und die Begeisterung weichen lukullischen Annehmlichkeiten, man macht es sich möglichst bequem nach allen Richtungen und vertieft sich so recht in einen spießerischen Materialismus. Da werden selbstverständlich auch die Drüsen träge, und in der biologischen Wechselbeziehung zwischen der Faulheit der Drüsenfunktion und der Üppigkeit des Lebens runden sich mächtig die Formen. Bis man eines Tages, etwa beim Stiegensteigen, merkt, daß es so nicht weitergehen kann, daß Herz und Lunge zu versagen beginnen und der Arzt dann außerdem noch eine dazugehörende Leberschwellung feststellt. Früher fuhr man dann nach Karlsbad oder Marienbad, trank dort fleißig Mühlbrunnen, ließ die teuer erworbenen 10–12 Kilo noch teurer im Kurort zurück, fuhr heim und ließ sich's wieder sehr gut gehen.

Die Fettsucht oder Adipositas, wie sie in der Fachsprache bezeichnet wird, ist also sicher konstitutionell, aber auch erblich bedingt, und es werden selten krankhafte Befunde an den Drüsen mit innerer Sekretion gefunden. Ein Zurückhalten im Essen hilft den bedauernswerten Geschöpfen fast nichts.

Während früher ständig von medizinischer Seite auf die geringeren Lebensaussichten der Wohlbeleibten hingewiesen wurde, scheint die naturwissenschaftliche Meinung eine Kehrtwendung gemacht zu haben, denn heute liest man in den medizinischen Fachzeitungen fettgedruckte Überschriften wie **„Die Dicken leben länger als die Dünnen"** und ähnliches. Auch beginnt in den Massenmedien, Illustrierten und am Büchermarkt ein Feldzug gegen die „Abwertung der Dicken".

Trotzdem soll vor einer Überfütterung, beginnend schon im Säuglingsalter, dringend gewarnt werden. Die besorgten Großmütter sollen sich diesen Satz besonders angelegen sein lassen. Man meide raffinierte, tote (weiße) Mehle und Zucker, weil diesen das natürliche Vitamin B fehlt, das zur Kohlehydrat-(Zucker-)Verwertung notwendig ist. Deswegen verwende man nur Vollmehle und Honig und schränke jede übermäßige Flüssigkeitszufuhr (Bier, Wein, Obstsäfte) ein. Hier gilt ganz besonders der Satz: **„Vorbeugen ist besser als Heilen".**

Die Behandlung der Fettsucht ist schwierig und langwierig und stellt die Geduld des Patienten auf eine harte Probe. Es gibt viele diätetische Formeln zum Abmagern, aber die mühsam heruntergearbeiteten Kilo gehen nach der Kur gleich wieder rauf. Zweckmäßig sind 1–2 Obsttage in der Woche und eine Ernährung, wie sie zur Vorbeugung angegeben wurde. Also keine tierischen Fette, (außer Butter), kein weißes Mehl, möglichst keinen Zukker. Hingegen viel basenreiche Kost, also alle Gemüse, Rohkost, besonders rohes Obst, Rettiche, Speisen von Reis, Hirse, Haferflocken. Im Herbst kann auch eine **Traubenkur** gute Erfolge bringen. Sonderbarerweise ist es günstiger, die Trauben dort zu essen, wo sie wachsen. Wahrscheinlich üben hiebei die klimatischen Verhältnisse einen großen Einfluß aus. Man darf aber wirklich **nur** Trauben essen. Denn die Traube als Zugabe genossen, bewirkt gerade das Gegenteil.

Gesunde werden auch mit Vorteil die **Sauna** und **Überwärmungsbäder** benützen. Aber das hat natürlich nur dann Sinn, wenn man sich nach dem Dampfbad nicht sofort an den nächsten Wirtshaustisch setzt, um dort die ausgeschiedenen Schlacken möglichst schnell wieder zu ergänzen. Eine gut durchgeführte **Massage** soll jedem Dampfbad folgen.

Reichliche Bewegung ist eine Voraussetzung, um überflüssigen Fettansatz zu vermeiden. Die richtige Bewegung ist leichtes und unbeschwertes Bergsteigen. Beim Bergaufgehen wird die Oxydation und damit der gesamte Stoffwechsel mächtig angeregt. Wer berufsmäßig an seinen Sessel festgeschnallt ist, soll mangelnde Bewegung durch eine vernünftige Morgen- und Abendgymnastik ersetzen. Hiebei vermeide man aber Übertreibungen.

In der Homöopathie haben wir in der Mischung von

Phytolacca dil. D 1 und Fucus Urtinktur,

ein ausgezeichnetes Heilmittel, das mächtig auf die verminderte Drüsenfunktion wirkt, sehr anregend ihre Tätigkeit beeinflußt und so mithilft, überschüssiges Fett abzubauen. Man nimmt 3mal täglich 15–20 Tropfen.

Ansonsten ist in arzneilicher Beziehung bei Fettsucht und unschönem Fettansatz durch eine nicht gerade immer rechtschaffene Reklame viel Unfug gestiftet worden.

Ganz besonders sei vor den sogenannten **„Entfettungstabletten"** oder **„Abmagerungspillen"** gewarnt, die nach längerer Einnahme unweigerlich zu Nervenschädigungen führen müssen. Es sind Fälle von Unruhe, Schlaflosigkeit und Hysterie bis zur notwendigen Aufnahme dieser Patienten in Nervenheilanstalten bekannt!

8. Die Aderverkalkung, der Herzinfarkt, der Schlaganfall

(Siehe I. Anhang, Rezeptbuch Seite 338/339.)

Bei dem heutigen Gesundheitszustand der Menschen, bei ihrer ungeheuren Überlastung auf allen Gebieten des täglichen Lebens und bei der damit in Verbindung stehenden allgemeinen Überlastung des Nervensystems ist die Aderverkalkung keine Konstitutionserkrankung, sondern eine Alterserscheinung.

Aber gerade weil die Aderverkalkung in stärkerer oder schwächerer Form unvermeidlich ist, soll man vor ihr keine Angst haben. Virchow, der große deutsche Pathologe, hat scherzweise ein klassisches Wort geprägt: „Mit der Aderverkalkung kommen wir auf die Welt!“ Er wollte damit zum Ausdruck bringen, es habe keinen Sinn, vor ihr Angst zu haben, denn sie ist unvermeidlich wie das Älterwerden überhaupt.

Man höre also nicht auf die übertriebene Reklame, mit der dieses oder jenes Heilmittel gegen Verkalkung angeboten wird, man lasse sich nicht von all den furchtbaren Voraussagen dieser Reklame beeinflussen, sondern führe einfach ein natürliches und vernünftiges Leben, und man wird – Einzelfälle ausgenommen – von der Aderverkalkung nicht mehr spüren als von üblichen und unvermeidlichen Alterserscheinungen überhaupt.

Cholesterin und Blutfettwerte sind die modernen Schlagworte der Tagespresse. Wenn der Arzt tatsächlich extrem **hohe Meßwerte** dieser Blutablagerungen feststellt, **soll dagegen etwas unternommen werden.** Früher hat eine unnatürliche Lebensweise und eine einseitige Ernährung die gleichen Schäden gezeitigt, nur kümmerte man sich nicht darum, weil davon nichts bekannt war. Es ging eben nach dem Prinzip: „Was ich nicht weiß, macht mich nicht heiß!“

Freilich, wer ein Leben lang unentwegt in den Fleischtopf hineingeschaut hat, wer sich Wein, Bier und Schnaps mehr munden ließ, als es vernünftig war, wer dauernd an Zigaretten oder Zigarren lutscht und Kochsalz reichlich gebraucht, wer seine Nerven dauernd überspannt und sich niemals Ruhe und Rast gönnt, wer nichts tut gegen seine Fettleibigkeit und seine harnsaure Diathese, der braucht sich nicht zu wundern, wenn er schon in verhältnismäßig jungen Jahren von allen Erscheinungen einer Aderverkalkung geplagt wird, bis der so gefürchtete **Schlaganfall** da ist.

Also bleibt als beste Voraussetzung gegen frühzeitige Aderverkalkung: **einfach und schlicht leben,** so wie es den natürlichen Geboten des Daseins entspricht, das ist Mäßigkeit in allen Dingen, Schlaf **vor** Mitternacht, viel gute frische Luft. Atemübungen sättigen das Blut mit dem lebenswichtigen Sauerstoff. Durch ihn wird der notwendige Verbrennungsprozeß im Körper gesteigert, und überschüssige Abfallprodukte und Schlacken werden zur Ausscheidung gebracht. Ebenso wohltuend und stoffwechselanregend sind Abreibungen mit frischem Wasser oder Kneippsche

Güsse sowie das Barfußlaufen im taufrischen Gras. Ebenso sind Dampf- oder Saunabäder empfehlenswert, ferner reichliche Bewegung, Bergsteigen, einfache Gymnastik und nicht anstrengender Sport.

All dies wirkt verjüngend, erhält dem Körper seine Elastizität und einen regen Stoffwechsel und vermindert damit vorzeitige Stauungen, Darmträgheit, Kopfschmerzen und Schwindel als die ersten Zeichen der beginnenden Aderverkalkung.

Ab dem 45. Lebensjahr sollte man kurmäßig 2mal 1 Tabl. **Scleron** oder in Österreich **Plumbum mellitum D 12** 2mal 1 Messerspitze vor dem Essen einnehmen, um der Aderverkalkung (Arteriosklerose) entgegenzuwirken. Im Frühling wäre eine **Birken-Elixier-** oder **Birkenblättertee-**Kur von 2 Monaten zur Entschlackung des ganzen Körpers dringend angezeigt.

Zeigen sich aber schon Herzbeschwerden, Atemnot und in sehr vielen Fällen auch gichtische und rheumatische Schmerzen, so ist dies bereits das Krankheitsbild einer richtigen, schweren, allgemeinen Stoffwechselstörung.

In Verbindung damit steht in den meisten Fällen eine wesentliche **Blutdruckerhöhung,** die aber durchaus nicht immer nur durch eine Aderverkalkung hervorgerufen sein muß. Es gibt noch eine Reihe anderer Erkrankungen, durch die ebenfalls Blutdruckerhöhung entsteht, wie z. B. bei der sehr gefährlichen Nierenschrumpfung.

Ganz wichtig: Blutdruckbehandlung!

Ist es einmal soweit gekommen, dann schwebt über dem Kranken allerdings dauernd die Gefahr eines **Schlaganfalles.** Der Schlaganfall entsteht durch Bersten einer durch Kalkablagerungen brüchig gewordenen Arterie des Gehirns. Beim Gehirnschlag ist entscheidend, **wo** und in welchem Umfange der Bluterguß stattfindet. Die meisten Fälle von Gehirnschlag führen zunächst zu Lähmungserscheinungen der Hände und Beine und des Gesichtes. Der Grad der Lähmung kann so gering sein, daß er kaum zu merken ist.

Mit einer alsbaldigen Wiederholung des Schlaganfalles ist immer zu rechnen, und es gibt Kranke, die von vielen Schlaganfällen heimgesucht werden, bis der Tod ihnen die Erlösung bringt.

Man soll dann an der gelähmten Seite Kopf und Nacken einige Male jeden Tag mit **Arnikatinktur** einreiben, die man auch **halb zu halb mit Franzbranntwein** vermischen kann, wenn die Haut Arnika allein nicht verträgt, was ab und zu vorkommt.

Innerlich gibt man Mittel, die das Herz und den Kreislauf

anregen, wie **Adonis** oder **Cactus grandifloris** und auch **Arnika dil. D 20.**

Von besonderer Heilkraft aber ist **Rosmarinwein:** Man setzt 100 Gramm Rosmarinzweige, Blätter und Blüten mit etwas Zukker in einem Liter guten Weißwein an und nimmt hievon nach 3–4 Tagen löffelweise ein.

In weiterer Folge wird man an anregende Kräuterbäder denken, und zwar besonders von **Latschenkieferextrakt,** der aber nicht durch die allüblichen chemischen Fichtennadeltabletten ersetzt werden darf. Echter Latschenkieferextrakt ist ein brauner, dickflüssiger Sirup, dem der ganze Duft der Gebirgslatschen entströmt.

Gleichzeitig wird man **Massagen** anwenden, die aber nur von geübten und fachkundigen Händen durchgeführt werden sollen.

Im übrigen muß die Aderverkalkung nach ihren Krankheitserscheinungen, die sehr vielseitig sind, behandelt werden.

Die meisten Störungen treten hiebei in den **Organen des Kreislaufes** auf, also zunächst im **Herzen** selbst und dann auch an den **Gefäßnerven,** den sogenannten Vasomotoren, und den Gefäßen.

Die wichtigsten Heilmittel zur Herabsetzung des zu hohen Blutdruckes und damit zur Beruhigung des Herzens sind:

Hellborus Urtinktur und **Viscum album Urtinktur**

Die Mischung der beiden Arzneien hat sich hiebei besonders gut bewährt, und in den meisten Fällen gelingt es schnell, den Blutdruck auf ein erträgliches Maß herabzusetzen, die Tätigkeit des Herzens und der Gefäßnerven auf ein natürliches Gleichmaß zu bringen. Das Heilmittel kann ohne jeden Nachteil lange und immer wieder genommen werden. Man nimmt 3–4mal täglich 10–15 Tropfen.

Gefährliche Zirkulationsstörungen sind bei der Aderverkalkung die **venösen Stauungen in den Unterschenkeln,** die dann zu **Krampfadern, Venenentzündungen,** ja selbst zu **offenen Fußgeschwüren** führen und oft nur unter großen Schwierigkeiten zu heilen sind.

Hier sind dann gründliche Stoffwechselkuren mit allen notwendigen Anwendungen erforderlich, und die ganze Behandlung erfordert sowohl vom Patienten wie vom Arzt viel Geduld.

Lebensgefährlich werden solche Zirkulationsstörungen, wenn sie sich bis zum **Altersbrand** verdichten, dieser sehr gefürchteten und ungemein schmerzhaften Erkrankung des höheren Alters.

Wir haben in der Homöopathie gegen Altersbrand wohl ein sehr großes Heilmittel: **Secale cornutum dil. D 3,** das ist eine homöopathische Potenz vom Mutterkorn. (Siehe I. Anhang, Rezeptbuch Seite 306/307.) Aber das Leiden muß rechtzeitig erkannt werden, und das Heilmittel muß möglichst frühzeitig gegeben werden. Die früheste Erscheinung ist ein sonderbares Ziehen und Kribbeln in den Zehen und im Fuß und die Unmöglichkeit, die Füße selbst mit viel Wärmeanwendung und heißen Fußbädern zu erwärmen. Bald darauf verfärbt sich die Haut blau bis blauschwarz, als Zeichen, daß die Blutzufuhr nicht mehr ausreicht. Aber dann ist es für eine lokale und innere Behandlung meist schon zu spät, und oft muß der Chirurg zu Hilfe gerufen werden, um dem armen Kranken durch Amputation des Beines das Leben noch zu verlängern.

Durch die allgemeine Stoffwechselträgheit, die die Aderverkalkung hervorruft, können auch die **Verdauungsorgane** sehr in Mitleidenschaft gezogen werden. Richtige Darm- und Magenfaulheit sind die Folge. Mit **Nux vomica dil. D 3,** von dem wir vor dem Essen 15 Tropfen nehmen, wird es uns gelingen, die Tätigkeit der Verdauungsorgane wieder anzuregen. (Siehe auch I. Anhang, Rezeptbuch Seite 398/399 unter „Verdauungsschwäche, Stuhlverstopfung".)

Bronchialkatarrh und auch **Bronchialasthma** sind sehr oft Begleiterscheinungen der Aderverkalkung. Mit **Drosera Urtinktur** haben wir ein Heilmittel, das Erleichterung schafft.

Wenn die **Nerven übererregt** sind, was wohl meistens der Fall ist bei der damit in Verbindung stehenden **Schlaflosigkeit,** werden wir vor allem an das hiefür wundervolle **Johanniskraut** denken, von dessen **Hypericum-Urtinktur** wir vor dem Schlafengehen 15–20 Tropfen nehmen.

Niemals aber vergessen wir die drei großen Grundheilmittel gegen den gesamten Komplex der Aderverkalkung: **Arnika, Helleborus und Viscum album!**

Wer von diesen drei Mitteln immer wieder nimmt, wird von den vielen Nebenerscheinungen der Aderverkalkung wenig oder auch gar nicht belästigt werden und wird so bei einer vernünftigen Lebensweise sein Leben verlängern.

9. Die Steinkrankheiten

In der Hauptsache leiden die Menschen an **Gallen-, Nieren- oder Blasensteinen.** Wir können diese Steinkrankheiten auch in die Reihe der Konstitutionskrankheiten einreihen, da sie nur auf dem Boden einer bestimmten Veranlagung entstehen, die als solche oft vererbt ist.

Die Zusammensetzung der Steine ist verschieden. Während die **Gallensteine** aus **Cholesterin** und **Kalksalzen** bestehen, finden wir als **Nierensteine** sogenannte **Uratsteine, Phosphatsteine** und **Oxalatsteine,** in seltenen Fällen auch **Karbonatsteine.** Die Zusammensetzung der Blasensteine ist dieselbe.

Die Feststellung der Steinkrankheit ist nicht immer einfach, und selbst die moderne röntgenologische Untersuchung bringt nicht immer Klarheit, da viele Steine strahlendurchlässig sind und so im Röntgenbild nicht aufscheinen. Zudem kommt es meist vor, daß die Kranken durch lange Zeit hindurch nicht mehr als ein lästiges Druckempfinden in der Nieren- und Lebergegend haben, und erst die unvermeidliche Kolik gibt dann endlich Klarheit. Und wie bei so vielen chronischen Krankheiten kommt auch hier die Klarheit sehr spät, oft zu spät.

Gallensteine

(Siehe auch I. Anhang, Rezeptbuch Seite 328/329.)

Die **Leber ist unsere größte blutreinigende Drüse,** und von ihrer harmonischen Tätigkeit ist unser Wohlbefinden im stärksten Maße abhängig. Wenn nun ihre Tätigkeit infolge einer dauernden falschen Lebensweise und durch zu **eiweiß- und fettreiche** Ernährung gestört wird, zieht sich die seelische Tätigkeit (nach Paracelsus: Astralleib) langsam zurück, und so wird die Galle zunächst verdickt, und mit der Zeit scheidet sich Kalk, Cholesterin und Gallfarbstoff aus, die den Kern der Gallensteine bilden.

Meistens finden sich die Gallensteine in der Gallenblase, wo sie oft lange, ohne wesentliche Beschwerden zu bereiten, liegen bleiben. Wenn sie durch krampfhafte Zusammenziehung der Gallenblase, dies kommt besonders bei Aufregungen vor, in Bewegung geraten und einer der Steine durch den engen Gallengang hindurchgepreßt wird, um auf diesem Wege in den Darm gebracht zu werden, dann setzt die sehr schmerzhafte **Gallensteinkolik** ein, und mit ihr ist dann in den meisten Fällen die Diagnose auch gesichert.

Diese Gallensteinkolik beginnt ganz plötzlich, eben in dem Augenblick, als ein Stein beginnt, sich durch die abführenden Gallenwege hindurchzuzwängen, und sie hört ebenso plötzlich wieder auf, wenn der Stein in den Zwölffingerdarm gelangt. Dieses Krankheitszeichen des plötzlichen Beginnes der kolikartigen Schmerzen und des ebenso plötzlichen Aufhörens ist ein wichtiges Symptom für den richtigen Krankheitsbefund. Denn sowohl Magen- wie Darmkrämpfe, die mit Gallensteinkolik verwechselt werden können, steigern sich meistens langsam und hören ebenso nur allmählich auf. Eines der wichtigsten diagnostischen Hilfsmittel aber ist die **Arzneidiagnose:** Bestimmte Heilmittel wirken nur auf den Magen beziehungsweise auf den Darm, während ganz andere schmerzstillend bei Gallenkoliken sind.

Bei Verdacht auf Gallensteine oder nach einer Gallenkolik wende man sich an seinen Hausarzt. Er wird die notwendigen Schritte zur Abklärung einleiten, und sollte er auf Grund der Diagnose zur Operation raten, dann sollte man aber auch nicht zögern, diese durchführen zu lassen. Mit zunehmendem Alter wird die Gallenblasenoperation immer gefährlicher, ja im hohem Alter vielleicht sogar unmöglich. Der oder die Gallensteine können außer Koliken Gallenblasenentzündungen, unter Umständen einen Gallenblasendurchbruch mit einer schwersten Bauchfellentzündung hervorrufen. Daß solche chronische Gallenblasenentzündungen auch bösartig werden können, haben wir schon weiter vorne gehört.

Das wichtigste Heilmittel aber ist eine entsprechende Diät.

Von der tierischen Kost:

Verboten sind: Tierisches Fett, also vor allem Schweinefett, aber auch Rindsfett, Gänsefett. Jedes Fleisch vom Schwein. Alle sogenannten Innereien, also Leber, Nieren, Hirn, Bries, Milz. Eier als solche, also weich- oder hartgekochte Eier, Spiegeleier, Eierspeise. Jede Art Fleischsuppe, besonders Suppe von Schweinefleisch. Schlagobers und viel süße Vollmilch. Scharfer und harter Käse.

Von der Pflanzenkost sind verboten: Alle blähenden Gemüse, wie Kohl, Karfiol. Alles saure Obst, Steinobst (wie Pflaumen, Zwetschken, Pfirsiche), saure Beeren, wie Ribisel. Alle Germteigspeisen und Kartoffelteigspeisen.

Weiters sind verboten: Alle Kunstfette. Heute enthalten sie meist Walfischtran und sind künstlich mit schwer schädigenden Farben gefärbt. Kokos- oder Erdnußfett sind nicht verboten. Alkoholische Getränke, besonders aber weiße Weine (französische oder italienische Rotweine müssen in leichten Fällen nicht schädlich sein). Mit Bohnenkaffee muß man sehr vorsichtig sein, kleine Mengen sind nicht schädlich.

Und das ist von der tierischen Kost erlaubt: Ganz mageres gebratenes oder eingemachtes Fleisch von Kalb, Hühnern, Fischen und jungem Wildbret. Von der Milch und ihren Produkten: wenig Vollmilch, mehr saure Milch, besonders aber frische Buttermilch. Diese ist ein großes Heilmittel. Aber sie muß ganz frisch sein, und es mußte in einem Holzkübel gebuttert worden sein. Topfen ist erlaubt, auch mit saurem Rahm verrührt, unter Beigabe von Kümmel, Petersilienkraut, Schnittlauch, etwas Knoblauch und wenig Salz. Alle anderen Käsesorten meidet man besser. Butter, sofern sie nicht künstlich gefärbt ist, also reine Molkereibutter ohne jeden chemischen Zusatz, ist in mäßigen Mengen erlaubt. Eier können zur Bereitung von Speisen in bescheidenem Umfange verwendet werden. Man kann auch ab und zu ein ganzes Ei in die Suppe einquirlen.

Von der pflanzlichen Kost sind erlaubt: Speisen von Reis, Grieß, Gerste, Haferflocken, Hirse und auch Polenta. Von den Gemüsen: gelbe Rüben, rote Rüben, Sellerie, Spinat, Sauerampfer, Brennessel, Frühlingskräuter überhaupt, Pilze und Kartoffeln als Pellkartoffeln und als Kartoffelbrei. Als Fettstoff nimmt man am besten reines Olivenöl (Olio sasso). Beim Kochen mit Öl ist wichtig, daß das Öl in der Pfanne allein nicht heiß werden darf, sondern sofort nach seinem Eingießen gebunden werden muß. Sehr wichtig ist, daß zur Zubereitung der Einbrenn nur gelindetes, das ist leicht geröstetes Mehl verwendet wird. Hiezu röstet man Mehl über mäßigem Feuer trocken ab, bis es eine goldgelbe Farbe erhält. Mit diesem Mehl bereitet man die Einbrenn. Sauerkraut, insofern es selbstgesäuert ist, ist in mäßigen Mengen erlaubt; auch in rohem Zustand. Tomaten (Paradeisäpfel) sind erlaubt, doch müssen sie geschält werden, da ihre Haut unverdaulich ist. Leichte Speisen von Mehl, die jedoch kein Fett enthalten dürfen, wie etwa Bandnudeln, Nockerln, Spätzle oder Knödel, sind in mäßigen Mengen erlaubt. Mürbe Salate, die mit Zitrone angerichtet sind, können gegessen werden.

Vom Obst ist eigentlich nur der süße Apfel erlaubt, und der am besten im geriebenen Zustand. Desgleichen kann man Apfelmus essen. Man kocht den ganzen Apfel mit Schale und Gehäuse und passiert ihn durch. Ein Heilnahrungsmittel ist der schwarze Rettich, besonders aber sein Saft. Man reibt einen Rettich, salzt ihn ganz wenig und läßt ihn dann zehn Minuten ziehen. Man kann nun den ganzen Rettich essen oder nur den ausgedrückten Saft trinken. Rettichsaft hat eine ausgesprochene kanalisierende Wirkung auf Leber und Galle und kann unbeschadet lange genommen werden. Mit Zwiebel hingegen, insbesondere aber mit roher Zwiebel, sei man vorsichtig, hingegen kann Knoblauch verwendet werden.

Wichtig ist, daß alle Speisen gut gargekocht sind. Das schwierigste Problem ist in der Hast der heutigen Zeit das „langsame" Garkochen. Aber es ist wichtig und notwendig. Das Schnellkochen auf der zu heißen Gasflamme oder auf der Elektroplatte ist nicht zuträglich und mit ein Grund der ungeheuren Zunahme aller Stoffwechselerkrankungen.

Ebenso ist notwendig, daß nur frischgekochte Speisen gegessen werden. Sogenanntes „aufgewärmtes Essen“ ist schädlich.

Wer nun mit eiserner Konsequenz diese vorgeschriebene Diät einhält, der wird zunächst erreichen, daß sich keine weiteren Gallensteine mehr bilden. Und damit ist schon viel gewonnen.

Es sei auch erwähnt, daß die hier genannte Diät auch bei allen Formen der „harnsauren Diathese“, also bei allen gichtischen und rheumatischen Erkrankungen, die geeignete ist.

Zu einer inneren Gallensteinkur sei folgendes empfohlen:

Morgens möglichst zeitlich und nüchtern nimmt man 20 bis 25 Tropfen des homöopathischen Heilmittels:

Podophyllum dil. D 2

Nach etwa einer Stunde nimmt man einen Achtelliter reines, bestes und kaltgepreßtes Olivenöl (z. B. Olio sasso).

Nach weiteren zwei Stunden nimmt man als Frühstück einen kräftigen Pfefferminztee. Hiezu kann man ungezuckerten Zwieback essen.

Tagsüber hält man genau die Diät ein und nimmt außerdem jeweils eine Stunde vor dem Essen von **Podophyllum dil. D 2** je 15 bis 20 Tropfen auf einen halben Kaffeelöffel Wasser.

Nach einer Woche des Einnehmens wird eine Woche ausgesetzt und dann im Wochenwechsel die Kur dreimal fortgesetzt.

Außer Podophyllum, das wohl das bewährteste Heilmittel ist, gibt es noch eine ganze Reihe hervorragender homöopathischer Heilmittel gegen Gallensteine.

Sie seien hier wohl genannt, aber die Wahl überläßt man nach den vorliegenden Krankheitssymptomen am besten dem Arzt.

So sind von den einheimischen Drogen **Chelidonium (Schöllkraut), Berberis vulgaris (Berberitzenwurzelrinde), Carduus marianus (Mariendistel)** besonders bewährt, von amerikanischen Heilmitteln: **Hydrastis canadensis (Kanadische Gelbwurz)** und **Dioscorea villosa (Yamswurzel). Besonders das letzte Mittel vermag in wunderbarster Weise die heftigsten Schmerzen bei einem Kolikanfall nicht nur zu lindern, sondern oft ganz zu beheben. Dioscorea** ersetzt in den meisten Fällen vollauf schwere schmerzstillende Mittel, die meist aus Morphium und Atropin bestehen und eben nur durch ihre betäubende Wirkung die Schmerzen beheben, ohne die eigentliche Heilung vorwärtszutreiben.

Im Anfall selbst seien dauernde heißfeuchte Kompressen mit einem Absud von kräftig eingekochtem **Zinnkrauttee** empfohlen, der gerade für diese Art Schmerzen ein Spezialmittel ist.

In seiner Lebensweise soll der Gallensteinkranke möglichst **fleißig Bewegung** machen. Sitzende Tätigkeit ist recht ungünstig, da sie venöse Blutstauungen hervorrufen kann, die wiederum fördernd für die Gallensteinbildung sind. Der Stoffwechsel muß rege sein, für reichlichen, unbeschwerten und täglichen Stuhlgang muß man sorgen. Herzkranke müssen alles vermeiden, was die Zirkulation beeinträchtigen kann, so z. B. das Rauchen. Rheumatiker müssen sich insbesondere vor Erkältungen hüten.

Das **seelische Leben muß ausgeglichen** sein. Gallensteinkranke neigen leicht zu Erregungen, aber gerade diese müssen vermieden werden. Das alte Sprichwort „Es geht einem die Galle über" hat schon was für sich, und da gilt es eben, sich willensmäßig und geistig zu beherrschen und die vielen kleinen Dinge des Alltages nicht so wichtig zu nehmen. Es geht ja doch alles wieder vorüber, und was uns eben als so sehr erregungswürdig erschien, ist vielleicht schon am nächsten Tag eine Kleinigkeit, an die zu denken nicht mehr wert ist. Hier, wie immer im Leben, hilft uns innerer Frohsinn über manche schwere Klippe hinweg.

Nierensteine

(Siehe I. Anhang, Rezeptbuch Seite 376/377.)

Bei vielen Untersuchungen des Harnsedimentes finden sich **vermehrte Urat-, Phospat- oder Oxalatkristalle,** die dann darauf hinweisen, daß der Ausscheidungsprozeß der Nieren nicht mehr in Ordnung ist. Das heißt nichts anderes, als daß die Lebenskraft in der Niere nicht mehr stark genug ist, die im Harn gelösten Salze in Lösung zu halten. Der Harn ist eine sogenannte **übersättigte Lösung,** es sind in ihm mehr Salze gelöst, als dies in einer Lösung außerhalb des menschlichen Körpers möglich wäre. Deshalb kann es auch vorkommen, vor allem wenn der Harn abgekühlt wird, daß ein rötliches, dem Ziegelmehl ähnliches Sediment ausfällt. Das deshalb, weil außerhalb des menschlichen Leibes die Wirkung der Lebenskraft aufhört. Dieses Ziegelmehlsediment ist harmlos.

Ist aber die Lebenskraft im Nieren- und Harnwegssystem zu schwach, dann kommt es schon im Körper zum Ausfall von Urat-, Phosphat- oder Oxalatkristallen, die schließlich zur Steinbildung führen. Nun ist der weitere Vorgang ähnlich wie bei den Gallensteinen: Ein solches kristallzackiges Nierensteinchen will sich durch den engen **Harnleiter** hindurchzwängen, was zu heftigen Entzündungen und zu außerordentlich großen Schmerzen führt. In manchen Fällen kann sich das Steinchen im Harnleiter einzwängen, wodurch eine gefährliche Situation entsteht, die meist nur durch einen chirurgischen Eingriff gemeistert werden kann.

Die Diät wird im allgemeinen jener bei Gallensteinen entsprechen, jedoch ist **noch mehr Vorsicht** geboten. Dies insbesondere bei Pflanzenkost, welche Oxalsäure enthält, wie Zwiebeln, frischer Spinat, Tomaten, Ribisel und Rhabarber. Auch hier wird man alle Wurzelgemüse bevorzugen, vor allem aber **Petersilie** und **Sellerie.** Ein ausgezeichnetes Heilmittel ist das Kauen von **frischem Petersilienkraut,** was man im Laufe des Vormittags tun soll. Ich habe bei Einhalten der richtigen Diät allein schon vollständige Heilung gesehen. Besonders das Petersilienkraut hat eine große säfte- und blutreinigende Wirkung. Auch der Saft vom schwarzen Rettich ist nützlich, aber Petersilie ist entschieden besser.

Ein anderes großes diätetisches Heilmittel ist die **Milch,** sowohl rohe Vollmilch wie auch saure und Buttermilch. Bei der rohen Vollmilch muß man natürlich sicher sein, daß sie von einem einwandfrei gesunden Tier stammt.

Als Getränk sei in erster Linie der Tee von **Hagebutten** empfohlen. Er ist ein Spezifikum gegen Nierensand und schmeckt außerdem sehr gut. Man legt zerdrückte Hagebutten am Abend in kochendes Wasser ein, läßt sie über Nacht ziehen und kocht den Tee am Morgen nochmals auf. Man nimmt ihn als Frühstück und auch als Getränk während des Tages.

Empfohlen sei auch der Tee von **Bärentraubenblättern, Preiselbeerblättern, Brennessel** und **Zinnkraut.**

Es gibt auch viele Heilquellen gegen Nierengrieß und Nierensteine, wie Wildungen, Wiesbaden, Karlsbad und neuerdings Radkersburg in der Steiermark (Long Life) oder Bad Aussee.

In der Behandlung der Nierensteine ergibt sich die Möglichkeit, **„Gleiches mit Gleichem“** zu behandeln. Weiter vorne wurde von einem württembergischen Praktiker erzählt, der die Nierensteine besonders zubereitete und sie dann den Nierensteinkranken einnehmen ließ. Diese Methode ist so wirksam, daß man auch heute noch so ein homöopathisches Nierensteinpräparat in der 15. Potenz über längere Zeit einnehmen lassen sollte. Die Firmen Dr. Schwabe oder Weleda führen solche Einzelanfertigungen durch.

Neben diesem **Nierensteinmedikament in der 15. Potenz** muß noch **Renodoron** (Lapis Cancri-Flintstein D 15), 3mal 1 Messerspitze, zusammen mit **Rubia tinctorum D 3** und **Berberis D 3,** 3mal je 10 Tropfen täglich, eingenommen werden.

Weitere homöopathische Mittel sind:
Sarsaparilla (Smilax medica, eine amerikanische Droge),
Helleborus niger (Schwarze Nieswurz),
Solidago virgaurea (Guldrute).

Man nimmt von der Urtinktur oder von der 1. Dezimalpotenz (D 1) 3–4mal täglich 10–15 Tropfen.

Alle diese Mittel regen die Nierentätigkeit stark an und veranlassen die Ausscheidung der Konkremente. Eine Auflösung der einmal gebildeten Konkremente, wie vielfach angenommen wird, ist nicht möglich. Man muß nur trachten, Sand, Grieß und kleine Steinchen auf gutem Weg aus den Nieren hinauszubekommen und muß in diätetischer Hinsicht alles meiden, was eine weitere Konkrementbildung fördert.

Da es sich in den meisten Fällen nur um Sand, Grieß und kleine Steinchen handelt, die noch ohne Gefahr die Harnleiter passieren können, wird man bci „rechtzeitiger" Behandlung mit den inneren Mitteln eine Heilung erreichen können.

Durch die sehr verfeinerte Röntgendiagnose kann man oft größere Steinchen und ihren Sitz nachweisen. Ob diese dann operativ entfernt werden sollen, richtet sich ganz nach den Symptomen. Denn es gibt viele Nierensteine, die sich ohne irgendwelche Beschwerden in der Niere befinden. Da ist es wohl im allgemeinen ratsam, sie in Ruhe zu lassen, denn zum operativen Eingriff ist noch immer Zeit, wenn die Steine rebellisch werden.

Das gleiche gilt auch von den **Blasensteinen,** die selten primär auftreten, sondern meist eine Folge der nicht zeitgerechten Behandlung der Nierenversandung sind.

Doch ist die Operation der Blasensteine wesentlich einfacher und ungefährlicher. Wir wissen, daß in den Anfangszeiten der Chirurgie, das sie noch ein gering geachteter Zweig der Heilkunde war, die **„Blasenschneider"** von Ort zu Ort zogen, um die Kranken auf operativem Weg von ihren Blasensteinen zu befreien. Das ging damals noch sehr primitiv einher, ohne Narkose und Vorsichtsmaßregeln. Man gab höchstens ein betäubendes Getränk, meist von Schierling, Tollkirsche oder Bilsenkraut, und im übrigen mußte der Kranke die Schmerzen aushalten, so gut es eben ging. Es lebte ja damals ein noch etwas nervenstärkeres Geschlecht als heute. Heute gibt es in Kliniken moderne Steinzertrümmerungsmethoden, die sogar schon gänzlich schmerzlos gehandhabt werden.

Wenn es zu der sehr gefürchteten Nierensteinkolik kommt, dann haben wir auch hier in der homöopathischen Arznei:

Dioscorea dil. D 1,
das große schmerzstillende Präparat, durch das es oft gelingt, ohne Morphiumspritze auszukommen. Man nimmt dann in Abständen bis zu zehn Minuten 10–15 Tropfen. Gleichzeitig macht man auch heißfeuchte Kompressen mit **Zinnkrauttee,** die man immer wieder erneuert oder mit einem elektrischen Heizkissen (das aber nicht feucht werden darf) auf möglichst hoher Temperatur erhält. Man staunt oft, welch große Wärme bei Nierensteinkolik von den Patienten vertragen wird. Sie ist oft so hoch, daß es zu Verbrennungen der Haut kommen kann, weshalb man bei der Pflege solcher Kranker immer prüfen soll, ob die Temperatur der Kompresse nicht zu hoch ist.

Nierensteinkolik kann mit vielen anderen Schmerzen des Unterleibes verwechselt werden, und so seien noch einige kennzeichnende Symptome genannt: Vor allem ist es bezeichnend, daß der aufwühlende Schmerz von der Lendengegend in die Bauchhöhle, und zwar in der Richtung der Blase, vordringt. Meistens ist gleichzeitig Harnsperre vorhanden. Auch Übelkeit und Erbrechen stellen sich häufig ein. Bei längerer Dauer des Schmerzes verfällt der Patient schnell, und es kann zu ausgesprochen kollapsähnlichen Erscheinungen kommen.

Daß im Falle solcher Schmerzanfälle sofort der nächste Arzt gerufen werden muß, ist selbstverständlich. Denn immer besteht bei heftigen Nierensteinkoliken „Lebensgefahr“! Dies auch schon deshalb, weil es viele Komplikationsmöglichkeiten gibt, denen allein der Arzt richtig entgegenzuwirken vermag.

Bis zu seinem Erscheinen gibt man fleißig **Dioscorea** und heißfeuchte Zinnkrautwickel.

10. Anämie

(Siehe auch I. Anhang, Rezeptbuch Seite 306/307.)

Bei der **Anämie** ist es nun leider so, daß sie nur in den seltensten Fällen ganz überwunden wird. Meist ist sie eine konsequente Begleiterin durch das ganze Leben, und nur ihre jeweiligen Erscheinungsformen können von Fall zu Fall gebessert werden. Leichte Anämie führt wohl leicht zu Ermüdungszuständen und vorübergehenden Schwächen, ist aber ansonsten nicht lebensgefährlich. Schwere Formen jedoch bedingen sorgfältige Behandlung. Anämien der Kinder wirken sich nur in seltenen Fällen gefährlich aus.

Anämie wird mit **Blutarmut** übersetzt. Ganz richtig ist diese Bezeichnung nicht. Denn der Kranke ist nicht arm an der Blutmenge, sondern arm an roten Blutkörperchen. Auch der Blutfarbstoff ist verringert. Dies läßt sich heute alles leicht durch eine einfache Blutuntersuchung genau ermitteln und auch ständig kontrollieren. Zur Untersuchung genügen wenige Tropfen Blut, die aus der Fingerspitze oder aus dem Ohrläppchen entnommen werden.

Gefährlicher wird oft die Anämie in den späteren Lebensjahren, so besonders bei Mädchen zur Zeit der geschlechtlichen Reife, der Pubertät. Aber auch späterhin leiden öfter Frauen an Anämie als Männer, und sie ist auch bei Frauen infolge der monatlichen Blutungen, die dann meist besonders stark auftreten, wesentlich schwerer heilbar. Die schwerste Form der Anämie ist die sogenannte perniziöse Anämie, die fortschreitende Blutarmut.

Alle diese Anämien, die Bleichsucht der jungen Mädchen, die fortschreitende Anämie, bedürfen einer sehr sorgfältigen und eingehenden Behandlung.

Auch hier gilt es als allererstes, eine **richtige Kost** zu verabreichen: Vor allem muß sie **vitamin- und mineralsalzreich** sein, mit reichlichem pflanzlichem Eiweiß und Fett. Jedoch ist von den tierischen Nahrungsmitteln absolut reine rohe **Vollmilch ein Hauptheilmittel.** Dazu **viel Rohkost,** aber auch Nüsse, Mandeln und Südfrüchte wegen ihres hohen Eiweiß- und Fettgehaltes. Fleisch ist ganz nebensächlich.

Neben der richtigen Kost verabsäume man nicht **Freiluftbäder** und nach Einholung einer ärztlichen Genehmigung auch **Sonnenbäder.** Ebenso sind **Bestrahlungen mit künstlicher Höhensonne** unter ärztlicher Aufsicht angezeigt. Ohne ärztlichen Rat soll man all diese Heilanwendungen nicht durchführen. **Luftveränderung,** besonders in **Mittelgebirgslage** oder **am Meer,** bringt oft schnelle Heilung.

Die Homöopathie verfügt über eine große Reihe bewährter Heilmittel.

An der Spitze stehen die **Eisen-, Arsen-, Kalk-, Jod- und Phosphorpräparate.** Auch die Schulmedizin verabfolgt Heilmittel aus dieser Reihe, aber wir Homöopathen sind der Ansicht, daß dies in viel zu starken und schweren Dosen geschieht, die der ohnehin schon geschwächte Organismus gar nicht verarbeiten kann.

Die Erfahrung hat sicher gelehrt, daß die wesentlich verfeinerten und verdünnten homöopathischen Arzneien entschieden tiefer und nachhaltiger wirken und dazu den Vorteil haben, unter keinen Umständen zu schaden.

Bei einer Blutarmut mit Eisenmangel, wie sie ja oft vorkommt, gibt man **Ferrum ustum comp.** 3mal täglich 1 Messerspitze vor dem Essen.

Calcarea carbonica trit. D 3 haben wir bereits kennengelernt. Man gibt es bei der „blassen“ Anämie, bei welcher die Kranken aufgedunsen, dick und schwammig sind.

Hingegen wird **Ferrum trit. D 4** bei der sogenannten hektischen oder floriden Anämie mit Vorteil gegeben. Die Patienten sind mager, hoch aufgeschossen und haben, wie man es im Volksmund nennt, „Kirschhofröserln“ auf den Wangen.

Bei diesen Patienten wird man auch noch an **Phosphorus dil. D 6** denken, wenn sich die Lunge als angegriffen erweist, während man **Arsenic. jodatum trit. D 4** bei ausgesprochen Tuberkulösen verabreicht.

In **Pulsatilla dil. D 3** haben wir ein pflanzliches Heilmittel bei Anämien junger Mädchen.

Zusätzlich muß man jungen Mädchen – aber nicht nur diesen, sondern für alle anämischen Kinder und Jugendliche stellen nachfolgende homöopathischen Eisenmittel eine wirksame Hilfe dar – **Urtica dioica Ferro culta D 2 dil.**, 3mal 7–10 Tropfen (vegetabilisiertes Eisen), oder eine mineralische Komposition nach Urtica dioica: **Solutio Ferri comp. D 4–6,** ebenfalls 3mal täglich 7–10 Tropfen geben. Noch stärker wirkt ein homöopathisches Präparat aus einem oberitalienischen Heilquellenwasser, das Eisen, Kupfer und Arsen enthält: **Levico D 3,** Dosierung wie oben.

Anämodoron erleichtert die Verwertung des Eisens.

Bei einer **perniziösen Anämie** sollen **Chalkosin D 3–6** (Kupferglanz) oder **Olivenit D 4–6** (Cuprum arsenicosum nat.) gegeben und die Leber- und Milzgegend mit einer Kupfersalbe zart einmassiert werden.

Als tonisierende und appetitanregende Mittel seien genannt: **China-Eisenwein, eisenzucker-** oder **eisenapfelhaltige Tonika.**

Anämische sollen unter dauernder Kontrolle ihres Hausarztes stehen, denn sie sind allzuleicht für die verschiedensten Krankheiten anfällig.

Alle Überanstrengungen, Erregungen und Erschütterungen sind zu vermeiden. Anämische Frauen sind sehr feinfühlend und sehr empfindlich. Oft sind sie überempfindlich wie die Schilddrüsenkranken, und da muß eben die Umgebung etwas Nachsicht haben und vorsichtig sein. Das Leben anämischer Frauen soll ruhig dahinfließen. Freilich ist diese Erfüllung in der heutigen Zeit etwas schwierig.

Sitzende Lebensweise ist für Anämische nachteilig. Sie brauchen viel frische Luft und leichte Bewegung.

Ausreichender Schlaf ist für Anämische eine Lebensforderung, die sie unbedingt einhalten müssen. Ebenso sollen sie es möglich machen, nach dem Essen eine Stunde zu ruhen.

Während der monatlichen Regelzeit bleiben anämische Frauen am besten ein paar Tage liegen, um jede überflüssige Blutung zu vermeiden. Unterleibskatarrhe und Weißfluß, die bei Anämischen fast immer wieder auftreten, müssen sorgfältig behandelt werden. Eines der besten inneren Mittel hiefür ist der Tee der **weißen Blüten der Taubnessel.**

Alle sonstigen auftretenden Erkrankungen, akute wie chronische, müssen bei Anämischen mit besonderer Sorgfalt behandelt werden, denn jedes zusätzliche Leiden ist imstande, die vorhandene Blutarmut zu verschlimmern.

11. Die Zuckerkrankheit (oder Zuckerharnruhr), Diabetes

(Siehe auch I. Anhang, Rezeptbuch Seite 402/403.)
ist ein Leiden, bei dem der Körper nicht in der Lage ist, den Zucker richtig zu verwerten und in seinen Körperdepots zu speichern. Sie ist eine typische **Konstitutionskrankheit,** denn sie entsteht nur dann, wenn die entsprechende Anlage hiezu vorhanden ist. Diese Anlage kann erworben oder auch vererbt sein.

Der Zuckerkrankheit liegt ein zu schwaches Eingreifen des „Ich“ im Bereich der **Bauchspeicheldrüse** vor. Deswegen wird zuwenig Hormon (**Insulin**) in dieser Drüse mit innerer Sekretion gebildet, und der Körper kann den Zucker nicht richtig ergreifen und verwerten. Der nicht ergriffene Zucker wird im Harn, sozusagen als Fremdkörper, wieder ausgeschieden. In schweren Fällen hat der Harn einen sonderbar scharfen Geruch, der von ausgeschiedenem Azeton stammt. Dies ist ein Zeichen, daß durch die Störung des Zuckerstoffwechsels auch der Fettstoffwechsel in Mitleidenschaft gezogen wurde.

Die ersten Zeichen der Zuckerkrankheit sind unbegründete Müdigkeiten, besonders der Beine, die sich bis zu Schmerzen in den Muskeln steigern können. Dazu gesellt sich Arbeitsunlust und Neigung zu Erregungen, ja Zornausbrüchen. Dabei können dauernde Kopfschmerzen auftreten sowie Schlaflosigkeit und Schwindel. Bald bekommt man auch einen pappigen, schlechten Geschmack, die Zunge wird trocken und rissig, und Magen-Darm-Störungen setzen ein. Auf der Haut entsteht oft ein unstillbares Jucken, das wieder zum Kratzen Veranlassung gibt, wobei durch Verunreinigung der Haut Furunkeln auftreten, die sehr schlecht heilbar sind.

Wenn nun die obengenannten Symptome auftreten, dann ist es gut, jedenfalls von Zeit zu Zeit den Harn untersuchen zu lassen, insbesondere aber dann, wenn die Befürchtung einer erblichen Veranlagung vorliegt. Durch die Harnuntersuchung, der auch die Blutuntersuchung folgen soll, ist die Zuckerkrankheit leicht und einfach feststellbar und immer kontrollierbar. Diese dauernde Kontrolle auf den Zuckergehalt des Harns ist sehr wichtig, da man dadurch über den Verlauf des Leidens orientiert ist, wonach sich wiederum Diät und Behandlung zu richten haben.

Auftreten kann die Zuckerkrankheit in jedem Lebensalter. Auch Kinder können sie bekommen. Aber **je früher** man sie bekommt, **um so gefährlicher** ist sie. Im allgemeinen aber beginnt sie erst nach dem 40. bis 50. Lebensjahr, ja den größten Prozentsatz stellt überhaupt das Lebensalter von 60 bis 70 Jahren (**Altersdiabetes**).

Sofort, wenn die Diagnose Zuckerkrankheit gestellt ist, müssen in allererster Linie die Lebensweise und Diät geregelt werden.

Es ist wichtig, daß der **Zuckerkranke** einer **leichten,** also keiner anstrengenden, **körperlichen** Tätigkeit nachgeht. Sitzende Lebensweise ist jedenfalls schädlich. So gut es gehen mag – es ist dies heutzutage nicht leicht –, hüte sich der Zuckerkranke vor allen Aufregungen, und seine Angehörigen oder Angestellten sind verpflichtet, ihn davor zu bewahren. Das Leben verlaufe so harmonisch wie möglich, und da ist wohl das liebevolle Eindringen in die Schönheiten der Natur der beste Weg. Je tiefer sich der Kranke mit dem Wesen der Schöpfung verbunden fühlt und ihren Geheimnissen in Feld, Wald, Flur und Gärten nachspürt, um so mehr wird er in den Sinn alles Seins eindringen und **innere Befriedigung seines Lebens** empfinden. Er habe auch vor seiner Krankheit **keine Angst,** denn es sind ihm ja genügend Hilfsmittel gegeben, das Leben bis zur **Grenze der Möglichkeit** zu verlängern, ohne von allzu vielen Beschwerden geplagt zu sein. Wer richtig lebt und sich richtig zum Dasein einstellt, für den ist die Zuckerkrankheit von den großen Konstitutionsleiden, ich möchte sagen, das „friedlichste". Denn sie ist im allgemeinen schmerzfrei, sie läßt einem zu leichten Arbeiten genug Kraft, sie zerstört nicht die Vernunft und das Denken, hinter ihr lauert nicht das Gespenst einer lebensgefährlichen Operation, ja sie kann – schwere Fälle selbstverständlich ausgenommen – geradezu eine „beschauliche" Krankheit sein, so recht das Leiden der Pensionisten und alten Herren, die allemal noch etwas Nützliches auf dieser Welt schaffen wollen.

Die diätetischen Vorschriften stehen auf dem einfachen Nenner, daß die **Kohlehydrate-Kost auf ein erträgliches Mindestmaß** herabzusetzen ist. Das sind also alle Speisen von Mehl, Hülsenfrüchten und Zucker in jeder Form. Aber man übertreibe dies nicht, denn ohne Kohlehydrate kann der Mensch nicht leben. Man vermeide auch alkoholische Getränke, besonders süße Weine und Schnäpse. Ab und zu ein Gläschen Bier wird nicht schaden. Schädlich ist das Rauchen. Vermeiden soll man auch zuckerreiche Gemüse und Obstarten, wie Rüben, Kohlarten und Zuckererbsen sowie Trauben, Kirschen, süße Pflaumen und süß eingemachtes Obst. Wegen der Kartoffeln sind die Meinungen geteilt. Wenig Bratkartoffeln werden nicht schaden.

Das große diätetische Heilmittel ist die **Buttermilch.** Aber sie muß, das sei immer wieder betont, ganz frisch sein. Von den Gemüsen halte man sich fleißig an Sauerkraut, Spinat, Brunnenkresse, Sauerampfer, Tomaten, Rettiche, Sellerie und Petersilie. Von den Fetten, die man reichlich nehmen darf, verwende man Butter und Öle. Fleisch ist in jeder Form, besonders aber gebraten, erlaubt. Eier können in der verschiedensten Weise bereitet werden. Käse ist erlaubt, ebenso saures Obst, auch Nüsse und Mandeln. Nicht aber süße Südfrüchte, wie Datteln oder Sultaninen. Bei allen Speisen soll bei der Zubereitung möglichst kein Mehl verwendet werden, daher auch keine Einbrenn. Die Gemüse sind nur zu dünsten. Richtig bereitet, schmecken sie gedünstet viel besser. Ob man Haferflocken, Reis oder Gerste essen darf, richtet sich nach dem Grad der Zuckerausscheidung im Harn. Solange diese über 2% nicht hinausgeht, sind sie erlaubt.

Also man sieht, es hat der Zuckerkranke schon noch einiges zu essen, und es liegt gar kein Grund zum Verzweifeln vor.

Aber es ist dauernde Kontrolle über die Zuckerausscheidung notwendig, und nach dem jeweiligen Prozentsatz richtet sich die Einteilung der Diät. Hiebei wird man des ärztlichen Ratschlages nicht entbehren können. Ob erhöhte Zuckerwerte vorliegen, kann man selbst mit den Zuckerteststreifen feststellen.

Als Heilmittel steht bei der häufigsten Form, dem ausgesprochenen Pankreasdiabetes, das **Insulin** an der Spitze. Verabreicht wird es in Form von Injektionen, die sich heute vielfach der Patient selbst gibt. Daß dies aber unter ärztlicher Aufsicht geschehen muß und daß der Arzt die jeweilige Dosis zu bestimmen hat, ist selbstverständlich.

Nebenbei sei erwähnt, daß die Wissenschaftler energisch an einem Insulin arbeiten, das man schlucken kann. Der Stand der Dinge ist so weit gediehen, daß man mit Recht annehmen kann, in Kürze wird es eine Kapsel Insulin geben, die man schlucken kann.

Ist der Verdacht oder die Diagnose Diabetes gestellt, vor allem bei Kindern, soll man, wenn die Zuckerwerte im Harn und Blut nicht allzu hoch sind, zunächst mit einer kohlehydratarmen Diät und mit einer homöopathischen Behandlung versuchen, das „Ich" am Pankreas (Bauchspeicheldrüse) mehr zu engagieren.

Dies trifft für die **Rosmarinpflanze** zu, und man verwendet sie als Badezusatz (bekanntlich resorbiert die Haut sehr viel) oder aber auch die ätherischen Öle von Rosmarin als Öl-Dispersionsbad. Gleichzeitig wendet man **Rosmarin Dilutio D 6** oder **Injektionen D 4** an.

Zweitens gibt man **Ferrum siderium dil. D 10** (3mal täglich 6–10 Tropfen).

Und drittens nimmt man ein Organpräparat der Bauchspeicheldrüse, **Pankreas trit. D 1,** 3mal 1 Messerspitze vor dem Essen.

Andere Homöopathika sind:

Kreosot dil. D 4, von dem man vor jeder Mahlzeit 5–15 Tropfen nimmt. Und zwar beginnt man mit 5 Tropfen, nimmt jeden Tag um 1 Tropfen jeweils mehr, bis man 15 erreicht hat, und geht dann wieder jeden Tag um jeweils 1 Tropfen zurück, bis man die Anfangsdosis wieder erreicht hat, und beginnt wieder zu steigern.

Die Symptome für Kreosot sind: große Müdigkeit bis zu Schmerzen in den Beinen, Magen-Darm-Beschwerden und Nervenschmerzen.

Ein weiteres wichtiges Heilmittel ist:

Arsenicum album dil. D 4 (3mal täglich 10 Tropfen), bei dem wir starken, unlöschbaren Durst bei gleichzeitiger Abmagerung antreffen.

Besonders nervenschwachen Kranken gibt man:

Acidum phosphoricum dil. D 2 (3mal täglich 10 Tropfen), das in erster Linie das Heilmittel für geistige Arbeiter ist.

Von den pflanzlichen Heilmitteln hat sich die Droge

Syzygium Jambolanum dil. D 1 einen ausgezeichneten Namen gemacht. Man nimmt 4mal täglich 15 Tropfen.

Von den heimischen Pflanzen sei besonders an Löwenzahn, **Taraxacum dil. D 1** (4mal täglich 15 Tropfen), gedacht, das man bei übermäßigem Harnabgang verabreicht und auch dann, wenn die Leberfunktion nicht in Ordnung ist.

In diesem Falle ist auch an **Chelidonium** und **Podophyllum** zu denken.

Gelingt eine wesentliche Besserung der Krankheit nicht, vor allem mit den erstgenannten Mitteln (**Rosmarin, Phosphor oder Ferrum sid., Pankreas**), dann muß mit der Einstellung mit dem Hormon der Bauchspeicheldrüse, **Insulin,** begonnen werden. Die Einstellung erfolgt zweckmäßig auf einer Klinik und muß ständig überwacht werden.

Neuerdings kann auch mit bestimmten, von den Sulfonamiden abgeleiteten Tabletten besonders die Alterszuckerkrankheit günstig beeinflußt werden. Doch ist es auch hier dem Arzt überlassen, zu entscheiden, ob dem Diabetiker die Insulinspritze erspart bleiben kann!

Nebenerkrankungen der Zuckerharnruhr müssen zweckentsprechend behandelt werden. Sie sind meist schwerwiegender Natur und gehören unter ärztliche Kontrolle. Hiezu gehören die **Furunkulosis, Altersbrand, Herzfehler** und **Störungen der Gefäßnerven, Neuralgien, Gelenksentzündungen,** oft auch **Lungenleiden** und sogar **Tuberkulose, Aderverkalkungen, Nierenentzündungen, Leberleiden, Impotenz und Augenerkrankungen.**

Eine ganz schöne Reihe, die sich aber nur dann entwickeln wird, wenn der Kranke nicht auf sich achtgibt, seine Diät nicht einhält und das Einnehmen der Arzneien vernachlässigt. Wer hübsch vorsichtig ist, dem werden diese schweren Komplikationen erspart bleiben, und es wird ebenso ein hohes Lebensalter erreicht werden, als ob keine Zuckerkrankheit besteht.

I. Anhang

EIN PRAKTISCHES REZEPTBUCH
zur naturheilkundlichen Selbstbehandlung
vieler Leiden
durch

HOMÖOPATHIE - HEILKRÄUTER - DIÄTETIK

Vorwort

Dieses Rezeptbuch ist das Ergebnis einer **dreißigjährigen Erfahrung** des verstorbenen B. Withalm. Die vorausschauenden Grundzüge der Homöopathie, der Heilkräuteranwendungen und Naturregeln gelten nun schon einige Jahrzehnte in gleicher Weise.

Die ärztliche und pharmazeutische Überarbeitung der späteren Neuauflagen behielt den geistigen und materiellen Wert dieser praktischen Rezepturangaben und der sonstigen Anweisungen, Ergänzungen ergaben sich nur durch wenige neue und bewährte Arzneimittelangaben und die Aufnahme von einigen neuen Indikationen.

Dieses Rezeptbuch war immer so gedacht und soll es auch in Hinkunft bleiben, daß es nicht wie ein Kochbuch gehandhabt werden soll, aus dem man für jedermann eine passende Heilanleitung zu finden glaubt. Der verantwortungsbewußte Patient wird genau abwägen, was und wie lange er sich selbst behandeln kann. Um einem gesundheitlichen Schaden vorzubeugen, soll lieber einmal zu früh als zu spät der Arzt aufgesucht werden!

In diesem Sinne soll auch nie versäumt werden, die behördlich empfohlenen Vorsorgeuntersuchungen zu befolgen, und zwar **„vom Baby bis zu Großeltern"!** In diesem Buche werden einfache homöopathische Einzelmittel und auch Kombinationspräparate angegeben, die sich in der Praxis besonders bewährt haben. Diese Arzneimittel werden von verschiedenen, im In- und Ausland anerkannten Firmen hergestellt und – um nur einige zu nennen –: Apomedica, Cosmochema, DHU-Dr. Schwabe, Doskar, Heel, Isowerk, Madaus, Müller-Goeppingen, Pascoe, Pekana, Dr. Reckeweg, Revitorgan, Rihom, Roedler, Similisan, Steigerwald, Staufen-Pharma, Strath-Spagyra, Truw, Wala und Weleda.

In der Praxis haben sich neben den Einzelpräparaten von Aconitum bis Zincum einige kombinierte Komplexmittel, also aus Einzelpräparaten zusammengesetzte Homöopathika, so gut bewährt, daß man sie nicht missen möchte. Aber auch hier gilt der Grundsatz: **„Nur möglichst wenige und nur sich unterstützende Stoffe kombinieren".**

Die in den vorangehenden und in dem nun folgenden Abschnitt erwähnten Kombinationspräparate werden im Anhang 2, Abschnitt III, Seite 406 bis 409, alphabetisch angeführt sowie ihre Zusammensetzung und die Herstellerfirma. Ferner werden erfolgreiche Heilkräuter angeführt, die in der Apotheke oder Drogerie erhältlich sind.

In der letzten Kolonne gibt es noch einige Tips für die richtige Ernährung sowie fallweise die passenden Verhaltensweisen.

In einem Rezeptbuch für den interessierten Laien können natürlich nicht alle homöopathischen Arzneien und Kräuter genannt werden, die auch noch zu einem Heilerfolg führen können. Dies wäre nur verwirrend. Die hier genannten Heilmittel sind die gebräuchlichsten, und in vielen Fällen wird man mit ihnen das Auslangen finden und, wo nicht Heilung möglich ist, doch eine Besserung erreichen.

Die Voraussetzung jeder erfolgreichen Behandlung ist der richtige Krankheitsbefund. Nur wenn man seine Krankheit erkennt, kann man die ihr entsprechenden Heilmittel wählen.

Die Handhabung dieses Rezeptbuches ist praktisch und einfach:

Zu jeder Krankheit gehören drei Abschnitte:

1. Die homöopathische Arznei
2. Die Heilkräuter und
3. Die Anweisungen für Diätetik und sonstige Naturheilanwendungen.

Auf ein Blatt Papier schreibt man die homöopathische Arznei und/oder die Heilkräuter, besorgt sich die Heilmittel in der Apotheke, und zwar je nach der angegebenen Einnahmehäufigkeit, in den angebotenen Abfüllmengen zu 10, 20, 30 oder 50 Gramm aufwärts. Von den Heilkräutern bzw. Teemischungen werden wir auch nur bis 100 Gramm beziehen und bei weiterem Bedarf lieber etwas nachbesorgen.

Dann noch ein guter Rat: Beschriften Sie die Arzneien bzw. die Kräuter, wofür sie angeschafft wurden! Im Bedarfsfall und für die weitere Erste Hilfe kann immer auf das passende Mittel zurückgegriffen werden!

Im nun folgenden Rezeptteil sind die Erkrankungen alphabetisch angegeben. Wenn auch von schweren Indikationen die Rede ist, so muß auf jeden Fall die ärztliche Obsorge befolgt werden. Mit den passenden homöopathischen Mitteln, allfälliger Kräuterteeanwendung oder Verhaltensweisen kann, darf und soll nur „Erste Hilfe“ geleistet werden, bis der Arzt die weiteren Anweisungen gibt.

Über die Einnahmeweise bei den homöopathischen Medikamenten wird jeweils, z. B., gesagt: **Gebrauch:** „3mal täglich 10–15 Tropfen“ oder: „40 Tropfen mit 1/8 Liter Wasser mischen, alle Stunden einen kleinen Schluck“ oder: „3mal täglich 1 kleine

Messerspitze“ usw. Dabei ist zu beachten, daß homöopathische Mittel **immer ca. 10–20 Min. vor einer Mahlzeit genommen werden müssen.**

Bei den **Kräutermischungen** steht z. B.: „1–2 Eßlöffel auf ¼ Liter Wasser zustellen, kochen und ziehen lassen, schluckweise tagsüber nehmen.“ Damit dann immer eine trinkwarme Teezubereitung zur Verfügung steht, ist es ratsam, ein Mehrfaches der angegebenen Kräuter- und Wassermenge zu nehmen und etwa eine Tagesmenge in einer mit heißem Wasser vorgewärmten Thermosflasche zuzubereiten.

Weiters:

Wenn bei den homöopathischen Arzneien steht: „. . . mal täglich 1 Gabe“, so wird darunter verstanden: **„1 Gabe = 5 Tropfen = 5 Kügelchen = 1 kleine Messerspitze voll“.**

In der homöopathischen Heilweise gilt immer:

1. Wirksam sind die angegebenen kleinen Mengen, ein Mehr hilft nicht besser.

2. Die Regelmäßigkeit der Einnahmen ist entscheidend für eine Heilung.

3. Die seelische Einstellung zum Krankheitsprozeß ist wesentlich für die Gesundheit! Das homöopathische Arzneimittel spricht die Krankheitsursache gesamtorganisch an, und der positive Wille einer Gesundung gehört zur Wirkung.

Davon spricht Berthold Withalm, seiner schon vor Jahrzehnten gültigen Meinung entsprechend, in vielen Abschnitten seines Buches. Heute sind seine Meinungen über Physiologie und Psychologie längst Grundbegriffe der modernen Medizin geworden, auch wenn sie der Homöotherapie nicht positiv gegenüberstehen sollte.

Krankheit	Homöopathische Arznei
Abmagerung	Abrotanum dil. D 2. Gebrauch: 4mal täglich 10 Tropfen.
Afterjucken	Mercurius viv. trit. D 4. Gebrauch: 4mal 1 Messerspitze voll.
Angina (Eitrige Mandelentzündung)	Hauptmittel und sehr bewährt: 1. **Erysideron 1 (Apis D 3/Belladonna D 3)** 1–2mal stündlich 5–10 Tropfen. Dazu 2. **Mercurius cyanatus dil. D 4,** 1–2mal stündlich 5–8 Tropfen, und dazu noch 3. **Hepar sulfuris trit. D 6,** 1–2mal stündlich 1 Messerspitze Bei septischer Angina: Lachesis dil. D 12. Gebrauch: 3–4mal täglich 10 Tropfen. Dazu im Wechsel: Echinacea Urtinktur. Gebrauch: 3–4mal täglich 15 Tropfen. Chronische Prozesse: Phytolocca dil. D 2. 4mal täglich 10 Tropfen.

Kräuterteemischung	Anweisungen
	Liegekuren in der frischen Luft, Grundursache feststellen.
	Äußerlich: Hamamelissalbe.
Ringelblume Holunderblüten Schlüsselblumenblüten Salbei Bockshornkleepulver Zu gleichen Teilen gemischt, 100,00 Gramm. Gebrauch: 1–2 Eßlöffel auf 1/4 Liter Wasser kalt zustellen, kochen und ziehen lassen, schluckweise möglichst warm tagsüber nehmen.	Jede Angina gründlich und sorgfältig ausheilen, sonst Folgeerkrankungen (Herzleiden, Gelenksentzündungen usw.) leicht möglich! Diät: Die ersten Tage am besten bei Frucht- und Zitronensaft fasten. Anschließend leichte, reizlose Kost. Anwendungen: Folgende Wikkeltechnik ist besonders bewährt: Heißer Breiwickel (am besten Leinsamen) um den Hals. Bei hohem Fieber gleichzeitig kalte Wickel um die Waden. Der Wadenwickel wird alle 10 Minuten gewechselt (4mal). Den Halswickel eine 1/2 Stunde lassen. Ärztliche Kontrolle dringend notwendig wegen Möglichkeit einer Diphtherieerkrankung. Gurgeln mit: Bolus Eucalypti comp. Gebrauch: 1 Kaffeelöffel auf 1 Glas Wasser, umrühren, 1mal stündlich gurgeln.

Krankheit	Homöopathische Arznei
Appetitlosigkeit	Abrotanum Urtinktur, 3mal 5–10 Tropfen vor dem Essen Enziantinktur Wermuttinktur Tausendgüldenkrauttinktur Zu gleichen Teilen gemischt, vor jeder Hauptmahlzeit 15 Tropfen. **Bio Strath Tropfen** (Hefepräparat) Gebrauch: 3mal 10–15 Tropfen vor dem Essen.
Asthma (bei Kindern spricht man von einer **Spastischen Bronchitis,** siehe dort)	Hauptmittel: Arsenicum album dil. D 6 bis D 30. Gebrauch: Täglich morgens nüchtern 10 Tropfen. Cuprum met. trit. D 3. Gebrauch: Abends 1 kleine Messerspitze voll. Zur Schleimlösung: Drosera dil. D 1 Sanguinaria dil. D 1 Dulcamara dil. D 1 Zu gleichen Teilen gemischt. Gebrauch: Stündlich 10–15 Tropfen auf möglichst warmes Wasser. Ständig zu nehmen: Antimon. tart. dil. D 3 Ars. album dil. D 3 Nux vom. dil. D 3 Zu gleichen Teilen gemischt. Gebrauch: 40 Tropfen auf 1/8 Liter Wasser, davon tagsüber schluckweise nehmen. Lösung täglich erneuern. Auch Lobelia dil. D 2, 4mal täglich 10 Tropfen bewährt. Ipecacuanha dil. D 2, 4mal täglich 10 Tropfen. Asthmakhell – Steigerwald Tropfen 3–4mal täglich 10 Tropfen, Säuglinge lt. Angabe dementsprechend weniger.

Kräuterteemischung	Anweisungen
Enzianwurzel Tausendguldenkraut Wermutkraut Zu gleichen Teilen gemischt, 100,00 Gramm. Gebrauch: 1–2 Eßlöffel mit 1/4 Liter siedendem Wasser übergießen, ziehen lassen, abgießen und 1/2 Stunde vor den Hauptmahlzeiten trinken.	Viele Vitamine, auch Lebertran und -Emulsionen wie Sanostol oder Pantovit.
Sonnentau Lungenkraut Salbei Fenchel Spitzwegerich Eibischblätter Huflattichblüten Schlüsselblumenblüten Johanniskraut Gartenraute Zu gleichen Teilen gemischt, 100,00 Gramm. Einen Löffel auf 1/4 Liter Wasser, aufkochen, ziehen lassen und schluckweise tagsüber trinken.	Diät: Sehr salzarme Kost, sehr wenig Flüssigkeit, keine blähenden Speisen. Keine Kartoffeln. Ansonsten gute, kräftige, möglichst trockene Kost. Mageres gebratenes Fleisch. Anwendungen: Brustwickel mit heißer Vollmilch sind sehr wirksam. Einreibungen der Brust und des Rückens mit Eukalyptus- oder Latschenöl. Bäder mit Latschenextrakt und Steinsalz. Räucherungen und Trockeninhalationen möglichst einschränken. Heilbäder: Gleichenberg, Ischl, Aussee. Reichenhall in Bayern. Adriatisches Meer.

Krankheit	Homöopathische Arznei
Augenbindehautentzündung	Einfache katarrhalische Bindehautentzündung: **Euphrasia D 3** Augentropfen. G e b r a u c h: Mehrmals täglich in die Augen eintropfen. Belladonna dil. D 4. G e b r a u c h: 40 Tropfen auf 1/8 Liter Wasser, schluckweise tagsüber nehmen. Eitrige Bindehautentzündung: **Echinacea/Quarz-Augentropfen.** G e b r a u c h: Nachdem die eitrigen Sekrete mit Augentrost- oder Kamillentee abgewaschen wurden, die Augentropfen mehrmals täglich in die Bindehaut eintropfen. Mercurius corrosivus dil. D 4. G e b r a u c h: 40 Tropfen auf 1/8 Liter Wasser, schluckweise tagsüber nehmen.
Basedow	Blonde: Cuprit D 3 trit. (später D 6 trit.) G e b r a u c h: 3mal 1 Messerspitze (erbsgroß) vor dem Essen. Schwarze: Chalkosin D 6 trit. G e b r a u c h: 3mal 1 erbsgroße Messerspitze vor dem Essen. Thyroidinum trit. D 6 bis D 30. G e b r a u c h: 2mal täglich 1 Messerspitze voll. Lycopus dil. D 1 oder auch D 2. G e b r a u c h: 3mal täglich 3mal 5–10 Tropfen oder auch D 2.
Beule	

Kräuterteemischung	Anweisungen
Augentrosttee, 50,00 Gramm. Gebrauch: 1 Eßlöffel auf 1/4 Liter Wasser kalt zusetzen, aufkochen und schluckweise tagsüber nehmen bzw. für Augenkompressen oder Spülungen verwenden.	Diät: Salzarme Kost, keine scharfen Gewürze, nicht rauchen. Behandlung: Augendampfbäder mit Augentrosttee. Feuchtwarme Kompressen mit Augentrosttee. Die Augen gegen Sonnen- und Lampenlicht durch dunkle Brille schützen.
	Arbeitsruhe, alle Anstrengungen sind zu vermeiden. Reichlich Schlaf, fleischarme Kost.
	Druckverband mit Arnikakompressen: 1 Eßlöffel Arnika-Tinktur auf 1 Glas kaltes Wasser, Kompresse eintauchen, auf die Beule und einen festen Verband darüber.

Krankheit	Homöopathische Arznei
Bettnässen	1. **Equisetum D 3** und 2. **Hypericum D 3** dil. Gebrauch: 3mal je 7–10 Tropfen mit etwas Wasser vor dem Essen. 3. **Ungt. Argenti met. praep. D 3** Gebrauch: Abends die Blasengegend einschmieren. Eventuell noch zusätzlich: Bei Knaben: Belladonna dil. D 4. Gebrauch: 40 Tropfen auf $^{1}/_{8}$ Liter Wasser, schluckweise tagsüber nehmen. Bei Mädchen: Pulsatilla dil. D 4. Gebrauch: Wie oben. Bei größeren Kindern: Helleborus dil. D 2. Gebrauch: 3mal täglich 10 Tropfen. Nervosität bei Schließmuskelschwäche: Phosphorus dil. D 6. Gebrauch: Morgens 5–10 Tropfen.
Blasenkatarrh	**Lachesis D 12 dil.** Gebrauch: 5mal 5–10 Tropfen. Aconit dil. D 4. Gebrauch: 4mal täglich 5–10 Tropfen. Nach Erkältungen: Dulcamara dil. D 2. Gebrauch: 40 Tropfen auf $^{1}/_{8}$ Liter Wasser schluckweise tagsüber nehmen. Blasenentzündung, auch infektiöser Natur: **Cantharis dil. D 6.** Gebrauch: 5mal 5–10 Tropfen. Auch Helleborus dil. D 2. Gebrauch: 3mal täglich 10 Tropfen. Bei gleichzeitigem Prostataleiden besonders älterer Männer: Sabal serrulata dil. D 1. Gebrauch: 4–6mal täglich 15 Tropfen auf etwas Wasser. (Gegen dieses lästige Leiden sehr bewährt.)

Kräuterteemischung	Anweisungen
Goldrute Johanniskraut Tormentillwurzel Zu gleichen Teilen gemischt, 100,00 Gramm. Gebrauch: 1 Kaffeelöffel mit 1/8 Liter Wasser zustellen, aufkochen lassen und um 4 Uhr nachmittags trinken. Schalenlose Kürbiskerne (z. B. Granufink) Gebrauch: 2mal 1 Kaffeelöffel täglich (nicht bei Zuckerkranken!).	Diät: Salzarm, sehr wenig Fleisch, keinen Essig, keine Gewürze. Nach 16 Uhr gar keine Flüssigkeit. Zum Nachtmahl Trockenkost. Vorsicht gegenüber Erkältungen jeder Art. Nach 3–4 Stunden Schlaf das Kind zum Urinieren abheben. Kalender führen lassen, ob Kind trocken oder naß! (Belohnung) Wärme! Achten, daß in der Nacht die Nierengegend nicht unterkühlt wird!
Goldrute Ehrenpreis Salbei Petersiliensamen Schachtelhalm Bärentraubenblätter Stiefmütterchen Zu gleichen Teilen mischen, 100,00 Gramm. Gebrauch: 1 Eßlöffel auf 1/8 Liter Wasser aufkochen, ziehen lassen, tagsüber schluckweise trinken.	Diät: Zeitweilig, besonders im akuten Stadium, gänzlich salzlos und reizlos leben. Kein Fleisch, keinen Alkohol, keinen Bohnenkaffee. Reichlich Obst und Milch. Anwendungen: Recht warm halten. Halbbäder von Haferstroh, Kamille und Zinnkraut bei ansteigender Wassertemperatur. Trockenwarme Auflagen über Nacht. Vorsicht bei jeder Art von Erkältung. Frischen Blasenkatarrh gut ausheilen, da er sonst leicht chronisch wird.

Krankheit	Homöopathische Arznei
Blutarmut (Anämie)	Bei kleinen Kindern: **Prunus spinosa dil. D 1.** Gebrauch: 3mal 5–7 Tropfen mit etwas Wasser vor dem Essen. Bei größeren Kindern und Erwachsenen: Ferrum siderium trit. D 6 3mal 1 erbsgroße Messerspitze oder **Solutio Ferri comp. D 6,** 3mal 7–10 Tropfen mit etwas Wasser vor dem Essen, oder Levico dil. D 3, 3mal 7–10 Tropfen mit etwas Wasser vor dem Essen, oder **Ferrum ustum comp.** 3mal 1 Messerspitze vor dem Essen. Diese Behandlung soll unterstützt werden mit: **Gentiana lutea dil. D 1,** 3mal 7–10 Tropfen und **Anaemodoron,** 3mal 7–10 Tropfen mit etwas Wasser vor dem Essen, oder Calcium arsenicosum trit. D 4. Gebrauch: 3mal täglich vor dem Essen 1 Messerspitze voll. Piscin, sehr bewährt (Hersteller: Pharm. Werke Carl Müller, Göppingen). Bei gleichzeitigem Tbc-Verdacht od. Lungenschwäche: Phosphorus dil. D 6. Gebrauch: Morgens und abends 10 Tropfen. Pulsatilla dil. D 3. Gebrauch: 3mal täglich 15 Tropfen. Bei Blutarmut junger Mädchen: Ferrum met. trit. D 6. Gebrauch: 3mal täglich 1 Messerspitze voll. Acidum phosphoricum dil. D 2. Gebrauch: 3mal täglich 15 Tropfen. Zur Kräftigung: Abrotanum Urtinktur Avena sativa Urtinktur Hydrastis dil. D 1 zu gleichen Teilen. Gebrauch: 3mal täglich 10 Tropfen.
Bluterguß	
Brand (Altersbrand)	Secale cornut. dil. D 3, D 6 oder D 12 und Echinacea Urtinktur. Gebrauch: Je 4mal täglich 10 Tropfen.

Kräuterteemischung	Anweisungen
Arnikablüten Ringelblumenblüten Johanniskraut Eisenkraut Schachtelhalm Brunnenkresse Eichenrinde Zu gleichen Teilen gemischt, auf 100,00 Gramm. Gebrauch: 1 Eßlöffel auf 1/4 Liter Wasser kalt zustellen, aufkochen und ziehen lassen, mit Honig schluckweise tagsüber nehmen.	Diät: Vitamin- und nährsalzreiche Kost, also viel Rohkost. Ansonsten Haferflocken, Reis, Grieß, Hirse, Gerste, Polenta. Frische Gemüse, besonders Wurzelgemüse, gelbe Rüben, Bohnen, Rettiche usw. Fleisch, Eier sind unwichtig. Anwendungen: Viel frische Luft. Atemübungen. Waldluft im Mittelgebirge oder an der Adria. Bäder mit Latschenbadeextrakt und Steinsalz. Leichte Streichmassage. Seelisch ausgeglichenes Leben, keine Erregungen durch Lektüre und Film.
	Kalte Arnika-Kompressen. Gebrauch: 1 Eßlöffel Arnika-Tinktur auf 1/4 Liter Wasser, Kompresse eintauchen, leicht ausdrücken, auflegen und einen festen Verband darüber.
	Arzt verständigen, da meist Amputation notwendig. Wickel mit Lehm, Topfen oder Milch oft noch von Vorteil. Zum Lehmwickel Zusatz von Arnika-Tinktur.

Krankheit	Homöopathische Arznei
Bronchialkatarrh	Akute Form: Bryonia dil. D 3. Gebrauch: Stündlich 10 Tropfen auf etwas Wasser. Bei höherem Fieber: **Pneumodoron 1** und **Pneumodoron 2** in 1–2stündlichem Wechsel je 7–10 Tropfen mit etwas Wasser. Chronische Form: Antimonium sulf. aur. trit. D 3. Gebrauch: 3–4mal täglich 1 kleine Messerspitze voll. Ipecacuanha dil. D 3 Gebrauch: 3–6mal täglich 5–10 Tropfen. Antimon. tartaric. trit. D 3. Gebrauch: 2mal täglich 1 kleine Messerspitze voll. Auch Drosera Urtinktur Symphytum Urtinktur Ipecacuanha dil. D 1 zu gleichen Teilen. Gebrauch: 3mal täglich 15 Tropfen. Zur Schleimlösung: Drosera Urtinktur. Gebrauch: Stündlich 10–15 Tropfen auf heißes Wasser oder Bronchialtee. Zur Herzstärkung: Crataegus Urtinktur. Gebrauch: 15–20 Tropfen bei Bedarf.
Brustdrüsenentzündung	Phytolacca dil. D 2 im Wechsel mit Belladonna dil. D 4. Gebrauch: Von jedem Mittel 4mal täglich 10–15 Tropfen auf etwas Wasser. Oder: **Erysideron 1,** 1–2stündlich 10–12 Tropfen mit etwas Wasser (später 3mal täglich durch 4 Wochen). In schweren Fällen zusätzlich **Ipecacuanha D 3,** 1–2stündlich 10 Tropfen. Mercurius vivus trit. D 4. Gebrauch: 2mal 1 Messerspitze voll bei Geschwürbildung. Conium dil. D 3, im chronischen Stadium bei Krustenbildung. Gebrauch: 3mal täglich 15 Tropfen.

Kräuterteemischung	Anweisungen
Lungenkraut Arnikablüten Johanniskraut Thymian Eibischwurzel Süßholzwurzel Huflattichblüten Holunderblüten Schlüsselblumenblüten Ehrenpreis Zu gleichen Teilen gemischt, 100,00 Gramm. Gebrauch: 1–2 Eßlöffel auf 1/4 Liter Wasser kalt zustellen, aufkochen und ziehen lassen. Möglichst warm schluckweise trinken. Honig kann dazukommen.	Diät: Salzarm und trocken essen. Sehr wenig Flüssigkeit. Ansonsten nahrhafte Kost. Nicht rauchen, nur wenig Alkohol (Rotwein). Abends Anismilch mit Honig. Zubereitung: Ca. 100 g Milch, eine Prise Anis und kochen, bis die Milch gelb wird, einen Kaffeelöffel Honig und heiß trinken. Bei hohem Fieber einen kalten Brustwickel, 1 Stunde liegen lassen, dann abfrottieren. Bei chronischer Bronchitis: Heißen Brustwickel, nach 1 Stunde abnehmen und schnell abfrottieren. (Auch Wickel mit heißer Milch ist sehr bewährt.) Dampfinhalationen mit wenig Latschenöl oder Meersalzwasser. Wenn nötig, auf Herzkräftigung nicht vergessen. Höhenluft oder Adria. – Atemübungen. Heilbäder: Bad Gleichenberg, Bad Reichenhall, Bad Aussee, Bad Ischl und Bad Hall in Tirol.
Ringelblumenblüten Johanniskraut Holunderblüten Zu gleichen Teilen gemischt, 100,00 Gramm. Gebrauch: 1 Eßlöffel Tee auf 1/4 Liter kaltes Wasser ansetzen, kochen und ziehen lassen, schluckweise tagsüber nehmen.	Diät: Salzarm und fleischlos. Anwendungen: Lauwarme Umschläge mit Ringelblumentee, Ringelblumen-Essenz 20% oder mit Combudoron flüssig. Bei Eiterung chirurgische Behandlung.

Krankheit	Homöopathische Arznei
Brustfell- und Rippenfellentzündung	Trockene Form: Bryonia dil. D 3. Gebrauch: Stündlich 10–15 Tropfen auf etwas Wasser. Exsudative (fieberausschwitzende) Form: Scilla mar. dil. D 1. Gebrauch: Stündlich 10–15 Tropfen auf etwas Wasser. Zur Herzstärkung: Crataegus Urtinktur. Gebrauch: Wiederholt 15–20 Tropfen. Bei gleichzeitiger Sepsis: Echinacea Urtinktur. Gebrauch: Stündlich 10 Tropfen. Karlium carb. dil. D 4. Gebrauch: 1–2stündlich 10 Tropfen.
Colitis ulcerosa oder **Colitis irritabile**	1. **Mercurius vivus comp. trit.** Gebrauch: 3mal täglich 1 Messerspitze. 2. **Funiculus umbilicalis D 15 „Wala“ Amp.** gemeinsam mit **Tunica mucosa coli D 15 „Wala“ Amp.** Gebrauch: 2mal wöchentlich s. c. oder Equisetum Silicea cultum D 2, 3mal 10 Tropfen. 3. Levico D 3 oder Cuprum met. präp. D 30. Gebrauch: 3mal täglich 10 Tropfen. 4. **Ignatia Homaccord dil.** Gebrauch: 3mal täglich 10 Tropfen. (5. Eventuell potenziertes Eigenblut mit Quarz und Kupfer)
Darmblähungen	Nux vomica dil. D 4 oder D 6. Gebrauch: Morgens und abends je 10 Tropfen auf etwas Wasser. Carbo vegetabilis trit. D 3. Gebrauch: Nach jedem Essen eine Messerspitze voll. **Carbo Betulae D 1/Aetheroleum carvi D 2.** Gebrauch: 3mal täglich eine erbsgroße Messerspitze nach dem Essen.

Kräuterteemischung	Anweisungen
Lindenblüten Holunderblüten Ehrenpreis Johanniskraut Sonnentau Thymian Eibisch Fenchel Zu gleichen Teilen gemischt, 100,00 Gramm. Gebrauch: 1–2 Eßlöffel auf 1/4 Liter Wasser kalt zustellen, aufkochen und ziehen lassen und möglichst heiß trinken.	Diät: Salzarme Trockenkost. Nicht rauchen, keinen Alkohol. Anwendungen: Ruhe, Liegen. Trockene, heiße Kompressen, am besten mit heißem Sandsäckchen. Herzstärkung! Achtung: Arzt beiziehen wegen Gefahr einer Tuberkulose!
	Leichte gemischte Vollwertkost.
Kamille Pfefferminze Kalmus Kümmel, gestoßen Tausendgüldenkraut Fenchel Enzianwurzel Zu gleichen Teilen gemischt, 100,00 Gramm. Gebrauch: Nach dem Essen und abends zum Schlafengehen 1 kleine Tasse des Tees (1 Kaffeelöffel der Mischung auf eine Tasse).	Diät: Selbstverständlich vermeiden, was individuell Blähungen verursacht. Meist sind dies: Hülsenfrüchte, Germteigspeisen, Kraut und Kohlgemüse, Steinobst, frisches Brot, oft auch Kartoffeln. Anwendungen: Sehr bewährt sind feuchtwarme Wickel über den Leib. Oder auch kurze (1–2 Minuten) kalte Sitzbäder mit gleichzeitiger kräftiger Abreibung des Unterleibes. Fachgemäße Massage. Reichlich Bewegung, besonders nach dem Essen. Gymnastik. Atemübungen. Viel frische Luft. Flatus tunlichst nicht unterdrücken. Für geregelten Stuhlgang sorgen.

Krankheit	Homöopathische Arznei
Darmkatarrh Akute Form	Arsenicum album dil. D 12, 3mal täglich 5–10 Tropfen. Byronia dil. D 3. Gebrauch: 4mal täglich 15 Tropfen bei Sommerdurchfall. Sehr bewährt (auch bei Kindern): **Carbo Betulae comp.** Gebrauch: 5–6mal täglich eine erbsgroße Messerspitze mit etwas Tee **und** **Geum urbanum Urtinktur.** Gebrauch: 5–6mal täglich 5–10 Tropfen zum Carbo Betulae comp. Weiters: Infektiöse Form: **Veratrum dil. D 3.** Gebrauch: 5–6mal täglich 5–10 Tropfen. Nach Überessen: Nux vomica dil. D 6 oder D 12. Gebrauch: 4mal täglich 15 Tropfen. Nach Erkältung, kalten Getränken: Pulsatilla dil. D 3. Gebrauch: 4mal täglich 15 Tropfen. Außerdem: Carbo veget. trit. D 3. Gebrauch: 4mal täglich 1 Messerspitze voll. Auch Hydrastis dil. D 1. Gebrauch: 3mal täglich 15 Tropfen. Sehr bewährt.
Darmkatarrh Chronische Form	Arsenicum album dil. D 12, 3mal täglich 5–10 Tropfen. Carbo veget. trit. D 3. Gebrauch: Nach jedem Essen 1 Messerspitze voll. Nux vom. dil. D 3, D 6 oder D 12. Gebrauch: 40 Tropfen mit 1/8 Liter Wasser mischen, schluckweise tagsüber nehmen. Geum Urbanum Urtinktur. Gebrauch: 5mal täglich 5–10 Tropfen mit etwas Wasser.

Kräuterteemischung	Anweisungen
Kamille Kalmus Tormentillwurzel Eichenrinde Heidelbeerfrüchte Johanniskraut Zu gleichen Teilen gemischt, 100,00 Gramm. Gebrauch: 1–2 Löffel auf 1/4 Liter Wasser kalt zustellen, kochen und ziehen lassen, schluckweise ohne Zucker oder Honig tagsüber nehmen.	Diät: Teepause mit schwarzem Tee ohne Zucker, nur 1 Kaffeelöffel Traubenzucker auf 100–150 Gramm (bei Erbrechen 1 Prise Salz dazu). Bei Säuglingen: Nach 2 Mahlzeiten mit Arobon oder Karottensuppe, langsamer Aufbau mit einer Heilnahrung. Bei Kindern: Nach der Teepause 1 Tag nur geschabte, braune Äpfel oder zerdrückte Bananen oder Karottensuppe und wenig ungezuckerten Zwieback. Am nächsten Tag zusätzlich Einbrennsuppe oder Schleimsuppe. Beim Erwachsenen: Zunächst gänzlich fasten. Dann frisch geriebene Äpfel. Anschließend auch zuckerfreien Zwieback, später Schleimsuppen von Haferflocken oder Reis. Verboten: Fleisch, Eier, Milch, Mehlspeisen, Zucker. Erlaubt: Frische, gute, durchgeseihte Buttermilch. Anwendungen: Ruhe, feuchtheiße Wickel mit Kamillentee.
Kardobenediktenkraut Wermut Tausendgüldenkraut Bitterklee Enzianwurzel Salbei Kalmus Zu gleichen Teilen gemischt, 100,00 Gramm, wie oben zu gebrauchen.	Diät: Kein Fleisch, keine Eier, keine Milch, keine Mehlspeisen, keine Fleischsuppe. Leichte Gemüse ohne Einbrenn. Reis, Grieß, Haferflocken. Von Frischkost: Gewiegtes rohes Sauerkraut, feingeriebene rohe Äpfel. Anwendungen: Feuchtwarme Wickel mit Kamillentee.

Krankheit	Homöopathische Arznei
Diphtherie	Zum Beginn: Mercurius cyanatus dil. D 6. Gebrauch: Zweistündlich 5–10 Tropfen, nachher Mercurius cyanatus trit. D 4. Gebrauch: 3mal täglich eine kleine Messerspitze voll bis zur Ausheilung.
Drüsenschwellungen und -entzündungen	Zum Beginn: Belladonna dil. D 4, im Wechsel mit Mercur. sublimatus corros. dil. D 6. Gebrauch: Im Stundenwechsel je 10 Tropfen auf etwas Wasser. Bei Eiterung: Hepar sulfuris trit. D 3. Gebrauch: 1–2stündlich 1 kleine Messerspitze voll. Zur Ausheilung: Silicea trit. D 6. Gebrauch: 1–2stündlich 1 kleine Messerspitze voll. Gegen Verhärtungen: Conium dil. D 4. Gebrauch: 4mal täglich 10 Tropfen.
Ekzeme (Flechten)	Phosphor D 30 dil. und Sulfur D 25 dil. Gebrauch: Von beiden je 5 Tropfen gemeinsam 5mal täglich mit etwas Wasser. Bei starkem Jucken: Arsenum alb. D 30 dil. Gebrauch: 3 Stunden vor dem Schlafengehen in ½stündlichen Abständen 5–10 Tropfen. Dazu zur Leberunterstützung: Hepatodoron. Gebrauch: 3mal täglich eine Tablette vor dem Essen. Oder: 1. **Quarz D 12 trit.** Gebrauch: 3–5mal täglich 1 Messerspitze voll. 2. **Chelidonium comp. dil.** (für die Leber). Gebrauch: 3–5mal täglich 7–10 Tropfen. 3. **Equisetum cum Sulfure tostum D 3–D 6 trit.** Gebrauch: 3–5mal täglich eine Messerspitze voll.

Kräuterteemischung	Anweisungen
	Arzt verständigen. Bekanntes Volksmittel: Eigenharnumschläge.
Ringelblumenblüten Arnikablüten Johanniskraut Ehrenpreis Braunwurz Zu gleichen Teilen gemischt, 100,00 Gramm. Gebrauch: 1–2 Eßlöffel auf 1/4 Liter Wasser kalt zustellen, aufkochen und ziehen lassen, schluckweise tagsüber nehmen.	Diät: Reiz-, fleisch- und salzlos. Keinen Alkohol. Anwendungen: Bei reiner Entzündung kalte Kompressen mit Eichenrindentee. Bei beginnender Eiterung: Heiße Kompressen mit Ringelblumentee. Zur Ausheilung: Ringelblumensalbe. Ruhe und möglichst liegen.
Labkraut Ringelblume Ehrenpreis Klette **Stiefmütterchen** Berberitzenwurzelrinde Zu gleichen Teilen gemischt, 100,00 Gramm. Gebrauch: 1 Eßlöffel auf 1/4 Liter Wasser kalt zustellen, aufkochen und ziehen lassen, schluckweise tagsüber trinken.	Diät: Möglichst salzarm. Wenig oder kein Fleisch. Nicht viel von weißem Mehl. Keine Gewürze, keinen Essig. Keine alkoholischen Getränke. Anwendungen: Salben sind im allgemeinen wenig zu empfehlen, außer Ungt. Stibium met. präp. 0,4% oder neutrale Fettgrundlagen. Olivenöl oder Johanniskrautöl sind bewährt, oft auch Lebertran. Lauwarme Bäder mit einer Kräutermischung von Haferstroh, Weizenkleie und Kamille. Zeitweilig ausgesprochene Fastenkuren können sehr heilsam sein. Meeraufenthalte.

Krankheit	Homöopathische Arznei
Englische Krankheit (Rachitis)	Neben der ärztlich durchgeführten Vitamin-D-Behandlung: **Apatit/Phosphorus comp. „S"** (für Säuglinge) oder „K" (für Kleinkinder). Gebrauch: 2mal täglich 7 Tropfen vor dem Essen. dazu: Conchae/Quercus comp. „S", 2mal täglich eine erbsgroße Messerspitze. Bei Schädelweichheit: **Ungt. Plumbi met. D 3.** Gebrauch: Hinterkopf abends einschmieren. In sehr ausgeprägten Fällen: zusätzlich Plumbum met. praeparatum trit. D 20. Gebrauch: Morgens täglich 1 Messerspitze durch 2–3 Wochen, dann Pause. Ferrum siderium trit. D 20. Gebrauch: Ab dem 8. Lebensmonat: 2mal täglich eine erbsgroße Messerspitze.
Epilepsie	**Belladonna D 20 Amp.** Gebrauch: Im Anfall mehrfach 1 Injektion. Belladonna dil. D 20. Gebrauch: 3mal täglich 5–10 Tropfen. **Chamomilla Cupro culta dil. D 2.** Gebrauch: 3mal täglich 7–12 Tropfen. Arnica e rad. D 20 od. Solutio silicicum comp. D 20. Gebrauch: 3mal täglich 5–10 Tropfen. Immer Leber und Niere mitbehandeln! Leber: **Hepatodoron Tabletten.** Gebrauch: 2mal 1–2 Tabletten (mittags und abends). Niere: **Dioptas trit. D 6.** Gebrauch: 3mal 1 Messerspitze voll. Helleborus dil. D 1. Gebrauch: 3mal täglich 10 Tropfen. Viscum alb. Urtinktur. Gebrauch: 3mal täglich 15 Tropfen. Passiflora Urtinktur. Gebrauch: 3mal täglich 15 Tropfen. Cicuta vir. dil. D 6. Gebrauch: 3mal täglich 5 Tropfen. Oenanthe croc. dil. D 4. Gebrauch: 3mal täglich 5 Tropfen. Bufo trit. D 4 bis dil. D 30. Gebrauch: 3mal täglich 1 kleine Messerspitze bzw. 10–15 Tropfen.

Kräuterteemischung	Anweisungen
	Diät: Vitamin- und nährsalzreiche Vollwertkost, Rohkost, Südfrüchte, gute Milch. Anwendungen: Viel Frischluft.
	Streng vegetarische Diät. Im Notfall: 1 Stesolid 5 mg, 10 mg. Rectaltube. Gebrauch: Bis zum Teller in den Anus einführen und Ballon zusammendrücken.

Krankheit	Homöopathische Arznei
Erbrechen	Nach Alkoholgenuß (Kater): Nux vomica dil. D 3. Gebrauch: Halbstündlich 10–15 Tropfen. Bei Magenkatarrh: Ipecacuanha dil. D 3. Gebrauch: Stündlich 10–15 Tropfen. Nach Überessen, besonders der Kinder: Pulsatilla dil. D 4. Gebrauch: Stündlich 10–15 Tropfen. Schwangerschaftserbrechen: Caulophyllum dil. D 1. Gebrauch: 4mal täglich 10–15 Tropfen. Bei Migräne: Iris dil. D 3. Gebrauch: 3mal täglich 10 Tropfen. Weiters sehr bewährt: Lobelia dil. D 3, Cimicifuga dil. D 3. Gebrauch: Je 3mal täglich 10 Tropfen.
Fettsucht	Fucus Urtinktur. Gebrauch: 4mal täglich nach dem Essen 20 Tropfen. Phytolacca dil. D 1. Gebrauch: 4mal täglich 15 Tropfen. Auch beide gemischt, dann 4mal täglich 40 Tropfen.

Kräuterteemischung	Anweisungen
Tausendgüldenkraut Salbei Kamille Minze Wermut Rosmarin Johanniskraut Zu gleichen Teilen gemischt, 100,00 Gramm. Gebrauch: 1–2 Löffel auf 1/4 Liter Wasser kalt zustellen, kochen und ziehen lassen, ohne Zucker schluckweise nehmen.	Diät: Absolutes Fasten. Dann vorsichtig mit Schleimsuppen beginnen. Keine Milch, kein Fleisch, keine Eier! Anwendungen: Heißfeuchte Wickel auf den Magen, am besten mit Kamillentee, wenn **keine** Blinddarmentzündung dahintersteckt! Bei Magenkatarrh und Brechdurchfall: Normolyt: eine Elektrolytlösung. Gebrauch: 1/2 Säckchen auf eine Tasse heißen Wassers, schluckweise trinken mit kleinen Mengen Zwieback.
Brunnenkresse Braunwurz Johanniskraut Storchschnabel Rosmarin Attich Goldrute Sennesblätter Zu gleichen Teilen gemischt, 100,00 Gramm. Gebrauch: 1–2 Löffel auf 1/4 Liter Wasser kalt zustellen, kochen und ziehen lassen, morgens nüchtern und abends 1 Tasse ohne Zucker.	Diät: Mehlspeisen, Zuckerbäckerwaren, Einbrenn, Zucker, Soßen, fettes Fleisch ganz ausschalten. Hauptnahrung: Mageres Fleisch mit gedünsteten Gemüsen. Viel Rohkost, jedoch keine Südfrüchte. Säuerliches Obst, Zitronen, Rettich, Sauerkraut, Petersilienkraut (roh kauen). Als Getränk: Karlsbader Mühlbrunnen oder andere salinische Wasser. Anwendungen: Reichlich Bewegung, leichtes Bergsteigen. Gymnastik, Massagen. Bei gesundem Herz: Überwärmungsbäder mit nachträglichem Schwitzen. Bäderzusatz: Heublumen, Schafgarbe, Latschenbadeextrakt und Steinsalz.

Krankheit	Homöopathische Arznei
Fieber	Am Anfang mit ungewisser Diagnose: **Infludo, Nisylen, Gripp-Heel** (Grippe-Basismittel). Gebrauch: 1–2stündlich 5–10 Tropfen (1 Tablette). oder: Aconitum dil. D 4. Bei Halsentzündung: **Zinnober D 6 trit.** Belladonna dil. D 4. Bei katarrh. rheum. Fieber: Bryonia dil. D 3. Bei gastritischem Fieber: Veratrum dil. D 4. Bei septischem Fieber: Baptista dil. D 1, oder auch: Echinacea Urtinktur. Gebrauch: Für alle gleich ½–1stündlich 5–10 Tropfen. Bei Gehirnsymptomen: Gelsemium dil. D 3. Gebrauch: 6mal täglich 10 Tropfen.
Fingergeschwür	Zur Reifung: Hepar sulf. trit. D 4. Gebrauch: 4mal täglich 1 Messerspitze voll. Echinacea Urtinktur. Gebrauch: Stündlich 10 Tropfen. Nach Öffnung des Geschwüres zur Ausheilung: Silicea trit. D 3. Gebrauch: 4mal täglich 1 Messerspitze voll.
Fraisen der Kinder	Bei blassem Gesicht: Acidum phosphoric. dil. D 3. Bei rotem Gesicht: Belladonna dil. D 30. Gebrauch: ½stündlich 5 Tropfen während des Anfalls schluckweise tagsüber nehmen. Nach Anfall 3 Monate: Belladonna dil. D 12. Gebrauch: 1mal täglich abends 5–7 Tropfen.

Kräuterteemischung	Anweisungen
Allgemeiner Fiebertee: Ringelblume Johanniskraut Arnikablüten Holunderblüten Pomeranzenblüten Bitterklee Hauswurz Zu gleichen Teilen gemischt, 100,00 Gramm. Gebrauch: 1–2 Löffel auf 1/4 Liter Wasser kalt zustellen, kochen und ziehen lassen, schluckweise geben.	Diät: Reizlos, fleisch- und salzlos. Keine Mehlspeisen. Zum Beginn am besten fasten. Kühlende Getränke von Zitronen, Orangen, Beeren und Saft der roten rohen Rüben. Anwendungen: Individuelle Wickel je nach Krankheit. (Siehe diese, wie Angina, Lungenentzündung, Grippe usw.)
Ringelblume Arnikablüten Johanniskraut Zu gleichen Teilen gemischt, 100,00 Gramm. Gebrauch: 1 Eßlöffel auf 1/4 Liter Wasser kalt zustellen, aufkochen und ziehen lassen, schluckweise tagsüber nehmen.	Diät: Reiz-, salz- und fleischlos. Anwendungen: Sehr bewährt: Pasta plumbi, Dr. Reimer, oder Weleda-Heilsalbe (Mercurius comp. Ungt.). Zur Ausheilung: Ringelblumensalbe. Meist chirurgischer Eingriff erforderlich.
Kindertee: Kamillen Eibischblätter Fenchel, gestoßen Eibischwurzeln Graswurzeln Süßholzwurzeln Zu gleichen Teilen gemischt, 100,00 Gramm. Gebrauch: 1 Eßlöffel mit 1 Tasse siedendem Wasser übergießen und 5 Minuten kochen. 15 Minuten ziehen lassen, abseihen und je nach Lebensalter dem Kind wenige Kaffeelöffel bis 1/2 Milchflasche trinkwarm geben. Honig oder Süßstoff nach Belieben.	Notfalls: Chlorahydrat oder Stesolid 5 mg Rectaltube. Gebrauch: Rectiole bis zum Teller in den Anus einführen und Ballon ausdrücken, Rectiole entfernen und Gesäßbacken einige Minuten zusammendrücken.

Krankheit	Homöopathische Arznei
Frauenkrankheiten **Ausfluß** junger Mädchen	Conchae trit. D 30. Gebrauch: 3mal täglich 1 Messerspitze voll. Mercurius vivus nat. trit. D 6. Gebrauch: 3mal täglich 1 Messerspitze voll. Ferrum phosphoricum trit. D 6. Gebrauch: 3mal täglich 1 Messerspitze voll.
Ausfluß der Frau	Mercurius vivus nat. trit. D 6. Gebrauch: 3mal täglich 1 Messerspitze voll. Pulsatilla dil. D 6. Gebrauch: 3mal täglich 10 Tropfen. Bei übelriechendem Sekret: Kreosotum dil. D 3 bis D 6. Gebrauch: 3mal 10 Tropfen.
Eileiter- und Eierstockentzündung	Melissa dil. D 2 und Majorana dil. D 2. Gebrauch: je 3mal täglich 10 Tropfen. Lachesis dil. D 12 oder D 30 Ampullen. Gebrauch: 3–5mal täglich 10 Tropfen oder täglich 1 Injektion. Eventuell auch Stibium met. trit. D 6. Gebrauch: 3mal täglich 1 Messerspitze voll.
Eierstockfunktionsstörung	Cimicifuga dil. D 1. Gebrauch: 3mal täglich 10 Tropfen.
Entwicklungsjahre Bleichsucht junger Mädchen Unregelmäßigkeiten der Regel Regelkrämpfe	Solutio Ferri comp. D 6 oder Levico dil. D 3. Gebrauch: 3mal täglich 10 Tropfen. Menodoron. Gebrauch: 3mal täglich 7–10 Tropfen. (Während der Blutungstage aussetzen.) Pulsatilla dil. D 3. Gebrauch: Dauernd 3mal täglich 10 Tropfen.

Kräuterteemischung	Anweisungen
	Warme Sitzbäder mit Majoran und Melissen und weiße Taubnesselblüten.
Ein vielseitiger **Frauentee:** Taubnesselblüten Frauenmantel Johanniskraut Ringelblumenblüten Mutterblätter Rosmarin Schlehdornblüten Zu gleichen Teilen gemischt, 100,00 Gramm. Gebrauch: 1–2 Eßlöffel auf 1/4 Liter Wasser kalt zustellen, aufkochen und ziehen lassen, schluckweise tagsüber nehmen.	Majorana/Melissa D 1 Supp. vag. Gebrauch: 2mal täglich 1 Vaginalzäpfchen in die Scheide einführen.
	Wärme!
Frauentee, wie oben.	
	Wärme!

Krankheit	Homöopathische Arznei
Gebärmutter	
Dysfunktion	Aletris farinosa Urtinktur. Gebrauch: 3mal täglich 10 Tropfen.
Entzündung	Lilium tigrinum dil. D 1. Gebrauch: 3mal täglich 10 Tropfen.
Lageveränderung	Lilium tigrinum dil. D 1. Gebrauch: 3mal täglich 10 Tropfen. Aletris farinosa Urtinktur. Gebrauch: 3mal täglich 10 Tropfen.
Unfruchtbarkeit, funktionell	Cimicifuga dil. D 1. Gebrauch: Vor dem Einschlafen abends 15 Tropfen.
Wechseljahre	
Wallungen	Sepia trit. D 6. Gebrauch: Morgens nüchtern 1 Messerspitze voll. Sulfur trit. D 6. Gebrauch: Abends vor dem Schlafengehen 1 Messerspitze voll.
Nervöse Störungen	Sanguinaria dil. D 3. Gebrauch: Tagsüber 2–3mal täglich 10 Tropfen.
Unterleibserschlaffung	Cimicifuga dil. D 1. Gebrauch: 3mal täglich 10 Tropfen. Aletris farinosa Urtinktur oder Caulophyllum dil. D 1 oder Helonias dil. D 1. Gebrauch: 3mal täglich 10 Tropfen.
Unerwünschte erotische Zustände	Lilium tigrinum dil. D 1. Gebrauch: 3mal täglich 10 Tropfen.

Kräuterteemischung	Anweisungen
Frauentee, wie oben.	
	Kupfersalbe (Ungt. Cupri 0,4%). 2mal täglich auf die Nierengegend Prunus-Bäder.
Frauentee, wie oben.	Unspezifische Anwendungen, wie: Wasserbehandlungen, Eigenblut.

Krankheit	Homöopathische Arznei
Frostbeulen	Frostsalbe Mehrmals täglich einschmieren. Echinacea Urtinktur. Gebrauch: 2stündlich 10 Tropfen bei Geschwüren und Eiterung.
Furunkel	Im Anfangsstadium: Arnica dil. D 3. Gebrauch: 4mal täglich 15 Tropfen. **Erysideron 1** (Apis D 3/Belladonna D 3) und **Erysideron 2** (Carbo betulae D 1/Sulfur subl. D 2). Gebrauch: In 1–2stündlichem Wechsel 7–10 Tropfen bzw. 1 erbsgroße Messerspitze. Zur Ausheilung: Erysideron 1, 3mal 10 Tropfen täglich durch 4 Wochen oder Echinacea Urtinktur. Gebrauch: 1–2stündlich 10–15 Tropfen. Außerdem: **Hepar sulfuris trit. D 3.** Gebrauch: Morgens und abends 1 Messerspitze voll. Zur Ausheilung: Silicea trit. D 3. Gebrauch: 4mal täglich 1 Messerspitze voll. Im Wechsel mit: Echinacea Urtinktur. Gebrauch: 6mal täglich 5 Tropfen.
Fußschweiß	Silicea trit. D 6. Gebrauch: 3mal täglich 1 Messerspitze voll.

Kräuterteemischung	Anweisungen
	Umschläge mit Johanniskrautöl. Abrotanum-, Ringelblumen-, Echinacea-Salben sind bewährt.
Ringelblume Arnika Johanniskraut Salbei Ehrenpreis Zu gleichen Teilen gemischt, 100,00 Gramm. Gebrauch: 1–2 Eßlöffel auf 1/4 Liter Wasser zustellen, aufkochen und ziehen lassen, tagsüber schluckweise trinken.	Diät: Im Entzündungsstadium salz- und fleischlos. Keine alkoholischen Getränke. Viel Rohkost jeder Art. Anwendungen: Zum Reifen der Furunkel sehr bewährt: Pasta plumbi, Dr. Reimer oder Weleda Heilsalbe. Zur Ausheilung: Ringelblumensalbe. Als Umschläge sehr bewährt: Echinacea-Tinktur 1:10 verdünnt.
	Ansteigend heiße Fußbäder mit Haferstroh, Heublumen oder Latschenöl. Gegen Wundsein zwischen den Zehen Ringelblumensalbe.

Krankheit	Homöopathische Arznei
Gallenblasenentzündung, Gallensteinerkrankung	Bei Gallenkolik: Dioscorea Urtinktur. Gebrauch: ½stündlich 15 Tropfen. Zur Behandlung: Berberis Urtinktur Carduus mar. Urtinktur Hypericum Urtinktur. Zu gleichen Teilen gemischt. Gebrauch: 4mal täglich 15–20 Tropfen. Oder auch: Chelidonium dil. D 1 Podophyllum dil. D 1 Hydrastis dil. D 1. Zu gleichen Teilen gemischt. Gebrauch: 4mal täglich 15–20 Tropfen. Podophyllum dil. D 2. Gebrauch: ½ Stunde vor dem Essen 15–20 Tropfen auf ½ Kaffeelöffel Wasser.
Gallenkolik	**Oxalis comp. Amp.** Gebrauch: s.-c.-Injektion. Oxalis comp. dil. Gebrauch: ½–1stündlich 10 Tropfen.
Gebärmuttererkrankung	Zur Kräftigung: Aletris dil. D 1 Cimicifuga dil. D 1 Caulophyllum dil. D 1. Zu gleichen Teilen gemischt. Gebrauch: 3mal täglich 10 Tropfen. Gegen Infektion: Mercurius viv. trit. D 4. Gebrauch: 3mal täglich 1 Messerspitze voll.

Kräuterteemischung	Anweisungen
Johanniskraut Mariendistelsamen Pfefferminze Löwenzahnwurzel Schafgarbe Bitterklee Kurkumawurzel Zu gleichen Teilen gemischt, 100,00 Gramm. Gebrauch: 1–2 Eßlöffel mit 1/4 Liter kaltem Wasser zustellen, aufkochen und ziehen lassen, schluckweise tagsüber ohne Zucker nehmen.	Diät: Kein tierisches Fett. Kein Rindfleisch, kein Schweinefleisch. Keine Germteigspeisen. Keine blähenden Gemüse. Kein Steinobst, keine sauren Beeren. Nichts Gebackenes. Keinen Obstkuchen, Apfelstrudel usw. Keine Eier. Keine Einbrenn. Keinen Alkohol, besonders Weißwein. Keine scharfen Gewürze. Speisen von Reis, Grieß, Haferflokken, Gerste. Leichte Mehlspeisen und Teigwaren. Weißes Fleisch, Wurzelgemüse, viel Rettich (gerieben), Sellerie, Petersilie. Olivenöl als Fettstoff. Im Anfall: Feuchtheiße Kompresse mit Zinnkrauttee-Absud. Bei dauernden Anfällen Operation erwägen. Aber nach Operation Diät einhalten, ansonsten Entzündungen und Koliken in den Gallgängen möglich. Tee oder homöopathische Tropfen immer wieder von Zeit zu Zeit gebrauchen.
	Frauenärztliche Untersuchung nicht verabsäumen!

Krankheit	Homöopathische Arznei
Gelbsucht	Bei infektiösen Formen: Mercurius vivus trit. D 4. Gebrauch: 4mal täglich 1 kleine Messerspitze voll. **Hepatodoron Tabletten** Gebrauch: 3mal täglich 2 Tabletten vor dem Essen. Carduus mar. dil. D 1 Berberis vulgaris dil. D 1 Chelidonium dil. D 1 Hypericum dil. D 1 Zu gleichen Teilen gemischt. Gebrauch: 4–6mal täglich 10–15 Tropfen. Außerdem: Natrium sulfuricum trit. D 3. Gebrauch: 3mal täglich nach dem Essen 1 Messerspitze voll. Auch Podophyllum dil. D 2. Gebrauch: 3mal täglich 15 Tropfen. Nux vomica dil. D 4. Gebrauch: 3mal täglich 15 Tropfen.
Gerstenkorn	Mercurius vivus trit. D 4. Gebrauch: 3mal täglich 1 Messerspitze voll. Im Wechsel mit Belladonna dil. D 4. Gebrauch: 4mal täglich 15 Tropfen. Bei wiederholtem Auftreten: Silicea trit. D 6. Gebrauch: 3mal täglich 1 Messerspitze voll.

Kräuterteemischung	Anweisungen
Johanniskraut **Minze** Ehrenpreis Wermut Rosmarin Kamille Zu gleichen Teilen gemischt, 100,00 Gramm. Gebrauch: 1–2 Eßlöffel auf 1/4 Liter Wasser kalt zustellen, aufkochen und ziehen lassen, ohne Zukker tagsüber trinken.	Diät: Erste Zeit fleisch-, salz- und gewürzlos. Schleimsuppen, passierte Wurzelgemüse. Kein Brot, keine Semmeln, nur ungezuckerter Zwieback. Als Getränk: Karlsbader Mühlbrunnen, nur schluckweise. Feuchtwarme Kompressen mit leichter Salzwassermischung. Bei Infektionskrankheiten, Lungenentzündung, Krebs ist aufkommende Gelbsucht ein kritisches Vorzeichen für allgemeine Verschlechterung.
	Feuchtwarme Kamillensäckchen bis zur Reifung.

Krankheit	Homöopathische Arznei
Gesichtsschmerz (Trigeminusneuralgie)	**Aconitum comp. Amp.** „Wala“, später Globuli. Apis/Bryonia Injektionen, eventuell täglich, oder **Apis D 30 + Nervus Trigeminus D 6** (D 10) Injektion. Nach trockener Kälte: Aconitum dil. D 4. Gebrauch: Stündlich 10 Tropfen. Schmerz rechtsseitig: Belladonna dil. D 4. Gebrauch: Stündlich 10 Tropfen. Schmerz linksseitig: Spigelia dil. D 8. Gebrauch: Stündlich 10 Tropfen. Schmerz anfallsweise, krampfartig: Magnesium phosphoricum trit. D 6. Gebrauch: Stündlich 1 Messerspitze voll.
Gicht (Arthritis urica) (Nicht zu verwechseln mit Gelenksrheumatismus)	Hauptmittel: **Mandragora dec.,** anfangs als Injektion von D 6, später in Tropfen, in fallender Potenz (D 12, D 6, D 3) 3mal 10 Tropfen täglich. Weiters: Ledum dil. D 1 Berberis dil. D 1 Guajacum dil. D 1 Rhododendron dil. D 1 Paeonia dil. D 1 Zu gleichen Teilen gemischt. Gebrauch: 4mal täglich 15 Tropfen. Im Anfall alle Stunden. Außerdem: Lithium benzoicum trit. D 2. Gebrauch: 3mal täglich 1 Messerspitze voll. Ledum dil. D 1. Gebrauch: 3mal täglich 10 Tropfen.

Kräuterteemischung	Anweisungen
	Trockenheiße Auflagen, Auflagen mit Farnkrautblättern und Einreibetinktur (siehe Anhang). Auch Aconit-Nervenöl.
Wiesengeißbart Schafgarbe Brennessel Guajakholz Sumpfporst Gartenraute Weidenrinde Birkenblätter Goldrute Zu gleichen Teilen gemischt, 100,00 Gramm. Gebrauch: 1–2 Eßlöffel auf 1/4 Liter Wasser kalt zustellen, 3 Minuten kochen lassen, schluckweise tagsüber ohne Zucker nehmen. oder: **Birkenelixier** 3mal täglich 1 Kaffeelöffel pur oder in etwas Wasser gelöst.	Diät: Fleisch-, salz-, gewürz- und alkoholfrei. Auch wenig von weißem Mehl, keine Einbrenn. Kein tierisches Fett. Zum Kochen Olivenöl. Viel Rohkost, besonders Beeren, Rettich, Sauerkraut. Täglich vormittags frische Blätter von Petersilie kauen. Bäder: Ansteigende Kräuterbäder von Schafgarbe, Gartenraute, Wacholderspitzen, Heu- und Kleeblumen mit einem Eßlöffel Steinsalz. Nach dem Bade schwitzen. Badedauer 15 Minuten. Einreibungen mit Colchicum Tinktur (siehe Anhang). Heilbäder: Schallerbach, Baden bei Wien, Wörschach, Neydharting, Bad Wiessee am Tegernsee, Abano bei Padua, Grado, Gallspach (Zeileis).

Krankheit	Homöopathische Arznei
Grippe	Hauptmittel: **Infludo-, Nisylen-, Gripp-Heel-Tropfen.** (Siehe auch Anhang 2, Abschnitt III.) Gebrauch: Solange Fieber, 1–2stündlich 5–10 Tropfen mit etwas Wasser, nach einem fieberfreien Tag noch 5 Tage 3mal täglich 5–8 Tropfen (bzw. 1 Tablette Gripp-Heel). Im weiteren Verlauf: Bei vorwiegender Erkrankung der Atmungsorgane: Byronia dil. D 3. Zinnober trit. D 6. Gebrauch: 2stündlich 1 Messerspitze Der Verdauungsorgane: Veratrum dil. D 4. Bei Kopfschmerzen: Gelsemium dil. D 4. Gebrauch: Stündlich 10–15 Tropfen. Bei allgemeinen Erscheinungen: Eupatorium perf. dil. D 1. (ist im Infludo) Gebrauch: 3mal täglich 15 Tropfen. Bei Gehirnerscheinungen: Helleborus dil. D 1. Gebrauch: 3mal täglich 15 Tropfen. Wichtig Kreislaufunterstützung: Cardiodoron B Gebrauch: 3–5mal täglich 5–8 Tropfen mit Wasser oder: Veratrum D 2 (D 4), Dosierung wie oben. auch: Crataegutt-Tropfen. Vorbeugend: Ferrum siderium, Kephalodoron, Sanddornelixier. Bei Halsschmerzen: Viropect-Pulver
Gürtelrose	**Mezereum dil. D 3,** als Hauptmittel, oder auch: Rhus tox. dil. D 3. Gebrauch: 20 Tropfen auf 1/8 Liter Wasser tagsüber schluckweise zu nehmen. Ranunculus bulbosus dil. D 4, Carbo Betulae dil. D 20 + Belladonna D 4 Injektionen, **Aconitum comp.** „Wala“ Glob. oder Injektionen.

Kräuterteemischung	Anweisungen
Eukalyptusblätter Holunderblüten Weidenrinde Zu gleichen Teilen gemischt, 100,00 Gramm. Gebrauch: 1–2 Eßlöffel auf 1/4 Liter Wasser kalt zustellen, kochen und ziehen lassen, jede 1/2 Stunde einen Schluck. Möglichst warm.	Diät: Zuerst fasten, nur Fruchtsäfte. Dann Schleimsuppen und passiertes Gemüse mit gebähten Semmeln. Zur Kräftigung und Herzstärkung etwas guten Rotwein oder echten Kognak. Anwendungen: Prießnitz-Wickel über den ganzen Leib, mit nachträglichen Abreibungen mit Arnika-Franzbranntwein. Bei Husten und hohem Fieber: Kalter Brustwickel (1 Stunde). Zur Fiebersenkung: Wadenwickel, je 10 Minuten, 4–5mal hintereinander. Achtung auf gute Leibesöffnung, eventuell Einlauf geben. Nicht zu früh aufstehen.
	Äußerliche Anwendungen mit Zinkschüttelmixturen wirken nur zusätzlich, ebenso reizlose, salzarme Kost. Bei Schmerzen eventuell Aconitöl (5 bis 10%) und Combudoron flüssig, mehrmals täglich betupfen.

Krankheit	Homöopathische Arznei
Hämorrhoiden	Hauptmittel: Hamamelis dil. D 1. Gebrauch: 4mal täglich 10–15 Tropfen. Oder auch sehr bewährt: Nux vomica dil. D 4. Gebrauch: Morgens 10 Tropfen. Und Sulfur trit. D 6. Gebrauch: Abends 1 Messerspitze voll. Aesculus hippocast. dil. D 1. Gebrauch: 3mal täglich 15 Tropfen. Carduus marianus Urtinktur. Gebrauch: 3mal täglich 15 Tropfen.
Herzbräune (Angina pectoris)	Crataegus Urtinktur Spigelia dil. D 1 Kalmia lat. dil. D 1 Cactus grand. dil. D 1 Zu gleichen Teilen gemischt. Gebrauch: Im Anfall $^{1}/_{4}$stündlich 15 Tropfen. Die übrige Zeit: 4mal täglich 15 Tropfen. Außerdem: Im Anfall: Herzgegend einreiben mit Veratrum Urtinktur. Zum Einnehmen: Veratrum album dil. D 3 bis D 1. Gebrauch: 3mal täglich 10–15 Tropfen. Im Anfall auch oft bewährt: Tabacum dil. D 4. Gebrauch: 1–2mal 10 Tropfen. Nicht öfter!
Leichte Herzsensationen (auch vorbeugend)	**Herzcocktail: Crataegus Urtinktur** **Cardiodoren B** **Magnesium phosph. dil. D 6,** zu gleichen Teilen. Gebrauch: 2mal 15 Tropfen vor dem Essen. und: **Oleum Strophanthi dil. D 3.** Gebrauch: 1–2mal täglich vor dem Essen, 2–3 Tropfen auf die Zunge! oder: **Strodival**-Kapseln Gebrauch: 1-2mal täglich 1 Kps. zerbeißen und auf der Zunge zergehen lassen.

Kräuterteemischung	Anweisungen
Schafgarbe Mariendistel Roßkastanienblüten Johanniskraut Königskerze Kamille Zu gleichen Teilen gemischt, 100 g. Gebrauch: 1–2 Eßlöffel auf 1/4 Liter Wasser kalt zustellen, kochen und ziehen lassen, schluckweise tagsüber ohne Zucker nehmen. Bei starken Blutungen: Hirtentäschel Mistel Schafgarbe Wiesenknopf Mischung und Gebrauch wie oben.	Diät: Salz-, fleisch- und reizlose Kost. Nichts Blähendes. Wenig Eier. Keinen Alkohol. Anwendungen: Für regelmäßigen Stuhlgang sorgen, doch keine Abführmittel. Äußerliche Behandlung mit Ringelblumen- oder Hamamelissalbe. Kurze kalte Sitzreibebäder täglich morgens und abends. Im Wasser Oberschenkel, Schritt und Gesäß gut durchmassieren. Badedauer 2–3 Minuten. Bei Schmerzen: Warmes Sitzbad in Kamillentee- und Haferstrohabsud. Auch warme Umschläge damit. Sehr bewährt: Hamamelis-Zäpfchen aus der Apotheke.
Herzstärkender Tee, wie bei Herzleiden genannt.	Diät: Wie bei Herzleiden genannt. Anwendungen: Wie bei Herzleiden genannt.

Krankheit	Homöopathische Arznei
Herzleiden, konstitutionell: **a) Aderverkalkung mit Blutdruckerhöhung**	Viscum album Urtinktur Arnica Urtinktur Drosera Urtinktur Crataegus Urtinktur Rosmarinum Urtinktur Zu gleichen Teilen gemischt. Gebrauch: Morgens nüchtern, vormittags, nachmittags und abends zum Schlafengehen je 15 Tropfen auf einen Kaffeelöffel Wasser.
b) Aderverkalkung mit Herz- und Kreislaufstörungen	Rosmarinum Urtinktur Valeriana Urtinktur Crataegus Urtinktur Zu gleichen Teilen gemischt. Gebrauch: 4mal täglich 15 Tropfen auf etwas Wasser vor dem Essen. Allgemein vorbeugend gegen Aderverkalkung auch im Gehirn: **Plumbum mellitum trit. D 12.** Gebrauch: Ab dem 45. Lebensjahr kurmäßig 3mal täglich 1 erbsgroße Messerspitze vor dem Essen (fördert wieder die Konzentration).

Kräuterteemischung	Anweisungen
Löwenzahnwurzel Enzianwurzel Meisterwurzel Queckenwurzel Salbei Rosmarin Sonnentau Mistel Gartenraute Zu gleichen Teilen gemischt, 100,00 Gramm. Gebrauch: Einen Eßlöffel Tee auf 1/4 Liter kaltes Wasser zusetzen, einmal aufkochen lassen, tagsüber schluckweise nehmen.	Diät: Einfache, salzarme Kost, wenig Fleisch, wenig schwere Mehlspeisen, keine Hülsenfrüchte, wenig Fleischsuppe. Viel geriebenen Rettich, Knoblauch, rohes Sauerkraut, Petersilie und Sellerie. Viel Obst und Gemüse, saure Milch. Achtung vor Alkohol, Tabak und Bohnenkaffee!!! Lebensweise: Reichlich Schlaf vor Mitternacht. Viel frische Luft auch über Nacht. Reichliche Bewegung, jedoch nicht an der Sonne. Keine Sonnenbäder, keine bückende Arbeit. Keine Aufregungen. **Wichtig:** Regelmäßig Blutdruck selbst messen oder messen lassen und in eigene Blutdruckblätter eintragen. Ebenso gleichzeitig die Pulsfrequenz ablesen.
Weißdornblüten Lavendelblüten Gartenraute Mistel Labkraut Rosmarin Melissenblätter Goldrute Wacholderbeeren, gestoßen Birkenblätter Tausendgüldenkraut Zu gleichen Teilen gemischt, 100,00 Gramm. Gebrauch: Einen Eßlöffel Tee mit 1/4 Liter Wasser zusetzen, einmal aufkochen lassen, tagsüber schluckweise nehmen.	Wasseranwendungen: Kurze, kalte Abreibungen, kurze, kalte Güsse auf Schenkel und Arme. Wassertreten, Taugehen. Bäder: Kräuterbäder von Arnika, Schafgarbe, Wacholder und Latschenextrakt, Kohlensäurebäder. Bad Gastein, Bad Hall in Oberösterreich, Bad Kleinkirchheim in Kärnten, Bad Tölz in Bayern sind als Heilbäder zu empfehlen. Besonders auch die Kneipp-Kurorte Bad Wörishofen (Bayern), Schärding am Inn sowie andere Kneipp-Kurorte im In- und Ausland. Kurorte-Verzeichnisse bei der Apotheke anfordern.

Krankheit	Homöopathische Arznei
Herzleiden, organisch	Herzmuskelschwäche bei Klappenfehlern: Cactus dil. D 1. Gebrauch: 3mal täglich 10 Tropfen. Crataegus dil. D 1. Gebrauch: 3mal täglich 10 Tropfen. Adonis dil. D 1. Gebrauch: 3mal täglich 10 Tropfen. Herzneurosen: Valeriana Urtinktur. Gebrauch: 3mal täglich 15 Tropfen. Hypericum Urtinktur. Gebrauch: 3mal täglich 15 Tropfen. Lilium tigr. dil. D 1. Gebrauch: 2mal täglich 15 Tropfen. Cactus dil. D 2. Gebrauch: 2mal täglich 15 Tropfen. Rheumatische Herzerkrankungen: Kalmia dil. D 1. Gebrauch: 3mal täglich 10 Tropfen. Spigelia dil. D 1. Gebrauch: 3mal täglich 10 Tropfen. Colchicum dil. D 3. Gebrauch: 3mal täglich 10 Tropfen. Schilddrüsenherzleiden: Lycopus dil. D 1. Gebrauch: 3–5mal täglich 15 Tropfen. Plötzliche Herzschwäche: Camphora Urtinktur. Gebrauch: 5 Tropfen. Veratrum alb. dil. D 1. Gebrauch: 5 Tropfen. Herzverfettung: Fucus Urtinktur oder D 1. Gebrauch: 3mal täglich 15 Tropfen. Herzwassersucht: Scilla maritima Urtinktur. Gebrauch: 3mal täglich 15 Tropfen.

Kräuterteemischung	Anweisungen
Rosmarinwein: Rosmarin (frische Blüten, Blätter und Zweige) zerkleinert man und setzt 100 Gramm auf einen Liter Weißwein an. Gebrauch: Man läßt 3 Tage ziehen und nimmt 4mal täglich ein Schnapsglas voll. Herzstärkend: Rosmarin Melisse Arnikablüten Gartenraute Weißdornfrüchte, gestoßen Malvenblätter Baldrian Zu gleichen Teilen gemischt, 100,00 Gramm. Gebrauch: 1 Eßlöffel auf ¼ Liter Wasser kalt zustellen, aufkochen und ziehen lassen, schluckweise tagsüber trinken. Honigzusatz erlaubt.	Diät: Salzarm, nichts Blähendes, wenig Kartoffeln, keine frische Germteigspeise, keine Hülsenfrüchte. Wenig Flüssigkeit jeder Art, keinen Alkohol, nicht rauchen. Kein Bohnenkaffee. Leichtes Fleisch mit passiertem Gemüse (ohne Einbrenn), Reis, leichte Teigwaren und Mehlspeisen, Haferflocken, Grieß, Gerste. Rohkost. Als Getränk am besten frische Buttermilch. Anwendungen: Ruhe, keine seelischen Erregungen, keine Sonnenbäder. Kneippsche Güsse auf Arme und Schenkeln je 1 Minute. Vor Mitternacht schlafen gehen! Keine körperlichen Anstrengungen, doch leichte Spaziergänge (Terrainkuren).

Krankheit	Homöopathische Arznei
Heuasthma – Heufieber – Heuschnupfen	Bereits im April mit der Behandlung beginnen. Das Mittel der ersten Wahl ist: **Gencydo Amp.** (1% und 5%) und flüssig für äußerlich. Gebrauch: 1. Als Subkutan-Injektion zwischen die Schulterblätter, oder noch besser und schmerzlos als 2. Inhalationsbehandlung. Dazu benötigt man einen ganz feinen Vernebler (System Pari, Billeter, Wolfer oder Micro-Inhalator von Siemens). Im Flüssigkeitsbehälter des Inhalators werden 1 Amp. Gencydo (anfangs 1%, bei starken Symptomen 5%) **und 1 Amp. Plumbum met. praep. D 8** gemischt. Morgens vor dem Aufstehen wird durch die Nase inhaliert, je nach Alter 10–30 Atemzüge. Bei Bindehautentzündung **Gencydo Augentropfen,** mehrmals täglich in die Augen. 3. **Gencydo extern** (flüssig) kann bei Bedarf in die Nase oder 1:15 verdünnt in die Augen eingetropft werden. Andere Mittel: **Heuschnupfenmittel** „DHU" oder Galphimia dil. D 12 oder dil. D 6. Gebrauch: 3mal täglich 10 Tropfen. Im akuten Stadium: Galphimia dil. D 4 oder dil. D 3. Gebrauch: 2–3mal täglich 5 Tropfen. Und außerdem: Arsenicum album dil. D 4. Gebrauch: Morgens und abends je 10 Tropfen, auch vorbeugend. Sanguinaria dil. D 1. Gebrauch: 2mal täglich 10–15 Tropfen vor dem Essen. Silicea trit. D 6. Gebrauch: Abends 1 Messerspitze voll. Vorbeugend im Frühjahr: Potenziertes Eigenblut.

Kräuterteemischung	Anweisungen
Kornblumen Ringelblumen Gamander Lungenkraut Schlüsselblumenblüten Huflattichblüten Brunnenkresse Zu gleichen Teilen gemischt, 100,00 Gramm. Gebrauch: 1–2 Eßlöffel auf 1/4 Liter Wasser kalt zustellen, aufkochen und ziehen lassen, schluckweise tagsüber nehmen. Auch bereits im März beginnen.	Diät: Eiweißarm! Darmsanierung.

Krankheit	Homöopathische Arznei	
Hexenschuß (Lumbago)	**Aconit comp.** „Wala" Ampullen zur s.-c.-Injektion oder Globuli, 3–5mal täglich 10 Kugerln. **Apis/Bryonia** „Wala" Ampullen oder Globuli. Gebrauch: s.-c.-Injektionen, 3–5mal täglich 10 Kugerln. Berberis vulgaris dil. D 1 Ledum dil. D 1 Dulcamara dil. D 1. Zu gleichen Teilen gemischt. Gebrauch: Stündlich 10–15 Tropfen. Auch Arnica dil. D 2. Gebrauch: 3mal täglich 10 Tropfen. Schmerzlindernd: Rhus toxicodendron dil. D 4. Gebrauch: 2–3mal stündlich 10 Tropfen.	
Hüftgelenksentzündung	**Bryonia e rad D 3/Stannum D 6 Globuli.** Gebrauch: 3mal täglich 10 Kugerln unter der Zunge zergehen lassen. Mercurius vivus trit. D 4 oder Silicea trit. D 3. Gebrauch: Jeweils 2mal täglich 1 Messerspitze voll. Echinacea Urtinktur. Gebrauch: 3mal täglich 15 Tropfen. Eventuell auch Arnica dil. D 3 und Symphytum dil. D 6.	
Hypochondrie	Nux vomica dil. D 4. Gebrauch: 3mal täglich 5 Tropfen.	

Kräuterteemischung	Anweisungen
Arnikablüten Gartenraute Schlüsselblumenblüten Schafgarbe Birkenblätter Weidenrinde Zu gleichen Teilen gemischt, 100,00 Gramm. Gebrauch: 1–2 Eßlöffel auf 1/4 Liter Wasser kalt zustellen, aufkochen und ziehen lassen, möglichst warm nehmen.	Diät: Einige Tage salz- und fleischlos essen. Anwendungen: Fachkundige Massage. Einreibungen mit Aconit-Nervenöl „Wala“ oder Kräuter-Einreibetinktur (siehe Anhang, Seite 405). Blaulichtbestrahlungen. Bei öfterem Auftreten: Wirbelsäulenbehandlung!
	Lehmwickel mit Zusatz von Arnika oder Symphytum-Tinktur. Salzlose Diät und Rohkost.
	Ablenkung, Bewegung in frischer Luft, Sport, leichte Kost.

Krankheit	Homöopathische Arznei
Hysterie	Typische Mittel: Bryophyllum D 3 (D 5) Amp. Gebrauch: s.-c.-Injektionen in den Oberschenkel oder Bryophyllum 5% dil. Gebrauch: 3–5mal täglich 7–10 Tropfen oder noch besser: **Bryophyllum Argento cultum dil. D 2.** Gebrauch: 3–5mal täglich 5–10 Tropfen. Die Nerven stärkend: Acid. phosphoricum dil. D 3. Gebrauch: 3mal täglich 15 Tropfen. Bei Gebärmutterleiden: Caulophyllum dil. D 3. Gebrauch: 3mal täglich 15 Tropfen. Cimicifuga dil. D 3. Gebrauch: 3mal täglich 10 Tropfen. Bei Erregungszuständen: Hyoscyamus dil. D 4. Gebrauch: 3mal täglich 15 Tropfen. oder: Hypericum Urtinktur. Gebrauch: 3mal täglich 10–15 Tropfen. Bei Niedergeschlagenheit und Weinkrämpfen: **Ignatia dil. D 4.** Gebrauch: 3mal täglich 15 Tropfen. In den Wechseljahren: Sepia trit. D 4. Gebrauch: 3mal täglich 1 Messerspitze voll. Bei Mädchen und Frauen mit schwacher Regel: Pulsatilla dil. D 4. Gebrauch: 3mal täglich 15 Tropfen und Teucrium scorodonia dil. D 3 (D 4). Gebrauch: 3mal täglich 10 Tropfen. Bei zu starker Regel: **Marmor D 6/Stibium D 6** Injektionen oder Tormentilla D 3. Gebrauch: 3–5mal täglich 10 Tropfen.

Kräuterteemischung	Anweisungen

Krankheit	Homöopathische Arznei
Ischias	Im Anfangsstadium: **Aconitum comp.** „Wala“ Amp. oder Globuli. Gebrauch: s.-c.-Injektionen oder 3–5mal täglich 10 Kugerln unter der Zunge zergehen lassen. Wirbelsäulenbehandlung: **Disci comp. cum Argento** (e pl. tota D 20) „Wala“ Amp. oder Globuli. Gebrauch: Anfangs s.-c.-Injektionen, später 3mal täglich 10 Globuli unter der Zunge zergehen lassen. Belladonna dil. D 4. Gebrauch: 1/2stündlich 10 Tropfen. Im weiteren Verlauf: Colocynthis dil. D 4. Gebrauch: 1–2stündlich 10 Tropfen. Oder: Phytolacca dil. D 3. Gebrauch: Wie oben. Außerdem: Magnesium phos. trit. D 3. Gebrauch: 4mal täglich 1 Messerspitze voll. Nach Erkältung: Aconit dil. D 4. Gebrauch: Stündlich 10 Tropfen. Rhus tox. dil. D 4. Gebrauch: Stündlich 10 Tropfen. Bei Frauenleiden: Cimicifuga dil. D 1. Gebrauch: 3mal täglich 15 Tropfen. Bei rheumatischer Konstitution: Ledum dil. D 1. Gebrauch: 3mal täglich 15 Tropfen. Mercurius viv. trit. D 4. Gebrauch: 2mal täglich 1 Messerspitze voll. Nach Infektion zur Schmerzlinderung: Dioscorea Urtinktur. Gebrauch: 3mal täglich 15–20 Tropfen. Passiflora Urtinktur. Gebrauch: 3mal täglich 15–20 Tropfen.

Kräuterteemischung	Anweisungen
Sumpfporst Eukalyptusblätter Arnikablüten Johanniskraut Wiesengeißbart Schafgarbe Zu gleichen Teilen gemischt, 100,00 Gramm. Gebrauch: 1–2 Eßlöffel auf 1/4 Liter Wasser kalt zustellen, aufkochen und ziehen lassen, schluckweise tagsüber nehmen.	Diät: Die erste Zeit salz- und fleischlos, keine Fleischsuppe, keinen Alkohol. Anwendungen: Sehr bewährt ist das Liegen auf frischen Farnkrautblättern, die täglich erneuert werden. Im Winter auf Säckchen von getrockneten und fein zerkleinerten Farnkrautwurzeln, deren Heilwirkung wochenlang anhält. Zur Schmerzlinderung: **Aconit-Nervenöl** „Wala". Schmerzende Stellen mehrmals täglich einreiben. Oder auch Einreibungen mit der Kräutertinktur (siehe Anhang, Seite 405). Im Intervall: Temperaturansteigende Kräuterbäder. Vitamin-B-Tabletten. Heilbäder: Moorbäder in Neydharting, Solebäder in Bad Aussee, Reichenhall. Schwefeljodbäder in Bad Wiessee am Tegernsee. Schwefelbäder in Wörschach, Steiermark. Meersandbäder an der Adria.

Krankheit	Homöopathische Arznei
Kehlkopf-, Rachenkatarrh	Bei hohem Fieber: Infludo-, Nisylen-, Gripp-Heel-Tropfen bzw. -Tabletten. Diese oder andere Komplexmittel laut Anweisung. Oder Belladonna dil. D 4. Gebrauch: 1–2stündlich 5–10 Tropfen, zusätzlich: Zinnober D 6. Gebrauch: Anfangs 2stündlich 1 erbsgroße Messerspitze, später 3mal täglich. Bei Kehlkopfkatarrh (Pseudocroup, bellender Husten): Alle 3 Medikamente zusammen! 1. **Erysideron 1 (Apis D 3/Belladonna D 3),** $1/2$–1–2stündlich 5–7 Tropfen. 2. **Spongia** (tosta) dil. D 6, $1/2$–1–2stündlich 5–7 Tropfen. 3. **Pyrit D 3/Zinnober trit. D 20,** $1/2$ 1–2stündlich 1 Messerspitze. 4. **Pflanzlicher Hustensaft.** 5. Wenn nöig, **Ruhigstellung** mit Stesolid 5 mg Rectaltube.
Keuchhusten	Hauptmittel: **Pertudoron 1** und Pertudoron 2 (in Österreich unter dem Namen: **Cuprum aceticum D 3).** Gebrauch: In 2stündlichem Wechsel je nach Alter je 3–7 Tropfen mit etwas Wasser. (In den ersten 2–3 Tagen können die Anfälle an Zahl zunehmen, gehen aber dann rasch zurück. Ja nicht mehr Tropfen von Cuprum aceticum D 3 geben!) Zur Nervenberuhigung: Passiflora Urtinktur. Gebrauch: Morgens und abends je 5–20 Tropfen.

Kräuterteemischung	Anweisungen
Sonnentau Schlüsselblumenblüten Huflattichblüten Spitzwegerich Salbei Johanniskraut Holunderblüten Zu gleichen Teilen gemischt, 100,00 Gramm. Gebrauch: 1–2 Eßlöffel auf 1/4 Liter Wasser kalt zustellen, aufkochen und ziehen lassen. Mit Honig schluckweise möglichst warm tagsüber nehmen.	Diät: Eiweißarm. Bei Kehlkopfkatarrh: 1. Psychisch ruhige Umgebung, keine Ängstlichkeit aufkommen lassen. 2. Feuchtluftraum, Verdunster mit etwas ätherischen Ölen. (Notfalls im Badezimmer heißen Wasserhahn aufdrehen, damit starker Dunst entsteht.) 3. Wenn möglich, Inhalationen mit Jod-Salz-Wasser. Auf 1 Liter kochendes Wasser 2–3 Tropfen reine Jodtinktur (nicht mehr!) und eine Messerspitze Salz, womöglich Meersalz. Aufsteigende Dämpfe einatmen. 4. Halswickel mit heißer Milch oder lauwarme Wasserwickel mit Zitronensaft. 5. **Intervallbehandlung** mit Cuprum metallicum praeparatum dil. D 30. Gebrauch: Durch 2 Monate 1mal täglich 6–10 Tropfen abends vor dem Essen. Kurorte: Gleichenberg, Reichenhall, Solebäder, Ems, Adria und auch Höhenluft.
Eukalyptusblätter Sonnentau Schlüsselblumenblüten Holunderblüten Eisenkraut Salbei Zu gleichen Teilen gemischt, 100,00 Gramm. Gebrauch: 1–2 Eßlöffel auf 1/4 Liter Wasser kalt zustellen, aufkochen und ziehen lassen, schluckweise tagsüber nehmen.	Diät: Reizlos und flüssigkeitsarm. Nichts Blähendes, nichts Schwerverdauliches. Für Erwachsene: Nicht rauchen. Etwas Rotwein gestattet. Anwendungen: Heiße Vollmilchwickel um die Brust. Täglich 1–2 Stunden. Einreibungen mit Eukalyptusöl. Wasserschalen mit ein paar Tropfen Eukalyptusöl im Zimmer aufstellen. Ansonsten viel frische Luft. Wenn möglich, Luftveränderung nach Höhenlage. Im übrigen Geduld: Keuchhusten dauert 100 Tage! Nachher: Lungen- und Bronchienkräftigung. Atemübungen, Sonnenbäder, kalte Abreibungen.

Krankheit	Homöopathische Arznei
Kinderlähmung (Klinik!)	Bei Beginn von Lähmungen: **Skorodit D 30** Amp. (natürliches Eisenarsenat) ein- oder zweitägig 1 s.-c.-Injektion in das gelähmte Glied. Am Tag dazwischen eventuell 1 Injektion mit Arnica D 20. Zusätzlich: **Cerebellum dil. D 4** und **Phosphor dil. D 6.** Gebrauch: Je 5 Tropfen 3mal täglich.
Kniegelenksentzündung	Akute: **Bryonia D 3/Stannum D 6 Globuli.** Gebrauch: 3mal täglich 10 Kugerln im Mund zergehen lassen. Mercurius viv. trit. D 4 bis D 12! Gebrauch: 3mal täglich 1 Messerspitze voll. Bryonia dil. D 2. Gebrauch: 5mal täglich 10 Tropfen. Ledum dil. D 2. Gebrauch: 5mal täglich 10 Tropfen. Colchicum dil. D 3. Gebrauch: 5mal täglich 10 Tropfen. Phytolacca dil. D 2. Gebrauch: 5mal täglich 10 Tropfen. Echinacea Urtinktur. Gebrauch: 3mal täglich 15 Tropfen (bei septischen Prozessen). Bei Gelenkswassersucht: Scilla maritima Urtinktur. Gebrauch: 3mal täglich 15 Tropfen.
Knochenentzündung	Erysideron 1. (Apis D 3/Belladonna D 3). Gebrauch: 2stündlich 12 Tropfen. Argentum metallicum praep. D 30 Ampullen und Lachesis D 12 Ampullen in Mischspritze 1mal täglich. Mercurius viv. trit. D 4. Gebrauch: 2mal täglich 1 Messerspitze voll. Silicea trit. D 4. Gebrauch: 2mal täglich eine Messerspitze voll. Echinacea Urtinktur. Gebrauch: 3mal täglich 10–15 Tropfen.

Kräuterteemischung	Anweisungen
	Ärztliche Behandlung bzw. Klinikaufnahme sind unbedingt! Nach den obligaten und jahrelang durchgeführten Schluckimpfungen treten Neuerkrankungen nur dann auf, wenn Impfungen versäumt wurden. *Diät*: Eiweißarm, vegetarisch, biologisch möglichst wertvolle Kost. *Anwendungen*: Nach Abklingen des fieberhaften Stadiums ansteigende Vollbäder mit 2 Eßlöffeln Soda von 36–39°, 10–20 Minuten.
	Äußerlich: Lehmwickel, Wickel mit Haferstrohabsud, Heu- oder Kleeblumen. *Diät*: Wie bei rheumatischen Erkrankungen.
Teemischung aus: Ringelblumen Arnikablüten Johanniskraut und Wallwurz Zu gleichen Teilen gemischt, 100,00 Gramm. Der Absud davon kann innerlich oder zu Umschlägen gebraucht werden.	**Arzt aufsuchen!** Lokal 10% Symphytum-Salbe, 2mal täglich.

Krankheit	Homöopathische Arznei
Knochen-tuberkulose	Calcium carbonic. tabl. D 3 oder Calcium phosphoricum tabl. D 3 im Wechsel mit Silicea tabl. D 6. Gebrauch: Je 2mal täglich 1 Tablette im Mund zergehen lassen. Teucrium scorodonia Urtinktur. Gebrauch: 3mal täglich 15 Tropfen.
Kopfschmerzen (Migräne und andere Gefäßkopfschmerzen)	Ursachenbehandlung ist die Voraussetzung zur Heilung! **Kephalodoron Tabletten.** Gebrauch: 3mal täglich 1 Tablette vor dem Essen (Kur). Bei Kopfschmerzen 1/2stündlich 1 Tablette oder **Ferrum/Quarz Kapseln.** (nur in Deutschland) Gebrauch: Täglich 1mal 1 Kapsel vor dem Frühstück durch 3 Monate. (Der Stuhl wird dunkel.) Kopfschmerz mit Blutandrang zum Kopf: Aconitum dil. D 4. Besonders rechtsseitiger Kopfschmerz: Belladonna dil. D 4. Linksseitiger Kopfschmerz: Spigelia dil. D 1. Nervenkopfschmerz: **Gelsemium dil. D 2.** Gebrauch: Für alle 1–2stündlich 10 Tropfen. **Gelsemium-Homaccord** Gebrauch: Kurmäßig 3mal täglich 10 Tropfen vor dem Essen. Kopfschmerz infolge von Gefäßkrämpfen: Veratrum dil. D 3. Rheumatischer Kopfschmerz: Cholchicum dil. D 3. Kopfschmerz infolge Blutarmut: Pulsatilla dil. D 3. Gebrauch: Für alle 1–2stündlich 10 Tropfen. Kopfschmerz infolge Regelblutung: **Cimicifuga dil. D 1.** Gebrauch: Im Anfall 1stündlich, sonst kurmäßig 3mal täglich 10 Tropfen. (Auch eventuell Leber und Niere behandeln!)

Kräuterteemischung	Anweisungen
	Arzt aufsuchen! Höhenklima oder Meer. Wickel mit Absud von **Zinnkraut,** Eisenkraut, Wallwurz und jungen Latschenspitzen.
Ebenfalls nach Krankheitsursache, sonst bei Nervenkopfschmerz: Johanniskraut Salbei Mistel Melisse Baldrian Infolge Blutentmischung: Tormentill Wiesenknopf Johanniskraut Arnika Schafgarbe Königskerze Guajakholz Wacholderbeeren Mistel Attichwurzel Ringelblume Sennesblätter Für beide: Zu gleichen Teilen gemischt, 100,00 Gramm. Gebrauch: Wie üblich.	Diät: Salzarm und reizlos. Nichts Blähendes, nicht viel Fleisch und nichts von weißem Mehl. Viel Rohkost und Früchte. Saure Milch und Buttermilch. **Nicht rauchen, keinen Alkohol.** Anwendungen: Viel frische Luft. Wiederholt täglich Atemübungen machen. Kneippsche Güsse auf Arme und Beine. Auch Wechselbäder für Hände und Füße. Arzt aufsuchen, damit andere Kopferkrankungen ausgeschlossen werden!

Krankheit	Homöopathische Arznei
Krampfadern, Venenentzündungen	Hauptmittel: Hamamelis dil. D 1. Gebrauch: 4mal täglich 10 Tropfen. Außerdem noch bewährt: Arnika Urtinktur Chelidonium Urtinktur Hamamelis Urtinktur Carduus mar. Urtinktur Zu gleichen Teilen gemischt. Gebrauch: 4mal täglich 15 Tropfen auf etwas Wasser. Auch Aesculus hippocast. Urtinktur. Gebrauch: 3mal täglich 10 Tropfen. Bei septischen Zuständen: Echinacea Urtinktur. Gebrauch: 3mal täglich 10 Tropfen.

Kräuterteemischung	Anweisungen
Ringelblume Mistel Arnikablüten Königskerzenblüte Aloe Schafgarbe Johanniskraut Zu gleichen Teilen gemischt, 100,00 Gramm. Gebrauch: 1–2 Eßlöffel auf 1/4 Liter Wasser kalt zustellen, aufkochen und ziehen lassen, schluckweise tagsüber nehmen.	Diät: Salzarm, reizlos, eiweißarm. Wenig Fleisch, nicht viel von weißem Mehl. Keine schweren Mehlspeisen, keine Konditorwaren, wenig Zucker. Anwendungen: Einreiben der Beine mit einer Mischung: Hamamelistinktur 80,00 Gramm, Johanniskrautöl 20,00 Gramm. oder Ungt. Cupri praep. 0,4% (Salbe): Abends die Beine einreiben. Täglich morgens und abends Beine richtig bandagieren. Bäder der Beine in Kräuterabsud von Arnika, Johanniskraut und Schafgarbe. Oder Wikkel mit diesem Absud. Zeitweilige Blutegelbehandlung sehr wirksam. Ganz kurze Kneippsche Güsse mit gutem Trockenreiben. Barfußlaufen im taunassen Gras. Keine Überanstrengungen und Achtung vor Verletzungen. Bei Venenentzündung absolute Ruhe und Liegen. Beine hoch lagern.

Krankheit	Homöopathische Arznei
Kreuzschmerzen	Wirksam sind die **Wala-Disci-Präparate** (Discus = Zwischenwirbelbandscheibe). Es gibt die verschiedensten Kompositionen mit homöopathischen Metallen und Heilpflanzen. Nur ein in der Behandlung der Wirbelsäulenerkrankungen erfahrener Arzt kann die richtige Zusammensetzung herausfinden. Weitere homöopathische Einzelmittel: Nach Überanstrengung: Arnica dil. D 2. Gebrauch: 3mal täglich 15 Tropfen. Bei rheumatischen Erkrankungen: Ledum dil. D 1. Gebrauch: 3mal täglich 15 Tropfen. Bryonia dil. D 3. Gebrauch: 3mal täglich 15 Tropfen. Berberis vulgaris dil. D 1. Gebrauch: 3mal täglich 15 Tropfen. Bei Nierenbeckenreizung: Solidago Urtinktur. Gebrauch: 3mal täglich 15 Tropfen. Bei Frauenleiden: Cimicifuga dil. D 1. Gebrauch: 3mal täglich 15 Tropfen. Caulophyllum dil. D 1. Gebrauch: 3mal täglich 15 Tropfen. Helonias dil. D 1. Gebrauch: 3mal täglich 15 Tropfen. Bei Hämorrhoiden: Hamamelis dil. D 1. Gebrauch: 3mal täglich 15 Tropfen. Aesculus hippocast. dil. D 1. Gebrauch: 3mal täglich 15 Tropfen. Bei Stuhlverstopfung: Sulfur. trit. D 4. Nux vomica trit. D 4. Gebrauch: Je 2mal täglich 1 Messerspitze voll. Bei Hexenschuß: Belladonna dil. D 3. Gebrauch: 3mal täglich 15 Tropfen.

Kräuterteemischung	Anweisungen
Johanniskraut Schafgarbe Gartenraute Eisenkraut Königskerze Arnikablüten Beinwurzwurzel Zu gleichen Teilen gemischt, 100,00 Gramm. Gebrauch: 1–2 Eßlöffel auf 1/4 Liter Wasser kalt zustellen, aufkochen und ziehen lassen, schluckweise tagsüber nehmen.	Diät: Salzarm und reizlos. Im übrigen die Diät des Grundleidens. Anwendungen: Einreibungen mit der Kräutertinktur laut 2. Anhang/I., Seite 405. Aconit-Nervenöl „Wala“ oder Aconitum/Nicotiana comp. Öl. Ansonsten Anwendungen nach Grundleiden; siehe diese. Heiße, ansteigende Sitzbäder mit Kamillen-, Haferstroh-, Eichenrinden- oder Latschenabsud.

Krankheit	Homöopathische Arznei
Kropf (Einfacher Kropf [Struma] ohne Schilddrüsen-funktionsstörung)	Hauptmittel: Spongia dil. D 1, bei kräftigen, ansonsten gesunden Personen. Spongia dil. D 3, bei schwächlichen Personen. Gebrauch: Zum Beginn des Essens 10–15 Tropfen mit dem ersten Löffel. Conium dil. D 3. Gebrauch: 4mal täglich 10 Tropfen bei hartem Kropf.
Leberleiden	Zur Belebung und Reinigung des Leberstoffwechsels: Chelidonium dil. D 2. Podophyllum dil. D 2. Bryonia dil. D 2. Zu gleichen Teilen gemischt. Gebrauch: 4–6mal täglich 15 Tropfen. Apocynum cannabinum Urtinktur. Gebrauch: 4mal täglich 15 Tropfen bei Bauchwassersucht. Mercurius vivius trit. D 4. Gebrauch: 2mal täglich 1 Messerspitze voll. Bei infektiöser Gelbsucht (Hepatitis): Hepatodoron Tabletten. Gebrauch: 3mal täglich 1–2 Tabletten vor dem Essen (siehe auch Gelbsucht). Ursache Erkältung: Bryonia dil. D 3. Gebrauch: 4mal täglich 10–15 Tropfen.

Kräuterteemischung	Anweisungen
Brunnenkresse Erdrauch Braunwurz Labkraut Blasentang Ringelblumen Hauswurz Zu gleichen Teilen gemischt, 100,00 Gramm. Gebrauch: 1 Eßlöffel auf 1/4 Liter Wasser kalt zustellen, aufkochen und ziehen lassen, schluckweise tagsüber nehmen.	Diät: Salzarme trockene Kost. Daher wenig Flüssigkeit jeder Art. Anwendungen: Am Abend den Hals leicht einreiben mit einer Conium-Salbe. (Diese nur nach ärztlicher Anweisung!) Bewährt auch Umschläge mit Eichenrindentee oder Hauswurzblättern. Bei vernachlässigtem und hartem Kropf muß Operation erwogen werden. Längerer Aufenthalt am Meer kann sehr hilfreich sein.
Johanniskraut Mariendistel Pfefferminze Löwenzahnwurzel Bitterklee Salbei Wermut Schafgarbe Zu gleichen Teilen gemischt, 100,00 Gramm. Gebrauch: 1–2 Eßlöffel auf 1/4 Liter Wasser kalt zustellen, aufkochen und ziehen lassen, schluckweise ohne Zucker tagsüber nehmen.	Diät: Salzarm, kein tierisches Fett (also Schweine-, Rinds-, Gänsefett usw.). Kein Schweine- und Rindfleisch. Keine Hülsenfrüchte. Keine Germteigspeisen. Keine süße Milch, keine Eier. Keinen Alkohol, nicht rauchen! Erlaubt: Speisen von Reis, Grieß, Haferflocken, Gerste. Gemüse, passiert ohne Einbrenn. Leichte Mehlspeisen. Wenig junge Kartoffeln. Wenig weißes Fleisch, aber nicht gebacken. Apfelmus oder geriebene Äpfel. Rettiche, Sellerie, Petersilie. Als Fettstoff nur Olivenöl! Anwendungen: Täglich eine feuchtwarme Kompresse auf die Lebergegend. Dauernde ärztliche Kontrolle! Heilbäder: Rohitsch-Sauerbrunn, Mergentheim, Vichy (Frankreich), Karlsbad, Bad Aussee in der Steiermark.

Krankheit	Homöopathische Arznei
Lungenblutung	Hamamelis Urtinktur. Millefolium dil. D 3. Gebrauch: Alle 5 Minuten 5 Tropfen im Wechsel.
Lungenentzündung	**Pneumodoron 1** und **Pneumodoron 2** in 1–2stündlichem Wechsel je 10 Tropfen. Und Equisetum dil. D 15. Gebrauch: 3–5mal täglich 10 Tropfen oder auch schon gleich nach Beginn: Aconitum dil. D 4. Gebrauch: ¼stündlich 10 Tropfen. Anschließend: Tartarus emeticus dil. D 3. im Wechsel mit: Phosphorus dil. D 4. Gebrauch: Im Stundenwechsel je 10 Tropfen. Zur Erleichterung des Auswurfes: Drosera Urtinktur. Gebrauch: Wiederholt 15 Tropfen mit heißem Wasser oder Teemischung. Herzmittel: Crataegus Urtinktur und/oder Cardiodoron B oder Adonis Urtinktur. Gebrauch: 3mal täglich 15 Tropfen.

Kräuterteemischung	Anweisungen
Schafgarbe Zinnkraut Hirtentäschel und Mistel Zu gleichen Teilen gemischt, 100,00 Gramm. Gebrauch: 1–2 Eßlöffel auf 1/4 Liter Wasser kalt zustellen, aufkochen, ziehen lassen. Nach dem vollständigen Erkalten schluckweise trinken.	**Arzt verständigen!** Bettruhe, frische Luft, nur kalte Getränke und Speisen. Ein Glas mit kaltem Wasser, in dem ein Eßlöffel Kochsalz aufgelöst wurde, rasch austrinken.
Wichtiger Tee: Lungenkraut Schlüsselblumenblüten Huflattichblüten Sonnentau Schachtelhalm Holunderblüten Isländisches Moos Zu gleichen Teilen gemischt, 100,00 Gramm. Gebrauch: 1–2 Eßlöffel auf 1/4 Liter Wasser kalt zustellen, aufkochen und ziehen lassen, schluckweise tagsüber möglichst warm nehmen.	**Arzt verständigen!** Nach Antibiotika-Anwendungen ist eine intensive homöopathische Nachbehandlung zielführend. Diät: Die erste Zeit fleisch-, salz-, reizlos. Am besten leichtverdauliche Schleimsuppen, Fruchtsäfte, Apfelmus, Zwieback. Saft von roten rohen Rüben. Anschließend passierte Gemüse. Zur Herzstärkung löffelweise Rotwein. Anwendungen: Wickel auf Brust und Rücken am besten mit frischem Topfen. Ansonsten Prießnitz-Wickel. Krankenzimmer gut lüften. Bei günstigem Wetter den Kranken ins Freie legen. Kein Sonnenbad, auch späterhin nicht. Anschließend Vorsicht vor Erkältungen.

Krankheit	Homöopathische Arznei
Magenblutung	Hamamelis Urtinktur. Gebrauch: Alle Viertelstunden 10 Tropfen auf einen Eßlöffel Eiswasser.
Magenerweiterung und -senkung	Condurango Urtinktur. Gebrauch: Vor jeder Mahlzeit 15 Tropfen.
Magengeschwür	Akutes Stadium: Hauptmittel: Stibium präp. trit. D 6. Gebrauch: 5mal täglich 1 erbsgroße Messerspitze. Argentum nitricum dil. D 4. Gebrauch: 5mal täglich 7–10 Tropfen und Bitteren Magentee. Chronisches Stadium und Intervall: Malachit trit. D 6. Gebrauch: 3mal täglich 1 erbsgroße Messerspitze und Kalium aceticum cum Stibio D 3 (jetzt auch unter dem Namen „Kalium aceticum comp." erhältlich). Gebrauch: 3mal täglich 1 erbsgroße Messerspitze vor dem Essen. Bitteren Magentee. Bei älteren Menschen: Eventuell zusätzlich Iscador Serie 0. Gebrauch: 2mal wöchentlich in die Haut über dem Magen injiziert. Weitere Magenmittel: Hydrastis dil. D 1. Gebrauch: Vor jedem Essen 15 Tropfen im Wechsel mit Bismut, subn. trit. D 1. Gebrauch: Nach jedem Essen 1 Messerspitze voll. Auch Ipecacuanha dil. D 2. Gebrauch: 3mal täglich 10 Tropfen. Nach dem Essen auch folgende Mischung: Bismutum subnitricum trit. D 2 Magnesium carbonic. trit. D 2 Carbo veget. trit. D 2. Gebrauch: Nach jeder Mahlzeit 1 kleine Messerspitze voll.

Kräuterteemischung	Anweisungen
	Arzt verständigen! Bettruhe, kein Essen, kaltfeuchte Umschläge auf den Magen.
Wermut Tausengüldenkraut Pfefferminze Kamille Kalmus Johanniskraut Angelika Enzianwurzel Zu gleichen Teilen gemischt, 100,00 Gramm.	Gebrauch: Für nebenstehenden Tee: 1–2 Eßlöffel auf 1/4 Liter Wasser kalt zustellen, aufkochen und ziehen lassen, vor jeder Hauptmahlzeit ohne Zucker trinken.
Leinsamen Kamille Salbei Tormentillwurzel Ringelblume Zu gleichen Teilen gemischt, 100,00 Gramm. Gebrauch: 1–2 Eßlöffel auf 1/4 Liter Wasser kalt zustellen, aufkochen und ziehen lassen, schluckweise tagsüber ohne Zucker nehmen. Der unter Magenerweiterung angegebene Tee ist ein bewährter Magenbittertee.	Diät: Salzarm und reizlos. Keine Germteigspeisen, nichts von weißem Mehl, keine Einbrenn, keine Hülsenfrüchte, keinen Salat, kein Steinobst, keine sauren Beeren, kein Rind- und Schweinefleisch, kein gebratenes Fleisch, kein tierisches Fett. Speisen von Haferflocken, Reis, Grieß, Gerste, Hirse. Passierte Wurzelgemüse. Junge Kartoffeln. Saure Milch, Joghurt. Saurer Rahm löffelweise tagsüber (sehr heilsam!). Gekochtes feingewiegtes weißes Fleisch. Gebähte Semmeln, Diätzwieback. Wenig frische Butter. Anwendungen: Heißfeuchte Wickel am besten mit Kamillensäckchen. (Bei Magenblutungen keine heißen Wickel.)

Krankheit	Homöopathische Arznei
Magenkatarrh	Akutes Stadium: Hauptmittel: Nux vom. dil. D 3 (Paßt mehr für Männer.), Pulsatilla dil. D 3 (Paßt mehr für Frauen und Kinder.). Gebrauch: Vor und nach dem Essen 10 Tropfen. Belladonna dil. D 4. Gebrauch: 5mal täglich 7–10 Tropfen und Argentum nitricum dil. D 4. Gebrauch: 5mal täglich 7–10 Tropfen. Chronisches Stadium: Neben dem Magentee: Gentiana lutea 10% dil. Gebrauch: 3mal täglich 10 Tropfen vor dem Essen und Kalium aceticum comp. Gebrauch: 3mal täglich 1 erbsgroße Messerspitze vor dem Essen und Cichorium Decoctum dil. D 4, 6. Gebrauch: 3mal täglich 10 Tropfen. Bei Übersäuerung: Bismut. subn. trit. D 1 Magn. phos. trit. D 1 Carbo veg. trit. D 1. Zu gleichen Teilen gemischt. Gebrauch: Nach jedem Essen 1 Messerspitze voll. Auch Condurango Urtinktur. Gebrauch: 3mal täglich 15 Tropfen. Ipecacuanha dil. D 2. Gebrauch: 4–6mal täglich 15 Tropfen. Carbo veget. trit. D 3. Gebrauch: 4–5mal täglich 1 Messerspitze voll.
Magenkrampf (nervöser)	Chamomilla Cupro culta dil. D 2 oder Amp. Gebrauch: 1–2stündlich 10 Tropfen oder 1 Injektion in die Bauchhaut. Bismutum subnitricum trit. D 3. Gebrauch: ½stündlich 1 Messerspitze voll. im Wechsel mit Dioscorea villosa dil. D 1. Gebrauch: ½stündlich 10 Tropfen.

Kräuterteemischung	Anweisungen
Tausendgüldenkraut Schafgarbe Johanniskraut Pfefferminze Kamille Wermut Enzianwurzel Wacholderbeeren, gestoßen Salbei Kalmus Zu gleichen Teilen gemischt, 100,00 Gramm. Gebrauch: 1–2 Eßlöffel auf 1/4 Liter Wasser kalt zustellen, aufkochen und ziehen lassen, schluckweise tagsüber ohne Zucker nehmen. Das Kauen von: Kalmuswurzel Condurangorinde Wacholderbeeren Galgantwurzel Eibischwurzel Enzianwurzel	Diät: Salzarm und mild. Kein tierisches Fett, kein fettes Fleisch, wenig von Mehl, keine Hülsenfrüchte, keine alten Kartoffeln, keine Eier, keine süße Milch als solche, kein frisches, weißes Gebäck, nichts Blähendes, nichts Aufgewärmtes, keine Konserven, nicht rauchen, keinen Alkohol. Speisen von Reis, Grieß, Haferflocken, Gerste, Hirse. Wurzelgemüse und passierte Gemüse. Kartoffelbrei. Saure Milch, Joghurt, sauren Rahm. Wenig Butter. Zartes weißes Fleisch gedünstet, gekocht. Rohes Sauerkraut fein gewiegt, roh feingeriebenen Rettich. Schwarzbeeren. Fettstoff: Ausschließlich Weizenkeimöl. Distelöl und andere ungesättigte fettreiche Diätöle.
	Heiße Magenkompressen. Kupfersalbe (Ungt. Cupri Präp. 0,4%), den Oberbauch einreiben.

Krankheit	Homöopathische Arznei
Masern	**Apis D 3/Belladonna dil. D 3** **Aconitum dil. D 3.** Gebrauch: Je 6mal täglich 5 Tropfen. oder: Infludo Tropfen. Gebrauch: 1–2stündlich 6–8 Tropfen. Kreislaufmittel: **Cardiodoron B** oder Veratrum D 3. Gebrauch: 3–5mal täglich 5–10 Tropfen. Gegen Husten: **Drosera dil. D 1.** Gebrauch: Mehrmals täglich 10 Tropfen auf warmes Wasser oder Tee.
Migräne	Hauptmittel, sehr bewährt: **Kephalodoron** Tabletten (in der Schweiz: Biodoron). Gebrauch: 3mal 1 Tablette vor dem Essen. Im Anfall ½stündlich 1 Tablette. Stärker, aber gleich in der Zusammensetzung: **Ferrum/Quarz** Kapseln (nur in Deutschland) Gebrauch: Täglich morgens vor dem Frühstück 1 Kapsel. Im Anfall 2stündlich 1 Kapsel. oder: **Gelsemium Homaccord.** Gebrauch: Kurmäßig 3mal 10 Tropfen vor dem Essen. Weiters: Iris dil. D 1. Gebrauch: Im Anfall bis alle 10 Minuten 10 Tropfen. In anfallfreier Zeit 4mal täglich 10 Tropfen. Außerdem zusätzlich: Rechtsseitige Migräne: Sanguinaria dil. D 1. Linksseitige Migräne: Spigelia dil. D 3. Infolge Frauenleiden: **Cimicifuga dil. D 1.** Infolge Hysterie: Ignatia dil. D 4. Migräne junger Mädchen: Pulsatilla dil. D 4. Gebrauch für alle: 4mal täglich 10 Tropfen. Dauernd nehmen.

Kräuterteemischung	Anweisungen
Kräuterhustensaft oder Hustentee	Wichtig: Vom Beginn des Ausschlages 8 Tage strenge Bettruhe! Zimmer verdunkeln!
Johanniskraut Hopfenblüten Lavendelblüten Melisse Baldrian Nelkengewürz Angelikawurzel Kamille Pomeranzenblüten Basilienkraut Zu gleichen Teilen gemischt, 100,00 Gramm. Gebrauch: 1–2 Eßlöffel auf ¼ Liter Wasser kalt zustellen, aufkochen und ziehen lassen, schluckweise tagsüber nehmen. Auch in anfallfreier Zeit nehmen.	Nach Organbeteiligung suchen (Magen, Leber, Eierstöcke usw.), diese entsprechend behandeln. Diät: Salzarm und reizlos. Leichte Kost. Nichts Blähendes. Nichts Fettes. Nicht viel Fleisch, nicht viel Eier. Auch wenig süße Milch. Erfrischende Fruchtsäfte, viel Rohkost. Anwendungen: Vorsicht mit Sonnenbädern, heißen Bädern, Überanstrengungen, seelischen Erregungen und im sexuellen Leben. Viel frische Luft, tägliche Atemübungen, erfrischende Wasserabreibungen, Güsse auf Arme und Schenkel. Regelmäßiger Stuhlgang unbedingt erforderlich! Übliche Kopfwehpulver tunlichst vermeiden. Nicht rauchen, keinen Alkohol! Fast jede Migräne ist mit richtig gewählten homöopathischen Tropfen heilbar.

Krankheit	Homöopathische Arznei
Milchschorf der Kinder	Conchae D 30 (nat. Calc. carb.). Gebrauch: Morgens 1 Messerspitze voll. Sulfur trit. D 6 oder D 25. Gebrauch: Abends 1 Messerspitze voll. Viola tric. dil. D 1. Gebrauch: 3mal täglich 15 Tropfen. Dermatodoron: Gebrauch: 3-5mal täglich 4 Tropfen vor dem Essen. **Lac Vaccae dil. D 60.** Gebrauch: 3mal täglich vor dem Essen 3 Tropfen. Equisetum cum sulfure tost. trit. D 3. Gebrauch: 4–5mal täglich 1 Messerspitze voll.
Milztumor	Ceanotus american. dil. D 1. Gebrauch: 3mal tägl. 15 Tropfen als Organmittel.
Mittelohrentzündung	**Belladonna** dil. D 4. Gebrauch: Stündlich 10 Tropfen. **Mercurius** viv. trit. D 4. Gebrauch: 4mal täglich 1 Messerspitze voll. Ferrum phosphoricum trit. D 6. Gebrauch: 3–5mal täglich 1 erbsgroße Messerspitze. **Levisticum e rad. dil. D 3.** Gebrauch: 3–5mal täglich 7–10 Tropfen.
Mund- und Zungenentzündung	Mercur. subl. corros. dil. D 4. Gebrauch: 3mal täglich 15 Tropfen.
Muskelkrämpfe (Schreib-[Waden-]Krampf)	**Secale/Bleiglanz comp. „Wala“ Globuli.** Gebrauch: 3mal täglich 10 Kugerln im Mund zergehen lassen. **Veratrum album dil. D 3.** Gebrauch: 3mal täglich 10 Tropfen. **Arnica dil. D 3.** Gebrauch: 3mal täglich 10 Tropfen (bei Überanstrengung).
Nasenbluten	Hamamelis Urtinktur. Gebrauch: Alle 10 Minuten 10 Tropfen.
Nasenpolypen	Innerlich durch Monate zu versuchen: **Zinnober trit. D 20.** Gebrauch: 2mal täglich 1 erbsgroße Messerspitze vor dem Essen. oder: Lymphomyosot „Heel“-Tropfen. Gebrauch: 3mal 8 Tropfen vor dem Essen. weiters: Sanguinaria dil. D 1. Gebrauch: 3mal täglich 10 Tropfen. Teucrium scorodonia dil. D 1. Gebrauch: 3mal täglich 10 Tropfen.

	Kräuterteemischung	Anweisungen
		Äußerlich: Bäder: Mandel-Kleie-Bad oder Öldispersionsbad. Salben: 2% Salicylsalbe oder Dermatodoron Salbe in verzweifelnden Fällen: Parfenak Fettsalbe Eventuell reines Olivenöl bzw. Calendula Kinderöl, eventuell auch Nivea-Handcreme. Diät: Streng vegetarisch, wenig Milch und keine Eier, zeitweise kein Salz, keine Butter.
		Arzt aufsuchen!
		Arzt aufsuchen. Schmerzbekämpfung: (Normale Ohrentropfen), besser: Aconitum comp. Ohrentropfen. Später: Quarzöl D 2 2mal täglich ins Ohr tropfen oder hinter dem Ohr einschmieren.(2 Wochen).
		Mundspülungen mit verdünnter Calendula- oder Arnika-Essenz.
		Kupfersalbe (Ungt. Cupri praep. 0,4%).
		Kalte Kompressen auf den Nacken.
		Operation kann notwendig werden, dann aber gemeinsam mit der Mandelentfernung.

Krankheit	Homöopathische Arznei
Nebenhöhlen- und Stirnhöhlenkatarrh	Sehr bewährt: Lokal: Berberis-Prunus D 1 äußerlich. Gebrauch: 1 Kaffeelöffel auf ein Glas Wasser entweder mehrmals täglich aufschnupfen oder in dieser Lösung getränkte, heiße Kompressen auflegen. Oder: **Euphorbium comp. Nasentropfen oder Spray.** Gebrauch: 3–4mal täglich in jedes Nasenloch spritzen. Innerlich: **Berberis/Quarz Glob.** „Wala", 3–5mal 5 Kugerln, oder Berberis dil. D 2/Argentum metallicum praep. dil. D 30/Echinacea dil. D 3 zu gleichen Teilen. Gebrauch: 5mal täglich 15 Tropfen. Oder: Phytolacca dil. D 1 Teucrium scorodonia dil. D 1 Sanguinaria dil. D 1. Zu gleichen Teilen gemischt. Gebrauch: 4–6mal täglich 10 Tropfen möglichst mit heißem Wasser. Lange nehmen. Wenn nichts hilft: Kalium bichromicum dil. D 4 und Bryonia dil. D 3, zu gleichen Teilen gemischt. Gebrauch: 5–6mal täglich 10 Tropfen.
Nervenschmerz (Neuralgie)	**Aconitum comp.** „Wala" Ampullen oder Globuli. Gebrauch: Täglich 1 Injektion (im Intervall: 2mal wöchentlich, durch 5 Wochen) oder etwas schwächer in der Wirkung: 2stündlich 10 Kugerln unter der Zunge zergehen lassen. Oder: **Rhus toxicodendron comp.** „Wala" Ampullen oder Globuli. Gebrauch: Wie unter Aconitum comp. Colocynthis dil. D 3. Gebrauch: ½stündlich 10 Tropfen. Sonst: Colocynthis dil. D 1. Gebrauch: 3–4mal täglich 10 Tropfen. Bei rechtsseitigen Schmerzen: Belladonna dil. D 3. Gebrauch: 6mal täglich 15 Tropfen. Bei linksseitigen Schmerzen: Spigelia dil. D 3. Gebrauch: 6mal täglich 15 Tropfen. Nach Erkältung und Durchnässung: Dulcamara dil. D 3. Gebrauch: 6mal täglich 15 Tropfen.

Kräuterteemischung	Anweisungen
Ringelblume Holunderblüten Salbei Schlüsselblumenblüte Sonnentau Brunnenkresse Schafgarbe Goldrute Zu gleichen Teilen gemischt, 100,00 Gramm. Gebrauch: 1–2 Eßlöffel auf 1/4 Liter Wasser kalt zustellen, aufkochen und ziehen lassen, schluckweise möglichst warm tagsüber nehmen.	Diät: Salzarme und reizlose, möglichst trockene Kost. Keinen Alkohol, nicht rauchen. Anwendungen: Täglich 1–2mal folgende Inhalationen: Auf 1 Liter kochendes Wasser 2–3 Tropfen reine Jodtinktur und eine Messerspitze Salz (womöglich Meersalz). Aufsteigende Dämpfe 5–7 Minuten einatmen. Bei Ausfluß und Reaktion weitermachen! Außerdem ableitende Wechselbäder für Arme und Füße: 15 Sekunden kalt, 45 Sekunden heiß. 5–10mal wiederholen. Luftveränderung ans Meer sehr heilsam!
	Äußerlich: **Aconit-Nervenöl** „Wala“ oder Einreibetinktur (siehe Anhang, Seite 405). Kein Alkohol. Heilbäder: Gastein, Bad Hall, Abano, Pistyan.

Krankheit	Homöopathische Arznei
Nervenschwäche (Neurasthenie)	Die zwei Hauptmittel: Kalium phos. trit. D 6. Gebrauch: 4mal täglich 1 kleine Messerspitze voll. Dazu: Passiflora Urtinktur. Gebrauch: Morgens und abends je 10–15 Tropfen. Argentum nitricum dil. D 12 bis D 4. Gebrauch: 3mal täglich 5 Tropfen vor dem Essen. Oder: Argentum met. praep. D 20 Ampullen. Gebrauch: 2mal wöchentlich eine subkutane Injektion zwischen die Schulterblätter. Oder eine bewährte Mischung: Passiflora Urtinktur Avena sat. Urtinktur Hypericum Urtinktur. Zu gleichen Teilen gemischt. Gebrauch: 2–3mal täglich 10–15 Tropfen. Nach Überarbeitung: Acidum phosphoricum dil. D 2. Gebrauch: 3mal täglich 15 Tropfen. Bei Herzbeschwerden: Valeriana Urtinktur. Gebrauch: 3mal täglich 15 Tropfen. Auch: Cardiodoron B. Gebrauch: 3mal täglich 7–10 Tropfen vor dem Essen. Bei Schilddrüsenleiden: Lycopus virg. dil. D 1. Gebrauch: 3mal täglich 15 Tropfen. Lycopus dil. D 2. Gebrauch: 3mal täglich 7 Tropfen. Bei Leiden der weiblichen Keimdrüsen: Cimicifuga dil. D 1. Gebrauch: 3mal täglich 15 Tropfen. Bei Magennervenschwäche: Nux vomica dil. D 3 oder D 6. Gebrauch: 3mal täglich 15 Tropfen.

Kräuterteemischung	Anweisungen
Hopfenblüten Baldrian Johanniskraut Malvenblüten Lavendelblüten Rosmarin Pomeranzenblüten Melisse Ehrenpreis Schlehdornblüten Zu gleichen Teilen gemischt, 100,00 Gramm. Gebrauch: 1–2 Eßlöffel auf 1/4 Liter Wasser kalt zustellen, aufkochen und ziehen lassen, schluckweise tagsüber eventuell mit Honig. Mit obiger Kräutermischung 1–2mal wöchentlich unter Zusatz von Latschenextrakt ein lauwarmes Bad.	Diät: Milde, salzarme und eiweißarme Kost. Viel Rohkost, Fruchtsäfte, Beeren, Obst! Seelendiät: Nervenschwäche ist ein Allerweltsübel! Kann nur durch richtige Einstellung zur Gesamtheit des Lebens überwunden werden, sowohl in praktischer wie ideeller Hinsicht. Anwendungen: Viel frische natur-ozonreiche Luft. Täglich wiederholt Atemübungen machen. Frischwasser-Abreibungen des ganzen Körpers. Arm- und Schenkelgüsse. Gehen im taunassen Gras (bloßfüßig). Mit Nikotin, Alkohol, Koffein und Tee Vorsicht! Maßhalten im sexuellen Leben.

Krankheit	Homöopathische Arznei
Nesselausschlag	Sehr bewährt: **Urtica comp.** „Wala“ Ampullen oder Globuli. Gebrauch: 1–2 Injektionen im Tag oder 1–2stündlich 10 Kugerln unter der Zunge zergehen lassen. Oder: Urtica dioica dil. D 3. Gebrauch: 1–2stündlich 7–10 Tropfen. Oder: **Apis D 30** Ampullen oder Apis dil. D 20. Gebrauch: 1–2 Injektionen täglich oder 1–2stündlich 7–10 Tropfen. **Quarz trit. D 30.** Gebrauch: Anfangs 2stündlich, später 3mal täglich 1 Messerspitze voll. Dulcamara dil. D 2. Gebrauch: Stündlich 10 Tropfen. Calc. carbon. trit. D 6. Gebrauch: 3mal 1 Messerspitze voll.
Nierenbeckenkatarrh und -entzündung Nierengrieß und Nierensteine	Hauptmittel bei akuten Entzündungen: Berberis vulg. Urtinktur oder dil. D 1. Gebrauch: Je nach Schwere des Falles 1-, 2-, 3stündlich 10–15 Tropfen mit heißem Wasser. Bei starken Schmerzen: Dioscorea dil. D 1. Gebrauch: Bis 1/4stündlich 10–15 Tropfen. Außerdem in anfallsfreier Zeit dauernd nehmen: Acid. nitricum dil. D 3. Gebrauch: 4mal täglich 10 Tropfen. Hauptmittel bei chronischer Entzündung: Equisetum D 4/Viscum D 4 „Wala“ Ampullen und Globuli. Gebrauch: 1–2mal wöchentlich 1 Injektion oder 5mal täglich 10 Kugerln unter der Zunge zergehen lassen. Hauptmittel bei Nierensteinen: 1. Abgegangenen Nierenstein zu einem homöopathischen Mittel in der 15. Potenz verarbeiten lassen. 2. Renodoron trit. Gebrauch: 3mal 1 erbsgroße Messerspitze vor dem Essen. 3. Bei Phosphatsteinen: Phosphor dil. D 6. Bei Oxalatsteinen: Oxalis dil. D 3. Bei Uratsteinen: Mandragora offic. dil. D 3 bis D 6. 4. Berberis wie oben.

Kräuterteemischung	Anweisungen
Brennessel Salbei Käsepappel Gartenraute Weidenrinde Zu gleichen Teilen gemischt, 100,00 Gramm. Gebrauch: 1–2 Eßlöffel auf 1/4 Liter Wasser kalt zustellen, aufkochen und ziehen lassen, schluckweise nehmen.	Diät: Auf die Dauer des Ausschlages kein Salz, kein Fleisch, keine Eier, keine Milch. Ursache und Speise, die den Nesselausschlag verursachten, feststellen und dann vermeiden. Speisen, die gerne Nesselausschlag verursachen, sind: Fische, Krebse, verschiedene Beeren, besonders Erdbeeren, und auch verschiedene Arzneien. Anwendungen: Haut mit leichter Salzwasserlösung (1 Kaffeelöffel auf 1 Liter Wasser) abreiben. Auch lauwarme Bäder in Käsepappeltee sind bewährt.
Zinnkraut Goldrute Krappwurzel Hagebutten Birkenblätter Wacholderbeeren, gestoßen Sarsaparillawurzel Petersiliensame Ehrenpreis Zu gleichen Teilen gemischt, 100,00 Gramm. Gebrauch: 1–2 Eßlöffel auf 1/4 Liter Wasser kalt zustellen, einige Minuten kochen und dann ziehen lassen, schluckweise tagsüber nehmen ohne Zucker.	Diät: In der Anfallszeit strenge fleisch-, salz- und reizlose Kost. Keine Eier, wenig süße Milch, keinen Käse. Von Gemüsen keinen Spinat, Salat, keine Tomaten. Wenig Zucker. Am besten Schleimsuppen, passierte Gemüse, Kartoffelbrei. Dauernd größte Vorsicht und Diät. Keinen Alkohol, keinen Bohnenkaffee. Anwendungen: Ansteigend warme Sitzbäder von Haferstroh, Kamille und Zinnkraut. Trockenheiße Kompresse, am besten mit heißem Sand. Beste Heilbäder: Bad Adelholzen bei Traunstein in Oberbayern, Bad Radkersburg in der Südsteiermark.

Krankheit	Homöopathische Arznei	
Nierenentzündung	Zu Beginn: 1. **Erysideron 1** (Apis D 3/Belladonna D 3). Gebrauch: 5mal täglich 10 Tropfen. 2. **Equisetum D 15** Ampullen und **Carbo betulae D 15** Ampullen. Gebrauch: Täglich 1 Mischspritze. Nach 8 Tagen Übergang auf: Erysideron 1 und Equisetum dil. D 15 und Carbo betulae dil. D 20. Gebrauch: 3mal täglich je 10 Tropfen. Nach einer Erkältung: Dulcamara dil. D 2. Nach Scharlach: Terebinthina dil. D 3. Helleborus Urtinktur. In der Schwangerschaft: Apis dil. D 3. Helonias dil. D 1. Nach anderen Infektionen: Mercurius subl. corros. dil. D 4. Septische Nierenentzündung: Lachesis dil. D 10. Gebrauch für alle: 40 Tropfen auf 1/8 Liter Wasser, alle Stunden einen kleinen Schluck.	
Nierenwassersucht	Solidago Urtinktur. Gebrauch: 6mal täglich 10 Tropfen. Bei gleichzeitiger Herzschwäche: Apocynum Urtinktur. Gebrauch: 4–6mal täglich 15 Tropfen.	

	Kräuterteemischung	Anweisungen
	Goldrute Petersiliensamen Hagebutten Birkenblätter Ehrenpreis Rosmarin Zu gleichen Teilen gemischt, 100,00 Gramm. Gebrauch: 1 Eßlöffel auf 1/4 Liter Wasser kalt zustellen, kochen und ziehen lassen, schluckweise tagsüber ohne Zucker nehmen.	Diät: Absolut salz-, fleisch- und reizlos. Milchkost, Schleimsuppen, passierte Gemüse, wenig junge Kartoffeln, Speisen von Reis, Grieß, Haferflocken, Gerste, Hirse. Leichte Mehlspeisen. Viel Rohkost und Rohsäfte. Achtung mit Petersilie, Sellerie, Spargel und Wacholder. Keinen Alkohol, keinen Bohnenkaffee. Anwendungen: Heiße Nierenwickel mit Zinnkraut (1 Tasse auf 1 Liter Wasser), abwechselnd mit Kupfersalbenwickel (Ungt. Cupri praep. 0,4%). Bettruhe. Warm halten! Stuhl- und Harnkontrolle. Strenge ärztliche Kontrolle.
	Zinnkrauttee, einzeln. Gebrauch: 1–2 gehäufte Kaffeelöffel mit 1/4 Liter kaltem Wasser unter öfterem Umrühren 12 Stunden ansetzen. Tee aus folgenden Heilpflanzen, jedoch nur beim chronischen Zustand: Zinnkraut Attichwurzeln Birkenblätter Wacholderbeeren, gestoßen Bohnenschalen Petersilienwurzeln Rhabarber- und Hopfenblüten Zu gleichen Teilen gemischt, 100,00 Gramm. Gebrauch: 1 Eßlöffel auf 1/4 Liter Wasser kalt zustellen, kochen und ziehen lassen, schluckweise tagsüber ohne Zucker nehmen.	Arzt aufsuchen!

Krankheit	Homöopathische Arznei	
Prellung		
Prostataleiden der älteren Männer	Sabal serrulata dil. D 1. G e b r a u c h: 4mal täglich 15 Tropfen.	

Kräuterteemischung	Anweisungen
	Arnika-Kompressen. Gebrauch: 1 Eßlöffel Arnika-Tinktur auf 1/4 Liter Wasser, Kompresse eintauchen, leicht ausdrücken und auflegen. Verband darüber.

Krankheit	Homöopathische Arznei
Rheumatismus I. Akuter Gelenks-rheumatismus	Hauptmittel: **Rheumadoron 1, Rheumadoron 2.** Gebrauch: In 1–2stündlichem Wechsel 5–10 Tropfen und **Apis D 6** 2stündlich 5–10 Tropfen. Bei Fieber: Apis D 30 Ampullen und Argentum met. praep. D 30 Ampullen. Gebrauch: Neben Rheumadoron täglich eine Mischspritze. Acidum benz. dil. D 2. Gebrauch: 1–2stündlich 10–15 Tropfen. Dazu: Rhus tox. dil. D 4. Gebrauch: 40 Tropfen mit 1/8 Liter abgekochtem Wasser mischen, schluckweise tagsüber nehmen. Bei infektiösem Gelenksrheumatismus: Mercurius subl. corr. dil. D 4. Gebrauch: 40 Tropfen auf 1/8 Liter abgekochtes Wasser, schluckweise tagsüber. Dazu: Echinacea Urtinktur. Gebrauch: 4–6mal täglich 10–15 Tropfen. Zur Herzstützung: Colchicum dil. D 3 oder Adonis dil. D 1 oder Crataegus dil. D 1 bis Urtinktur. Gebrauch: Jeweils 3mal täglich 15 Tropfen.
Rheumatismus II. Chronischer Gelenks-rheumatismus	Hauptmittel: Ledum dil. D 1 Guajacum dil. D 1 Dulcamara dil. D 1 Ruta gr. dil. D 1 Berberis vulg. dil. D 1 Zu gleichen Teilen gemischt. Gebrauch: 4mal täglich 10–15 Tropfen. Außerdem: Sulfur trit. D 6. Gebrauch: Morgens und abends 1 kleine Messerspitze voll. Weitere Heilmittel: Ginseng Urtinktur Phytolacca dil. D 2 Echinacea Urtinktur. Gebrauch bei jedem: 4mal täglich 10–15 Tropfen.

Kräuterteemischung	Anweisungen
Sumpfporst Arnikablüten Wiesengeißbart Guajakholz Attichwurzel Weidenrinde Zu gleichen Teilen gemischt, 100,00 Gramm. Gebrauch: 1–2 Eßlöffel auf 1/4 Liter Wasser kalt zustellen, etwas kochen und ziehen lassen, schluckweise tagsüber ohne Zucker nehmen. Sehr wichtig: Birkenblättertee oder Birkenelixier!	Diät: Salz- und fleischlos. Strenge Kontrolle des Herzens! Bäder und Bestrahlungen nur bei ganz gesundem Herzen. Nicht vorzeitig aufstehen, größte Vorsicht gegen Erkältungen und Anstrengungen. Reizlose Diät lange einhalten! Anwendungen: Heiße Arnika-Umschläge aus 1/3 Arnika-Tinktur und 2/3 heißem Wasser.
Arnikablüten Sumpfporst Goldrute Schafgarbe Wiesengeißbart Weidenrinde Birkenblätter Guajakholz Wacholderbeeren, gestoßen Gartenraute Zu gleichen Teilen gemischt, 100,00 Gramm. Gebrauch: 1–2 Eßlöffel auf 1/4 Liter Wasser kalt zustellen, kochen und ziehen lassen, schluckweise ohne Zucker tagsüber nehmen.	Diät: Wie Muskelrheuma. Anwendungen: Bei gesundem Herzen 1–2mal wöchentlich ein Überwärmungsvollbad mit nachträglichem Schwitzen mit der genannten Kräutermischung unter Zusatz von Latschenbadeextrakt und Steinsalz. Badedauer 15 bis 20 Minuten, Temperatur ansteigend bis 40 Grad Celsius. Auch Bäder mit Neydhartinger Moorschwebstoff oder -Moorpackungen (in Apotheken und Drogerien erhältlich). Heilbäder: Neydharting, Schallerbach, Baden, Gastein, Abano bei Padua, Grado, Wiessee am Tegernsee, Zeileisbehandlung in Gallspach.

Krankheit	Homöopathische Arznei
Schilddrüsenerkrankungen I. Überfunktion	Grundmittel: Bei Blonden: **Cuprit trit. D 3,** später **trit. D 6** bzw. **D 8 Ampullen.** Gebrauch: 3mal täglich 1 Messerspitze voll bzw. 2mal wöchentlich 1 Injektion zwischen die Schulterblätter. Bei Dunkelhaarigen: **Chalkosin trit. D 3.** Gebrauch: 3mal täglich 1 erbsgroße Messerspitze. Dazu alle 2 Wochen 1 Injektion von Glandula-thyreoidea D 60 Ampullen. Sehr bewährt! Cimicifuga dil. D 1 im Wechsel mit Lycopus dil. D 1 oder D 2. Gebrauch: Von jedem 2mal täglich 10–15 Tropfen. Außerdem: Calcium carb. trit. D 3 Ferrum met. trit. D 3 Arsenicum alb. trit. D 6. Zu gleichen Teilen gemischt. Gebrauch: Morgens und abends 1 kleine Messerspitze voll.
Schilddrüsenerkrankungen II. Unterfunktion	Spongia dil. D 1. Gebrauch: 4mal täglich zum Essen 15 Tropfen. Dazu: Thyreoidinum trit. D 3. Gebrauch: Morgens und abends 1 Messerspitze voll. Äußerlich: Hals über Nacht mit Conium-Salbe leicht einreiben, falls vom Arzt gutgeheißen.

Kräuterteemischung	Anweisungen
Ringelblumen Johanniskraut Eichenrinde-Pulver Lärchenschwamm-Pulver Ehrenpreis Isländisches Moos Rosmarin Schlehdornblüten Hopfenblüten Melisse Zu gleichen Teilen gemischt, 100,00 Gramm. Gebrauch: 1 Eßlöffel auf 1/4 Liter Wasser kalt zustellen, aufkochen und ziehen lassen, schluckweise tagsüber nehmen.	Diät: Salz- und fleischarm. Wenig Eier. Wenig Gewürze. Keinen Alkohol, keinen Bohnenkaffee. Vitaminreiche, nährsalz- und kohlehydratreiche Kost. Zuckerhaltige Speisen, Schokolade. Viel Obst und Rohkost. Anwendungen: Reichlich Schlaf! Viel frische Luft. Atemübungen. Keine schweren körperlichen Arbeiten. Seelische und geistige Ruhe! Keine heißen Bäder! Keine Sonnenbäder! Vorsicht im Sexualleben! Keine jodhaltigen Arzneien! Kein jodiertes Salz! Herzkontrolle!
Brunnenkresse Braunwurz Erdrauch Storchschnabel Rosmarin Schlehdornblüten Zu gleichen Teilen gemischt, 100,00 Gramm. Gebrauch: 1 Eßlöffel auf 1/4 Liter Wasser kalt zustellen, aufkochen und ziehen lassen, schluckweise tagsüber nehmen.	Diät: Salz- und fleischarm, reizlos. Leicht verdauliche Kost mit viel Rohkost und Gemüse. Südfrüchte. Wenig Flüssigkeit! Anwendungen: Reichlich leichte Tätigkeit und Bewegung. Bei gesundem Herzen Kräuterbäder mit Heublumen, Schafgarbe, Latschenbadeextrakt und Steinsalz, 1–2mal in der Woche je 15 bis 20 Minuten mit leicht ansteigender Temperatur. Heilbäder: Bad Tölz in Oberbayern oder Aufenthalt am Meer.

Krankheit	Homöopathische Arznei
Schlaflosigkeit	Sehr bewährt: Passiflora Urtinktur. Gebrauch: Abends bereits im Bett 20–25 Tropfen. Kann während der Nacht wiederholt werden. (Passiflora [Passionsblume] ist kein Narkotikum, sondern wirkt beruhigend auf das gesamte Nervensystem.) Ein bewährtes inländisches Mittel: Avena sat. Urtinktur. Gebrauch: Wie oben. **Avena sativa comp.** Gebrauch: 1–2mal abends 10–20 Tropfen. Oder: **Valeriana „Strath“ dil. D 4.** Gebrauch: Wie oben.
Schnupfen	Sanguinaria dil. D 1. Gebrauch: 1–2stündlich 10 Tropfen mit heißem Wasser. Dazu: Jodum dil. D 4. Gebrauch: Morgens und abends je 5–10 Tropfen. Pulsatilla dil. D 3. Gebrauch: 2stündlich 10 Tropfen. Bei eitrigem Ausfluß: Mercurius solub. trit. D 4. Gebrauch: 4mal täglich 1 Messerspitze voll.
Schuppenflechte	Berberis aquifol. Urtinktur. Gebrauch: 4mal täglich 15 Tropfen zu versuchen.

Kräuterteemischung	Anweisungen
Hopfenblüten Johanniskraut Pomeranzenblüten Lavendelblüten Schlehdornblüten Zu gleichen Teilen gemischt, 100,00 Gramm. Gebrauch: 1 Eßlöffel voll mit 1/8 Liter kochendem 10 Minuten ziehen lassen. Mit Honig am Abend nehmen.	Diät: Wie bei Nervenschwäche. Anwendungen: Am Abend kurze kalte Abreibungen mit frischem Wasser. Oder: Feuchtkalte Socken anziehen und damit niederlegen. Vor Mitternacht schlafen gehen. Keine erregende Lektüre. Nichts Schwerverdauliches am Abend essen. Vor dem Schlafengehen einen kurzen Spaziergang und fleißig Atemübungen machen. Schlafzimmer gut lüften, auch über Nacht Fenster offenhalten. Keine narkotischen Schlafmittel nehmen.
Holunderblüten Schlüsselblumenblüten Huflattichblüten Brunnenkresse Schafgarbe Zu gleichen Teilen gemischt, 100,00 Gramm. Gebrauch: 1–2 Eßlöffel voll auf 1/4 Liter Wasser kalt zustellen, kochen und ziehen lassen, schluckweise tagsüber mit Honig möglichst warm nehmen.	Diät: Salzarme Trockenkost. Anwendungen: Sonnenbestrahlungen oder heiße Wasserberieselungen auf den Nacken. Keine Bestrahlungen des Gesichtes! Inhalationen mit 1 Liter kochendem Wasser und dazu 2–3 Tropfen reine Jodtinktur und 1 kleine Messerspitze Salz, möglichst Meersalz. 2mal am Tag in der Dauer von 5–7 Minuten. **Euphorbium comp. Nasentropfen** oder Spray!
	Sonnen- und Höhensonnenbestrahlungen sowie Meerbäder von ausgezeichneter Wirkung.

Krankheit	Homöopathische Arznei
Schwangerschaft	Ab dem 2. Monat: Aufbaukalk Nr. 1 und Aufbaukalk Nr. 2 trit. Gebrauch: Morgens von Nr. 1 eine erbsgroße Messerspitze nüchtern, abends von Nr. 2 eine erbsgroße Messerspitze vor dem Essen. Ab dem 6. Monat ein Eisenpräparat.
Krampfadernvorbeugung	Ungt. Cuprum/Nicotiana „Wala“ Gebrauch: Waden morgens und abends mit dieser Salbe einreiben.
Schwangerschafts-erbrechen	Sepia dil. D 12. Gebrauch: 3mal 7 Tropfen. Bryophyllum dil. D 1. Gebrauch: 3mal 10 Tropfen. **Nausyn**-Tropfen. Gebrauch: 3–5mal täglich 7 Tropfen.
Schwangerschaftsflecken im Gesicht	Sepia dil. D 12. Gebrauch: 2mal täglich 7 Tropfen.
Zahnschädenvorbeugung	Neben Aufbaukalk 1 + 2: Fluorit trit. D 6. Gebrauch: 2mal täglich 1 Messerspitze voll. Oder: **Aesculus dil. D 50.** Gebrauch: Täglich 2mal 5 Tropfen.
Geburt Vorbereitung	Pulsatilla dil. D 6, ca. ab 7. Monat. Gebrauch: 3mal täglich 7 Tropfen. Cuprum met. 0,4% Salbe, die letzten 2 Monate. Gebrauch: Abends den Damm einschmieren. **Argentum met. praep. trit. D 6,** in den letzten (3) Wochen vor der Geburt. Gebrauch: 3mal täglich 1 Messerspitze voll.
Geburtserleichterung	Belladonna dil. D 4. Gebrauch: 40 Tropfen auf 1 Glas Wasser und schluckweise trinken.

Kräuterteemischung	Anweisungen
	Ernährung: Mäßig Honig, sonst wenig – zu Ende der Schwangerschaft keine – Kartoffeln, dafür reichlich vollwertiges Vollkorngetreide (DEMETER). Wenig Fleisch, dafür Milch, Gemüse, Obst. Kaltgepreßte Öle und Butter. Nicht zuviel Salz. Bei Verstopfung Kleie und genug Flüssigkeit zuführen.
Pfefferminztee und Kamillentee zu gleichen Teilen, besonders nach dem Erbrechen.	

Krankheit	Homöopathische Arznei
Wehenregulierung	Argentum D 20 Ampullen. Gebrauch: s.-c.-Injektion. Bei Krampfwehen: Belladonna/Chamomilla „Wala“ Globuli. Bei Wehenschwäche: Belladonna dil. D 6/Pulsatilla dil. D 6/Vicia dil. faba. Gebrauch: Zu gleichen Teilen mischen und ¼stündlich 12 Tropfen.
Übertragung	Neben Nahrungsentziehung etwas Tee mit Pulsatilla dil. D 3.
Gebärmutterrückbildung nach der Geburt	**Arnica dil. D 3** (Wundheilung). Gebrauch: 5mal täglich 7 Tropfen und **Berberis dil. D 3** (Uteruskontraktion). Gebrauch: 3–5mal 7 Tropfen.
Milchbildung	Agnus castus dil. D 3. Gebrauch: 3mal täglich 7 Tropfen vor dem Essen.
Abstillen	Quercus dil. D 1. Gebrauch: 3mal täglich 7 Tropfen.
Brustdrüsenentzündung beim Stillen	**Erysideron 1** (Apis dil. D 3/Belladonna dil. D 3) und **Erysideron 2** (Carbo betulae dil. D 1/Sulfur subl. D 2). Gebrauch: In 1–2stündlichem Wechsel 12 Tropfen bzw. 1 Messerspitze voll bzw. 1 Tablette. Nach Abklingen noch 3 Wochen 3mal täglich 12 Tropfen Erysideron 1 vor dem Essen. Bei hohem Fieber: Injektionen von Argentum met. praep. D 20 und Lachesis D 20. Auch: **Ipecacuanha dil. D 2 oder D 4 Ampullen.**
Brustwarzenrhagaden	Ringelblumensalbe
Brustwarzenpflege	Ringelblumentee oder verdünnte Ringelblumenessenz zum Reinigen vor und nach dem Stillen.

Kräuterteemischung	Anweisungen
Dill-, Anis-, Kümmelsamen, Geißraute und Eisenkrauttee zu gleichen Teilen auf 100 g. 3 Tassen täglich.	
	Eichenrindenteeumschläge.
	Lauwarme Kompressen mit verdünntem **Combudoron** oder Calendula-Essenz 20%. Oder: Magerquark-(Topfen-)Umschlag.
	Vorbeugend in den letzten Schwangerschaftswochen Brustwarzen massieren und mit purem Zitronensaft einreiben.

Krankheit	Homöopathische Arznei	
Schwindel	Bei zu hohem Blutdruck: Arnika dil. D 3. Bei Verdauungsstörungen oder nach Alkohol- und Tabakmißbrauch (Kater): Nux vomica dil. D 6. Bei Blutwallungen: Belladonna dil. D 4. Bei Blutarmut: China dil. D 3. Für alle: 3mal täglich 15 Tropfen. Bei zu niedrigem Blutdruck (Kreislaufschwäche): Veratrum album dil. D 2 bis D 4. Gebrauch: 3mal täglich 5–10 Tropfen. Cardiodoron B und Solutio Ferri comp. D 3 (D 6) oder Levico dil. D 3. Gebrauch: Als 2–3monatige Kur, 3mal täglich 10 Tropfen.	
Skrofulose	Das Beste: Piscin und Silextrakt, im Tageswechsel nach Gebrauchsanweisung. Oder: Calcium carb. trit. D 6 Silicea trit. D 6 Jodum trit. D 6 Phosphorus trit. D 6 Arsenicum album trit. D 6. Zu gleichen Teilen gemischt. Gebrauch: 3mal täglich 1 Messerspitze voll vor dem Essen. Außerdem: Teucrium scorodonia Urtinktur. Gebrauch: 3mal täglich 15 Tropfen.	

Kräuterteemischung	Anweisungen
Mistel Johanniskraut Arnika Rosmarin Weißdornblüten Zu gleichen Teilen gemischt, 100,00 Gramm. Gebrauch: 1 Eßlöffel voll auf 1/4 Liter Wasser kalt zustellen, aufkochen und ziehen lassen, schluckweise tagsüber nehmen.	Diät: Leichte, salzarme Kost. Im übrigen nach dem Grundleiden. Siehe diese. Anwendungen: Wechselbäder für Hände und Füße, 15 Sekunden kaltes Wasser, 45 Sekunden heißes Wasser, 5–10mal wiederholen.
Ringelblume Brunnenkresse Krappwurzel Johanniskraut Schachtelhalm Eisenkraut Wacholderspitzen Salbei Zu gleichen Teilen gemischt, 100,00 Gramm. Gebrauch: 1 Eßlöffel voll mit 1/4 Liter Wasser aufkochen und ziehen lassen, schluckweise tagsüber mit Honig.	Diät: Salz- und fleischarm. Wenig Eier, keine Hülsenfrüchte, nichts Schwerverdauliches. Viel Rohkost jeder Art, passierte Gemüse, Haferflocken, Reis, Grieß, Gerste, Hirse, Polenta. Milch und saure Milch. Fruchtsäfte. Anwendungen: 1–2mal wöchentlich warme Bäder in Latschenbadeextrakt und Steinsalzzusatz. Systematische, aber vorsichtige Abhärtung gegen Erkältungen. Abreibungen mit frischem Wasser. Dosierte Sonnenbäder. Künstliche Höhensonne. Lungenkontrolle! Heilbad: Vor allem Grado an der Adria. Auch Höhenluft.

Krankheit	Homöopathische Arznei
Sonnenbrand	Hamamelis dil. D 2. Gebrauch: Stündlich oder 3mal täglich 10–15 Tropfen.
Sonnenstich	**Apis dil. D 20.** Gebrauch: 5mal täglich 5–10 Tropfen und **Quarz trit. D 30.** Gebrauch: 5mal täglich 1 erbsgroße Messerspitze. Bei Fieber: Belladonna dil. D 6. Gebrauch: 5mal täglich 5–10 Tropfen.
Sonnenallergie (Hautausschlag im Gesicht, aber auch am Körper)	Vorbeugend: April, Mai, Juni je eine subkutane Injektion von Aurum D 30. Vorbeugend, aber auch zur Behandlung: **Acidum Hydrofluoricum D 12** oder besser noch dil. D 30. Gebrauch: 3–5mal täglich 10 Tropfen.
Spastische Bronchitis (Kindliches „Asthma“)	I. Im akuten Anfall: 1. **Asthmakhell Tropfen.** Gebrauch: 1–2stündlich 5–10 Tropfen. 2. **Pneumodoron 1 und 2** Tropfen. Gebrauch: 1–2stündlich Wechsel je 5–7 Tropfen. 3. (Eventuell auch **Belladonna D 12** oder Cuprum aceticum dil. D 3) 4. **Wenn sehr stark:** Perhyllon Kindersupp. oder ein Dosier-Aerosol. II. Intervall-Behandlung (2 Monate lang): 1. **Quarz dil. D 3** (oder Cinis Quercus trit. D 3). Gebrauch: Morgens vor dem Essen 5–7 Tropfen (1 Messerspitze). 2. **Veronica dil. D 3** (Cinis Veronica trit. D 3). Gebrauch: Abends vor dem Essen 5–7 Tropfen (1 Messerspitze). 3. **Prunus spinos. dil. D 6** (4 Wochen lang). Gebrauch: Zu 1. und 2. je 5–10 Tropfen. 4. **Levico dil. D 3** (statt Prunus auch 4 Wochen). Gebrauch: Zu 1. und 2. je 5–10 Tropfen. 5. Eventuell auch „Potenziertes Eigenblut“ in D 7, D 9 und D 12. (2–3mal im Jahr)

Kräuterteemischung	Anweisungen
	Mehrmals täglich mit **Combudoron flüssig,** unverdünnt, zart einreiben oder: Sonnenbrandspray „Similsan“.
	Einige Tage in einem verdunkelten Zimmer liegen. Bei schlechtem Allgemeinbefinden oder Erbrechen einen Arzt zuziehen!
	Nur hochwertige Sonnencremes mit hohem Lichtschutzfaktor verwenden. Bei starken Beschwerden außer Combudoron flüssig oder Salbe, kurzfristig Cortisonsalben anwenden.
	Nicht zu warme Krankenzimmer, oft lüften! Bei starker Atemnot einige Hübe eines Dosierärosols einatmen lassen oder ein den Bronchialkrampf lösendes Präparat einnehmen. Arzt verständigen!

Krankheit	Homöopathische Arznei
Unterschenkelgeschwür	Hauptmittel: Hamamelis Urtinktur Echinacea Urtinktur Carduus mar. Urtinktur Zu gleichen Teilen gemischt. Gebrauch: 4mal täglich 10–15 Tropfen, lange fort nehmen. Wenn Geschwür gereinigt: Abends messerrückendick **Antimonit-Salbe** auftragen, Geschwürränder bleiben frei, Umgebung des Geschwürs mit Zink- oder Silbersalbe abdecken. Darüber steriler, luftdichter Verband (Plastik). Am Morgen Spülung mit 20%iger Traubenzuckerlösung, dann steriler Antimonitsalbenverband ohne Plastik. Abends wieder Plastik. Nach einiger Zeit, wenn Epithelisierung beginnt, kein Plastik mehr verwenden zum Abdecken. Das Geschwür täglich 1mal luftbaden und die Umgebung mit Quarzöl D 2 einschmieren. Sonst Antimonitsalbe wie oben weiter.
Verbrennungen	

Kräuterteemischung	Anweisungen
Ringelblumen Johanniskraut Arnikablüten Klettenwurzel Attichwurzel Löwenzahnwurzel Wacholderholz Zu gleichen Teilen gemischt, 100,00 Gramm. Gebrauch: 1 Eßlöffel voll auf 1/8 Liter Wasser kalt zustellen, aufkochen und ziehen lassen, schluckweise tagsüber nehmen ohne Zucker.	Diät: Salz-, fleisch- und eiweißarm. Wenig von weißem Mehl, keine Hülsenfrüchte, keinen Essig, keinen Alkohol. Wenn das Unterschenkelgeschwür eitrig ist: Einige Tage 20%ige Traubenzuckerkompresse auflegen und mehrmals täglich wechseln oder 2mal täglich mit einer 20%igen Traubenzuckerlösung spülen und anschließend 2 Stunden einen Calendula-Umschlag (Ringelblume), dann steriler trockener Verband. Wenn der Geschwürsgrund gereinigt, Behandlung wie auf vorhergehender Seite. Oder: Beinbäder in Teemischung von Zinnkraut, Käsepappel, Eichenrinde und Kamille. Salben je nach Verträglichkeit: Hamamelis-, Echinacea- oder Ringelblumensalbe.
	1. Maßnahme: Abkühlung mit kaltem Wasser (über angezogene Bekleidung). Erst dann Kleidung ausziehen. Wenn Haut intakt: **Combudoron flüssig** pur mehrmals täglich. Wenn Haut offen (offene Blasen): 1 Teil Combudoron mit 10 Teilen Wasser verdünnen, damit getränkte Kompressen auf die wunde Stelle. Anfangs, ohne die Kompresse abzunehmen, häufig von außen befeuchten. Die rasche Anwendung der feuchten Behandlung führt zu sofortiger Schmerzlinderung. Später Combudoron-Salbenbehandlung.

Krankheit	Homöopathische Arznei	
Verdauungsschwäche, Stuhlverstopfung	Hauptmittel: Nux vomica dil. D 6. Gebrauch: Vor dem Essen 10 Tropfen. Dazu: Bismut. subn. trit. D 1 Magn. phos. trit. D 1 Carbo veg. trit. D 1 Zu gleichen Teilen gemischt. Gebrauch: Nach jedem Essen 1 Messerspitze voll. oder: **Digestodoron** Tropfen. Gebrauch: 3mal 10 Tropfen vor dem Essen.	
Verstauchungen		

	Kräuterteemischung	Anweisungen
	Angelikawurzel Enzianwurzel Kalmus Tausendgüldenkraut Schafgarbe Kondurangorinde Kardobenediktenkraut Salbei Pfefferminze Wermut Zu gleichen Teilen gemischt, 100,00 Gramm. Gebrauch: 1–2 Eßlöffel voll auf 1/4 Liter Wasser kalt zustellen, aufkochen und ziehen lassen, schluckweise tagsüber ohne Zucker nehmen.	Diät: Salz-, fett- und eiweißarm. Viel Rohkost jeder Art, passierte Gemüse, junge Kartoffeln, ansonsten Speisen von Reis, Grieß, Haferflocken, Gerste. Dagegen wenig von weißem Mehl. Nur mageres weißes Fleisch. Sehr wichtig: Weizenkleie, 2–4 Eßlöffel mit reichlich Flüssigkeit (eventuell auch Leinsaat). Wegkommen von Abführmitteln muß angestrebt werden!! Anwendungen: Reichlich Bewegungen, Gymnastik, sachgemäße Massage. Oft Atemübungen. (Sehr wichtig!) Feuchtwarme Wickel am Abend mit Salzwasser oder Kamillentee. Kurze kalte **Sitzreibebäder.** Kneippsche Güsse auf Arme und Schenkel.
		Kalte Arnika-Kompresse. Gebrauch: 1 Eßlöffel Arnika-Tinktur auf 1/4 Liter kaltes Wasser, Kompresse eintauchen, leicht ausdrücken, anlegen und fest verbinden.

Krankheit	Homöopathische Arznei
Warzen	Innerlich: **Thuja dil.** D 3 oder D 6. Gebrauch: 3mal täglich 5–7 Tropfen, dazu: **Arsenum alb.** trit. D 6. Gebrauch: 3mal täglich 1 erbsgroße Messerspitze vor dem Essen.
Wassersucht	Apocynum cannabin. dil. D 1 Scilla marit. dil. D 1 Helleborus dil. D 1 Rosmarinum Urtinktur Adonis dil. D 1 bis Urtinktur. Gebrauch: Jeweils 4–6mal täglich 15 Tropfen.
Wurmkrankheit	**Cuprum sulfuric. dil. D 4.** Gebrauch: Vor den 3 Hauptmahlzeiten je 15 Tropfen.
Zahnen, erschwertes	Calcium carbonic. trit. D 3. Bei starker Unruhe und Schlaflosigkeit: Chamomilla dil. D 6. Gebrauch: 3mal täglich 5–10 Tropfen. **Sehr bewährt:** Chamomilla Radix dil. D 15 Aconitum dil. D 12 Magnesium phosphoricum dil. D 4 Gebrauch: zu gleichen Teilen gemischt, 4–5mal täglich 7 Tropfen vor dem Essen.

Kräuterteemischung	Anweisungen
	Äußerlich: Ungt. Stibii 0,4% (Antimonsalbe), täglich 1mal ein Hansaplast dick mit dieser Salbe auf die Warze kleben. (3–4 Wochen) Oder: Thujatinktur (homöopathisch: Thuja Urtinktur extern), mehrmals betupfen.
Bewährte Teemischung: Wacholderspitzen Rosmarin Zinnkraut Attichwurzel Petersiliensamen Zu gleichen Teilen gemischt, 100,00 Gramm. Gebrauch: 1–2 Eßlöffel der Mischung werden mit 1/4 Liter Wasser aufgekocht und der Tee noch warm getrunken.	Arzt aufsuchen!
	Bei Bandwurm: Krankenhausbehandlung. Volksmittel: Geschälte Kürbiskerne.

Krankheit	Homöopathische Arznei
Zahnfleischentzündung	Mercurius subl. corr. dil. D 4. Gebrauch: 3mal täglich 15 Tropfen.
Zuckerkrankheit	1. **Rosmarinus dil. D 3.** Gebrauch: 3mal täglich 7–10 Tropfen vor dem Essen. 2. **Phosphor dil. D 6.** Gebrauch: 3mal täglich 7 Tropfen. 3. **Pankreas dil. D 6.** Gebrauch: 3mal täglich 7 Tropfen. Weitere homöopathische Mittel: Kreosotum dil. D 4. Gebrauch: Vor jeder Mahlzeit 5–10 Tropfen, und zwar am ersten Tag 5 Tropfen, täglich um 1 Tropfen steigend bis 3mal täglich 15 Tropfen, dann wieder täglich um 1 Tropfen fallend bis 3mal täglich 5 Tropfen. Dann wieder steigend. Syzygium Jambolanum dil. D 1. Gebrauch: 4mal täglich 15 Tropfen. Weiters: Bei starkem Durst und Abmagerung: Arsenicum album dil. D 4. Gebrauch: 3mal täglich 10 Tropfen. Für nervenschwache Patienten und geistige Arbeiter: Acidum phosphoricum dil. D 2. Gebrauch: 3mal täglich 10 Tropfen. Bei übermäßigem Harnabgang und gleichzeitiger Leberfunktionsstörung: Taraxacum dil. D 1 oder Podophyllum dil. D 2. Gebrauch: Von jedem 4–6mal täglich 15 Tropfen.

Kräuterteemischung	Anweisungen
	Äußerlich: Einreiben des Zahnfleisches mit Bohnenkaffeekohle (1 Teil pulverisierte Kaffeekohle, 2 Teile Staubzucker). Gut verrühren. 3mal täglich mit dem Finger die Kohle ins Zahnfleisch einreiben und anschließend mit Arnikawasser (1 Löffel Arnikatinktur auf 1/8 Liter Wasser) den Mund ausspülen. Kaffeekohle wird durch vollkommenes Verkohlen von Bohnenkaffee gewonnen.
Geißrautenkraut Geißrautensamen Heidelbeerblätter Birkenblätter Bockshornkleesamen Mariendistelsamen, je 10,00 Bohnenschalen 30,00 Brennesselblätter 5,00 Löwenzahn 15,00 Teemischung von 110,00 Gramm. Gebrauch: 1–2 Eßlöffel mit 1/4 Liter siedendem Wasser übergießen, kurz aufkochen, 10 Minuten ziehen lassen und abseihen. 2mal täglich 1 Tasse warm trinken.	Wichtig: Behandlung und Kontrolle unter ständiger ärztlicher Aufsicht!! Ständige Harnuntersuchung auf Zucker notwendig: Im Laboratorium des Arztes oder mittels Teststreifens aus der Apotheke. Einhaltung der Diätanweisungen, diese sind im Buchhandel, Apotheken, Drogerien oder Reformgeschäften erhältlich. Heilbäder: Karlsbad, Rohitsch Sauerbrunn und Vichy in Frankreich.

2. Anhang

I. Kräuter-Einreibetinktur

Ein sehr bewährtes pflanzliches Einreibemittel gegen alle Formen von Rheuma, Nervenentzündung und zur allgemeinen Kräftigung:

Arnikatinktur
Gartenrautetinktur
Johanniskrauttinktur
Sumpfporsttinktur
Bilsenkrautöl

Zu gleichen Teilen gemischt, auf 100,00 Gramm.
Vor Gebrauch immer gut schütteln.

II. Einige allgemeine Gesundregeln, die der Vernünftige beachtet:

1. Hab Maß und Ziel in allen Dingen. Übertreibe nichts, verlange vom Körper nicht mehr, als er leisten kann. Jedes Mehr rächt sich! Dein Körper ist allemal vernünftiger als du. Horch in ihn hinein, und du wirst Antwort bekommen, was ihm gut tut, was ihm zuviel ist und was ihm schlecht bekommt.
2. Dein Körper braucht viel Bewegung. Sorge dafür.
3. Dein Körper liebt die Reinlichkeit. Sich rein halten ist halbe Gesundheit.
4. Dein Körper verlangt nach viel guter Luft. Gib sie ihm durch fleißige Atemübungen, denn diese sorgen für die innere Reinigung.
5. Dein Körper will sich von den Schlacken und Abfallprodukten gründlich befreien. Sorge für ordentlichen Stuhlgang und gründliche Harnentleerung.
6. Dein Körper braucht viel mehr vitaminreiche und viel weniger eiweißreiche Kost, als du meinst. Schränke die Eiweißkost – Fleisch, Eier, Milch, Hülsenfrüchte usw. – ein und nimm dafür mehr Rohkost zu dir, besonders Früchte, Rettich, Sauerkraut.
7. Alle Menschen essen zuviel Kochsalz. Die Hälfte von dem, was du bisher verbraucht hast, ist mehr als genug. Kochsalz ist ein Gewürz und kein Nahrungsmittel. Sei auch mit allen ande-

ren, besonders ausländischen Gewürzen sehr sparsam. Als Essig verwende möglichst reinen Obstessig.

8. Alkohol, Nikotin, Koffein, Tein usw. sind Genußgifte. In kleinsten Mengen regen sie an, in größeren regen sie auf, in größten lähmen sie. Das schlimmste Gift ist der Alkohol. Er wirkt nicht nur verheerend auf die Persönlichkeit, sondern auch auf die Erbmasse und ist so gefährlich für ein ganzes Volk. Er ist eine der schwersten Gefahrenquellen.
9. Liebe dein Leben, liebe jeden Tag, liebe jeden Atemzug. Fürchte dich nicht, vor nichts und vor niemandem. Auch nicht vor deiner Krankheit. Bist du krank, dann sage ja dazu, aber in dem Bewußtsein, daß in dir alle Kräfte walten, jede Krankheit zu überwinden. Es gilt nur, diese Kräfte lebendig zu machen.

III. Präparateverzeichnis (Homöopathische Komplexmittel)

Hier kann naturgemäß die Zusammensetzung nur jener homöopathischen Kombinationspräparate angegeben werden, die im Text erwähnt wurden.

Aconitum comp. (Aconitum D 30/Rhus toxicodendron D 30/ Atropa Bellad. e rad. D 30) „Wala".

Aconitum comp. Ohrentropfen (Aconitum D 11/Quarz D 11/Camphora 1%/Ol. Lavendulae 1%) „Wala".

Aconit-Nervenöl (Aconit D 11/Quarz D 11/Camphora 1%/Ol. Lavand. 1%) „Wala".

Aconitum/Nicotiana comp. (Aconit D 2/Tabacum D 2/Ol. aether Rosmarini D 2) „Weleda".

Anaemodoron (Fragaria vesca. Fruct./Mel./Urtica dioica Plant. tot.) „Weleda".

Anis-Pyrit D 3 (Pimpanella anisum, Pyrit D 3) Tabl. „Weleda".

Apatit/Phosphorus comp. S (Säugling) (Apatit D 8/Phosphorus D 6) „Weleda".

Arum maculatum/Pteridium aquilinum aa dil. „Weleda".

Asthmakhell (Ammi visnaga D 2/Khellin D 3/Lycopodium D 6/ Ocinum brasilicum D 2/Pinus silvestris D 2/Sulfur D 5) „Steigerwald".

Aufbaukalk 1 (Apatit D 6/Cucurbita Flos D 3) „Weleda".

Aufbaukalk 2 (Conchae D 1/Extr. Quercus cort. D 3) „Weleda".

Avena sativa comp. (Avena/Coff. tost./Passifl./Val./Lup.) „Weleda".

Bolus Eucalypti comp. (= Diphthodoron 2) (Apisin D 5/Belladonna pl. tot. 0,05%/Eucalyptus Fol. 0,2%) „Weleda".

Berberis/Quarz Globuli (Berberis D 3/Quarz D 20) „Wala".

Bryonia/Stannum (Bryonia e rad. D 3/Stannum D 6) „Wala".

Bryophyllum Argento cultum D 2 (vegetabilisiertes Silber) „Weleda".

Calcium silicicum comp. (Mineralische Komposition nach Arnikawurzel) „Weleda".

Cardiodoron B (Hyoscyamus Hb. D 3/Onopordon Flos. 2,5%/ Primula offic. Flos 2,5%) „Weleda".

Carbo Betulae comp. (Birkenkohle/Antimonit D 3/Chamomilla e rad. D 2) „Weleda".

Cerebellum comp. Gloguli (Cerebellum, Orchis, Arnika, Skorodit, Conchae, Levisticum e rad., Natrium carb., Apatit) „Wala".

Chamomilla comp. Kinderzäpfchen (Argentum praep. D 20/Belladonna D 4/Chamomilla e rad. D 3/Echinacea angustifolia D 1/Papaver somniferum D 4) „Weleda“.

Chamomilla Cupro culta (Vegetabilisiertes Kupfer) „Weleda“.

Chelidonium comp. (Carduus Marian. sem. dec. D 1/Chelidonium rad. D 1/Onopordon Acanth. fol. D 1/Taraxacum plant. tot. D 1/Urtica dioica plant. tot. D 1) „Weleda“.

Combudoron Flüssig (Salbe) (Arnica Plant. tot./Urtica urens Urtinktur zu gleichen Teilen) „Weleda“.

Conchae/Quercus comp. S (= Säugling) (Conchae D 10/Quercus cort. D 4/Stannum met. praep. D 10) „Weleda“.

Dermatodoron Tropfen, Salbe (Dulcamora D 1/Lysimachia D 1) „Weleda“.

Digestodoron Tropfen (Aspidium filix-mas 2,5%, Polipodium 2,5%, Pteridium 2,5%, Scolopendrium 2,5% Salix vitel. 4%, Salix purp. 2%) „Weleda“.

Disci comp. cum Argento (Disci intervertebr. D 6/Bambusa e nodo D 6/Formica D 5/Argent. D 20/Arnica D 20) „Wala“.

Echinacea/Quarz Augentropfen (Echinacea plant. tot. D 3/Argentum D 30/Quarz D 20/Belladonna ex herb. D 15/Tränenisotonische Lösung mit Ol. Rosae) „Wala“.

Erysideron 1 (Apisin D 3/Belladonna Plant. tot. D 3) „Weleda“.

Erysideron 2 (Carbo Betulae D 1/Sulfur subl. D 2) „Weleda“.

Euphorbium comp. Nasentropfen (Euphorbium D 4/Pulsatilla D 2/Luffa operculata D 6/Mercurius bijodatus D 6/Mucosa nasalis D 8/Hepar sulf. D 10/Argent. nitr. D 10/Sinusitis Nosode D 13) „Heel“.

Ferrum/Quarz Kaps. (Ferrum sulfuricum/Quarz) „Weleda“.

Ferrum ustum comp. (Ferrum ustum D 3/Nontronit D 3/Pimpinella aniscum, Fructus/Urtica dioica, Herba D 4 aa) „Weleda“.

Frostsalbe (Abrotanum/Arnica Plant. tot./Ol. Petrae crud. 5%/ Stibium met. praep. D 3) „Weleda“.

Gelsemium Homaccord (Gelsemium D 1/Gelsemium D 10/Gelsemium D 30/Gelsemium D 200/Rhus toxicodendron D 3/ Rhus tox. D 10/Rhus tox. D 30/Rhus tox. D 200/Cimicifuga D 2/Cimicifuga D 10/Cimicifuga D 30/Cimicifuga D 200) „Heel“.

Gencydo (Citrus Medica Fruct./Cydonia Fruct.) „Weleda“.

Gripp Heel (Aconit D 4/Bryonia D 4/Lachesis D 12/Eupatorium perfol. D 3/Phosphor D 5) „Heel“.

Hepatodoron (Fragaria vesc. Fol./Vitis vinifer. Fol.) „Weleda“.

Heuschnupfenmittel „DHU“ (Luffa D 4/Galphimia D 3/Cardiosp. D 3).

Ifludo (Aconit. Nap. 0,02%/Bryonia 0,05%/Eupatorium perfol. 0,03%/Sabadilla 0,01%/Eucalyptus/Phosphorus 0,001%) „Weleda".

Iscador (Typenbezeichnung für Viscum-Präparate mit spezieller Herstellungsart zur Karzinom-Behandlung) „Weleda".

Iscador M (Viscum Mali, Apfelbaummistel) für Frauen,
Iscador Qu (Viscum Quercus, Eichenmistel) für Männer,
Iscador P (Viscum Pini, Kiefermistel).

Kalium aceticum comp. (früher: Kalium aceticum cum Stibio D 3) (Kalium aceticum/Calcium carbonicum/Stibium sulfuratum nigrum nach einem ganz besonderen Herstellungsverfahren) „Weleda".

Kephalodoron (in der Schweiz: Biodoron) (Ferrum sulfuricum und Quarz, mit Honig verarbeitet) „Weleda".

Menodoron (Capsella Bursa pastoris Hb./Majorana Sem./Millefolium Flos./Quercus Cort./Urtica dioica Flos) „Weleda".

Mercurius vivus comp. (Mercurius vivus nat. D 5/Nasturtium D 2/Stannum met. praep. D 15) „Weleda".

Nausyn (Cocculus D 4/Ipecacuanha D 4/Ol. Petrae D 3) „Weleda".

Nisylen (Aconit D 3/Gelsemium D 3/Ipecacuanha D 3/Phosphor D 5/Bryonia D 2/Eupatorium perf.) „DHU-Arzneimittel".

Oxalis comp. (Belladonna D 3/Chamomilla Radix D 3/Gelsemium D 3/Oxalis D 3/Sanguinaria D 3 aa) „Weleda".

Pertudoron 1 (Belladonna D 2/China D 3/Coccus Cacti D 3/Drosera rotundifolia D 1/Ipecacuanha D 3/Memphitis putorius D 3/Veratrum alb. D 3).

Pertudoron 2 (= Cuprum aceticum D 3, in Österreich nur unter dieser Bezeichnung) „Weleda".

Plumbum mellitum D 12 (in Deutschland: Skleron), (Blei mit Honig und Rohrzucker verarbeitet) „Weleda".

Pneumodoron 1 (Aconit D 2/Bryonia D 2).

Pneumodoron 2 (Tartarus stibiatus D 3/Phosphorus D 5) „Weleda".

Renodoron (Lapis cancri D 15/Flintstein D 15) „Weleda".

Rheuma-Gichttropfen (Rhus tox. D 2/Bryonia D 2/ Lith. carb. D 4/Rhodod. D 3/ Dulcam. D 2/Urtica urens D 2/Ledum D 3/Berberis D 8/Ferrum phosph. D 10/Colchicum D 3/Lycop. D 6/Sulfur D 8/Caustic. D 4/Arnica D 4/Cartilago D 10/α-Liponsäure D 8/Funic. umbil. D 8/Gland. supraren. D 10) „Cosmochema".

Rheuma-Heel (Rhus. tox. D 6/Bryonia D 4/Causticum D 4/Arnica D 4/Ferrum phosph. D 6) „Heel".

Skorodit (Ferrum arsenicum nat. = natürliches Eisenarsenat) „Weleda".

Solutio Ferri comp. (Mineralische Komposition nach Urtica dioica) „Weleda".

Sonnenbrand-Spray (Urtica comp., enthält: Arnika D 4/Calendula D 4/Cantharis D 6/Symphytum D 4, Urtica urens D 4). „Similisan".

Urtica dioica Ferro culta (durch Brennessel vegatabilisiertes Eisen) „Weleda".

Valeriana D 4 Strath (Baldrianpräp.) „Strath".

Viburcol Kinderzäpfchen (Chamomilla D 1/Belladonna D 2/Dulcamara D 4/Plantago major D 3/Pulsatilla D 2/Calcium carbonicum Hahnemanni D 8) „Heel".

Viropect (Ipecacuanha D 3/Drosera D 1/Cuprum aceticum D 3) „DHU-Arzneimittel".

Vitis comp. Trit. (Calcarea Formicica D 3/Fragaria vesca Fol. sicc. D 1/Stibium met. praep. D 6/Vitis vinifera, Fol. sicc. D 1) „Weleda".

Zinnober (nat. Quecksilber[II]-sulfid = Cinnabarit) „Weleda".

IV. Vielbenutzte Heilpflanzen

Kurze Zusammenfassung, Erläuterung und Darstellung

Einleitung

Von der Entstehung der Kräuterkunde, von den Besonderheiten der Heilpflanzenlehre, vom großen Nutzen und Gebrauch sowie von der vielseitigen Anwendung der Pflanzen ist in diesem Buche an anderer Stelle von berufener Seite berichtet worden.

Im vorliegenden Abschnitt befassen wir uns daher, von Ausnahmen abgesehen, in der Hauptsache mit einer Zusammenfassung wichtiger Heilpflanzen nebst Erläuterungen in Verbindung mit den Darstellungen auf den Kräutertafeln.

Zum besseren Verständnis dieser zusammengedrängten Ausführungen sollen indessen einige Betrachtungen über die innere Kraft der Pflanzen, die Wirkstoffe, über das Einsammeln, die Anwendung und den Genuß der hier beschriebenen Heilpflanzen vorausgeschickt werden.

A. Von der inneren Kraft der Pflanzen

Wir wissen, daß jeder Mensch binnen weniger Wochen erkrankt, wenn ihm keine Frischgemüse zugänglich sind. Er kann in leckeren Lebensmitteln, wie Schinken, Wurst, Corned beef, Weißmehl, Zwieback, Büchsenmilch, Dörrgemüse usw. schwelgen, er erkrankt dennoch schwer. Es stellen sich bei ihm Nervenschmerzen, Atemnot, Herzklopfen, Gelenkschwellungen, Magenbeschwerden usw. ein. Wenn er aber täglich einige Blätter Löwenzahn, Mangold, Spinat oder einen Apfel dazu gereicht erhält, so bleibt er gesundheitlich in bester Verfassung. Füttert man das Geflügel nur mit bestem **geschältem** Weizen oder Reis, so erkrankt es innerhalb von 4 Wochen an Lähmungen, Muskelschwund usw. Gibt man den Tieren den Weizen und den Reis **ungeschält,** also **mit** dem Kleiehäutchen, so bleiben sie gesund.

Der amerikanische Professor Baborock unternahm mit Kühen folgende Fütterungsversuche:

Bei reiner Weizenfütterung blieben die Tiere gesund, aber die von ihnen geborenen Kälber hatten keine Lebensfähigkeit und gingen ein. Bei reiner Maisfütterung dagegen trat die vorstehende Erscheinung nicht auf.

Die Vermittlung über die Kenntnis der wichtigsten Heilpflanzen ist Dienst an Mensch und Tier. Jeder Arzt bedient sich ihrer selbst mit den aus ihnen bereiteten Heilmitteln, Ölen, Salben und Essenzen. Auch der Laie kann sich mit ungiftigen Pflanzen keinen Schaden zufügen, wenn er sich derselben in vernunftgemäßer Weise bedient.

B. Die Wirkstoffe der Pflanzen

1. Allgemeines

Nicht jede Pflanze einer Gattung enthält gleich viele Wirkstoffe. Es kommt auf den Boden und auf die Bedingungen an, unter denen sie gewachsen ist. Es kann in einer Pflanze derselben Art reichlich Wirkstoff enthalten sein, in der anderen wenig und in einer weiteren fast keiner. Vor der Herstellung der Drogen werden die Pflanzen auf ihre Wirkstoffe untersucht, damit die fertige Droge bezüglich ihrer Wirkung auf ein gutes Durchschnittsverhältnis gebracht ist.

Für Heilpflanzen, die für den Hausgebrauch vom Laien selbst geerntet werden, ist die Zeit der Gewinnung, die Trocknungsart, ihre Aufbewahrung und auch die Zubereitungsart nicht bedeutungslos. Richtige Behandlung erhält die Wirkstoffe größtmöglich, und eine falsche setzt sie herab. Die Heilpflanzen enthalten hauptsächlich: Mineralien und Gerbstoffe, Säuren, Schleime, Zucker, seifenartige Bestandteile und Bitterstoffe sowie ätherische Öle. Chemisch gesehen, gehören die Bitterstoffe keiner einheitlichen Stoffgruppe an. Teils sind es Gerbstoffe, teils zuckerartige Stoffe (sogenannte Glykoside), teils sind sie anderen Stoffgruppen zugehörig. Sie haben jedoch die gemeinsame Eigenschaft, daß sie bitter schmecken und daß sie in Mund und Magen speicheltreibend, fermentfördernd wirken. Je nach der Gattung enthalten die Pflanzen von dem einen Stoff mehr und vom anderen weniger oder auch kaum Spuren davon.

2. Die Wirkstoffe

a) Die Mineralstoffe

Wichtige Aufbaustoffe für den menschlichen wie den tierischen Organismus bilden vor allem die Kali- und Kalksalze. Die Kalisalze wirken auch harntreibend, während die Kalksalze für den Knochenaufbau wie für das Nervensystem und für die Widerstandskraft des Körpers gegen Infektionskrankheiten von Wichtigkeit sind. Leicht löslich sind die Kalisalze, die fast in allen Heilpflanzen reichlich vorhanden sind, während die Kalksalze im Absud und Aufguß dem Körper nur sehr beschränkt aufgeschlossen zugeführt werden.

In fast allen Pflanzen ist auch Kieselsäure enthalten, wovon einige davon besonders reich sind, z. B das Zinnkraut (Katzenschwanz), das Lungenkraut und der Vogelknöterich. Ihre Wirkung dient der Festigung der Bindegewebe und namentlich der Lunge zur Erhöhung ihrer Widerstandskraft.

b) Die Gerbstoffe

Die Gerbstoffe haben eine zusammenziehende Eigenschaft. Sie verengen die kleinen Blutgefäße, worauf auch ihre blutstillende Wirkung zurückzuführen ist. Gegen Luftfeuchtigkeit sind sie sehr empfindlich, werden unwirksam, und längeres Kochen zerstört sie auch. In ihrem gemeinsamen Vermögen, Eiweißstoffe auszuschalten, beruht ihre Kraft, die tierische Haut in Leder überzuführen. Viele Pflanzen enthalten Gerbstoffe. Reichlich sind diese in der Eichen- und Weidenrinde, im Walnußblatt, in der Blutwurz, Salbei, Thymian, Pfefferminze, Frauenmantel, Heidelbeeren usw. enthalten. Gerbstoffe wirken verdichtend auf die Gewebe, und auf diesem Gesetz beruht ihre stopfende Kraft wie ihre gute Wirkung auf Brandwunden. Sie haben weiterhin eine bakterienwidrige Eigenschaft.

c) Die Bitterstoffe

Der Name kennzeichnet ihre bitterschmeckende Eigenschaft, und auf ihr Vermögen, die Speicheldrüse in Mund und Magen zur vermehrten Tätigkeit anzuregen, ist ihre appetitanregende Wirkung zurückzuführen. Verschiedene Pflanzen haben in ihrem Bitterstoff auch die Arteigenschaft, im Körper die roten und weißen Blutkörperchen zu vermehren. Sehr geschätzte Bitterstoffdrogen werden aus Tausengüldenkraut, Enzianwurzel, Bitterklee, Wermut usw. hergestellt.

d) Die organischen Säuren

Diese haben leicht abführende Wirkung, und die meisten Pflanzen und namentlich auch Früchte enthalten diesen Stoff, Oxalsäure, Apfelsäure, Weinsäure, Zitronensäure usw. sehr reichlich.

e) Die ätherischen Öle

Es sind in der Hauptsache die Dolden-, Lippen- und Körbchenblütler, welche diese Öle reichlich besitzen, und sie gehören zu den wichtigsten Wirkstoffen. Die meisten dieser Öle haben desinfizierende Wirkung. Aus verschiedenen Ölen werden durch alkoholische Auszüge Einreibemittel gegen Rheuma hergestellt. Andere regen die Verdauungstätigkeit an, indem sie eine vermehrte Absonderung der Säfte in Magen, Darm und Galle bewirken. Wiederum andere wirken auf das Zentralnervensystem, z. B. das Anis- oder das Wermutöl.

Drogen aus ätherischen Ölen werden auch bei Wasserstauungen, Wassersucht angewendet, wobei ihre desinfizierende Wirkung geschätzt wird.

f) Die zuckerartigen Stoffe

In den Heilpflanzen sind die zuckerartigen Stoffe (glykoside Stoffe genannt) teilweise fast wirkungslos, teilweise aber auch sehr stark wirksam. Zu letzteren gehören das Maiglöckchen und die Fingerhutpflanze, welche ein starkes Gift ergeben.

Eine andere Gruppe enthält einen Stoff mit stark abführender Wirkung; zu diesen gehören u. a. die Ampferarten, die Sennesblätter und der Medizinalrhabarber.

Eine weitere Gruppe, zu der die Veilchenarten, der Wiesenbocksbart usw. gehören, entfaltet Salizylverbindungen, die eine fieberwidrige, schmerzlindernde und desinfizierende Eigenschaft besitzen.

g) Die Saponine

haben, im Wasser gelöst, eine stark schäumende Eigenschaft. Der Name stammt aus dem lateinischen sapo = Seife, und er kommt im Magen und Darmkanal nur in geringen Mengen zur Lösung. Würde man eine größere Menge dieses Stoffes in die Blutbahn bringen, müßte sie eine tödliche Wirkung auslösen. In fachgerechter Drogenherstellung dem Menschen dienstbar gemacht, wirkt dieser Stoff harntreibend, blutreinigend und hustenlösend. Diesen Stoff enthalten besonders die Seifenwurzel, die Schlüsselblumenwurzel, Königskerze, Hauhechel, Augentrost und viele andere Pflanzen.

h) Die Schleimstoffe

Sie wirken einhüllend auf die Schleimhäute und die Wundoberflächen, weshalb sich ihre Schutzwirkung gegen reizende Stoffe, Säuren und dergleichen erklärt. Die gleitende Eigenschaft des Pflanzenschleimes führt die abführende und lösende Wirkung des hartgeballten Darmkotes herbei. Die schleimhaltigen Pflanzendrogen sind besonders geschätzt und finden Anwendung bei Verstopfungen, bei Entzündungen des Mundes und der Rachenhöhle usw. Schleimdrogen lassen sich aus Lindenblüten, Malve, Bockshornklee, Huflattich usw. herstellen.

Durch starkes Kochen wird der Schleimstoff zu Zuckerstoff gelöst. Man setzt deshalb schleimhaltige Drogen in kaltem Wasser an oder macht nur einen Überguß mit heißem Wasser.

i) Die Alkaloide

Sie sind im Heilpflanzenreich sehr verbreitet. Die Wirkstoffe sind oft stark giftig oder von milder Struktur und durchwegs stickstoffhaltig. Darüber ist im „Volksheilbuch“ in den einleitenden Kapiteln oder in den nun nachfolgenden Erläuterungen mit Farbtafeln nachzulesen.

j) Andere Haupt-, Neben- und Ergänzungswirkstoffe

Jede Heilpflanze enthält unzählige weitere Inhaltsstoffe. Sie sind für die Gesamtwirkung meist entscheidend. Einige wenige sind zu nennen: Eiweiß, Farbstoffe (u. a. das Chlorophyll, das „grüne Blut“ im gesamten Pflanzenreich!), fette Öle, Pflanzenfermente, Spurenelemente, Vitamine usw.

C. Das Einsammeln der Heilpflanzen

1. Sauberkeit und Vorsicht. Keine fremden Pflanzen dazwischenbringen. Nur solche Gattungen sammeln, die reichlich vorkommen.

Nicht zu viele Sorten sammeln, damit kein Durcheinander entsteht. Rasche Trocknung an luftiger, schattiger Stelle, dünn ausbreiten, öfter wenden. Bei Wärmetrocknung aromatisch riechende Kräuter nicht über 36 Grad trocknen.

Nach erfolgter Trocknung sorgfältig verschlossene Aufbewahrung in geeigneten Papiersäcken, nicht zu dicht schließenden Gefäßen oder Behältern. Aufschrift an diesen nicht vergessen. Wurzeln vorher der Länge nach aufspalten, größere vierteilen. Oftmalige Kontrolle wegen Ungezieferbefall (Motten oder Würmer) oder Schimmelbildung bei nicht genügender Trocknung ist ratsam.

Im übrigen kauft man die vorschriftsmäßig geprüfte und richtig gelagerte Kräuterdroge in der Apotheke oder Drogerie.

Schließlich sei noch auf die sachkundigen Ausführungen von Seite 75 bis 115 dieses Werkes verwiesen.

D. Die Anwendung, Zubereitungsform und Genuß der Heilpflanzen

Wir lernten die hauptsächlichsten Wirkstoffe der Heilpflanzen kennen. Den übrigen Teil kann man als Ballast bezeichnen, und doch ist er nicht ganz unnütz. Sondert man gewisse Wirkstoffe chemisch ab, z. B. die Gerbstoffe, um sie in den Drogen bei Durchfällen zu verwenden, kann sich eine zu gewaltsame Wirkung ergeben. Deshalb wird der übrige Teil der Pflanze zum Teil mit der Wurzel mitverwendet, um eine gleichmäßigere, abgestimmte Wirkung zu erreichen. Das trifft allerdings nicht bei allen Wirkstoffen zu. Verschiedene Stoffe, die der Arzt zu lebensrettenden Einspritzungen braucht, werden aus der Pflanze chemisch rein ausgeschieden. Falsch ist es, auch den Heilpflanzen Wirkungen zuzuschreiben, die sie nicht haben können.

Die Heilpflanzen können aber bei vielen Erkrankungen in der

Hand des Laien vorzügliche Dienste leisten. Damit nichts Falsches getan wird, muß indessen die Art und die Tragweite einer Gesundheitsstörung richtig erkannt sein. Erst danach läßt sich die geeignete Behandlung einleiten.

Man unterscheidet im allgemeinen für den Hausgebrauch fünf verschiedene Zubereitungs- und Anwendungsformen.

(Im einzelnen wird auf die jeweilige Beschreibung der aufgeführten Pflanzen und Drogen sowie auf die zu nehmende Menge und Form an anderer Stelle dieses Werkes hingewiesen.)

1. Als **Tee.** (Aufguß und Abkochung als die gebräuchlichste Art.)

2. Als **pulverisierte Droge.** (Auch Wurzeln und Rinden.)

3. Als **ausgepreßter Saft** frischer Pflanzen zum Einnehmen. (Auch frische, gequetschte Blätter oder Pflanzen äußerlich zum Auflegen.)

4. Als **Absud** für äußerliche Behandlung und als Zusatz für Bäder und als Einlauf für Klystiere.

5. Als **Tinktur.** Alkoholischer Auszug aus der Kräuterdroge (Blüten, Pflanzen, Wurzeln usw.). Die Herstellung von Tinkturen ist auf Seite 73 dieses Werkes angegeben, sofern es nicht ratsamer wäre, die fertige Tinktur aus der Apotheke zu beziehen.

Beim **Aufguß** wird die bestimmte Pflanzenmenge mit kochendem Wasser überbrüht. Man läßt sie dann in einem zugedeckten Gefäß etwa 10 bis 15 Minuten ziehen.

Oder man setzt die Droge in einem Topf mit kaltem Wasser an, deckt sie zu und bringt diese zum Sieden (Überwallen). Sobald sie kocht, wird sie vom Feuer genommen, dann läßt man das Ganze ebenfalls etwa 15 Minuten ziehen.

Bei der Abkochung setzt man die Droge in kaltem Wasser an, deckt sie zu, bringt diese zum Kochen und läßt dann bei schwachem Feuer etwa 15 Minuten leicht weitersieden.

Damit die in den Zellen eingeschlossenen Wirkstoffe der Pflanzen möglichst gut gelöst werden, ist die Zerkleinerung der Pflanze, namentlich der Rinden, Wurzeln und dicken Blätter, nötig. Die bessere Aufschließung der Wirkstoffe ist in der pulverisierten Droge gewährleistet. Für Drogen, die ätherische Öle enthalten, wählt man zweckmäßig den Aufguß. Eichen- und Weidenrinde vertragen das Abkochen.

Die stark schleimhaltigen Drogen, wie Lein- und Quittensamen, läßt man am besten mehrere Stunden in kaltem Wasser ziehen, um dann die Flüssigkeit vor Gebrauch benutzungsfertig anzuwärmen. Die Schleimstoffe werden sonst zersetzt und gehen durch das Kochen zum großen Teil verloren.

Die pulverisierte Droge führt man dem Körper mit einer angewärmten Flüssigkeit: Wasser, Wein, Kamillentee, zu.

Heilkräutertee wirkt für den Menschen in Zeitabständen von etwa einer halben Stunde und schluckweise getrunken, möglichst ungesüßt in den leeren Magen genommen, am besten. Auch eine Abwechslung der Heilkräuter gleicher oder ähnlicher Wirkungsart ist empfehlenswert. Man rechnet nach bewährtem Brauch auf eine Tasse Tee im Durchschnitt 3 Fingerspitzen Pflanzenmasse.

Für ein Vollbad verwendet man etwa $^1/_2$ kg Heilkräuter, in reichlich 2 Liter Wasser zubereitet, zum Zuschütten. Für Packungen etwa dasselbe Quantum wie für die Umschläge. Für einen Einlauf etwa $^3/_4$ Liter Teeaufguß.

Neuerdings gibt es von vielen Heilkräutern auch praktische Teeaufguß-Beutel. Nach Entfernen einer allfälligen Aromaschutzhülle – und eine solche sollte bei aromatischen Teesorten mit ätherischen Ölen unbedingt vorhanden sein! – wird der Teebeutel in die zudeckbare Teetasse eingehängt und mit siedendem Wasser übergossen. Bei längerer Lagerung der Aufgußbeutel nimmt der Wirkungsgrad dieser pulverisierten Säckcheninhalte stark ab. Deshalb ist besonders bei ätherischen und wirkstoffempfindlichen Kräuterdrogen die Neubeschaffung von geschnittenen Heilkräutern aus der Apotheke bzw. Drogerie zu raten.

Erläuterung zu den Kräutertafeln sowie Darstellung, Anwendung und Wirkung wichtiger Heilpflanzen

Sonnentau (Tafel I) *(Drosera rotundifolia, Herba Droserae, Herba Rorellae).* Heimisch in Mittel- und Osteuropa in Mooren, Sümpfen und sumpfigen Wiesen. In Polen, Rußland und Belgien wildwachsend. Der echte Sonnentau ist regional naturgeschützt und darf nicht geerntet werden.

Wirkstoffe: Droseron als Hauptwirkstoff wirkt stark krampflösend bei Krampf- und Reizhusten, insbesondere bei Keuchhusten der Kinder. Mit einer Reihe von Nebenwirkstoffen gibt die Volksmedizin an: Bei Magenkrampf, Darmerkrankungen, Altersasthma mit Herzbeschwerden, Leberleiden und Arteriosklerose. Die Homöopathie empfiehlt als Frischpflanzenzubereitung die Drosera-Urtinktur, die Dilution D 1, D 2 in flüssiger bzw. Kügelchenform, besonders geeignet für Kleinkinder.

Anwendung und Wirkung als Tee:

Ein gehäufter Kaffeelöffel voll mit $^1/_4$ l kochendem Wasser überbrühen, 10 Min. ziehen lassen, abseihen und zweimal täglich

1 Tasse mit Honig gesüßt trinken. Von der Drosera-Urtinktur nehmen Erwachsene dreimal täglich 10–15 Tropfen, Kinder je nach Alter 3 bis 5 bis 10 Tropfen entweder mit einem Eßlöffel warmen Brusttee oder auch warmen Wasser. Die homöopathischen Dilutionen können ebenso verwendet werden.

Tausendgüldenkraut (Tafel I) *(Erythraea Centaurium Herba Centauri, Fam. Gentianaceae).* Bevorzugte Standorte sind Waldlichtungen, Wegränder, lichtes Gebüsch, feuchte, sonnige und grasige Stellen von der Ebene bis 1500 m Höhe. Blüht im Juni bis September je nach Standort und Höhenlage.

Verwendet wird das blühende, im Schatten getrocknete Kraut. Verträgt auch kurze Sonnentrocknung.

Wirkstoffe: Erytaurin, Bitterstoff und ätherische Öle.

Anwendung und Wirkung: Die Droge findet *innerliche* Anwendung. Der Tee setzt Fieberzustände herab, wirkt, 1 Stunde vor dem Essen genommen, anregend und verdauungsfördernd auf Speichel-, Magen- und Darmdrüsen. Bei Magenschwäche, Magenschmerzen und Sodbrennen ist der Tee von Tausendgüldenkraut ein probates Mittel. Aus der Heilpflanze läßt sich ein wirksamer Bitterschnaps zur Magenstärkung bereiten.

In der Homöopathie wird Centaurum Urtinktur gegen bestimmte Nervenleiden verwendet.

Berberitze (Tafel I) *(Berberis vulgaris, Cortex oder Fructus Berberidis, Spitzbeere, Essigbeere, Sauerdorn).* Den Berberitzenstrauch mit seinen gelbleuchtenden Blüten finden wir in Hecken und Gebüschen, mitunter auch in Gärten. Blütezeit im März bis Mai. Der Strauch erfreut uns im Herbst mit seinen scharlachroten Beeren, aus denen ein guter Essig bereitet werden kann. Für Heilzwecke dient außer den Beeren, Blättern, Zweigrinden oder Wurzeln vor allem die Wurzelrinde.

Wirkstoffe: Berberin, Alkaloide, Fruchtsäuren in den Beeren.

Anwendung und Wirkung: Äußerliche Verwendung finden die reifen Beeren, verkocht und aufgelegt, als Rheumamittel der Volksmedizin. Innerlich dieselbe Zubereitung für Hustensirupe. Die Abkochungen der Blätter, Rinden und reifen Beeren werden bei Magen-, Leber- und Nierenleiden sowie zur Blutreinigung als Hausmittel sehr geschätzt.

Über die aus der Wurzelrinde hergestellte Berberis-Tinktur (Tinctura Berberidis aus der Apotheke) bei Harnsäureüberschuß und schweren Nierensteinkoliken wird auf der Seite 82 dieses Werkes verwiesen.

Beinwell (Tafel I) *(Symphytum officinale, Radix Symphyti, auch Radix Consolidae, Fam. Boraginaceae),* Schwarzwurzel. Wächst in Gräben und in feuchten Wiesen. Verwendet wird der im Frühjahr geerntete, allenfalls geschälte Wurzelstock.

Wirkstoffe: Vor allem Schleimstoffe, Inulin und Gerbstoffe.

Anwendung und Wirkung: Äußerlich die Abkochungen der klein geschnittenen, getrockneten Wurzel zum Auflegen bei Geschwüren, vor allem bei offenen Beinen. Auch zum Gurgeln bei Angina sowie gegen Nasenbluten.

Innerlich läßt sich kaum eine trinkbare Teezubereitung ohne dicken Schleim herstellen. Auch sonst sind innerliche Verwendungen nicht ratsam.

Lungenkraut (Tafel I) *(Pulmonaria officinalis, Herba Pulmonariae officinalis, Fam. Boraginaceae)* Fleckenkraut, Waldochsenzunge, Blaue Schlüsselblume. Wächst in lichten, nicht zu trockenen Laubwäldern, an Bachufern, in Gebüschen und an Hecken. Im mittleren Bergland bis ca. 1.700 Meter.

Wirkstoffe: Schleime, Mineralsubstanzen, vor allem Kieselsäure. Dann Stärke, Saponine und eine Reihe von Nebenwirkstoffen, welche die Wirkungen ergänzen.

Anwendung und Wirkung: Innerlich als Teezubereitung zur Schleimlösung, bei Lungenkrankheiten, allgemein zur Gewebsstärkung, bei Magen- und Darmschleimhautentzündungen.

Wiesenknopf (Tafel I) *(Sanguisorba officinalis, Herba Sanguisorbae officinalis, Fam. Rosaceae),* Welsche Bibernelle. Wächst auf feuchten Wiesen, wird zur Blütezeit vom Juli bis August geerntet.

Wirkstoffe: Das Saponin Sanguisorbin, Gerbstoffe, Flavone, Vitamin C und teils unerforschte Nebenwirkstoffe.

Anwendung und Wirkung der Teezubereitung ist antiseptisch, blutstillend, entzündungshemmend, stopfend und allgemein zusammenziehend. In der Volksmedizin zum Gurgeln bei Mund- und Rachenerkrankungen.

Alant (Tafel II) *(Inula helenium, Radix Helenii, auch Radix Enulae, Fam. Compositae),* von Zentralasien bei uns eingebürgert, auch in Bauerngärten kultiviert. Es wird der mehrjährige Wurzelstock gegraben, die jungen Blätter, auch frisch zur Wundbehandlung.

Wirkstoffe: Alantkampfer, ätherisches Öl, Inulin, Bitterstoffe, Fructose und weitere viele Wirkstoffe für die vielseitige Anwendung.

Anwendung und Wirkung: Meist *innerlich:* Für magenstärkende Zubereitungen, dann bei Reizhusten, Asthma und Keuchhusten. Als Wurmmittel und zur Wasserausscheidung in der Volksmedizin, für Diätwaren bei Zuckerkrankheit.

Schlüsselblume (Tafel II) *(Primula veris, Flos und Radix Primulae officinalis)* Große oder echte Schlüsselblume, Himmelschlüssel, Arzneiprimel. Weltweit heimisch, jedoch regional teilweise oder ganz geschützt. Mindere Wildsorten und hochgezüchtete Zierblumen sind medizinisch nicht wirksam. Die einwandfreie Arzneibuchware ist in Apotheken erhältlich.

Wirkstoffe: Saponin, Primulasäure, ätherisches Öl, Pflanzenfermente, Flavone, Zuckeralkohol, Gerbstoff, Kieselsäure, Mineralstoffe, Stärke, Vitamine und zahlreiche Nebenwirkstoffe, welche die Hauptwirkstoffe ergänzen und weiterentwickeln.

Anwendung und Wirkung: Die Teezubereitung der Blüten und Wurzeln bei festsitzendem Husten, auch zur Sirupherstellung für Kinder. In der Volksmedizin der Schlüsselblumentee bei Migräne, Neuralgie, Gicht und Rheuma. Überdosierungen können zu Hautreizungen führen.

Blutwurz (Tafel II) *(Potentilla erecta, Radix Tormentillae, Fam. Rosaceae),* diese Tormentillwurz wächst europaweit auf sandigen, sonnigen Böden, in lichten Wäldern, Triften und Wiesen. Kleinerer Wuchs auch in moorigen Gründen.

Die Wurzel wird im Sommer und Herbst gesammelt und rasch sonnengetrocknet.

Wirkstoffe: Reichlich Tormentillgerbstoff, Tormentillrot, Zuckerstoff und ätherisches Öl.

Anwendung und Wirkung: Äußerlich werden die Abkochungen der Wurzel zum Behandeln schlecht heilender Wunden, zum Gurgeln und auch bei Verbrennungen verwendet. Damit die Heilkräfte nicht zerstört werden, darf die Wurzel nur etwa 8 Minuten gekocht werden. Die Blutwurz-Tinktur (Tinctura Tormentillae aus der Apotheke) eignet sich vorzüglich zum Pinseln bei Zahnerkrankungen, lockeren Zähnen mit Blutungen und nach Zahnextraktionen.

Innerlich leisten die Abkochungen von Tormentill oder die pulverisierte Wurzel als Tee sehr gute Dienste bei Durchfall, Ruhr und Typhus.

Fingerkraut (Tafel II) *(Potentilla anserina, Herba anserinae, Fam. Rosaceae),* das Gänsefingerkraut wächst neben mehreren Abarten, wie z. B. das kriechende Fingerkraut (Herba Pentaphylli) oder das Goldfingerkraut (Herba Potentillae aurea), auf feuchten, tonigen Böden, in Gräben, auf Wiesen, Wegrändern und brachliegendem Ödland. Ernte zur Blütezeit die oberirdischen Pflanzenteile.

Wirkstoffe: Gerb- und Bitterstoffe, Flavone, Sterine und Cholin sowie ein noch nicht untersuchter krampflösender Bestandteil.

Anwendung und Wirkung: Bei Magen- und Darmerkrankungen mit Krämpfen, bei schmerzhaften Menstruationsbeschwerden. In der Volksmedizin auch als Gurgelmittel, bei Entzündungen, für Waschungen bei Hautausschlägen, Wunden und Geschwüren. Die Homöopathie gebraucht die Potentilla anserina Urtinktur mit 3mal täglich 5 Tropfen vorbeugend bei zu erwartenden Regelbeschwerden.

Stiefmütterchen (Tafel II) *(Viola tricoloris, Herba tricoloris),* das Acker- oder Feldstiefmütterchen wird medizinisch verwendet, alle anderen Stiefmütterchen-Zierpflanzen sind unwirksam! Es wächst weltweit in gemäßigten Zonen auf Äckern und trockenen Wiesen, nicht nur in dreifärbiger, sondern oft auch als gelbliche oder blau-violette Sorte.

Wirkstoffe: Emetin, Violaglykosid, Flavone, Farbstoffe, Saponin, Salicylsäuremethylester, Gerbstoff, Xanthin, Zucker, Schleim und Nebenwirkstoffe, welche für die Entwicklung der Hauptwirkstoffe, Haltbarkeit und Hauptwirkungen maßgebend sind.

Anwendung und Wirkung: Innerlich der Stiefmütterchen-Tee als Husten-, Nerven-, Blasen-, Blutreinigungs-, Ekzem- und wassertreibendes Mittel. Bei Milchschorf der Kinder wird *äußerlich* die Teezubereitung als Waschmittel verwendet. Die Homöopathie empfiehlt dafür auch die Viola tricoloris Urtinktur bis Dil. D 3 mit 3mal täglich 5 bis 10 Tropfen. Bei empfindlichen Personen wird ab D 1 aufwärts gegeben, um keine zusätzlichen Hautreizungen zu verursachen.

Arnika (Tafel II) *(Arnika montana, Flos und Radix Arnicae, Fam. Compositae),* der Bergwolferlei. Dieser einheimische Korbblütler, auf Almwiesen bis 1800 m ist regional teilweise oder gänzlich naturgeschützt. Die Wurzel soll im Boden belassen werden, damit in der nächsten Wachstumsperiode weitere Arnikagewächse austreiben. Der hohe Arnikabedarf läßt auch überseeische Zuchtsorten statt der echten Arnika zu.

Wirkstoffe: Ätherisches Öl, Gerbstoff, Bitterstoff und zahlreiche Nebenwirkstoffe.

Anwendung und Wirkung als Tee und Tinktur: Äußerlich, antiseptisch als Umschlag bei Blutgeschwüren, Blutergüssen, Entzündungen, Schwellungen und Verstauchungen.

Arnikatinktur (Tinctura Arnicae aus der Apotheke) kann 1:3 mit Wasser verdünnt als Umschläge bereitet werden. Für Gurgelzwecke die halbe Menge Teezubereitung bzw. 1 Eßlöffel Tinktur auf 1 Glas lauwarmes Wasser. Die Arnika-Salbe kann mit Schweinefett oder Apothekensalbengrundlage zu 20% verkocht werden. Fertige Arnika-Salben gibt es in der Apotheke.

Innerlich: Der Teeaufguß allein ist nicht ratsam, jedoch können Teemischungen mit 10–20% Arnikablüten unbedenklich genommen werden bei Herz- und Asthmabeschwerden, bei Altersherz und zur herzbedingten Nervosität. Es ist zu empfehlen, bei der innerlichen Anwendung sich vom Arzt eine Empfehlung einzuholen und die verordneten Mengen zu beachten. Die homöopathische Urtinktur wird aus der frischen Arnikablüte hergestellt und soll nebenwirkungsfrei genommen werden können.

Enzian, Gelber (Tafel III) *(Gentiana lutea, Radix Gentianae).* Nur diese, von ca. 20 wildwachsenden Sorten, wird medizinisch genutzt. Wegen den strengen Naturschutzbestimmungen und dem großen Bedarf an Enzianwurzel wird er in günstigen Lagen kultiviert.

Der gelbe Enzian ist eine typische Alpenpflanze und gedeiht bis ca. 2000 m Höhe. Bei diesen hochwertigen Naturprodukten bildet sich nur alle 4–8 Jahre eine neue Blüte, und die Wurzel ist im Herbst am gehaltvollsten. Sie wird sofort nach dem Ausgraben bei etwa 55 Grad getrocknet.

Wirkstoffe: Zahlreiche Bitterstoffe, flüchtige Duftstoffe, Pectin, Zuckerarten, Pflanzensäuren, Gerb- und Farbstoffe.

Anwendung und Wirkung: Äußerlich heilen eiternde Geschwüre durch Bestreuen mit Enzianwurzelpulver rasch ab. *Innerlicher* Enziantee treibt die Würmer ab, wirkt anregend auf alle Gefäße der Verdauung, bei Magenstörungen und Appetitlosigkeit. Die Volksmedizin gibt weiters Gicht, Rheumatismus, Blutarmut und Verstopfung an. Bei übersäuertem und nervösem Magen soll Enzian nicht genommen werden. Teezubereitung: Die kleingeschnittene Wurzel aufkochen, etwa drei Minuten aufwallen und ca. 10 Min. ziehen lassen und abseihen.

Bei Enzianpulver nimmt man 2–3 g zur Teezubereitung vor dem Essen. Große Mengen dieser Wurzel werden alljährlich zu dem bekannten Enzianschnaps und auch zur Tinktur (Tinctura Gentianae) aus der Apotheke verarbeitet.

In der Veterinärmedizin wird ein erheblicher Teil Enzianwurzeln zu Freßlustpulver benutzt.

Auch gegen Kolik für Rind und Pferd hat sich Enzian bewährt.

Weinraute (Tafel III) *(Ruta graveolens, Herba Rutae graveo-*

lentis), auch Gartenraute (Ruta hortensis, Herba Rutae hortensis) ist gleich verwendbar. Die am Balkan und im Mittelmeergebiet heimische Pflanze ist in Europa eingebürgert und als Arzneidroge kultiviert.

Wirkstoffe: Rutinglykosid, viele Alkaloide, Bitter- und Gerbstoff, Cumarine, Harze, Vitamin C, Pflanzensäuren und viele weitere Nebenwirkstoffe.

Anwendung und Wirkung: Krampfstillend, schweißtreibend. In der Volksmedizin als Hautreizmittel. Wegen der wehenerregenden Wirkungen dürfen Schwangere keine Zubereitungen mit Rautenkraut verwenden. Die übliche, 10 bis 20%ige Verwendung in den Teemischungen ist auch für haut- und magenempfindliche Patienten unbedenklich. Das aus dem Rautenkraut gewonnene Rutin wird für viele Arzneispezialitäten als Zusatz verwendet, um die sogenannten Kapillarwirkungen bei der Aufnahme von Arzneistoffen ins Gewebe und in die Körperorgane zu nutzen. In letzter Zeit wurde bekannt, daß zu viele Rutinwirkungen zu Leberbelastungen führen können. Die Raute eignet sich als Würze für Suppen und Essigansätze, auch grüne Salate vertragen sich gut mit einigen frischen Wein- oder Gartenrauteblättchen, sie verbessern die Verträglichkeit. Sparsame Verwendung ist angezeigt.

Goldrute (Tafel III) *(Solidago virgaurea, Herba Solidaginis virgaureae, Fam. Compositae).* Diese echte Goldrute war früher an Rändern von Feldwegen, Rainen, Gebüschen und trockenen, sonnigen Stellen lichter Wälder des Flachlandes bis zu Höhenlagen von mehr als 2000 m reichlich zu finden.

Heute ist die häufiger zu findende Große Goldrute (Herba Solidaginis gigantea) als Arzneibuchware gleichwertig und anerkannt.

Wirkstoffe: Saponin, Gerbstoff, Bitterstoff, Flavone, Rutin und zahlreiche Nebenwirkstoffe, welche die vielseitige Verwendung dieser Heilpflanze ausmachen.

Anwendung und Wirkung: Äußerlich dient der Absud dieses Korbblütlers, der im Volksmund nicht umsonst als „Wundkraut" bezeichnet wird, zu Wundkompressen, ferner als ausgezeichnetes Bademittel bei eitrigen, schwer heilenden Wunden.

Innerlich hilft Goldrutentee bei Nierenentzündungen, Blasenleiden und Bettnässen. Die Volksmedizin lobt die erhöhte Wasserausscheidung und als Hilfsmittel zur Asthmabehandlung sowie Zahngeschwüren und lockeren Zähnen.

Ringelblume (Tafel III) *(Calendula officinalis, Flos Calendulae* *sine calycibus = ohne Kelchblätter, Fam. Compositae).* Dieser Korbblüter – auch Studentenblume genannt – kommt häufig wildwachsend vor und erfreut uns mit ihrem vorwiegend dunkelgelben, orangenen und gelegentlich rötlichen Schein. Als Kulturpflanze wird sie vielerorts zur Zierde in den Gärten angebaut. Die Ringelblume ist sehr dankbar und blüht je nach Lage vom Mai bis September. Für Heilzwecke kommen die reinen, schattengetrockneten Blütenköpfe in Betracht.

Wirkstoffe: Ätherisches Öl, Bitterstoffe, Carotin, Gummi, Schleim, Harz, Albumin, Fruchtsäuren, Saponin, Gykoside, Pflanzenfermente, Vitamin C und eine Reihe von Nebenwirkstoffen.

Anwendung und Wirkung: Äußerlich hilft Ringelblumentee zum Baden bei Hautleiden, frischen und alten Wunden. Sehr bewährt hat sich die Ringelblumensalbe aus der Apotheke bzw. auch die selbsthergestellte „Ringelblumen-Butter" nach folgender Vorschrift: Gleiche Teile frische Ringelblumenblütenblätter und Ziegenbutter verrühren, aufkochen, abseihen und die fertige Wundsalbe in kleine Tiegel ausgießen. Ebenso kann auch das Ringelblumen-Öl mit reinem Speiseöl hergestellt werden.

Innerlich bei leicht entzündlichen Erkrankungen, zur Krampflösung und Schweißförderung. Weiters zur Blutreinigung bei Furunkulose, Drüsenverhärtung, Darmfisteln, Magenbeschwerden und bei schmerzhafter Menstruation. Die Volksmeinung rät bei Gelbsucht täglich dreimal 1 Likörglas Ringelblumentee. Auch verwendbar bei Erbrechen, Leberleiden und Thyphus. Für die Kosmetik und in der Färberei wird die schön gelb-rötliche Farbe genutzt.

Löwenzahn (Tafel III) *(Taraxacum officinale, Folium-, Herba und Radix Taraxaci, Fam. Compositae).* Die Butter-, Mai-, Milch-, Puste- oder Kuhblume ist weltweit eine oft lästige Unkrautpflanze, jedoch seit langem und neuerdings wieder als wertvolle Heilpflanze geschätzt. Wir ernten die frischen, jungen Blätter bald im Frühjahr, die Wurzel bis zum Herbst. Entgegen mancher Meinung ist der Löwenzahn gänzlich ungiftig. Beim frischen Löwenzahn kann es durch den Milchsaft der Röhrenstengel zu Hautreizungen kommen. Bei Kindern ist darauf zu achten, daß etwa durch Kränzlein aus frischen Löwenzahnpflanzen rote Flecken und Ausschläge auf der Stirne auftreten können.

Wirkstoffe: Bitterstoffe, Saponine, Gerbstoff, Mineralbestandteile, Pflanzenenzyme, ätherisches Öl, Eiweiß und Zuckerarten, dazu ca. 20–30 Nebenwirkstoffe und viele Vitamine.

Anwendung und Wirkung: Die zahlreichen Inhaltsstoffe ergeben eine vielseitige Wirkung: 1. Zur Frühjahrs- und Blutreinigungskur als Stoffwechsel-Heilkraut. Bei Rheuma und Gicht. Als Frischzubereitung die jungen Blätter für Salate, Gemüse und zu Käsesorten. In der Volksmedizin zur allgemeinen Kräftigung. Kurmäßige Anwendung von bis zu 1,5 Liter Teezubereitung, tagsüber in ca. 20 Minuten Abstand getrunken. Diese Kur kann unbedenklich auf 6 bis 8 Wochen ausgedehnt werden. Denselben Dienst leistet auch der selbstgepreßte Löwenzahn-Frischsaft bzw. das Löwenzahnelixier vom Fachhandel.

2. Zur Leber- und Gallenaktivierung, mit deutlicher Krampflösung und teilweiser Gallensteinauflösungsmöglichkeit.

3. Zur Bindegewebskräftigung, Blutzellen- und Gewebsregenerierung.

Huflattich (Tafel III) *(Tussilago farfara, Folium und Herba Tussilaginis bzw. Folium und Herba Farfarae, Fam. Compositae).* Dieser an Ödplätzen, Kiesgruben, Bahndämmen, See- oder Bachufern und lehmigen Böden bald im Frühjahr auffallende Korbblüter, wird auch Brand- oder Brustlattich, als Hinweis auf die Verwendung, genannt.

Wirkstoffe: Schleim, Gerb- und Bitterstoffe, Minerale und zahlreiche Nebenwirkstoffe.

Anwendung und Wirkung: Äußerlich werden die frischgepflückten, gewaschenen und zerquetschten Blätter mit gutem Erfolg zu Auflagen auf Wunden, Verstauchungen, Quetschungen und auch bei Gesichtsrose und Insektenstichen verwendet. Huflattichblätter nehmen die Hitze, wirken heilend und schmerzstillend. Auch zusätzlich zur Rotlauf- und Fußgeschwürbehandlung hat sich das Auflegen von Huflattichblättern gewährt.

Innerlich findet Huflattichblütentee Anwendung bei Katarrhen der Luftwege, bei Heiserkeit und Altershusten. Die Blüten und Blätter sind Bestandteile vieler Brust- und Hustentees. Die in letzter Zeit verbreitete Meinung über Krebsgefährdung durch Huflattich ist wissenschaftlich widerlegt worden.

Holunder (Tafel IV) *(Sambucus nigra, Flos, Fructus und Radix Sambuci, Fam. Caprifoliaceae).* Wird als schwarzer Holler oder schwarzer Flieder bezeichnet und ist europaweit anzutreffen an Waldgräben, Wegrändern, Rainen und auch in Gärten. Die Blütezeit ist Juni bis Juli, je nach Höhenlagen bis 1600 m auch später. Die Blütendolden werden zu Beginn der Blüte geerntet, am besten am heiteren Vormittag und nicht in zu großer Mittagshitze. Nach der Sammlung oder Abrebelung die Blüten schattig-luftig und vollständig trocknen und in nicht vollständig abzuschließenden Kräuterdosen vor Licht geschützt und nicht über 1 Jahr aufbewahren.

Wirkstoffe: Ätherisches Öl, Glykoside, Pflanzensäuren, Gerbstoff, Cholin, Harz, Schleim, Zucker, Saponin und viele Nebenwirkstoffe.

Anwendung und Wirkung: Der Blütentee wirkt stark schweißtreibend und wasserausscheidend. Kann auch als Gurgelmittel und für Mundspülungen verwendet werden. Die jungen Blätter und Beeren haben blutreinigende und leicht abführende Wirkung. Als Blutreinigungstee, eventuell verstärkt mit Schlehdornblüten (Flos Pruni spinosae, auch Flos Acaciae genannt), drei Wochen lang täglich morgens und abends vor der Nachtruhe je 1 Tasse trinken. Dieser Tee wird kalt angesetzt, zum Kochen erhitzt und ziehen gelassen.

Eine gute, gesundheitsfördernde Konfitüre kann aus den reifen Früchten hergestellt werden. Sehr gesund sind auch die Holunderbeersuppen, und in manchen Gegenden werden die jungen Fliederdolden, in Teig getaucht und in Fett herausgebacken, als vorzügliche Mehlspeise geschätzt.

Brennessel (Tafel IV) *(Urtica dioica, Urtica urens, Folium, Herba und Radix Urticae).* Diese große oder kleine Brennessel – oft als lästiges Unkraut verschrien – ist als vielseitige Heil-, Küchen- und Nutzpflanze sehr geschätzt und hat viele Verwendungszwecke. Sie wächst überall auf Schutt- und Komposthaufen, in mineral- und sonstigen stoffreichen Gründen und als Unkraut in Feldern sowie Gärten. Das frische Kraut wird bald im Frühjahr geerntet, die Wurzel im September und Oktober. Zur Pflanzenernte und zum Blätterabstreifen immer Handschuhe verwenden! Das getrocknete Kraut brennt nicht mehr auf der Haut, aber mit den Fingern nicht auf die Augenlider kommen!

Wirkstoffe: Nesselgift, Histamin, Acetylcholin, Ameisen- und Essigsäure, reichlich Chlorophyll, weiters Mineralstoffe, viel Vitamin C in den jungen Blättern, Harze und Pflanzenfermente, Kieselsäure usw.

Anwendung und Wirkung: Äußerlich empfiehlt Pfarrer Kneipp: „Wer an Rheumatismus leidet und kein Mittel mehr findet, denselben auszutreiben, bestreiche oder schlage die schmerzenden Stellen täglich ein paar Minuten lang mit frischen Brennesseln. Die Furcht vor der ungewohnten Rute wird bald der Freude über deren vorzügliche Wirkung weichen." Der Absud von der ganzen Droge leistet vorzügliche Dienste als Bademittel bei chronischen Hautausschlägen. Ebenso wird der Absud zur letzten Spülflüssigkeit bei der Kopfwäsche zugesetzt, wenn der Haarwuchs angeregt werden soll. Fertige Haarwuchsmittel enthalten oft Brennesselextrakte.

Innerlich als Tee blutbildend, als Stoffwechselmittel, bei Rheuma- und Gichterkrankungen, zur Leber- und Gallenanregung. Das reichliche Blattgrün (= Chlorophyll) als Arzneimittelzusatz bei schlechtem Atem, zur Kosmetikaherstellung. Die jungen Brennesselblätter als vorzügliche Frühjahrssalatpflanze und für den Brennesselspinat.

Taubnessel (Tafel IV) *(Lamium album, Flos Lamii albi, Fam. Labiatae).* Die weiße Taubnessel – in der Volksmedizin auch Bienensaug, weiße Nessel genannt – wächst europaweit in den mäßig warmen Zonen, an Dorfwegen, Bahndämmen, Schuttplätzen, Zäunen und Hecken. Andere, meist gefärbte Taubnesselblüten werden nur in der Volksmedizin oder als unbedeutende Schönungsmittel zu Teemischungen verwendet. Die zarten Blüten werden handgeerntet, schonend luftgetrocknet, ohne Sonne und künstliche Wärme. Die rein weißen Blütenbestandteile müssen sorgfältig gelagert werden, dürfen sich nicht braun verfärben und ohne Schimmel sein. Die günstige Erntezeit ist je nach Lage vom April bis Oktober.

Wirkstoffe: Schleim- und Gerbstoffe, Saponine, ätherisches Öl, ein Lamiosid-Alkaloid, Cholin, Histamin, Rutin, Pflanzensäuren und weitere Nebenwirkstoffe.

Anwendung und Wirkung: In der Volksheilkunde sehr beliebt als Frauenmittel bei Menstruationsstörungen, bei Störungen des Verdauungstraktes, wie Durchfall, Verstopfung, und als Blutreinigungsmittel. In der Volksmedizin – hier auch die billigeren, gefärbten Taubnesselsorten – bei Erkrankungen der Atemwege und bei Katarrhen. Für ältere Leute auch abends als Nerven- und Schlaftee bzw. als Zusatz zu solchen Teemischungen.

Ackerschachtelhalm (Tafel IV) *(Equisetum arvense, Herba Equiseti arvensis),* genannt Zinnkraut, denn früher zum Reinigen und Blankputzen von Zinkgeschirr benutzt. Er ist auf feuchten, lehmigen Böden, in Gräben und an Böschungen zu finden. Vom Mai bis September werden die grünen, faserfreien Triebe ohne Blüten und schwarze Stengelteile gesammelt. Die kleinere Abart, der ähnliche und vom Kräuterfachmann erkennbare Sumpfschachtelhalm (Herba Equisetum palustris) ist giftig und darf medizinisch nicht verwendet werden.

Wirkstoffe: Hoher Kieselsäuregehalt, viel Bitterstoffe, Säuren, Vitamin C, Pflanzenfermente.

Anwendung und Wirkung: Äußerlich der Absud

von 100 Gramm auf ca. 1 l Wasser als Zusatz zum Badewasser für das Vollbad bei Hautleiden bzw. für das Sitzbad bei Blasenerkrankungen. Keine Metallgeschirre zur Absudbereitung bzw. für Badezwecke verwenden und andere Badegeräte sofort gründlich reinigen.

Innerlich wird der Tee mit kaltem Wasser 12 Stunden angesetzt und erst vor dem Gebrauch abgeseiht und trinkwarm erwärmt. Anwendung bei Gicht, Rheuma, Husten, Ruhr und Steinleiden. Leicht wassertreibend bei Blasen- und Nierenteeanwendung, bei Stoffwechselleiden und Hauterkrankungen. Volksmittel bei Lungenleiden und Nasenbluten.

Augentrost (Tafel IV) *(Euphrasia officinalis, Herba Euphrasiae, Fam. Scrophulariaceae).* Das auch Herbstblümchen genannte zarte Pflänzchen blüht einheimisch erst spät im August und September und leuchtet auf trockenen Wiesen und in Moorböden, in Ebenen und im Gebirge auf Waldlichtungen, deshalb auch Wegleuchte oder Wiesenleuchte genannt.

Wirkstoffe: Aucubin-Glykosid, ätherisches Öl, Bitter- und Gerbstoff, Harze und blauer Farbstoff.

Anwendung und Wirkung: Äußerlich als Aufguß für Augenkompressen, Augenbäder und fertige Augentropfen bei Augenentzündungen und Gerstenkorn.

Innerlich: Zusätzlich zur äußerlichen Anwendung die Teezubereitung, wenn die Augen- bzw. Lidentzündung allergisch bedingt ist.

Fenchel (Tafel V) *(Anethum foeniculum, Fructus Foeniculi vulgaris, Fam. Umbelliferae).* Die volkstümlich Brotsamen genannten Früchte kamen früher aus den warmen Zonen des Mittelmeeres und werden heute auch in nördlichen gemäßigten Gebieten weltweit in Kulturen angebaut und oft in Gärten für die Hausapotheke und die Küche gezogen. Die Früchte werden im Laufe des Sommers gekämmt, d. h. abgestreift. Beim Trocknen zerfallen die Sammelfrüchte und können lange Zeit in Dosen, Gläsern oder sonstigen Behältnissen gelagert werden.

Wirkstoffe: Reichlich ätherisches Fenchelöl, daneben auch fettes Öl, Zucker, Eiweiß, Wachs, Pflanzensäuren und Ergänzungsstoffe.

Anwendung und Wirkung: Äußerlich der Absud aus den gequetschten Früchten für Augenspülungen bei müder Sehkraft.

Innerlich als ebensolche Teezubereitung zur Schleimlösung, besonders in der Kindertherapie mit Beruhigungseffekt beim Zahnen. Gut blähungswidrig und krampflösend bei Magen- und

Darmbeschwerden. Zur Steigerung der Milchsekretion, zur Förderung der Wasserausscheidung. Schließlich in der Likörindustrie und in der Küche als vorzügliches Gewürz bei üppigen Speisen, wie Fleisch, Gemüse und Backwaren.

Johanniskraut (Tafel V) *(Hypericum perforatum, Herba Hyperici, Fam. Guttiferae),* auch Jesusblutkraut genannt, wächst europaweit auf steinigen, trockenen Kalk- und Urgesteinsböden, in lichten Wäldern bis in höhere, felsige Gegenden. Es blüht von Juni bis September und soll passend zu Johanni, den 24. Juni, zur Sommersonnenwende geerntet werden. Dann hat es die höchste Sonnenkraft gespeichert und den höchsten Wirkstoffgehalt.

Wirkstoffe: Hypericin, ätherisches Öl, Gerbstoffe, Flavone, Rutin und Zusatzwirkstoffe für die vielseitigen bedeutenden Heilmöglichkeiten.

Anwendung und Wirkung: Äußerlich wirkt das Johanniskrautöl als Wundheilmittel bei tiefen Wunden mit möglicher Nervenverletzung. Auch bei Geschwüren und in der kosmetischen Industrie. Die Selbstherstellung des Johanniskraut-Öles: ca. 100 Gramm Johanniskraut werden mit 1 l feinem Erdnuß- bzw. Olivenöl in einer weißen Weithalsflasche angesetzt, gut vermischt und einige Tage nur mit Mull verschlossen an einen warmen Ort zum Angären gestellt. Dann wird die Flasche verschlossen und der warmen Sonneneinstrahlung so lange ausgesetzt, bis das überstehende Öl eine dunkelrote Färbung angenommen hat. Dann wird abgepreßt, allenfalls durch Mull oder grobes Leinen geseiht und in möglichst dunkle Flaschen zur Aufbewahrung gefüllt.

Innerlich kann dieses Öl mit 1 Kaffeelöffel voll, wenn möglich leicht erwärmt, bei Magenschleimhautentzündungen eingenommen werden. Hypericum Urtinktur, die homöopathische Frischpflanzenzubereitung vom Johanniskraut, wirkt innerlich bei Nervenleiden, insbesondere im Entwicklungsstadium bei jungen Mädchen und bei Frauen im Klimakterium. Johanniskrautkapseln werden in der Apotheke, in der Drogerie oder im Reformhaus angeboten. Selbsthergestellter Johanniskraut-Frischsaft oder gleiche käufliche Produkte können ebenso genommen werden. Diese früher aus der Volksheilkunde bekannten Wirkungen des Johanniskrautes werden heute von der Medizin anerkannt und genutzt.

Bockshornklee (Tafel V) *(Trigonella Foenum graecum, Semen Foenugraeci = ganzer Samen, Semen Foenugraeci pulvis = gepulverter Samen für Auflagen, Fam. Leguminosae).* Ein Produkt aus der Pflanzenfamilie der Schmetterlingsblüter, ist in den Mittelmeerländern beheimatet und längst in Mitteleuropa kultiviert. Verwendet wird der getrocknete Samen.

Wirkstoffe: Trigonellin-Alkaloid, Schleim und andere Wirkstoffe.

Anwendung und Wirkung: Äußerlich wird das grobe Pulver in Wasser zu einem Brei aufgekocht und warm zum Ausreifen von Geschwüren, Furunkeln und bei Magenschleimhautentzündungen aufgelegt. Die Volkmedizin kennt auch die Auflagen bei entzündenden und verhärteten Brüsten.

Innerlich der ganze Samen zur Teezubereitung zur allgemeinen Kräftigung und zur Förderung der Milchsekretion. In der Volksmedizin auch zur Lösung bei Verschleimungen der Lunge und der Atemwege. Von der Veterinärmedizin wird Bockshornklee zuweilen auch als Grundstoff zu Mast- und Freßlustpulvern genommen.

In der Färberei benutzt man Bockshornklee zum unschädlichen Gelbfärben.

Ehrenpreis (Tafel V) *(Veronica officinalis, Herba Veronicae, Fam. Scrophulariaceae).* Ist europaweit in Waldlichtungen, trockenen Holzschlägen und an Waldrändern zu finden. Das ganze Kraut wird ja nach Lage und Lichteinfall von Mai bis Juli geerntet.

Wirkstoffe: Aucubin-Glykosid, Bitter- und Gerbstoff, organische Säuren, Mannit, Zuckerarten, Gummi, Wachs, etwas ätherisches Öl.

Anwendung und Wirkung: Bei Atembeschwerden und Hustenanfällen. In der Volksheilkunde mit dem Namen „Allerweltsheil" auf die vielseitige Verwendung hingewiesen: als Gurgelmittel und bei Schleimhautentzündungen, bei Magenbeschwerden, Appetitlosigkeit, Rheuma und Gicht.

Bärentraube (Tafel V) *(Actostaphylos uva-ursi, Folium Uvae ursi, Fam. Ericaceae).* Der volkstümliche Name Harnkraut deutet darauf hin, daß dieses Heilkraut aus der Familie der Erikagewächse bei Blasenerkrankungen wirksam ist. Es kommt im nördlichen Europa in Moorböden, im Heideland bis in die Nadelwälder des Alpenvorlandes vor. Die preiselbeerähnlichen, fast immergrünen Blätter werden vom August bis Oktober von den Stengeln abgepflückt oder auch abgekämmt, d. h. abgestreift.

Wirkstoffe: Hauptsächlich Arbutin- und Methylarbutin-Glykoside, daneben auch freies Hydrochinon, Gerbstoff, Pflanzensäuren und ca. 20 Ergänzungsbestandteile.

Anwendung und Wirkung: Die dicken Blätter werden 1–2 Kaffeelöffel voll mit 1/4 l kaltem Wasser 12 bis 24 Stunden kalt ausgezogen, abgeseiht und dann erst der Tee trinkwarm erwärmt, ohne daß vorher aufgekocht wird. Während der 2–3mal täglichen Anwendung von je 1 Tasse Tee soll der Harn keine hohen Säurewerte aufweisen, also sind alle „Säurebilder", wie Fruchtsäfte, saures Obst, Essig zum Salat oder Gewürzsalate mit Essig zu vermeiden. Der Tee wird bei Harnwegserkrankungen und Erkrankungen des Nierenbeckens als Desinficiens bzw. zusätzlich zu ärztlich verordneten Arzneimitteln genommen. Die Wirkung des Tees kann durch Zugabe der halben Menge von Bruchkraut-Tee (Herba Herniariae) wesentlich verstärkt werden. Diese auch volkstümlich Nierenkraut genannte Heildroge wird durch Überbrühen von 2 gehäuften Kaffeelöffeln voll mit ¼ l siedendem Wasser 10 Min. zugedeckt ziehen gelassen, abgeseiht und dem gesondert zubereiteten Bärentraubentee zugesetzt.

Kamille (Tafel V) *(Matricaria chamomilla, Flos Chamomillae vulgaris, Fam. Compositae).* Allein diese Edelkamille wird als hochwertige Droge medizinisch genutzt. Die weitverbreiteten minderen Kamillensorten, auch die Bauernkamille oder gar die Hundskamille, sind kaum oder nur notfalls ratsam. Die Lagerzeit der überprüften Apothekenqualität darf 1 Jahr nicht überschreiten. Auch die käuflichen Filterbeutel zum Ausgießen in der Teetasse haben keine lange Lagerfähigkeit.

Die Arzneibuchware stammt meist von Feldanbauten in den Oststaaten, Ägypten oder Argentinien und weiteren Staaten.

Wirkstoffe: Azulen soll mindestens zu 0,4% enthalten sein, weiters Bitterstoff, krampflösende Bestandteile und viele Zusatzbestandteile, welche die vielseitige Wirkung dieser am meisten angewendeten Heilpflanze ausmacht.

Anwendung und Wirkung: Äußerlich im Aufguß zu Augenbädern, zu verschiedenen Kompressen und Bädern bei schlecht heilenden Wunden und bei Entzündungen aller Art, ferner zu Mundspülungen, zum Gurgeln und als normaler Badezusatz. Als fertige Arzneispezialitäten aus der Apotheke sind Salben, Extrakte und Tropfen sowie kosmetische Produkte vom Fachhandel zu nennen. Eine große Rolle spielt die Kamille in der Säuglings- und Kleinkinderpflege.

Innerlich: Für die kleinen Kinder zur Beruhigung und Krampflösung bei Verdauungsbeschwerden. Wenn keine Frischteezubereitung gemacht werden kann, wird der käufliche Kamillenextrakt mit 5–10–20 Tropfen pro Tasse warmes Wasser statt Aufgußtee genommen.

Bei Magenschleimhauterkrankungen wird die Kamillenrollkur empfohlen: Eine Thermosflasche in der 4fachen Tassenmenge am

Morgen zubereiten. Davon in der Früh 1 Tasse in langsamen Schlucken warm trinken, 5 min. am Rücken liegend, 5 min. in der Seitenlage, 5 Min. am Bauch und 5 Min. in der anderen Seitenlage. Anstatt des Kamillentees können auch spezielle Kamillenarzneimittel aus der Apotheke für die Rollkur verwendet werden.

Für Kleinkinder ist ein Dauergebrauch von Kamillentee nicht anzuraten. Eine zu große Kamillenölmenge der oft hochgezüchteten Kamillenanbausorten kann bei empfindlichen Magenschleimhäuten der Säuglinge und Kleinkinder zu Reizungen führen.

Im Falle von fallweise akuten Magenbeschwerden, Krämpfen, Entzündungen und Blähungen kann der Kamillentee angeraten werden, und im Haushalt soll immer jene Menge der guten und echten Kamille vorrätig sein, die in kurzer Zeit aufgebraucht werden kann.

„Mutterkraut" heißt die Kamille in der Volkmedizin, und die Hausmutter weiß auch immer Bescheid, wie und wann dieses Hausmittel anzuwenden ist!

Mistel (Tafel VI) *(Viscum album, Herba Visci albi, Fam. Loranthaceae).* Diese Vogelmistel, der Hexenbesen, ist ein pflanzlicher Halbschmarotzer. Die Vögel versenken mit den Mistelbeeren die klebrigen Samen in Rindenfurchen von Ahorn-, Apfel-, Birken-, Eichen-, Linden-, Pappel- oder verschiedenen Pinusbäumen, und es entwickeln sich kugelige Zweiggebilde in den Baumkronen, welche nach dem Blattabfall im Herbst als immergrüne Gebilde in den Baumkronen überwintern. Bevor die Zweige mit Blättern weitere neue Früchte ausbilden, sind die Misteln zu ernten.

Die Mistelbeeren sind für den Menschen giftig und wären beim Aufstellen von Mistelzweigen zum Jahresende in den Stuben von Kindern fernzuhalten.

Wirkstoffe: Viscotoxin, Cholin, Acetylcholin, Histaxin und mehrere Begleitstoffe, welche je nach Wirtspflanze oft verschieden sind. Jedenfalls sind sämtliche Inhaltsstoffe der Mistel sehr luft- und wasserempfindlich, ein Umstand, der bei der Zubereitung von Tees und allen anderen Mistelpräparaten beachtet werden muß.

Anwendung und Wirkung: Der Misteltee ist wirksam bei Bluthochdruck und Arteriosklerose, in der Volksmedizin zur Herzmuskelstärkung und in der Rekonvaleszenz. Nach neueren Erkenntnissen sind tumorhemmende Wirkungen bekannt geworden. Zur Krebsbehandlung stehen über ärztliche Verordnung einige Injektionszubereitungen der Mistel zur Verfügung.

Der Misteltee wird wie folgt zubereitet: 2–3 gehäufte Kaffeelöffel voll mit 1/4 l kaltem Wasser übergießen, 10–12 Stunden unter mehrmaligem Umrühren ausziehen, abseihen und die Flüssigkeit trinkwarm erwärmen. Zweimal täglich 1 Tasse trinken.

Das Mistelpulver aus der Apotheke kann ohne Wasserzusatz genommen werden: Dreimal täglich 1 Messerspitze voll trocken oder in Kapselform einnehmen. Davon gibt es fertige Mistelpräparate im Apothekenhandel.

Hirtentäschel (Tafel VI) *(Capsella Bursa pastoris, Herba Bursae pastoris, Fam. Cruciferae),* das Täschchenkraut der Volksmedizin ist ein weltweit verbreitetes „Unkraut" der Kreuzblütler-Familie, nimmt aber seit alters her eine wichtige Stellung in des Herrgotts Kräutergarten ein und wurde wahrscheinlich wegen des taschenförmigen Aussehens der Frucht früher in Klostergärten eines Hirtentäschchens ähnlich befunden. Das weißblühende Kraut blüht während der ganzen Vegetationszeit in Gärten, auf Äckern, Schuttplätzen und überall, wo Unkraut gedeiht, und kann das ganze Jahr über geerntet werden.

Wirkstoffe: Acetylcholin, Cholin, Prolin, Histamin, Tyramin, Diosmin, Gerbstoff, wenig ätherisches Öl, Harz, Vitamin C, Zuckerarten, Säuren und Mineralbestandteile der mineralreichen Böden.

Anwendung und Wirkung: Bei Blutungen in der Frauenheilkunde, bei Regelbeschwerden. In der Volksmedizin äußerlich für Umschläge bei blutenden Verletzungen.

Wacholder (Tafel VI) *(Juniperus communis, Fructus Juniperi, Fam. Cupressaceae),* die volktümlichen Kranawittbeeren, europa- und weltweit oft ähnlich oder anders je nach Verwendungszweck benannt, haben in unseren Breiten meist das Wachstum im Gebirgsland. Medizinisch wenig oder nicht brauchbare Zuchtsorten gedeihen auch in Gärten als Zierpflanzen.

Wirkstoffe: Bis 2% ätherisches Öl, bis zu 30% Invertzukker, ein Gerbstoffglykosid, ca. 9% Harz, dann Wachs, Gummi, Pektin, Pflanzensäuren und weitere Nebenwirkstoffe.

Anwendung und Wirkung: Äußerlich der Wacholderspiritus (Spiritus Juniperi der Apotheke) als Einreibung bei Migräne, Rheuma und Gicht.

Innerlich die Wacholderbeeren-Teezubereitung: 1–2 Kaffeelöffel voll zerstoßen bzw. quetschen, mit 1/4 l siedendem Wasser überbrühen, 10 Min. zugedeckt ziehen lassen, nach dem Erkalten abseihen und wieder trinkfähig erwärmt täglich 1 bis 2 Tassen trinken. Die Wirkung als Einzeltee oder als Zusatz von Wacholderbeeren in Teemischungen dient zur milden Entwässerung zur verstärkten Nierentätigkeit, wenn keine Entzündungen vorliegen.

Empfindlichere Nieren vertragen Wacholder auf keinen Fall, bei Wassersucht-Tees nur fallweise mit bis zu 20% Wacholderbeerenzusatz. Das Wacholdermus, die Wacholdersalse, ist eine beliebte eingedickte Verkochung als Zusatz zu Stoffwechselzubereitungen, etwa zu den bekannten Schwedenkräuteransätzen. Dieses dunkelbraune, dickflüssige Mittel ist in der Apotheke unter dem Namen Succus Juniperi inspissatus bekannt. Wacholderschnäpse und -liköre sind zur Magenanregung sehr beliebt, sind aber von Nierenempfindlichen sowie Schwangeren zu meiden.

Sebastian Kneipp empfiehlt zur Entwässerung folgende „Kleine Wacholderkur“: Man beginnt damit, daß man 3mal täglich 1 Beere zerkaut und schluckt, steigert täglich um jeweils 1 Beere, bis man bei 3mal täglich 20 Beeren angelangt ist, um dann absteigend wieder mit 3mal täglich 1 Beere die Kur zu beenden. Ob diese Kur angezeigt ist, soll der Arzt entscheiden.

Spitzwegrich (Tafel VI) *(Plantago lanceolate, Herba Plantaginis).* Dieser weltweit vorkommenden Heilpflanze begegnen wir überall auf trockenen Böden, an Feldwegen, Wiesen und Weiden bis 1800 m Höhe. Die Blütezeit ist daher eine unterschiedliche, vom Mai bis September, ebenso die Ernte- und Sammelzeit Juli bis Oktober.

An den länglich und spitz auslaufenden Blättern und der auf langem, dünnem Stil sitzenden braunen Ähre ist diese medizinisch verwendete Pflanze leicht zu erkennen und von anderen Wegricharten zu unterscheiden. Geerntet werden die Blätter mit Stielen, die frischen jungen Blätter auch für den Preßsaft.

Wirkstoffe: Viel Schleim, Gerb- und Bitterstoffe, ein Aucubin-Glykosid, weiters Kieselsäure und jüngst entdeckt ein antibiotischer Stoff.

Anwendung und Wirkung: Äußerlich findet der aus den grünen Blättern hergestellte Preßsaft Anwendung zur Blutstillung bei Schürf- und Stichwunden, ferner ist dieser Saft schmerzstillend, kühlend und heilend bei Bienenstichen, frischen und alten Wunden. Als erste Hilfe dienen auch zerquetschte grüne Blätter zum Auflegen.

Innerlich wirkt der Teeaufguß bei Bronchialkatarrh, Lungenschwäche, Blasenleiden und Darmerkrankung mit Krampflösung.

Sumpfporst (Tafel VI) *(Ledum palustre, Herba Ledi palustris, Fam. Ericaceae).* Er gedeiht in Mitteleuropa in Mooren und Torfsümpfen und wird vom Volksgebrauch her auch „wilder Rosmarin“ benannt. Zur Zeit der Blüte werden nur die jungen Zweigspitzen gesammelt und bald schattig-luftig gründlich getrocknet.

Wirkstoffe: Ätherisches Öl, Gerb- und Bitterstoffe, Flavonol, Pflanzensäuren und einige Zusatzbestandteile.

Anwendung und Wirkung: Äußerlich als Rheumaeinreibung, in der Volksmedizin zur Wundbehandlung und gegen Insektenstiche.

Innerlich: Meist als Bestandteil von wassertreibenden Teemischungen bzw. Tees bei Keuchhusten und Hautausschlägen. Schwangere sollen Sumpfporst innerlich nicht verwenden.

Bibernelle (Tafel VI) *(Pimpinella saxifraga oder magna, Radix Pimpinellae, Fam. Umbelliferae)* gilt als Arzneibuchware die Wurzel des kleinen oder großen Doldenblüters Bibernell. Der volkstümliche Ausdruck „Bockwurz" bezeichnet sehr zutreffend den Geruch der Pflanze, wodurch diese unfehlbar erkannt wird. Die kleine Art blüht im Juni und August, die große Sorte im Mai und Juni. Das Vorkommen ist hierzulande auf Wiesen, an Gräben und sonnigen Plätzen und im Ödland.

Wirkstoffe: Ätherisches Öl, Pimpinellin-Bitterstoff, Gerbstoff und Saponin.

Anwendung und Wirkung: Innerlich als Teeabkochung bei Bronchitis und Asthma. In der Volksmedizin auch als Gurgelmittel bei Halsentzündung. Früher bei Magen- und Darmbeschwerden. Wegen des würzigen Geschmacks wird die frische, feingehackte Wurzel zur Verfeinerung für Salate, Suppen, Fischgerichte, Gemüse und Soßen geschätzt. Der Magensaft soll aktiviert werden, und bei Erbsen-, Kohl- oder Karfiolspeisen sind Blähungen vermieden.

Wurmfarn (Tafel VII) *(Aspidium Filix-mas, Radix Filicis maris, Fam. Polypodiaceae)* kommt von einer bestimmten Farnkrautwurzel und ist weltweit anzutreffen. Sie ist stark giftig und auch nur begrenzt lagerfähig.

Wirkstoffe: Das giftige Aspidin und seine Spaltprodukte, ebenso das Filicin. Dann noch Bitterstoffe, fettes Öl, Zucker, Stärke, Wachs, Farbstoffe und viele Nebenprodukte.

Anwendung und Wirkung: Äußerlich zum Auflegen bei Rheuma, in der Volksmedizin auch das frische oder getrocknete Farnkraut.

Innerlich früher als Wurm- und spezielles Bandwurmmittel. Dazu auch eine Wurmfarnextraktzubereitung in Kapselform, um in den oberen Verdauungsbezirken unnötige Reize zu vermeiden. Sollte heute Wurmfarn in irgendeiner Form oder für einen bestimmten Zweck verwendet werden, wäre die ärztliche Verordnung zu beachten.

Wermut (Tafel VII) *(Artemisia absinthium, Herba Absinthii,*

Fam. Compositae). Dieser Körbchenblüter wird in der Volksmedizin sehr treffend als Magenkraut bezeichnet. Der Wermut wächst wild auf trockenen Wiesen, an Mauern, Ödplätzen, trockenen, felsigen Böden und in Weinbergen. Angebaut wird er manchmal feldmäßig und auch oft in Kräutergärten.

Wirkstoffe: Ätherisches Öl, Bitterstoffe, Gerbsäure, Harz, Vitamine, Flavone, Pflanzensäure und viele Nebenprodukte.

Anwendung und Wirkung: Als aromatische Bitterstoffdroge bei Magen-, Galle- und Darmbeschwerden, bei Verdauungsschwäche und Appetitlosigkeit. Meist wird Wermut den dementsprechenden Teemischungen zugesetzt. Ebens wird die Wermuttinktur (Tinctura Absinthii) oder die zusammengesetzte Wermuttinktur (Tinctura Absinthii compositum), die Zubereitungen aus der Apotheke, genommen. Robuste Naturen schätzen den Wermutschnaps, soll heute in reiner Form nicht mehr erzeugt werden. Es können starke Reizungen, ja sogar Vergiftungen auftreten, und Schwangere dürfen Wermut in keiner Form verwenden. Ratsam wäre es, die Tee- oder Tropfenverwendung nicht länger als 14 Tage fortzusetzen.

Aus den frischen, jungen Blättern wird ein Wermut-Preßsaft hergestellt.

Vögelknöterich (Tafel VII) *(Polygonium aviculare, Herba Polygonii, Fam. Polygonaceae)* heißt in der Volksmedizin auch Lungenknöterich und wird jüngst wieder medizinisch verwendet. Zur Blütezeit von Mai bis Oktober überall zu finden und samt der Wurzel verwendet.

Wirkstoffe: Gerbstoffe, teils lösliche Kieselsäureverbindungen, Saponin und viele Begleitstoffe, welche die Wirkungen unterstützen.

Anwendung und Wirkung: Äußerlich in der Volksmedizin als Wundbehandlung.

Innerlich bei Husten-, Bronchial- und Lungenerkrankungen, bei Nachtschweiß, Gicht und Rheuma. In der Volksmedizin bei Hauterkrankungen. Die Teezubereitung in Form einer Abkochung mit Zusatz von Honig oder Kandiszucker.

Faulbaumrinde (Tafel VII) *(Rhamnus Frangula, Cortex Frangulae, Fam. Rhamnaceae).* Dieses Gelbholz oder Pulverholzrinde genannte Gewächs ist im Unterholz unserer lichten Wälder zu finden, in feuchten Auen und Moorböden, an Bachufern, Gebüschen, Feldrainen und im Bergland bis ca. 1000 m. Im Frühjahr wird die junge Rinde geschält und vor der Verwendung unbedingt 1 Jahr gelagert. Dann erst klein schneiden und zur Teezubereitung aufbewahren.

Wirkstoffe: Frangulin A und B, welches sich erst während der einjährigen Lagerung bildet. Die Vorstufen sind stark krampfauslösend und für die späteren milden Abführzwecke nicht geeignet. Die junge Rinde führt leicht zu Erbrechen, die gelagerte Droge keinesfalls. Weitere Inhaltsstoffe sind Gerbstoff, Zucker und wenige Alkaloide.

Anwendung und Wirkung: Die Abführteezubereitung wie folgt: 1 gehäufter Kaffeelöffel voll mit 1/4 l kaltem Wasser 12 Stunden unter mehrmaligem Umrühren ansetzen, abseihen und dann erst trinkwarm erhitzen. Bei starker Stuhlverstopfung ist einmal kurz aufkochen erlaubt. In der Apotheke werden Arzneispezialitäten mit Faulbaumrindenextrakten vorrätig gehalten.

Thymian (Tafel VII) *(Thymus vulgaris, Herba oder Folium Thymi, Fam. Labiatae).* Dieser Lippenblüter, der Echte oder Garten-Thymian ist nicht nur eine wertvolle Heilpflanze, sondern auch ein gutes Gewürzkraut aus dem Garten. Wild wächst er auf trockenen Wiesen, an Wegrändern, Eisenbahndämmen und Halden. Zur Hauptblüte im Juni–August werden nur die Blätter oder auch die ganze Pflanze geerntet.

Wirkstoffe: Ätherisches Öl mit hohem Thymolgehalt, Gerb- und Bitterstoff, Saponin, Glykoside, Zuckerarten und viele Nebenprodukte.

Anwendung und Wirkung: Äußerlich wegen seiner stark antiseptischen Wirkung zum Gurgeln, für Wundverbände und für Badezwecke. Das Öl auch geschätzt zu Inhalationen bzw. Verdunstungszwecke bei Keuchhusten. Brustsalben aus der Apotheke enthalten oft Thymianöle oder Extrakte der Pflanze.

Innerlich die Teeabkochung bei Bronchialerkrankungen, auch mit Honig oder Kandiszucker gesüßt. Die keimtötende Wirkung ist von großer Bedeutung. Zur Magenkräftigung ohne Zukkerzusatz, bei Gärungsstühlen, zur Anregung der Nierentätigkeit und zur Harnwegsdesinfektion.

Die Hausfrau nimmt wenige frische Thymianblättchen als Küchengewürz zu fetten Fleischspeisen, Speckgerichten und fetten Käsesorten. Die Magensaftsekretion wird damit vorzüglich angeregt.

Erdbeere (Tafel VII) *(Fragaria vesca, Folium Fragariae, Fam. Rosaceae).* Die Blätter dieses bekannten Rosengewächses, also die Walderdbeere, liefert mit ihren Blättern eine wertvolles Teegetränk.

Wirkstoffe: Ätherisches Öl, Gerbstoff, Flavone und viele Mineralien sowie Vitamine.

Anwendung und Wirkung: Die Teezubereitung ist ein

mildes Getränk bei Magen- und Darmstörungen, besonders für schwächliche Kinder. In der Volksmedizin als Blutreinigungsmittel, zur Blutbildung und Nervenberuhigung.

Pfefferminze (Tafel VIII) *(Mentha piperita, Folium Menthae piperitae, Fam. Labiatae).* Diese Edel-, Englische, Garten- oder Tee-Minze ist die medizinisch genutzte Minzenart der Lippenblüter. Von den weltweit verbreiteten Minzensorten wurde die Kreuzung der Pfefferminze von England aus zum Kulturanbau nach Europa und in die ganze Welt verbracht, und sie hat sich als medizinische Pfefferminze am besten erhalten. Die Selbstkreuzung macht es jedoch notwendig, daß alle mehrjährigen Anbauten immer wieder mit neuen gleichen Sorten gekreuzt werden, um den Wirkstoffgehalt den Arzneibüchern entsprechend zu gewährleisten. Die erste Ernte im Jahr soll möglichst vor der Blüte sein. Die schattig-luftige Trocknung, ohne Wärme und Sonne, bis sich die Blätter mit den Fingern zerkrümeln lassen.

Die Teezubereitung kann auch als Hausgetränk genommen werden, jedoch nicht auf Dauer und nicht für Kleinkinder, es könnte eine Magenschleimhautbelastung durch die zu reichliche Mentholeinwirkung auftreten. Der Pfefferminzgeist (Spiritus Menthae), die Pfefferminztinktur (Tinctura Mentae) und die Pfefferminzplätzchen (Rotulae Menthae) sind Zubereitungen aus der Apotheke. Ebenso kann das Kräuterkissen als Einschlafhilfe die Pfefferminze enthalten.

Eibisch (Tafel VIII) *(Althaea officinalis, Flos, Folium und Radix Althaeae, Fam. Malvaceae).* Sie gedeiht europaweit auf feuchten, mineralstoffreichen Böden, an warmen Heckenrändern, in Gärten und wird auch feldmäßig kultiviert. Im April/Mai werden die Blätter, im Juli die Blüten und im Oktober/November die Wurzeln geerntet. Alle Teile des Eibisch sind feuchtigkeitsempfindlich und schimmeln bei ungeeigneter Lagerung. Der Fachhandel garantiert für die einwandfreie, arzneibuchüberprüfte Ware.

Wirkstoffe: Schleimgehalte, bei der Blüte ca. 5%, den Blättern ca. 10% und den Wurzeln bis 20%. Die Blüten und Blätter enthalten ätherisches Öl, und die Teezubereitung wird aromatischer. Die Wurzel ist wertvoller und enthält neben dem vielen Schleim zusätzlich viel Stärke, Pektin, Gerbstoff und Zukker.

Anwendung und Wirkung: Äußerlich die Teezubereitung zum Gurgeln und Spülen bei Hals- und Zahnfleischentzündungen. Umschläge mit Eibischtee fördern die Heilung von Verletzungen, Furunkel oder Karbunkel zeitigen früher.

Innerlich wird der Tee ebenso zubereitet, d. h. die Blüten und Blätter als Aufguß, die Wurzel mit 2 gehäuften Kaffeelöffeln voll mit 1/4 l kaltem Wasser 1/2 Stunde ansetzen, mehrmals umrühren, abseihen und dann erst den Abguß erwärmen.

Der Eibisch-Saft ist ein Erzeugnis der Apotheke und wird auch mit dem Zusatz von Anistropfen von Kleinkindern gerne bei Bronchialerkrankungen genommen. Der Eibischteig (Pasta Althaeae), jene bunten Zeltchen zum Lutschen bei Halskratzen, wird von jung und alt angewendet.

Schafgarbe (Tafel VIII) *(Achillea Millefolium, Herba Millefolii, Fam. Compositae).* Dieser Körbchenblüter wächst weltweit an sonnigen und trockenen Plätzen, steinigen Orten, Feldwegen und in Weingärten, auch in höheren Mittelgebirgslagen. Gesammelt wird in der Blütezeit Mai–September das ganze blühende Kraut und schattengetrocknet aufbereitet. Die Schafgarbe erfreut sich als Heilpflanze großer Anerkennung.

Wirkstoffe: Ätherisches Öl (ähnlich wie bei der Kamille), Bitterstoffe, Asparigin, Pflanzensäure, Vitamine, Mineral- und Gerbstoffe, Harz und eine Reihe von Ergänzungsstoffen: Bei hautallergieempfindlichen Personen kann die Berührung mit frischer Schafgarbe Hautentzündungen hervorrufen.

Anwendung und Wirkung: Äußerlich wirkt Schafgarbentee als Wundbademittel, also auch für Sitzbäder bei Hämorrhoiden.

Innerlich hilft der Teeaufguß bei Krankheiten des Magens und Darms. Zusätzliche Krampf- und Hustenlösung ist angezeigt. Die Volksmedizin schätzt die vorzügliche Wirkung bei Weißfluß, Gebärmutterbeschwerden und Kreislaufstörungen.

Als aromatisches Bittermittel auch bei Gallen- und Leberleiden, zur Appetitanregung, Entzündungshemmung und Desinfektion geschätzt. Der frische Schafgarbensaft wird gerne zur Frühjahrskur genommen.

Salbei (Tafel VIII) *(Salvia officinalis, Folium Salviae, Fam. Labiatae).* Dieser Lippenblüter ist in Südosteuropa beheimatet, doch längst in unseren Breiten in Kulturen und sogar in Kräutergärten angebaut.

Die Blütezeit ist Mai bis Juli. Es werden sowohl die frischen als auch die getrockneten Blätter nach der Schattentrocknung verwendet. Es gibt zahlreiche andere Salbeisorten, welche aber niemals an die Qualität der offiziellen Arzneibuchware heranreichen. Der oft anzutreffende Wiesensalbei kann für Küchenzwecke als Gewürz für Suppen, Soßen, Gemüse und Käse zur Geschmacksverbesserung und Appetitanregung empfohlen werden.

Wirkstoffe: Ätherisches Salbeiöl, Bitter- und Gerbstoffe, Harz, Eiweiß, Pflanzensäuren, Vitamine, Zuckerarten, Mineralstoffe usw.

Anwendung und Wirkung: Äußerlich als Bademittel und zu Wickelumschlägen bei schwer heilenden Wunden. Der Aufguß ist ferner sehr wirksam bei Entzündungen des Zahnfleisches, der Mund- und Rachenhöhle.

Innerlich wirkt Salbeitee stärkend auf Magen, Darm, Lunge, Leber und Nieren. Bekannt ist die gute Wirkung gegen Nachtschweiß. Dazu können auch Salbeitropfen aus der Apotheke genommen werden. Die Volksmedizin empfiehlt Salbei zur Erleichterung des Abstillens, bei Reizhusten und als pflanzliches Antibiotikum im Bronchienbereich.

Baldrian (Tafel VIII) *(Valeriana officinalis, Radix Valerianae).* Diese uralte Heilkrautwurzel hat der Volksmund als „Katzenkrautwurz" bezeichnet, weil die Katzen schon vom Geruch her in nervliche Ekstase geraten. Der menschliche Organismus spricht mehr auf die beruhigende Wirkung an. Das Baldriangewächs ist in Gräben, auf feuchten Wiesen, an Bächen und Waldrändern zu finden. Wegen des großen Bedarfs an Baldrianwurzeln ist der feldmäßige Anbau bzw. die Nutzung im Kräutergarten entstanden. Gegraben wird die zweijährige Wurzel.

Wirkstoffe: Mehrere Stufen von Valepotriaten und Isovaleriansäuren als Hauptwirkstoffe. Daneben eine Reihe von Pflanzensäuren, etwas ätherisches Öl, Valtrate, Ester usw.

Anwendung und Wirkung: Äußerlich das beruhigende Kräuterbad. Dafür werden ca. 100 g Wurzel mit 1 l Wasser 10–12 Stunden kalt angesetzt, mehrmals umgerührt, abgepreßt und abgeseiht und dem warmen Vollbad zugesetzt. Die im Fachhandel erhältlichen Badeextrakte bzw. ca. 200 g der Baldriantinktur (Tinctura Valerianae) aus der Apotheke tun den gleichen Dienst.

Innerlich werden die Teezubereitungen, wie oben angegeben, erst nach dem Abseihen erwärmt und zwei- bis dreimal oder nur abends eine Tasse getrunken. Von den Baldriantropfen werden wenigstens 30 Tropfen bis zu 2 Kaffeelöffel voll mit etwas lauwarmem Wasser genommen. Wegen des nicht sehr angenehmen Geschmacks ist die Einnahme mit Würfelzucker zu empfehlen. Im Fachhandel der Apotheken und Drogerien gibt es fertige Baldrianpräparate in Tabletten-, Dragee- oder Kapselform mit derselben Wirkung.

Baldrian dient erstens zur Herz- und Nervenberuhigung und wirkt mild sowie unschädlich schlaffördernd. Zweitens werden die

Nerven deutlich gekräftigt und die Merkfähigkeit auffallend gesteigert. Dieses Merkmal ist maßgebend für die Einnahme von Baldriantinktur vor anstrengenden Verhandlungen, Prüfungsarbeiten, auch vor einer Autofahrprüfung. Dabei tritt tagsüber keine Schläfrigkeit ein, sondern eine Belebung der Geistesfunktionen.

Es wäre wert, sich wieder mehr dieses mehrfach wirkenden Naturheilmittels zu bedienen!

Ganz allgemein sei gesagt: **„Gegen jedes Leiden ist ein Kraut gewachsen!“** Dieser Ausspruch von Pfarrer Sebastian Kneipp vor über 100 Jahren, läßt uns die Heilkräuterkunde wieder entdekken. Unser Anliegen ist es, dieses Wissen sinngemäß zu erweitern, wissenschaftlich zu untermauern und zeitgemäß darzustellen.

Sachverzeichnis

Die alphabetisch gereihten Indikationen und Sachbezeichnungen beziehen sich auf die danach folgenden Seitenzahlen im Textteil und die „Rp“ (= Rezept)-Kapitel im anschließenden Rezeptbuch.

A

Abmagerung 298/299 Rp.
Abstillen 390/391 Rp.
Aderverkalkung 273
Afterjucken 298/299 Rp.
Aids 165
Allopathie 120
Altersbrand 306/307 Rp.
Anämie 285, 392/393 Rp.
Angina 298/299 Rp
Angina pectoris 336/337 Rp.
Anthroposophie 128, 131, 242
Appetitlosigkeit 300/301 Rp.
Asthma 188, 300/301 Rp.
Atmungsorgane, Erkrankung der- 181
Augenbindehautentzündung 302/303 Rp.
Ausfluß junger Mädchen 322/323 Rp.
Ausfluß der Frauen 322/323 Rp.

B

Basedow 302/303 Rp.
Bauchlage der Säuglinge 185, 308/309 Rp.
Bettnässen der Kinder 207, 304/305 Rp.
Beule 302/303 Rp.
Blasen- und Harnröhrenkatarrh 206, 304/305 Rp.
Blutarmut 306/307 Rp.
Bluterguß 306/307 Rp.
Brand 306/307 Rp.
Bronchialkatarrh 185, 308/309 Rp.
Bronchitis, chronische 187
Bronchopneumonie 186
Brustdrüsenentzündung, Brustdrüsenragaden 308/309 Rp., 390/391 Rp.
Brustdrüsenschwellung 141
Brustfell- und Rippenentzündung 310/311 Rp.
Brustwarzenpflege 390/391 Rp.

C

Colitis irritabile, -ulcerosa 310/311 Rp.

D

Darmkatarrh, akut 312, 313 Rp.
Darmkatarrh, chronisch 312, 313 Rp.
Darmblähungen 310/311 Rp.
Diabetes 288, 402/403 Rp.
Dickdarmentzündung, infektiös 310/311 Rp.
Dickdarmreizung 310/311 Rp.
Diphtherie 160, 314/315 Rp.
Drei-Tage-Fieber 157
Drüsenentzündung und Drüsenschwellung 314/315 Rp.

E

Eileiter-, Eierstockentzündung und -funktionsstörungen 322/323 Rp.
Ekzeme 314/315 Rp.
Englische Krankheit 316/317 Rp.
Entwicklungsjahre junger Mädchen 322/323 Rp.
Epilepsie 316/317 Rp.
Erbrechen 318/319 Rp.
Ernährung der Säuglinge 143

F

Fettsucht 271, 318/319 Rp.
Fieber 133, 320/321 Rp.
Fingergeschwür 320/321 Rp.
Flaschendesinfektion 143
Flechten 314/315 Rp.

Fluorprophylaxe für Kinder 147
Fokalinfektion 258
Fraisen der Kinder 320/321 Rp.
Frauenkrankheiten 232, 322/323 Rp.
Frostbeulen 326/327 Rp.
Furunkel 326/327 Rp.
Fußschweiß 326/327 Rp.

G

Gallenblasenentzündung und Gallen steinerkrankung 278, 328/329 Rp.
Gallenkolik 328/329 Rp.
Gebärmuttererkrankungen 324/325 Rp.
Gebärmutterrückbildung nach der Geburt 390/391 Rp.
Geburt 137, 388/389 Rp.
Geburtsgeschwulst 138
Gelbsucht 330/331 Rp.
Gehirnerkrankungen 218
Gelenksrheuma, infektiös 248, 382/383 Rp.
Gelenksrheuma, chronisch 382/383 Rp.
Genitale der Kinder 140
Gerstenkorn 330/331 Rp.
Geschlechtsorganerkrankungen 229
Gesichtsschmerz 332/333 Rp.
Gicht 246, 332/333 Rp.
Grippe 163, 334/335 Rp.
Gürtelrose 334/335 Rp.

H

Hahnemann, Dr.Samuel 122
Hämorrhoiden 336/337 Rp.
Harnorganerkrankungen 204
Hautkrankheiten 213
Heilkräuter: Darstellung, Erlä.uterung, Wirkstoffe, Sammeln, Trocknen, Aufbewahren, Zubereitung, Verwendung 66, 411
Heilkräuter für Bäder 54
Heilkräutertafeln, nach 32
Herzleiden 174, 338/339 Rp., 340/341 Rp.
Herzbräune 336/337 Rp.
Herzinfarkt 273
Herzsensationen, leichte 336/337 Rp.
Heuasthma, -fieber und -schnupfen 342/343 Rp.
Hexenschuß 344/345 Rp.
Homöopathie 120
Homöopathische Komplexmittel 406
Hüftgelenksentzündung 344/345 Rp.
Hüftluxation 139
Hygiene der Frau 232
Hypochondrie 344/345 Rp.
Hysterie 346/347 Rp.

I

Impfungen 171
Infektionskrankheiten, weitere 165
Inhaltsverzeichnis 5
Ischias 348/349 Rp.

K

Kehlkopfkatarrh 184, 350/351 Rp.
Kephalhaematom 138
Keuchhusten 158, 350/351 Rp.
Kinderlähmung 352/353 Rp.
Kneipplehre, Kneippanwendungen 37
Kniegelenksentzündung 352/353 Rp.
Knochenentzündung 352/353 Rp.
Knochentuberkulose 354/355 Rp.
Konstitution, homöopathische 239
Kopfblutgeschwulst 138
Kopfschmerz 225, 354/355 Rp.
Krampfadern 356/357 Rp., 388/389 Rp.
Kräutereinreibung 405
Krebskrankheit 241
Kreuzschmerzen 358/359 Rp.
Kropfleiden 269, 360/361 Rp.

L

Lebensregeln 15, 405
Lebererkrankungen 202, 360/361 Rp.
Luftröhrenkatarrh 185
Lumbago 344/345 Rp.
Lungenblutung 362/363 Rp.
Lungenentzündung, katarrhalische 186, 362, 363 Rp.

M

Magenblutung 364/365 Rp.

Magen-Darm-Katarrh, akut 194, 366/367 Rp.
Magenerweiterung und -senkung 364/365
Magenneurose 197, 366/367 Rp.
Magen- und Zwölffingerdarm-Geschwür 197, 364/354 Rp.
Masern 153, 368/369 Rp.
Migräne 354/355 Rp., 368/369 Rp.
Milchbildung 390/391 Rp.
Milchschorf der Kinder 370/371 Rp.
Milztumor 370/371 Rp.
Mittelohrentzündung 370/371 Rp.
Mund- und Zahnentzündung 370/371 Rp.
Mumps 159
Muskelkrämpfe 379/371 Rp.

N

Nabel 140
Nabelblutung 140
Nabelgranulom 140
Nasenbluten 370/371 Rp.
Nasenpolypen 370/371 Rp.
Natur, Die-,: Feuer, Erde, Luft, Wasser 24
Nebenhöhlen- und Stirnhöhlenkatarrh, 372/373 Rp.
Nervenerkrankungen 218, 372/373
Nervenschmerz (Neuralgie) 372/373 Rp.
Nervenschwäche (Neurasthenie), 374/375 Rp.
Nesselausschlag 376/377 Rp.
Neurodermitis 215
Neurosen 225, 254
Nierenentzündung 209, 378/379 Rp.
Nierensteine 252
Nierenwassersucht 379/379 Rp.

O

Ohrenerkrankung 370/371 Rp.
Ohrensausen 43

P

Prellung 380/381 Rp.
Prießnitz, Vinzenz 35
Prostataleiden 380/381 Rp.
Pseudocroup 184

R

Rachitis 145, 316/317 Rp.
Rezeptbuch 293
Rheumatismus 246
Rheumatismus, akut 382/383 Rp.
Rheumatismus, chronisch 382/383 Rp.
Röteln 156
Rückenmarkerkrankungen 218

S

Skrophulose 392/393 Rp.
Sonnenbrand, -stich 394/395 Rp.
Sonnenallergie 394/395

Sch

Schafblattern 157
Scharlach 151
Schiefhals 139
Schilddrüsenerkrankungen 265, 384/385 Rp.
Schlaflosigkeit 386/387 Rp.
Schlaganfall 273
Schlüsselbeinbruch 138
Schreibkrämpfe 370/371 Rp.
Schnupfen 183
Schwangerschaft 388/389 Rp.
Schwangerschaftserbrechen 388/389 Rp.
Schwangerschaftsflecken 388/389 Rp.
Schwindel 392/393 Rp.

St

Steiner, Rudolf 128, 131, 242
Steinkrankheiten 277
Stirnhöhlenkatarrh 372/373 Rp.
Streuinfektion 258
Stuhlverstopfung 199, 398/399 Rp.

T

Tränengangverstopfung 141

Trigeminusneuralgie 332/333 Rp.
Tuberkulose 251

U

Übertragung, Schwangeren- 390/391 Rp.
Unfruchtbarkeit der Frau, Funktionelle 324/325 Rp.
Unterschenkelgeschwür 396/397 Rp.

V

Venenentzündungen 356/357 Rp.
Verbrennungen 396/397 Rp.
Verdauuungserkrankungen 191
Verdaungsschwäche, Stuhlverstopfung 398/399 Rp.
Verstauchungen 398/399 Rp.
Vorwort 12

W

Wadenkrämpfe 370/371 Rp.
Warzen 400/401 Rp.
Wasseranwendungen und -kuren 34
Wassersucht 401
Wehenregulierung 390/391 Rp.
Wechseljahre 324/325 Rp.
Windpocken 157
Wurmkrankheit 400/401 Rp.

Z

Zahnen, erschwertes 400 Rp.
Zahnfleischentzündung 402/403 Rp.
Zahnungsprophylaxe für Kinder 147
Zahnungsprophylaxe für Schwangere 388/389 Rp.
Zuckerkrankheit 288, 402/403 Rp.